循证护理策略与案例精粹

王晓洁　李　敏　陈冬雅◎主编

中国纺织出版社有限公司

图书在版编目（CIP）数据

循证护理策略与案例精粹 / 王晓洁，李敏，陈冬雅主编 . -- 北京：中国纺织出版社有限公司，2025.1.
ISBN 978-7-5229-2449-6

Ⅰ . R47

中国国家版本馆 CIP 数据核字第 2025ND2099 号

责任编辑：傅保娣　　责任校对：王蕙莹　　责任印制：王艳丽

中国纺织出版社有限公司出版发行
地址：北京市朝阳区百子湾东里 A407 号楼　邮政编码：100124
销售电话：010—67004422　传真：010—87155801
http://www.c-textilep.com
中国纺织出版社天猫旗舰店
官方微博 http://weibo.com/2119887771
北京虎彩文化传播有限公司印刷　各地新华书店经销
2025 年 1 月第 1 版第 1 次印刷
开本：787×1092　1/16　印张：25.5
字数：548 千字　定价：138.00 元

凡购本书，如有缺页、倒页、脱页，由本社图书营销中心调换

主编简介

王晓洁

本科毕业于哈尔滨医科大学护理学专业，硕士毕业于哈尔滨医科大学细胞生物学专业。副主任护师。现为哈尔滨医科大学附属第二医院呼吸科一病房护士长。擅长呼吸系统疾病气道管理及肺康复。担任黑龙江省医疗保健国际交流促进会常务委员、中华护理学会黑龙江分会资深委员、黑龙江省康复护理专业委员会委员、黑龙江省 VTE 护理委员会委员、黑龙江省护理学会 VTE 预警专业委员会委员等。参编著作 2 部，发表论文 7 篇。

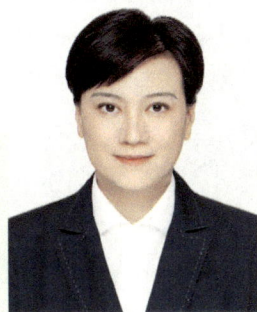

李　敏

本科毕业于南昌大学护理学专业。副主任护师。现工作于深圳市第二人民医院（深圳大学第一附属医院）医学影像科。从业以来曾先后就职于神经外科、骨科、医学影像科。擅长影像护理、神经外科及骨科护理。担任广东省护理学会神经肿瘤护理专业委员会常务委员。曾主持深圳市卫生健康委员会临床技术研究及转化类项目 1 项。参编著作 1 部，发表论文数篇。

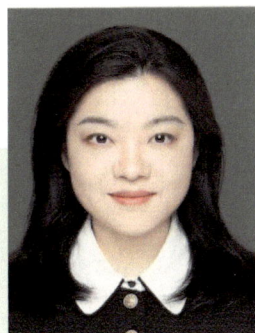

陈冬雅

本科毕业于广州医学院护理学专业。副主任护师。现工作于广州医科大学附属番禺中心医院健康管理中心。担任广东省护士协会健康管理分会副会长、广东省护理学会健康管理专业委员会副主任委员、广州市番禺区护理学会副主任委员。主编著作 1 部，发表论文 6 篇，其中 SCI 论文 1 篇。参与省、市、区级科研项目 3 项。

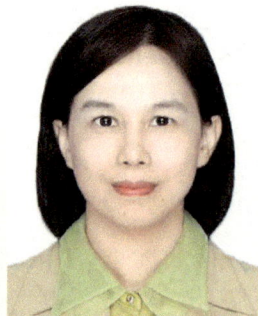

编委会

主编

王晓洁　哈尔滨医科大学附属第二医院

李　敏　深圳市第二人民医院（深圳大学第一附属医院）

陈冬雅　广州医科大学附属番禺中心医院

副主编

黄雪琳　中国人民解放军联勤保障部队第九一〇医院

夏沪露　深圳市第二人民医院（深圳大学第一附属医院）

朱　雁　深圳市第二人民医院（深圳大学第一附属医院）

宋淑芬　深圳市第二人民医院（深圳大学第一附属医院）

彭　娟　南昌大学第一附属医院

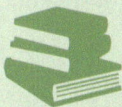

前　言

随着现代医学的不断发展，护理学的核心思想从单一的疾病护理向重视心身健康的整体护理拓展，护理人员面临新的发展机遇与挑战，护理患者不再只是按照护理操作流程完成工作内容，而是需要用优质的护理工作满足人民群众多样化、多层次的健康服务需求，提高护理质量和患者满意度。为此，我们编写了《循证护理策略与案例精粹》。

本书主要介绍了呼吸内科护理、血液内科护理、神经外科护理、甲状腺乳腺外科护理、骨科护理、儿科护理等内容，从疾病的病因、临床表现、诊断、治疗、护理等方面对疾病进行分析与研究，更清晰地了解疾病的发生与变化，制订更为严谨的护理计划，实施有效的护理措施。另外，本书也介绍了静脉治疗护理、影像科护理、常见慢性病健康管理护理、安宁疗护与癌症晚期护理等内容，从护理学的各个方面展现其特点。本书结合了较多的临床护理案例，通过实践分析讲解，更利于读者掌握和了解相关内容。

在编写过程中，由于编者写作方式和文笔风格不一，难免存在不足之处，敬请广大护理工作者不吝指正，提出宝贵建议，以便再版时修正。

编　者

2024 年 6 月

目 录

第一章　呼吸内科护理

第一节　慢性阻塞性肺疾病

一、概述

慢性阻塞性肺疾病（COPD）简称慢阻肺，是以气流受限为特征的肺部疾病，其气流受限多呈进行性发展。慢阻肺主要累及肺部，与肺对有害气体或有害颗粒的异常炎症反应有关。一些已知病因或具有特征性病理表现的气流受限疾病，如支气管扩张症、肺结核、弥漫性泛细支气管炎和闭塞性细支气管炎等均不属于慢阻肺。

慢阻肺是一种严重危害人类健康的常见病、多发病，严重影响患者的生命质量，病死率较高，给患者、家庭及社会带来沉重的经济负担。我国对 7 个地区的 20 245 名成年人进行调查的结果显示，40 岁以上人群中慢阻肺的患病率高达 8.2%。2024 年 9 月，国家卫生健康委员会、财政部等部门公布，慢阻肺患者健康服务被纳入国家基本公共卫生服务项目。2024 年 10 月，国家呼吸医学中心介绍，我国慢阻肺患者数近 1 亿人，每年因该病死亡的人数超 100 万。

（一）病因

慢阻肺确切的病因尚不清楚，可能与以下因素有关。

1. 吸烟

吸烟是慢阻肺最常见的危险因素。烟草中含尼古丁、焦油和氢氰酸等化学物质，可以损伤气道上皮细胞，使纤毛运动减退和巨噬细胞吞噬功能降低；支气管黏液腺肥大，杯状细胞增生，黏液分泌增多，使气道净化能力下降；支气管黏膜充血水肿，黏液积聚，容易继发感染，慢性炎症及吸烟刺激黏膜下感受器，使副交感神经功能亢进，引起支气管平滑肌收缩，气流受限。烟草、烟雾还可使氧自由基产生增多，诱导中性粒细胞释放蛋白酶，抑制抗蛋白酶系统，破坏肺弹力纤维，诱发肺气肿形成。国外较多流行病学研究结果表明，吸烟人群肺功能异常的发生率与不吸烟人群相比明显升高。吸烟年龄越早，吸烟量越大，慢阻肺的发病率越高。

2. 职业性粉尘和化学物质

职业性粉尘（二氧化硅、煤尘、棉尘等）及化学物质（烟雾、过敏原、工业废气和室内空气污染等）的浓度过大或接触时间过久，均可导致慢阻肺的发生。接触某些特殊物质、刺激性物质、有机粉尘及过敏原也可使气道反应性增加。

3. 空气污染

空气中的二氧化硫、二氧化氮、氯及臭氧等，为细菌感染创造条件。氯、氧化氮和二氧化硫等化学气体对气管黏膜有刺激和细胞毒性作用。空气中的烟尘或二氧化硫明显增加时，慢阻肺急性发作显著增多。其他粉尘也刺激支气管黏膜，使气道清除功能遭受损害，为细菌入侵创造了条件。

4. 生物燃料烟雾

生物燃料是指柴草、木头、木炭、庄稼秆和动物粪便等，其烟雾的主要有害成分包括碳氧化物、氮氧化物、硫氧化物和未燃烧完全的碳氢化合物颗粒与多环有机化合物等。使用生物燃料烹饪时产生的大量烟雾可能是不吸烟妇女发生慢阻肺的重要原因。生物燃料产生的室内空气污染与吸烟具有协同作用。

5. 感染

呼吸道感染是慢阻肺发病和加剧的另一个重要因素，病毒和（或）细菌感染是慢阻肺急性加重的常见原因。儿童期重度下呼吸道感染与成年时肺功能降低、呼吸系统症状的发生有关。

6. 蛋白酶—抗蛋白酶失衡

蛋白水解酶对组织有损伤、破坏作用；抗蛋白酶对弹性蛋白酶等多种蛋白酶具有抑制功能，其中 α_1-抗胰蛋白酶（α_1-AT）是活性最强的一种，蛋白酶和抗蛋白酶维持平衡是保证肺组织正常结构免受损伤和破坏的主要因素，蛋白酶增多或抗蛋白酶不足均可导致组织结构破坏，产生肺气肿。

7. 氧化应激

慢阻肺患者肺部氧化剂来源分内源性和外源性两种。内源性主要为巨噬细胞和中性粒细胞等炎症细胞释放的氧自由基，外源性主要是烟雾和空气污染。氧化物可持续损害细胞膜，引起抗蛋白酶失活、黏液过度分泌，促进炎症反应等。

8. 社会经济地位

慢阻肺的发病与患者的社会经济地位相关，室内外空气污染程度不同、营养状况等与社会经济地位的差异也许有一定内在联系。低体重指数也与慢阻肺的发病有关，体重指数越低，慢阻肺的患病率越高。吸烟和体重指数对慢阻肺存在交互作用。

9. 其他

自主神经功能失调、呼吸道防御功能及免疫力降低、气温变化、营养不良等可能也参与慢阻肺的发生、发展。

（二）病理与病理生理

慢阻肺的病理改变主要表现为慢性支气管炎及肺气肿的病理变化。支气管黏膜上皮细胞变性、坏死、溃疡形成，纤毛倒伏、变短、不齐、粘连、部分脱落，缓解期黏膜上皮修复、增生，鳞状上皮化生、肉芽肿形成，杯状细胞数目增多、肥大、分泌亢进，腔内分泌物潴留，基底膜变厚、坏死，支气管腺体增生、肥大，腺体肥厚与支气管壁厚度比值常大于 0.55 ~ 0.79（正常值为 0.40 以下）。

各级支气管壁有各类炎症细胞浸润，以浆细胞、淋巴细胞为主，急性发作期可见到大量中性粒细胞，严重者为化脓性炎症，黏膜充血、水肿、变性坏死和溃疡形成，基底部肉芽组织和机化纤维组织增生导致管腔狭窄，炎症导致气道壁的损伤和修复过程反复循环发生，修复过程导致气道壁的结构重塑，胶原含量增加及瘢痕形成，这些病理改变是慢阻肺气流受限的主要病理基础之一。

肺气肿的病理改变可见肺过度膨胀，弹性减退，外观灰白或苍白，表面可见多个大小不一的大泡，镜检见肺泡壁变薄，肺泡腔扩大，破裂或形成大泡，血液供应减少，弹力纤维网破坏，细支气管壁有炎症细胞浸润，管壁黏液腺及杯状细胞增生、肥大，纤毛上皮破损，纤毛减少，有的管腔纤细狭窄或扭曲扩张，管腔内有痰液存留，细支气管的血管内膜可增厚或管腔闭塞。按累及肺小叶的部位，可将阻塞性肺气肿分为小叶中央型、全小叶型及介于两者之间的混合型三类，其中以小叶中央型为多见。小叶中央型是由于终末细支气管或一级呼吸性细支气管炎症导致管腔狭窄，其远端的二级呼吸性细支气管呈囊状扩张，其特点是囊状扩张的呼吸性细支气管位于二级小叶的中央区。全小叶型是呼吸性细支气管狭窄引起所属终末肺组织，即肺泡管—肺泡囊及肺泡的扩张，其特点是气肿囊腔较小，遍布于肺小叶内。有时两种类型同时存在于一个肺内，称为混合型肺气肿，多在小叶中央型基础上，并发小叶周边区肺组织膨胀。

在慢阻肺的肺部病理学改变基础上，出现相应的慢阻肺特征性病理生理学改变，包括黏液高分泌、纤毛功能失调、小气道炎症、纤维化及管腔内渗出、气流受限和气体陷闭引起的肺过度充气、气体交换异常、肺动脉高压和肺源性心脏病，以及全身的不良效应。黏液高分泌和纤毛功能失调导致慢性咳嗽和多痰，这些症状可出现在其他症状和病理生理异常发生之前。肺泡附着的破坏使小气道维持开放能力受损，这在气流受限的发生中也有一定的作用。

随着慢阻肺的进展，外周气道阻塞、肺实质破坏和肺血管异常等降低了肺气体交换能力，产生低氧血症，并可出现高碳酸血症。长期慢性缺氧可导致肺血管广泛收缩和肺动脉高压，常伴有血管内膜增生，某些血管发生纤维化和闭塞，导致肺循环的结构重组。慢阻肺晚期出现肺动脉高压，进而产生慢性肺源性心脏病及心力衰竭，提示预后不良。

慢阻肺可以导致全身不良效应，包括全身炎症反应和骨骼肌功能不良，并促进或加重合并症的发生等，全身炎症表现有全身氧化负荷异常增高，循环血液中促炎性细胞因子浓度异常增高及炎症细胞异常活化等，骨骼肌功能不良表现为骨骼肌重量逐渐减轻等。慢阻肺的全身不良效应可使患者的活动能力受限加剧，生活质量下降，预后变差，因此，它具有重要的临床意义。

（三）临床表现

1. 症状

（1）慢性咳嗽：通常为首发症状，初起咳嗽呈间歇性，晨间起床时咳嗽明显。以后早晚或整日均有咳嗽，但夜间咳嗽并不显著，少数病例咳嗽不伴有咳痰，也有少数病例虽有明显气流受限，但无咳嗽症状。

（2）咳痰：一般为白色黏液或浆液性泡沫样痰，偶可带血丝，清晨排痰较多，急性发作期痰量增多，可有脓性痰。

（3）气短或呼吸困难：早期仅在劳动、上楼或爬坡时出现，后逐渐加重，晚期在穿衣、洗漱、进食等日常活动甚至休息时也感到气短，是慢阻肺的标志性症状。

（4）喘息和胸闷：部分患者特别是重度患者或在急性加重时出现喘息。

（5）其他：晚期患者常见体重下降、营养不良、食欲减退等。

2. 体征

早期可无异常体征，随疾病进展出现以下体征。

（1）视诊：桶状胸，呼吸变浅，频率增快，严重者可有缩唇呼吸等。

（2）触诊：双侧语颤减弱或消失。

（3）叩诊：过清音，心浊音界缩小，肺、肝界降低。

（4）听诊：双肺呼吸音可减低，呼气延长，可闻及干啰音，双肺底或其他肺野可闻及湿啰音，心音遥远，剑突部心音较清晰、响亮。

（四）辅助检查

1. 肺功能检查

判断有无气流受限是诊断慢阻肺的"金标准"，对其严重程度评价、判断疾病进展、评估预后和治疗反应有重要意义。第一秒用力呼气容积占用力肺活量百分比（FEV$_1$/FVC）是评价气流受限的一项敏感指标，吸入支气管舒张剂后，FEV$_1$/FVC < 70% 并排除其他疾病引起的气流受限即可确诊。肺总量（TLC）、功能残气量（FRC）和残气量（RV）增加，肺活量（VC）减少，表明肺过度充气。

2. 胸部 X 线检查

胸部 X 线检查对确定肺部并发症及其与其他疾病（如肺间质纤维化、肺结核等）的鉴别具有重要意义。慢阻肺早期 X 线胸片可无明显变化，以后出现肺纹理增多和紊乱等非特征性改变。慢阻肺主要 X 线征象为肺过度充气，表现为肺容积增大，胸腔前后径增长，肋骨走向变平，肺野透亮度增高，横膈位置低平，心脏悬垂狭长，肺门血管纹理呈残根状，肺野外周血管纹理纤细、稀少等，有时可见肺大疱形成。慢阻肺并发肺动脉高压和肺源性心脏病时，除右心增大的 X 线特征外，还可有肺动脉圆锥膨隆，肺门血管影扩大及右下肺动脉增宽等。

3. 胸部 CT 检查

CT 检查不作为慢阻肺的常规检查，高分辨率 CT 对有疑问病例的鉴别诊断有一定意义。

4. 动脉血气分析

早期无异常，晚期可出现低氧血症、高碳酸血症、酸碱平衡失调及呼吸衰竭等改变。

5. 其他

慢阻肺的急性加重常因微生物感染诱发，当合并细菌感染时，血白细胞计数增高，中性粒细胞核左移，痰细菌培养可检出病原菌；常见病原菌为肺炎链球菌、流感嗜血杆菌、卡他莫拉菌等，病程较长，而且出现肺结构损伤者，易合并铜绿假单胞菌感染，长期吸入糖皮质激素者易合并真菌感染。

（五）诊断

慢阻肺的诊断应根据临床表现、危险因素接触史、体征及实验室检查等资料，综合分析确定。任何有呼吸困难、慢性咳嗽或咳痰，且有暴露于危险因素病史的患者，临床上都应考虑慢阻肺的诊断。诊断慢阻肺需要进行肺功能检查，吸入支气管舒张药后 FEV_1/$FVC < 70\%$ 即可明确存在持续的气流受限，在排除了其他疾病后可确诊为慢阻肺。因此，持续存在的气流受限是诊断慢阻肺的必备条件。肺功能检查是诊断慢阻肺的"金标准"。凡具有吸烟史和（或）环境、职业污染及生物燃料接触史，临床上有呼吸困难或咳嗽、咳痰病史者，均应进行肺功能检查。慢阻肺患者早期轻度气流受限时可有或无临床症状。胸部 X 线检查有助于确定肺过度充气的程度及其与其他肺部疾病的鉴别。

（六）治疗

1. 稳定期治疗

（1）教育与管理：劝导患者戒烟，这是减慢肺功能损害最有效的措施。对吸烟患者采取多种宣教措施，有条件者可以考虑使用辅助药物。减少职业性粉尘和化学物质吸入，对于从事接触职业粉尘的人群，如煤矿、金属矿、棉纺织业、化工行业及某些机械加工等工作人员应做好劳动保护。

（2）支气管舒张药：这是现有控制慢阻肺症状的主要措施。

1）抗胆碱药：这是慢阻肺常用的药物，主要品种为异丙托溴铵气雾剂，雾化吸入，起效较沙丁胺醇慢，持续 $6 \sim 8$ h，每次 $40 \sim 80\,\mu g$（每喷 $20\,\mu g$），每日 $3 \sim 4$ 次。

2）β_2 肾上腺素受体激动剂：沙丁胺醇气雾剂，每次 $100 \sim 200\,\mu g$（$1 \sim 2$ 喷），雾化吸入，疗效持续 $4 \sim 5$ h，24 h 不超过 12 喷。特布他林气雾剂亦有同样作用。

3）茶碱类：茶碱缓释或控释片，0.2 g，早、晚各 1 次；氨茶碱，0.1 g，每日 3 次。

（3）祛痰药：对痰不易咳出者常用药物有盐酸氨溴索 30 mg，每日 3 次；或羧甲司坦 0.5 g，每日 3 次。

（4）长期家庭氧疗（LTOT）：可提高慢阻肺慢性呼吸衰竭者的生活质量和生存率。LTOT 指征：① $PaO_2 \leqslant 55$ mmHg 或 $SaO_2 \leqslant 88\%$，有或没有高碳酸血症；② PaO_2 55 ~ 60 mmHg，或 $SaO_2 < 89\%$，并有肺动脉高压、心力衰竭水肿或红细胞增多症（血细胞比容 > 0.55）。一般用鼻导管吸氧，氧流量为 1 ~ 2 L/min，每日吸氧时间 > 15 h。目的是使患者在静息状态下，达到 $PaO_2 \geqslant 60$ mmHg 和（或）使 SaO_2 升至 90%。

（5）通气支持：无创通气已广泛用于极重度慢阻肺稳定期患者。无创通气联合长期氧疗对某些患者，尤其是在日间有明显高碳酸血症的患者或许有一定益处。无创通气可以改善生存率但不能改善生命质量。慢阻肺合并阻塞性睡眠呼吸暂停综合征的患者，应用持续正压通气在提高生存率和降低住院率方面有明确益处。

（6）康复治疗：康复治疗对进行性气流受限、严重呼吸困难而很少活动的慢阻肺患者，可以改善其活动能力，提高生命质量，这是慢阻肺患者一项重要的治疗措施。康复治疗包括呼吸生理治疗、肌肉训练、营养支持、精神治疗和教育等多方面措施。呼吸生理治疗包括帮助患者咳嗽，用力呼气以促进分泌物清除；使患者放松，进行缩唇呼吸及避免快速浅表呼吸，可帮助患者克服急性呼吸困难。肌肉训练有全身性运动和呼吸肌锻炼，前者包括步行、登楼梯、踏车等，后者有腹式呼吸锻炼等。营养支持的要求应达到理想体重，同时避免摄入高糖类和高热量饮食，以免产生过多二氧化碳。

2. 急性加重期治疗

（1）确定急性加重期的原因及病情严重程度。最多见的是细菌或病毒感染。

（2）根据病情严重程度决定门诊或住院治疗。病情严重的慢阻肺急性加重患者需要住院治疗。

1）症状明显加重，如突然出现静息状况下呼吸困难。

2）重度慢阻肺。

3）出现新的体征或原有体征加重，如发绀、意识改变和外周水肿。

4）有严重的伴随疾病，如心力衰竭或新近发生的心律失常。

5）初始治疗方案失败。

6）高龄。

7）诊断不明确。

8）院外治疗无效或条件欠佳。

（3）支气管舒张药：药物同稳定期。有严重喘息症状者可给予较大剂量雾化吸入治疗，如应用沙丁胺醇 500 μg 或异丙托溴铵 500 μg，或沙丁胺醇 1 000 μg 加异丙托溴铵 250 ~ 500 μg 通过小型雾化吸入器给患者吸入治疗以缓解症状。

（4）控制性吸氧：发生低氧血症者可予以鼻导管吸氧或通过文丘里（Venturi）面罩吸

氧。鼻导管给氧时，吸入的氧浓度与给氧流量有关，估算公式为吸入氧浓度（%）=21+4×氧流量（L/min）。一般吸入氧浓度为 28% ~ 30%，应避免吸入氧浓度过高而引起二氧化碳潴留。

（5）抗生素：当患者呼吸困难加重、咳嗽伴痰量增加、有脓性痰时，应根据患者所在地常见病原菌类型及药物敏感情况积极选用抗生素治疗。如给予 β 内酰胺类 / β 内酰胺酶抑制剂，或给予第二代头孢菌素、大环内酯类或喹诺酮类。如门诊可用阿莫西林 / 克拉维酸、头孢唑肟 0.25 g，每日 3 次；头孢呋辛 0.5 g，每日 2 次；左氧氟沙星 0.2 g，每日 2 次；莫西沙星或加替沙星 0.4 g，每日 1 次。较重者可应用头孢曲松钠 2.0 g 加于生理盐水中静脉滴注，每日 1 次。住院患者可根据疾病严重程度和预计的病原菌更积极地给予抗生素治疗，一般多静脉滴注给药。

（6）糖皮质激素：对需住院治疗的急性加重期患者可考虑口服泼尼松龙 30 ~ 40 mg/d，也可静脉给予甲泼尼龙，连续 5 ~ 7 d。

（7）辅助治疗：在监测出入量和血电解质的情况下适当补充液体和电解质，注意维持液体和电解质平衡，注意补充营养，对不能进食者需经胃肠补充要素饮食或给予静脉高营养；对卧床、红细胞增多症或脱水的患者，无论是否有血栓栓塞性疾病史，均需考虑使用肝素或低分子量肝素进行抗凝治疗。此外，还应注意痰液引流，积极排痰治疗（如刺激咳嗽、叩击胸部、体位引流和湿化气道等），识别及治疗合并症（如冠心病、糖尿病和高血压等）及并发症（如休克、弥散性血管内凝血和上消化道出血等）。

（8）机械通气：可通过无创或有创方式实施机械通气，无论何种方式都只是生命支持的一种手段，在此条件下，通过药物治疗消除慢阻肺急性加重的原因，使急性呼吸衰竭得到逆转。进行机械通气的患者应同时进行动脉血气监测。

1）无创通气：根据病情需要可首选此方法，慢阻肺急性加重期患者应用无创通气可降低 $PaCO_2$，降低呼吸频率、呼吸困难程度，减少呼吸机相关肺炎等并发症和住院时间，更重要的是降低病死率和插管率。使用无创通气要掌握合理的操作方法，提高患者的依从性，避免漏气，通气压力应从低水平开始，逐渐升至适当水平，还应采取其他有利于降低 $PaCO_2$ 的方法，提高无创通气效果。

2）有创通气：在积极的药物和无创通气治疗后，患者的呼吸衰竭仍进行性恶化，出现危及生命的酸碱失衡和（或）意识改变时，宜用有创机械通气治疗，待病情好转后，可根据情况采用无创通气进行序贯治疗。

在决定终末期慢阻肺患者是否使用机械通气时，还需充分考虑到病情好转的可能性，患者本人及家属的意愿，以及强化治疗条件是否许可。经常使用的 3 种通气模式包括同步间歇指令通气（SIMV）、压力支持通气（PSV）和 SIMV 与 PSV 联合模式。慢阻肺患者广泛存在内源性呼气末正压，导致吸气功耗增加和人机不协调，因此，可常规加用适度的外源性呼气末正压，压力为内源性呼气末正压的 70% ~ 80%。慢阻肺患者的撤机过程可能会遇到困难，需设计和实施周密的撤机方案。无创通气也被用于帮助早期撤机，且效果好。

二、护理

（一）常见护理诊断／问题

1. 气体交换受损

与呼吸道阻塞、肺组织弹性降低、通气和换气功能障碍、分泌物过多有关。

2. 活动无耐力

与疲劳、呼吸困难、肺功能下降引起慢性缺氧及活动时供氧不足有关。

3. 清理呼吸道无效

与呼吸道分泌物增多且黏稠、支气管痉挛、气道湿度降低有关。

4. 营养失调：低于机体需要量

与呼吸道感染致消耗增加、摄入减少、食欲减退、痰液增多、呼吸困难有关。

5. 焦虑

与疾病呈慢性过程、病情逐渐加重、经济状况有关。

6. 潜在并发症

肺部感染、自发性气胸、呼吸衰竭等。

（二）护理措施

1. 病情观察

观察患者咳嗽、咳痰，以及呼吸困难的程度，密切观察痰液的颜色、性状、量，以及咳痰是否顺畅。监测水、电解质及酸碱平衡状况，进行动脉血气分析。

2. 休息与活动

病情缓解期间，根据患者活动能力，进行适当的锻炼，以患者不感到疲劳、不加重症状为宜。可进行床上运动、打太极拳、慢跑、散步等。保持室内合适的温湿度。

3. 氧疗护理

对呼吸困难伴低氧血症者，采用鼻导管低流量持续给氧，1～2 L/min，每日氧疗时间不少于 15 h。氧疗有效的指标：患者呼吸频率减慢，呼吸困难减轻，心率减慢，发绀减轻，活动耐力增加。

4. 用药护理

遵医嘱给予抗感染治疗，应用支气管舒张药和祛痰药，观察药物疗效和不良反应。

5. 保持呼吸道通畅

（1）体位引流：目的是借重力作用使痰液顺体位引出，保持气道通畅。患者取前倾或头低位，以 5～15 min 为宜，引流时护士协助叩击背部以助于排痰，极度衰弱、严重高血压、心力衰竭及意识不清等禁忌体位引流。

（2）有效咳嗽和排痰：目的是避免无效咳嗽，减少体力消耗。患者取坐位或侧卧位，叩击者手背隆起，手掌中空，手指弯曲，由下向上，由外向内，轻轻叩击患者背部以助排痰。不可在乳房、脊柱、裸露的皮肤等部位叩打。

6. 呼吸功能锻炼

（1）腹式或膈式呼吸法：腹式呼吸法指呼吸时让腹部凸起，呼气时腹部凹入的呼吸法。患者可以选择立位、半卧位或平卧位。两膝半屈或在膝下垫一个小枕头，使腹肌放松，两手分别放在前胸和上腹部，用鼻子缓慢吸气时，膈肌松弛，腹部的手有向上抬起的感觉，而胸部的手原位不动。呼气时腹肌收缩，腹部的手有下降感。患者可每日进行练习，每次做 8 ~ 10 次，每日训练 3 ~ 4 次为宜，逐渐养成平稳而缓慢的腹式呼吸习惯。需要注意的是，呼吸要深长而缓慢，尽量用鼻而不用口。训练腹式呼吸有助于增加通气量，降低呼吸频率，还可增加咳嗽、咳痰能力，缓解呼吸困难。

（2）缩唇呼气法：以鼻吸气，缩唇呼气，即在呼气时，胸部前倾，口唇缩成吹口哨状，使气体通过缩窄的口缓缓呼出。吸气与呼气时间比例为 1 ∶ 2 或 1 ∶ 3。要尽量做到深吸慢呼，缩唇程度以不感到费力为适度。每分钟 7 ~ 8 次，每日锻炼 2 次，每次 10 ~ 20 min。目的是避免气道过早关闭，改善肺泡有效通气量。

（3）呼吸体操包括单举呼吸、托天呼吸及蹲站呼吸等。①单举呼吸：单手握拳并举起，举起时深吸气，放下时缓慢呼气（吸气∶呼气 =1 ∶ 2 或 1 ∶ 3）或做缩唇呼吸。②托天呼吸：双手握拳，有节奏地缓慢举起并放下，举起时吸气或呼气，放下时呼气或吸气。③蹲站呼吸：双手自然放松，做下蹲动作同时吸气，站立时缓慢呼气。

（4）深呼吸训练：深呼吸，就是胸腹式呼吸联合进行，可以排出肺内残气及其他代谢产物，吸入更多的新鲜空气，以供给各脏器所需的氧分，提高或改善脏器功能。深呼吸训练具体方法是，选择空气新鲜的地方，每日进行 2 ~ 3 次。胸腹式联合的深呼吸类似瑜伽运动中的呼吸操，深吸气时，先使腹部膨胀，然后使胸部膨胀，达到极限后，屏气几秒钟，逐渐呼出气体。呼气时，先收缩胸部，再收缩腹部，尽量排出肺内气体。反复进行吸气、呼气，每次 3 ~ 5 min。

7. 饮食护理

指导患者进高热量、高蛋白质、高维生素的软食，避免食用产气食物，如豆类、土豆、胡萝卜、汽水等，避免食用易引起便秘的食物，如油煎食物、干果、坚果等，少量多餐；指导患者餐后不要平卧，以利于消化。患者便秘时，嘱其多饮水，多食纤维素多的食物和水果。提供良好的进餐环境，进食时半卧位，餐前、餐后漱口，以促进食欲。必要时静脉输液补充营养。

8. 心理护理

护理人员应主动与患者沟通，倾听患者的诉说、抱怨，关注患者的心理状况，确认患者的焦虑程度。进行疾病相关知识的讲解，与患者及其家属共同制订康复计划，增强患者战胜疾病的信心。指导患者缓解焦虑、分散注意力的方法，如外出散步、听轻音乐、做游戏、按摩，或培养 1 ~ 2 种兴趣、爱好等。

（三）健康教育

1. 疾病知识指导

向患者及其家属讲解慢阻肺相关知识，慢阻肺虽是不可逆的病变，但积极预防和治疗可减少急性发作，延缓病情，提高生命质量。指导患者避免各种可使病情加重的因素，劝导患者戒烟，避免粉尘和刺激性气体吸入，避免在通风不良的空间燃烧生物燃料，秋、冬季节注射流感疫苗，避免到人群密集的地方，保持居室空气新鲜，发生上呼吸道感染时应积极治疗。

2. 饮食指导

向患者及其家属宣传饮食治疗的意义和原则，鼓励患者进食，与患者及其家属共同制订患者乐意接受的高维生素、高蛋白质、高热量的饮食计划。避免进食产气食物，以免腹部胀气，使膈肌上抬而影响肺部换气功能。做到少量多餐，避免进食引起便秘的食物。

3. 家庭氧疗

指导患者及其家属家庭氧疗的方法，氧疗装置的清洁、消毒、更换等；注意用氧安全，做到"四防"：防火、防油、防热、防震；了解氧疗的目的、必要性和注意事项。

4. 加强锻炼

让患者根据其自身情况选择适合的锻炼方式，如散步、慢跑、游泳、爬楼梯、爬山、打太极拳、跳舞，可通过做呼吸瑜伽、唱歌、吹口哨、吹笛子等进行肺功能锻炼。

5. 心理指导

指导患者保持心情舒畅，以积极的心态对待疾病，多进行有益身心愉悦的活动，以分散注意力，缓解焦虑。

6. 其他

教会患者自我监测病情的方法，告知患者出现气促、咳嗽、咳痰等症状明显或加重时，应及时就医，以防病情恶化。告知常用药物的正确使用方法，避免滥用药物。

（王晓洁）

第二节　肺炎

一、概述

肺炎是指终末气道、肺泡和肺间质的炎症，可由病原微生物（细菌、病毒、真菌、寄生虫等）、理化因素（放射性损伤、化学物质、过敏反应等）等引起。

（一）流行病学

尽管新的强效抗生素不断投入应用，但肺炎的发病率和病死率仍然很高，其原因可能有以下几点：病原体变迁；病原学诊断困难；不合理应用抗生素引起细菌耐药性增高；易感人群结构改变，如社会人口老龄化、吸烟人群的低龄化、医院获得性肺炎发病率增高、部分人群贫困化加剧等。老年人、伴有基础疾病或免疫功能低下者，如慢阻肺、应用免疫抑制剂、久病体衰、糖尿病、尿毒症、艾滋病等并发肺炎时病死率高。

（二）病因与分类

以感染为最常见病因，如细菌、病毒、真菌、寄生虫等。还有理化因素、免疫损伤、过敏及药物等。

1. 按病因分类

病因学分类对于肺炎的治疗有决定性意义。

（1）细菌性肺炎：肺炎链球菌、金黄色葡萄球菌、甲型溶血性链球菌等需氧革兰阳性球菌；肺炎克雷伯菌、流感嗜血杆菌、铜绿假单胞菌等需氧革兰阴性杆菌；棒状杆菌、梭形杆菌等厌氧杆菌。

（2）非典型病原体所致肺炎：支原体、军团菌和衣原体等。

（3）病毒性肺炎：甲型和乙型流感病毒、腺病毒、呼吸道合胞病毒、冠状病毒等。病毒侵入细支气管上皮引起细支气管炎，波及肺间质与肺泡可导致肺炎。病变吸收后可留有肺纤维化。

（4）真菌性肺炎：白念珠菌、曲菌、放射菌等。

（5）其他病原体所致肺炎：立克次体（如 Q 热立克次体）、弓形虫（如鼠弓形虫）、原虫（如卡氏肺囊虫）、寄生虫（如肺包虫、肺吸虫、肺血吸虫）等。

（6）理化因素所致的肺炎：放射性损伤引起的放射性肺炎，重者可发展为肺广泛纤维化。胃酸吸入引起的化学性肺炎；吸入刺激性气体、液体等化学物质，亦可引起化学性肺炎，重者出现呼吸衰竭。过敏原引起机体的变态反应或异常免疫反应时，也可出现轻重不一的呼吸系统症状。

2. 按患病环境和宿主状态分类

由于病因学分类在技术及实施上有困难，而在不同环境和不同宿主所发生的肺炎病原体分布和临床表现有不同的特点，处理和预后也有差异。因此，按患病环境分类可协助肺炎的诊治，已广泛应用于临床。可以将肺炎分为以下两种。

（1）社区获得性肺炎（CAP）：又称院外肺炎，是指在医院外罹患的感染性肺实质炎症，包括有明确潜伏期的病原体感染而在入院后平均潜伏期内发病的肺炎。传播途径为吸入飞沫、空气或血源传播。致病菌中肺炎链球菌比例虽在下降，但仍为最主要的病原体；非典型病原体所占的比例在增加；耐药菌普遍。

（2）医院获得性肺炎（HAP）：又称院内肺炎，是指患者在入院时既不存在，也不处于潜伏期，而是在住院 48 h 后发生的感染，也包括出院后 48 h 内发生的肺炎。其中以呼吸机相关肺炎最为多见，治疗和预防较困难。误吸口咽部定植菌是 HAP 最主要的发病机制。常见病原体为肺炎链球菌、流感嗜血杆菌、金黄色葡萄球菌、铜绿假单胞菌、大肠埃希菌、肺炎克雷伯菌。除了医院，在老年护理院和慢性病护理院生活的人群肺炎易感性亦高，临床特征和病因学分布介于 CAP 和 HAP 之间，可按 HAP 处理。

3. 按解剖分类

（1）大叶性肺炎（肺泡性肺炎）：病原体先在肺泡引起炎症，经肺泡间孔（Cohn 孔）向其他肺泡扩散，致使病变累及单个、多个肺叶或整个肺段。主要表现为肺实质炎症，通常不累及支气管，最常见的致病菌为肺炎链球菌。

（2）小叶性肺炎（支气管肺炎）：病变起于支气管或细支气管，继而累及终末细支气管和肺泡。病灶可融合成片状或大片状，密度深浅不一，且不受肺叶和肺段限制，区别于大叶性肺炎。致病菌多为肺炎链球菌、葡萄球菌、病毒、肺炎支原体及军团菌等。

（3）间质性肺炎：以肺间质炎症为主，包括支气管壁、支气管周围间质组织及肺泡壁。因为病变在肺间质，所以呼吸道症状较轻，异常体征较少。致病菌多为细菌、支原体、衣原体、病毒或卡氏肺囊虫等。X 线检查通常表现为肺下部的不规则条索状阴影。

（三）诊断

1. 肺炎的诊断

根据症状、体征、实验室及胸部 X 线等检查可确定肺炎诊断。

（1）症状和体征：一般急性起病，典型表现为突然畏寒、发热，也可先有短暂"上呼吸道感染"史，咳嗽、咳痰或原有呼吸道症状加重，并出现脓性痰或血痰，伴或不伴胸痛。触觉语颤增强，胸部病变区叩诊呈浊音或实音，听诊有肺泡呼吸音减弱或管样呼吸音，消散期可闻及湿啰音。

（2）实验室及其他检查。

1）胸部 X 线：以肺泡浸润为主。呈肺叶、段分布的炎性浸润影，或呈片状或条索状影，密度不均匀，沿支气管分布。另外，也可见两肺弥漫性浸润影，伴空洞或大疱者。病变吸收与年龄、免疫状态及病原体有关，如超过 1 个月未完全吸收者，多与伴有慢性支气管炎、肺气肿等基础疾病有关。

2）实验室检查：①细菌性肺炎可见血白细胞计数和中性粒细胞增多，并有核左移，或细胞内见中毒颗粒，年老体弱、酗酒、免疫功能低下者白细胞计数可不增高，但中性粒细胞比例仍高；②病原学检查，痰涂片革兰染色有助于初步诊断，但易受咽喉部寄殖菌污染，为避免上呼吸道污染，应在漱口后取深部咳出的痰液送检，或经纤维支气管镜取标本检查，结合细菌培养，诊断敏感性较高。必要时做血液、胸腔积液细菌培养，以明确诊断。

3）血清学检查：补体结合试验适用于衣原体感染。间接免疫荧光抗体检查多用于军团菌肺炎等。

2. 评估严重程度

如果肺炎诊断成立，评估病情的严重程度对于决定是在门诊还是入院甚至重症监护室治疗至关重要。肺炎的严重性取决于 3 个主要因素：局部炎症程度、肺部炎症的播散和全身炎症反应程度。此外，患者有以下危险因素会增加肺炎的严重程度和死亡危险。

（1）病史：年龄 65 岁以上；存在基础疾病或相关因素，如慢阻肺、糖尿病、慢性心脏病、肾衰竭、慢性肝病、1 年内住过院、疑有误吸、神智异常、脾切除术、长期酗酒或营养不良。

（2）体征：呼吸频率＞ 30 次 / 分；脉搏 ≥ 20 次 / 分；血压＜ 90/60 mmHg；体温 ≤ 35℃；意识障碍；存在肺外感染病灶，如脑膜炎，甚至败血症。

（3）实验室和影像学检查：血白细胞计数＞ 20×10^9/L 或＜ 4×10^9/L，中性粒细胞计数＜ 1×10^9/L；呼吸空气时 PaO_2 ＜ 60 mmHg、氧合指数（PaO_2/FiO_2）＜ 300，或 $PaCO_2$ ＞ 50 mmHg；血肌酐＞ 106 μmol/L 或血尿素氮＞ 7.1 mmol/L；血红蛋白（Hb）＜ 90 g/L 或血细胞比容＜ 0.30；血浆蛋白＜ 25 g/L；感染中毒症或有弥散性血管内凝血的证据，如血培养阳性、代谢性酸中毒、凝血酶原时间和部分活动的凝血活酶时间延长、血小板减少；胸部 X 线检查显示病变累及一个肺叶以上，出现空洞，病灶迅速扩散或出现胸腔积液。

许多国家制定了重症肺炎的诊断标准，虽有所不同，但均注重肺部病变的范围、器官灌注和氧合状态。我国制定的重症肺炎标准包括：①意识障碍；②呼吸频率＞ 30 次 / 分；③ PaO_2 ＜ 60 mmHg、PaO_2/FiO_2 ＜ 300，行机械通气治疗；④血压＜ 90/60 mmHg；⑤胸部 X 线检查显示双侧或多肺叶受累，或入院 48 h 内病变扩大 50% 以上；⑥少尿，尿量＜ 20 mL/h，或尿＜ 80 mL/4 h，或急性肾衰竭需要透析治疗。

3. 确定病原体

明确病原体有助于临床治疗。最常见的检测方法是痰标本涂片镜检和细菌培养，可帮助确定致病菌。但由于口咽部存在大量定植菌，经口咳痰的标本易受污染，必要时可经人工气道吸引或经纤维支气管镜通过防污染样本毛刷获取标本。有胸腔积液时应做培养。疑有菌血症时应采血做血培养。此外，可以通过血清学方法检测抗体以得出病原学诊断。

（四）鉴别诊断

1. 肺结核

浸润性肺结核与轻型肺炎相似，但前者发病缓慢，中毒症状相对较轻，可反复咯血，病灶常位于肺尖，X 线检查其病灶有特征性。干酪性肺炎多有长期发热、乏力和消瘦症状，X 线呈大片密度增高阴影，其中有多个不规则的薄壁空洞，对侧肺常有播散病灶。痰结核分枝杆菌阳性，病程长，抗结核治疗有效。

2. 不同病原菌引起的肺炎

（1）金黄色葡萄球菌肺炎：常发生于儿童或年老体弱者，中毒症状严重，身体其他部位有化脓性病灶，如疖、痈等；咳粉红色乳样或脓性痰；肺部 X 线检查具有特征性，常为多发性病灶，且在短期内变化很大，常迅速扩展，多并发气胸、脓胸；痰培养可发现凝固酶阳性的金黄色葡萄球菌。

（2）肺炎克雷伯菌肺炎：多见于年老体弱者，起病急骤，中毒症状重，咳棕色胶冻样痰；严重者可有谵妄、黄疸、肺水肿、休克、呼吸衰竭等；X线表现为肺叶实变，其中有蜂窝状透亮区，叶间隙下坠，痰涂片或培养可找到肺炎克雷伯菌。

（3）其他革兰阴性杆菌肺炎：多发生于年老体弱、慢性心肺疾病或免疫缺陷患者，常为院内获得性感染。通过临床观察和细菌学检查，鉴别诊断一般不难。

（4）病毒、支原体等引起的肺炎：病情较轻，白细胞常无明显增加。痰液病原体分离和血清免疫学试验有助于诊断。

3. 肺癌

患者年龄多较大，起病缓慢，常有刺激性咳嗽和少量咯血，无明显全身中毒症状，血白细胞计数不高，若痰中发现癌细胞可以确诊。肺癌可伴发阻塞性肺炎，若经抗生素治疗后肺部炎症迟迟不消散，或暂时消散后又出现者，应密切随访，必要时进一步做CT、MRI、纤维支气管镜、痰脱落细胞等检查，以免贻误诊断。

4. 急性肺脓肿

早期临床表现与肺炎球菌肺炎相似。但随着病程进展，咳出大量脓臭痰为肺脓肿的特征。X线显示脓腔及液平面。

5. 其他肺炎

伴剧烈的胸痛时，应与渗出性胸膜炎、肺梗死相鉴别。相关的体征及X线影像有助于鉴别。肺梗死常有静脉血栓形成的基础，咯血较多见，很少出现口角疱疹。下叶肺炎可能出现腹部症状，应通过X线、B超等检查确诊，应与急性胆囊炎、膈下脓肿、阑尾炎等进行鉴别。

（五）治疗

1. 抗感染治疗

抗感染治疗是肺炎治疗的最主要环节。选用抗感染药物应遵循抗感染药物治疗原则，即对病原体给予针对性治疗；根据本地区肺炎病原体的流行病学资料，按社区获得性肺炎或医院感染肺炎选择抗感染药物进行经验性治疗，再根据病情演变和病原学检查结果进行调整。抗感染药物治疗后48～72 h应对病情进行评价，治疗有效的表现为体温下降，症状改善，白细胞逐渐减少或恢复正常，而胸部X线检查病灶吸收较迟。

2. 对症和支持治疗

包括祛痰、降温、吸氧、维持水和电解质平衡、改善营养及加强机体免疫功能等治疗。

3. 预防并及时处理并发症

肺炎球菌肺炎、葡萄球菌肺炎、革兰阴性杆菌肺炎等出现严重败血症或毒血症可并发感染性休克，应及时给予抗休克治疗。

二、护理

（一）护理评估

1. 健康史

（1）患病及治疗经过：询问患者有关病因，如有无着凉、淋雨、劳累等诱因，有无上呼吸道感染史，有无慢性阻塞性肺疾病、糖尿病等慢性基础疾病，是否使用过抗生素、激素、免疫抑制剂等，是否吸烟、吸烟量多少。

（2）目前病情与一般状况：确定患者现存的主要症状，有无寒战、高热、咳嗽、咳痰、胸痛等。日常活动与休息、饮食、排便是否规律，是否有食欲减退、恶心、呕吐、腹泻等表现。

2. 身体评估

（1）一般状态：判断患者意识是否清楚，有无烦躁、嗜睡、反复惊厥、表情淡漠等意识障碍；有无急性病容、面颊绯红、鼻翼扇动等表现；有无生命体征异常，如呼吸频率加快和节律异常、血压下降、体温升高或下降等。

（2）皮肤、淋巴结：有无面颊绯红、口唇发绀、皮肤黏膜出血、浅表淋巴结肿大。

（3）胸部：患者呼吸时有无三凹征；有无呼吸频率、节律异常；有无胸部压痛，有无叩诊实音或浊音；有无肺泡呼吸音减弱或消失、异常支气管呼吸音、干湿啰音、胸膜摩擦音等。

3. 实验室及其他检查

（1）血常规：有无白细胞计数升高、中性粒细胞增多及核左移、淋巴细胞增多。

（2）胸部 X 线检查：有无肺纹理增粗、炎性浸润影等。

（3）痰培养：有无细菌生长，药敏试验结果如何。

（4）血气分析：病变范围较大时，是否有 PaO_2 减低和（或）$PaCO_2$ 升高。

4. 心理—社会状况

（1）评估患者对健康的认识和对生活的态度。

（2）评估患者和家属对疾病的认识，了解患者对自我护理的态度和能力。

（3）评估家庭的关系、照顾能力、禁忌，对收入、支付医疗费用能力的评估。

（4）个人应对状况。

（二）护理措施

1. 体温过高的护理

（1）休息与环境：发热患者应卧床休息，以减少耗氧量，缓解头痛、肌肉酸痛等症状。室内应阳光充足、空气新鲜，室内通风每日 2 次，每次 15 ~ 30 min，但要注意避免患者受凉。病房环境保持整齐、清洁、安静和舒适，并适当限制探视。室温为 18 ~ 20℃，湿度 50% ~ 60%，以防止因空气过于干燥，降低气管纤毛运动的功能，导致排痰不畅。

（2）口腔护理：水分消耗过多及胃肠道消化吸收障碍，导致体液不足，唾液分泌减少，引起口腔黏膜干燥、口唇干裂、炎症，甚至口腔溃疡，应定时清洁口腔，做好口腔护理，鼓励患者在清晨、餐后及睡前漱口，或协助患者漱口。口唇疱疹者局部涂抗病毒软膏，防止继发感染。

（3）饮食与补充水分：提供高热量、高蛋白质、高维生素、易消化的流质或半流质食物，以补充高热引起的营养物质消耗。鼓励患者多饮水，1 ~ 2 L/d，以保证足够的入量并有利于痰液稀释。轻症者无须静脉补液，失水明显者可遵医嘱静脉补液，保持血钠 < 145 mmol/L，尿比重 < 1.020，补充丢失的水和盐，加快毒素排泄和热量散发，尤其是食欲差或不能进食者。心脏病或老年人应注意补液速度，避免补液过快导致急性肺水肿。

（4）降温护理：监测体温，体温在 37.2℃ 以上者，每日测 4 次体温；体温在 39℃ 以上者，应每 4 h 测体温 1 次，遵医嘱给予药物降温，或采用乙醇擦浴、冰袋、冰帽等物理降温措施，30 min 后复测体温。有谵妄、意识障碍时应加床档，防止坠床。儿童要预防高热惊厥，不宜用阿司匹林或其他解热药，以免大汗、脱水和干扰热型观察。患者出汗时，及时协助擦汗，更换衣服和被褥，保持皮肤的清洁和干燥，避免受凉。

（5）病情观察：监测并记录生命体征，以便观察热型，协助医生明确诊断。了解血常规、血细胞比容、电解质等变化，在患者大量出汗、食欲不振及呕吐时，应密切观察有无脱水现象。观察患者末梢循环情况，高热而四肢厥冷、发绀等提示病情加重。重症肺炎者不一定有高热，重点观察儿童、老年人、久病体弱者的病情变化。

（6）用药护理：遵医嘱使用抗生素，观察疗效和不良反应。应用头孢唑啉钠（先锋 V 号）可出现发热、皮疹、胃肠道不适等不良反应，偶见白细胞减少和丙氨酸氨基转移酶增高；喹诺酮类药（氧氟沙星、环丙沙星）偶见皮疹、恶心等；氨基糖苷类抗生素有肾、耳毒性，老年人或肾功能减退者，应特别注意观察是否有耳鸣、头晕、唇舌发麻等不良反应的出现。

2. 保持呼吸道通畅

（1）环境：为患者提供安静、整洁、舒适的病房，保持室内空气新鲜、洁净，注意通风。维持合适的室温（18 ~ 20℃）和湿度（50% ~ 60%），以充分发挥呼吸道的自然防御功能。

（2）饮食护理：慢性咳嗽者，能量消耗增加，应给予高蛋白质、高维生素、足够热量的饮食。注意患者的饮食习惯，避免油腻、辛辣刺激性食物，以免影响呼吸道防御能力。每日饮水 1 500 mL 以上，足够的水分可保证呼吸道黏膜的湿润和病变黏膜的修复，有利于痰液稀释和排出。

（3）病情观察：密切观察咳嗽、咳痰情况，详细记录痰液的颜色、性质、气味和量，如肺炎球菌肺炎呈铁锈色痰，肺炎克雷伯菌肺炎典型痰液为砖红色胶冻状，厌氧菌感染者痰液多有恶臭味等。最好在用抗生素前留取痰标本，痰液采集后应在 10 min 内接种培养。

（4）促进有效排痰：措施如下。①深呼吸和有效咳嗽：指导患者掌握有效咳嗽的正确方法，告知患者尽可能采用坐位，先进行深而慢的呼吸 5 ~ 6 次，后深吸气至膈肌完全下降，屏气 3 s 继而缩唇（噘嘴），缓慢地通过口腔将肺内气体呼出，再深吸一口气后屏气 3 ~ 5 s，身体前倾，进行 2 ~ 3 次短促有力的咳嗽，咳嗽同时收缩腹肌，或用手按压上腹部，帮助痰液咳出。也可让患者取俯卧屈膝位，借助膈肌、腹肌收缩，增加腹压，咳出痰液。②吸入疗法：雾化治疗，可在雾化液中加入痰溶解剂、抗生素、平喘药等，以达到祛痰、抗炎、止咳、平喘的作用，雾化吸入时间一般以 10 ~ 20 min 为宜。

（5）对症护理：患者胸痛时，常随呼吸、咳嗽而加重，可采取侧卧位，或用宽胶布固定胸廓，指导其在咳嗽以及深呼吸时用手按压患侧胸部以缓解疼痛；必要时可用少量可待因。有低氧血症（$PaO_2 < 60$ mmHg）或发绀者予以鼻导管或面罩给氧。

3. 潜在并发症：感染性休克的护理

（1）病情监测：具体如下。①生命体征：有无心率加快、脉搏细速、血压下降、脉压变小、体温不升或高热、呼吸困难等，必要时进行心电监护。②精神和意识状态：有无精神萎靡、表情淡漠、烦躁不安、意识模糊等。③皮肤、黏膜：有无发绀、肢端湿冷。④出入量：有无尿量减少，疑有休克时应测每小时尿量及尿比重。⑤实验室检查：有无血气分析等指标的改变。

（2）感染性休克抢救配合：发现异常情况，立即通知医生，并备好物品，积极配合抢救。①体位：患者取仰卧中凹位，抬高头胸部约 20°，抬高下肢约 30°，有利于呼吸和静脉血回流。②吸氧：给予中、高流量吸氧，维持 $PaO_2 > 60$ mmHg，改善缺氧状况。③补充血容量：快速建立两条静脉通道，遵医嘱给予低分子右旋糖酐或平衡盐液以维持有效血容量，降低血液黏滞度，防止弥散性血管内凝血（DIC）；随时监测患者一般情况、血压、尿量、尿比重、血细胞比容等；监测中心静脉压，将其作为调整补液速度的指标，中心静脉压 < 5 cmH_2O 可放心输液，达到 10 cmH_2O 应慎重，输液不宜过快，以免诱发急性心力衰竭。提示血容量已补足的依据：口唇红润、肢端温暖、收缩压 > 90 mmHg、尿量 > 30 mL/h 以上。如血容量已补足，尿量 < 400 mL/d，尿比重 < 1.018，应及时报告医生，注意有无急性肾衰竭。④纠正水、电解质和酸碱失衡：监测和纠正钾、钠、氯和酸碱失衡。常用 5% 的碳酸氢钠静脉滴注，输液不宜过多过快，以免引起血管内碱中毒。碱性药物配伍禁忌较多，一般应单独输入。⑤用药护理：遵医嘱输入多巴胺、间羟胺等血管活性药物。应根据血压随时调节滴速，以维持收缩压在 90 ~ 100 mmHg 为宜，保证重要器官的血液供应，改善微循环，注意防止液体溢出血管外引起局部组织坏死；联合使用广谱抗生素控制感染时，应注意药物疗效和不良反应；糖皮质激素有抗炎、抗休克作用，可增强人体对有害刺激的耐受力，有利于缓解症状，改善病情，可在有效抗生素使用的情况下短期应用，如氢化可的松 100 ~ 200 mg 或地塞米松 5 ~ 10 mg 静脉滴注，重症休克可加大剂量。

4. 睡眠型态紊乱的护理

（1）评估导致患者睡眠型态紊乱的具体原因（属于病理生理、心理或情境哪一方面的因素）。患者睡眠型态紊乱包括早醒、入睡困难、易醒、多梦等，如出现，应及时与医生沟通，遵医嘱用药。

（2）尽量减少或消除影响患者睡眠型态的相关因素，如躯体、精神不适；及时妥善处理好患者的排泄问题。协助医生调整影响睡眠的药物种类、剂量或给药时间。为患者安排合理的运动、活动及减少白天卧床、睡眠时间。帮助患者适应生活方式或环境的改变。夜间患者睡眠时，除必要的观察和操作外，不宜干扰患者。

5．活动

（1）鼓励患者充分卧床休息。

（2）将患者经常使用的日常生活用品，如卫生纸、茶杯等放在患者容易拿取的地方。

（3）指导陪护协助患者的日常生活，以减少能量消耗。

（4）帮助患者树立信心，提高其生活自理能力。

（5）指导患者使用床栏、扶手等辅助设施，以节省体力和避免摔伤。

（6）鼓励患者尽量进行能耐受的身体活动。

6．保护皮肤完整性

（1）定期对患者进行压疮风险评估。

（2）病情允许者，鼓励下床活动。

（3）按时翻身、拍背，避免局部长期受压，更换体位时应观察受压部位的皮肤情况。

（4）避免托、拉、拽等动作，防止皮肤擦伤。

（5）持续使用气垫床，骨隆突部位可垫气圈或海绵垫。

（6）保持床铺平整、清洁、干燥、无皱褶、无渣屑，避免局部刺激。

（7）长期卧床者要保持肢体处于功能位。

（8）鼓励患者摄入充足的营养物质和水分。

7．心理护理

护士应主动询问患者的需求，鼓励患者说出内心感受。以通俗易懂的语言耐心地给患者讲解疾病的相关知识，解释各种症状和不适的原因，各项检查、护理操作的目的，程序和配合要点，告知患者大部分肺炎球菌肺炎预后良好，以消除患者焦虑、紧张情绪，树立战胜疾病的信心。运用良好的护理沟通技巧，耐心倾听患者的主诉，允许其有适量的情绪宣泄，以防恶劣情绪爆发而影响身体健康。严重焦虑时，条件允许的情况下可将其安置在安静、舒适的房间，避免干扰，周围的设施要简单、安全，专人陪护。

8．营养失调：低于机体需要量的护理

（1）监测并记录患者的进食量。

（2）按医嘱使用能够增加患者食欲的药物。

（3）必要时请营养科会诊，为患者制订饮食计划。

（4）根据患者的病因制订相应的护理措施。

（5）鼓励适当活动以促进营养物质的代谢，从而增加食欲。

（6）防止餐前发生不愉快或痛苦的事件，提供良好的就餐环境。

9. 知识指导

（1）通过交谈了解患者对疾病和未来生活方式的顾虑，给予耐心解释或指导。

（2）鼓励患者有规律地进行锻炼。

（3）用通俗易懂的语言向患者讲解疾病相关知识，直至理解和掌握。

（4）鼓励患者提出问题，耐心给予解答。

（三）健康教育

1. 疾病预防指导

指导患者及其家属了解肺炎的病因和诱因。避免受凉、淋雨、吸烟、酗酒，防止过度疲劳。参加体育锻炼，防止感冒，增强体质。有皮肤痛、伤口感染、毛囊炎、蜂窝织炎时应及时治疗，尤其是免疫功能低下者（糖尿病、血液病、HIV 感染、肝硬化、营养不良患者，儿童等）和慢阻肺、支气管扩张者。

慢性病、长期卧床、年老体弱者，应注意经常改变体位、翻身、拍背，咳出气道痰液，必要时可注射肺炎疫苗。

2. 疾病知识指导

向患者介绍肺炎的发病原因、诱发因素、简单的发病机制、典型的表现、主要的治疗方法、该病的发展方向和可能发生的并发症。建议患者进行自我症状监测，早期发现，早期治疗；指导患者遵医嘱按时服药，了解药物的疗效、用法、疗程和不良反应，防止自行停药或减量，定期随访。出现发热、心率加快、咳嗽、咳痰、胸痛等症状时，应及时就诊。

3. 休息与活动指导

发热者要卧床休息，注意保暖，保持室内空气清新，鼓励患者每隔 1 h 进行深呼吸和有效咳嗽。卧床患者应注意翻身，每 4 h 为患者叩背排痰 1 次。恢复期应增加休息时间，适当活动，坚持深呼吸锻炼至少 4 周，这样可以减少肺不张的发生；还要避免呼吸道的刺激，如吸烟、灰尘、化学飞沫等；尽可能避免去人群拥挤的地方或接触已有呼吸道感染的患者。

4. 心理指导

肺炎患者发病时出现发热、胸痛、咳嗽、咳痰等不适感，常因疼痛而害怕咳嗽，从而影响愈后，应积极鼓励并给予帮助，并告诉患者肺炎经积极治疗后一般可彻底治愈，以减轻患者的焦虑，取得配合。

5. 出院指导

肺炎虽可治愈，但若不注意，易复发。应坚持锻炼身体，增强体质，提高机体抵抗力。保持生活规律、心情愉快，季节交替时避免受凉。避免过度疲劳，天气变化时及时增减衣服，感冒流行时少去公共场所，尽早防治上呼吸道感染。如有高热、寒战、胸痛，应立即就诊。

（王晓洁）

第三节　支气管扩张

一、概述

支气管扩张是一种常见的慢性呼吸道化脓性疾病，多数继发于呼吸道感染和支气管阻塞。由于支气管壁的肌肉和弹性组织遭到破坏，引起支气管变形及不可逆的扩张。多见于儿童和青少年时期。其主要表现为慢性咳嗽、咳大量脓痰和（或）反复咯血。从流行病学角度看，随着人们生活的改善、免疫接种及抗生素的应用，该病发病率得到了明显控制。

（一）病因

支气管扩张的病因很多，临床上可引起支气管管壁防御功能减弱的疾病均可导致支气管扩张。根据支气管扩张发病机制的不同，病因主要可分为支气管—肺部感染和支气管阻塞两大类，两者相互影响，导致支气管壁的破坏，引起支气管扩张。

1. 支气管—肺部感染

病毒、细菌、真菌和支原体感染均可引起支气管和肺部反复感染，气管的各层组织如平滑肌纤维和弹力纤维遭到破坏，管壁的支撑作用减弱，在吸气和咳嗽时管腔内的压力增高及胸腔内负压的牵引而扩张，呼气时不能回缩，使远端支气管引流不畅，大量分泌物长期集聚在气管腔内，加重管壁的破坏，从而导致支气管扩张。

2. 支气管阻塞

异物、肺部肿瘤、肺门淋巴结肿大、慢性阻塞性肺疾病等常可造成支气管狭窄或部分阻塞，在支气管内形成活瓣，吸入空气容易而呼出困难，致使阻塞部位远端的支气管管腔内压逐渐增高，造成支气管扩张。

3. 支气管先天性发育缺损和遗传因素

巨大气管—支气管症，可能是先天性结缔组织异常、管壁薄弱所致的扩张。Kartagener综合征因软骨发育不全或弹性纤维不足，导致局部管壁薄弱或弹性较差，常伴有鼻窦炎及内脏转位（右位心），其支气管扩张的发病率为15%～20%，明显高于一般人群。

4. 免疫缺陷

丙种球蛋白缺乏症和低球蛋白血症的患者免疫功能低下，常反复发生支气管炎，诱发支气管扩张。

（二）病理

正常情况下支气管壁可分为黏膜、黏膜下层和外膜3层，在气道不同的部位，其分布各有不同。在黏膜及黏膜下层所含的黏液分泌细胞、纤毛细胞及参与免疫反应和其他防御机制的细胞，具有保护气道和肺组织免受有害物质损伤的作用。其他气道结构如弹力和肌肉纤维及软骨层具有调节气道口径的作用。血管和淋巴样组织具有气道营养和防御作用。

支气管扩张部位的管壁因慢性炎症刺激而遭到破坏，纤毛柱状上皮细胞鳞状化生或萎缩，纤毛细胞运动受损或消失，黏液分泌增多，导致慢性和急性炎症。此外，由于支气管壁丧失正常的张力，受累支气管管腔逐渐扩张，向外突出，或形成囊状。扩张的管腔内常有黏液积存、黏膜明显炎症及溃疡，造成支气管管壁出现不同程度的破坏及纤维组织增生。显微镜下可见支气管壁淋巴细胞浸润或淋巴样结节，黏液腺及淋巴细胞明显，甚至不能见到正常结构，仅见若干肌肉及软骨碎片。管壁上有中性粒细胞浸润，周围肺组织纤维化、萎陷或肺炎等病理改变。扩张的支气管周围可见新生血管，或支气管动脉和肺动脉的终末支扩张吻合，形成血管瘤，易引起咯血。

肉眼观察支气管扩张多发生于一个肺段，也可在双侧多个肺段发生，常见于两肺下叶，由于左侧支气管与气管分叉角度较右侧大，管腔比右侧细长，且受心脏血管的压迫而引流不畅，容易引起肺不张及继发感染，更容易发病。

（三）临床表现

支气管扩张可发生于任何年龄，病程呈慢性经过，长期咳嗽、咳痰、反复咯血可达数年或数十年。多数患者在幼年时期患有麻疹、百日咳，或有肺炎病史，以后常有反复发作的呼吸道感染。早期支气管扩张的临床表现不明显，随着病程延长，可表现为反复咳嗽、咳大量脓痰、反复咯血。

1. 症状

（1）慢性咳嗽伴大量脓痰：慢性咳嗽是最常见的症状，尤其是在改变体位时，患侧卧位时咳嗽减轻，反之加重。咳嗽与感染严重程度密切相关，咳痰与病变部位、严重程度及支气管引流通畅程度有关。咳嗽多发生于早晨和晚上，由于体位改变，痰液在气道内流动，接触到正常黏膜，引起刺激，出现咳嗽及咳大量脓痰。24 h 痰量可作为衡量疾病严重程度的指标：每日痰量少于 10 mL 为轻度，10 ~ 150 mL 为中度，大于 150 mL 为重度。急性呼吸道感染时，咳嗽和咳痰量明显增多，每日痰量可达 100 ~ 600 mL，痰液常呈黄绿色脓性，若有厌氧菌混合感染，常伴有臭味。收集 24 h 痰量并静置于玻璃瓶中，数小时后痰液可分离成 4 层，从上到下依次为黏液泡沫、脓液、浑浊浆液及坏死沉淀组织。此为典型支气管扩张的痰液改变。

（2）反复咯血：大多数患者反复咯血，咯血量不等，可表现为痰中带血丝，随着病情的发展，支气管表层肉芽组织创面上的小血管或管壁内扩张的小血管破裂出血，引起小量或大量咯血。有些患者平时无咳嗽、脓痰等呼吸道症状，仅以反复咯血为唯一症状，临床上称为干性支气管扩张。

（3）继发肺部感染：支气管扩张患者由于上呼吸道感染向下蔓延，支气管感染加重，引流不畅，痰液不易咳出，炎症扩展到病变周围的肺组织引起继发性感染，可表现为高热、盗汗、消瘦、贫血、食欲减退等症状。此外，重症支气管扩张患者因支气管周围肺组织化脓性感染和大面积的肺组织纤维化，可并发阻塞性肺气肿。极其严重者，可加重心脏负荷，引起右心功能衰竭而发生下肢水肿、腹腔积液加重、呼吸困难等。

2. 体征

患者的体征取决于病变范围及扩张程度，早期及轻度支气管扩张无明显阳性体征，一般在支气管扩张局部可听到大小不等、持久存在的湿啰音。此外，可伴有阻塞性肺炎、肺不张或肺气肿的体征。在慢性支气管扩张患者中可见杵状指、趾及全身营养较差的情况。

（四）辅助检查

1. 胸部 X 线检查

普通胸部 X 线检查对支气管扩张的敏感性不高。早期轻症患者，胸部 X 线检查常无特殊发现或仅有患侧肺纹理增粗。重症患者病变区肺纹理增多、增粗、排列紊乱，边缘模糊，有时可见管状透亮区，为管壁明显增厚的支气管影，称为"轨道征"，呈典型的蜂窝状或卷发状阴影，其间夹有液平面的囊区。

2. 胸部 CT 检查

对支气管扩张的诊断具有一定的价值，可明确支气管扩张累及的部位、病变范围和性质，初次诊断的患者，如条件允许，应进行胸部 CT 扫描。柱状支气管扩张可表现为支气管壁增厚，管腔增宽，距胸膜下 3 cm 的肺周围可见到支气管；囊状支气管扩张表现为含气或含液的囊肿，呈葡萄状；静脉曲张状支气管扩张表现为支气管管壁粗细不一，呈"念珠状"改变。

3. 纤维支气管镜检查

诊断支气管扩张一般不需要进行纤维支气管镜检查。但通过纤维支气管镜可明确支气管扩张、出血和阻塞部位，还可进行局部冲洗，取冲洗液做涂片或细菌培养，明确病原菌，协助诊断和治疗。

4. 其他检查

无感染时血中白细胞计数大多数正常，继发感染时则可增高，痰涂片或细菌培养可检测出致病菌。

（五）治疗

支气管扩张在解剖学上的损害是不可逆的，治疗的目的是控制症状，防止疾病进展。治疗原则是去除病因，促进痰液排出，控制呼吸道反复感染，必要时手术治疗。

1. 控制感染

控制感染是支气管扩张急性感染期的主要治疗手段，根据患者的症状、体征、痰液的性状、痰培养及药敏试验结果，合理选择抗生素。初期给予抗炎治疗，如氨苄西林、阿莫西林或头孢菌素等。如患者为铜绿假单胞菌感染，可选择喹诺酮类药物加氨基糖苷类或第三代头孢菌素。慢性咳脓痰患者可服用阿莫西林或吸入氨基糖苷类药物，间断规则使用单一抗生素或轮换使用不同种类抗生素。缓解期一般不需要使用抗生素治疗。

2．排出痰液，保持呼吸道通畅

排出痰液和使用抗生素治疗同样重要，有利于控制炎症，减少并发症，减轻全身中毒症状。

（1）物理治疗：包括体位引流、胸部叩击、振动等方法以促进支气管扩张患者痰液排出。

（2）药物排痰：使用祛痰药能稀释痰液，促进排痰，如 α–糜蛋白酶能使黏液糖蛋白裂解，对支气管扩张患者的脓痰有效。支气管痉挛影响痰液排出，加重感染，使用支气管扩张剂如氨茶碱、β_2 受体激动剂，能有效解除支气管痉挛，利于痰液排出。

（3）纤维支气管镜吸痰：若患者痰液黏稠，聚积在气管内导致引流不畅，可使用纤维支气管镜吸出痰液。

3．手术治疗

经内科治疗后仍有反复急性呼吸道感染和（或）大咯血患者，其病变范围不超过两叶肺，全身情况良好，可根据病变范围行肺段或肺叶切除术。

二、护理

（一）生活护理

1．休息

保持病室环境清洁、安静、温湿度适宜，促进休息。严重感染伴高热及咯血等症状的患者应卧床休息，注意保暖，保证充足睡眠。

2．饮食护理

支气管扩张患者因反复感染，造成机体消耗量增加，鼓励患者多进食肉类、蛋类、豆类等高蛋白质、高热量、高维生素、易消化的饮食，少食多餐，避免生冷、辛辣食物和浓茶、咖啡等刺激性饮料，以免诱发刺激性咳嗽。高热的患者多饮水，每日 1 500 mL 以上，以稀释痰液。指导患者在饭后及排痰后用清水或漱口液漱口，保持口腔清洁湿润，增进食欲，减少呼吸道感染的发生。

（二）病情观察

密切观察患者咳嗽、咳痰的性质和时间；痰液量、气味、颜色和分层，及时留取痰标本送检。

（三）用药护理

根据病情及痰培养和药物敏感试验的结果，选用敏感的抗生素。掌握药物的常用剂量及使用方法，密切观察药物作用和不良反应，如出现异常情况，及时通知医生，并配合处理。

（四）体位引流的护理

体位引流是使患者处于特殊的体位，利用重力作用促使肺部及支气管内的分泌物流入大支气管并排出体外的方法。其原则是将病变部位放在高位，使引流支气管的开口向下。其引流效果与需要引流部位所对应的体位密切相关。对大多数支气管扩张患者来说，体位引流采取坐位、半坐卧位时无特别禁忌证。但年迈及身体极度虚弱、无法耐受引流的体位、无力排出分泌物的患者，在这种情况下进行体位引流将导致低氧血症；对于脑外伤及开颅术后患者体位的改变，特别是处于头低位时，可使颅内压升高，因此上述患者禁止体位引流。

1. 引流时间

因为晚间黏液纤毛的廓清作用减弱，气道分泌物容易潴留，所以引流时间应选择在早晨清醒后。根据患者病情、病变的部位以及身体情况，每日引流 2 ~ 3 次，每一部位可引流 5 ~ 15 min，引流过程中及引流后可进行间断吸氧，以防低氧血症的发生。

2. 引流体位

如病变涉及多个部位，应从上至下进行引流，首先引流肺上叶，然后引流肺下叶后基底部。引流时指导患者采取不同体位（图 1-1），使患侧肺叶或肺段抬高，引流支气管开口朝下，便于痰液流入大支气管和气管而排出。在引流前 15 min 可使用支气管扩张剂如沙丁胺醇雾化吸入或生理盐水超声雾化吸入，使支气管扩张，稀释痰液，更加有利于体位引流。抬高体位可采用枕头、斜板、三摇床等。体位安排妥当后，嘱患者行深呼吸及咳嗽。引流时，嘱患者间断进行深呼吸后用力咳嗽，术者手做杯口状，以大小鱼际及手掌根部轻拍患者胸壁，自下而上进行，直到痰液排尽，或使用机械振动器，使聚积的分泌物松动并移动，易于咳出或引流。

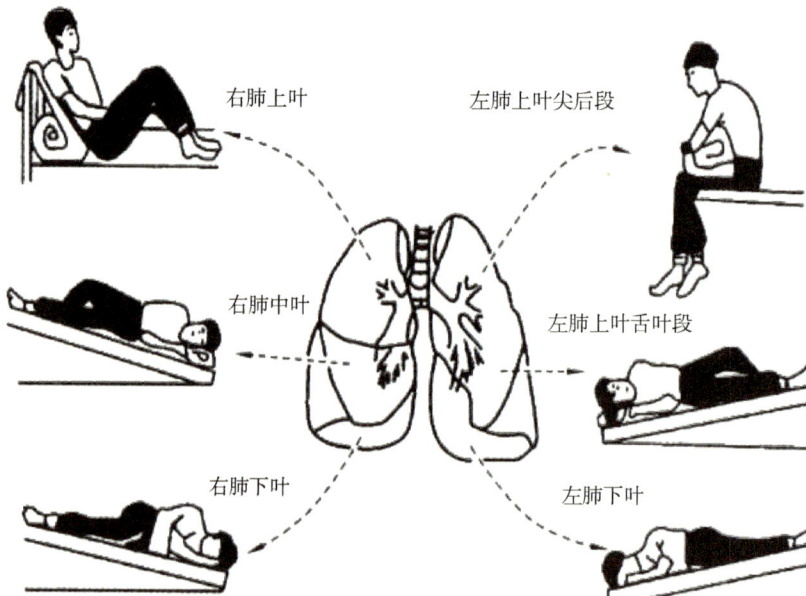

右肺上叶　　左肺上叶尖后段

右肺中叶　　左肺上叶舌叶段

右肺下叶　　左肺下叶

图 1-1　体位引流

3. 引流过程中的观察

体位引流时要密切观察患者的面色、呼吸、脉搏等变化，如出现头晕、呼吸困难、心悸、出冷汗等症状时应立即停止引流，通知医生，给予半卧位或平卧位吸氧。

4. 引流后的护理

体位引流结束后协助患者取合适体位，观察 5 ~ 10 min，记录咳出痰的颜色、量、黏稠度、性质，听诊有无异常的呼吸音。

（五）咯血的护理

咯血是指喉或喉部以下呼吸道、肺组织的出血，血液借助咳嗽经口腔排出。咯血量的多少与疾病的严重程度不完全一致，少量咯血时仅表现为痰中带血，大咯血时血液从口鼻腔涌出，造成呼吸道阻塞，甚至窒息。小量咯血：每日咯血量在 100 mL 以内。中等量咯血：每日 100 ~ 500 mL。大量咯血：每日咯血量 500 mL 以上（或一次咯血量 100 ~ 500 mL）。凡是经口腔排出的血液，需仔细与呕血相鉴别（表 1-1）。

表 1-1 咯血与呕血的鉴别

项目	咯血	呕血
病因	肺结核、支气管扩张、肺癌、心脏病	消化性溃疡、肝硬化等
出血前症状	喉部痒感、胸闷、咳嗽等	消化性溃疡、肝硬化等
出血方式	咯出	呕出，可为喷射状
出血颜色	鲜红	棕黑色或暗红色，有时呈鲜红色
血内混有物	泡沫和（或）痰	食物残渣、胃液
黑便	无（如咽下血液时可有）	有，可在呕血停止后仍持续数日
酸碱反应	碱性	酸性

1. 心理护理

患者咯血时，护士应做好必要的解释，缓解患者紧张、恐惧情绪，使其有安全感。及时清理残留血迹，协助漱口，保持口腔清洁、舒适，以防口腔异味刺激，诱发咯血。对于精神极度紧张者，可适当使用小剂量镇静剂，如地西泮 5 ~ 10 mg 肌内注射。禁用吗啡、哌替啶，以免抑制呼吸。咯血伴剧烈咳嗽者可使用镇咳剂，必要时可使用可待因口服或皮下注射，但年老体弱、肺功能不全者慎用。

2. 一般护理

（1）饮食护理：大咯血者暂禁食，小量咯血或大咯血停止后，可进少量温凉的流质饮食，多饮水，多吃富含纤维素的食物，保持大便通畅。便秘者可服用缓泻剂，帮助排便，避免用力排便增加腹压诱发再咯血。

（2）休息与体位：小量咯血时嘱患者安静休息，中量和大量咯血者应绝对卧床休息，保持病室安静,尽量减少搬动患者。协助患者取患侧卧位,头偏向一侧,可减少患侧出血,防止病灶向健侧扩散,有利于健侧通气。若有窒息者立即采取头低脚高体位,轻叩背部,排出血块,必要时做好气管插管或气管切开的准备。

(3)保持呼吸道通畅:嘱患者轻轻将气管内存留的积血咯出,咯血时不能屏气,以免诱发喉头痉挛,血液引流不畅形成血凝块,引起呼吸道阻塞。

3. 病情观察

(1)密切观察患者血压、脉搏、呼吸、瞳孔、意识等方面的变化并做好详细记录,以便随时发现和判断病情。

(2)注意观察患者咯血的量、颜色、性质及出血的速度,是否伴有发热、胸痛、呛咳、脓痰、皮肤黏膜出血等症状。

(3)密切观察有无窒息先兆,如出现胸闷、憋气、唇甲发绀、面色苍白、大汗淋漓、烦躁不安等,立即将患者置于头低脚高位,通知医生,做好抢救工作。

4. 大咯血的抢救护理

大咯血时要安慰患者,使其保持镇静,积极配合医护人员治疗,防止窒息。医护人员首先要准备好各种抢救物品和药品,如吸引器、吸痰管、氧气装置、气管切开治疗包、止血药物等。保持气道通畅,必要时使用吸痰管吸引血凝块;快速建立静脉通路,给予垂体后叶素静脉滴入,收缩全身小动脉,减少回心血流和肺循环血量,制止肺的出血。静脉滴注垂体后叶素应调好速度,严密观察血压的变化,速度过快易引起恶心、呕吐、血压升高、心率增快等,因此高血压、冠心病患者禁用。

5. 窒息的护理

窒息是大咯血的严重后果,也是咯血致死的主要原因,病死率为25% ~ 100%。咯血造成窒息除与患者咯血量有关外,还与患者全身情况有着密切关系。老年体弱或者肺功能差的患者,尽管不是大咯血,也有可能导致窒息死亡。若患者大咯血突然停止,表情恐怖、张口瞠目、两手乱抓、抽搐、大汗淋漓、牙关紧闭或意识突然丧失,则提示血液阻塞呼吸道发生窒息。应去枕头低足高45°俯卧位,头后仰,轻拍背部,排出血凝块。必要时撬开牙关或用吸痰器清除气道内血块。若无效,则立即配合医生行气管插管或气管镜等器械吸取血块,解除气道阻塞。气道血凝块清除后,如无自主呼吸,应行人工呼吸,给予高流量吸氧,遵医嘱使用呼吸中枢兴奋剂,密切观察病情变化,警惕再次窒息的可能。同时建立静脉通道,给予输血、补液等抗休克治疗。

(六)健康教育

1. 心理指导

该病易反复发作,医务人员要多与患者沟通,做好解释工作,解除焦虑、紧张情绪;帮助患者树立治疗信心,咯血时护士要保持镇静,安慰患者,以免加重患者的恐惧心理。

2. 预防呼吸道感染

向患者及其家属宣传预防呼吸道感染的重要性，积极治疗百日咳、麻疹、支气管肺炎、肺结核等呼吸道感染；注意保暖，预防感冒；戒烟，避免接触烟雾及刺激性气体以预防该病的发作。

3. 疾病知识指导

帮助患者正确认识和对待疾病，了解疾病发生、发展与治疗、护理过程，与患者及其家属共同制订长期防治计划。

4. 康复指导

教会患者自我监测病情，一旦发现症状加重，应及时就医。强调清除痰液对减轻症状、预防感染的重要性，指导患者及其家属学习和掌握有效咳嗽、胸部叩击、雾化吸入及体位引流的具体方法，有效排除痰液，以控制病情的发展。

5. 生活指导

讲解加强营养对机体康复的重要性，鼓励患者积极参加体育锻炼，如跑步、散步、打太极拳等，建立良好的生活习惯，劳逸结合，以维护心、肺功能状态。讲明加强营养对机体康复的作用，使患者能主动摄取各种营养物质，以增加机体抗病能力。

（王晓洁）

第四节　呼吸衰竭

一、概述

呼吸衰竭是各种原因引起的肺通气和（或）换气功能严重障碍，以致不能进行有效的气体交换，导致缺氧伴（或不伴）二氧化碳潴留，从而引起的一系列生理功能和代谢紊乱的临床综合征。

（一）分类

1. 按动脉血气分析分类

呼吸衰竭的明确诊断有赖于动脉血气分析。按动脉血气分析结果可将呼吸衰竭分为如下两种类型。

（1）Ⅰ型呼吸衰竭：动脉血气分析提示 PaO_2 低于 60 mmHg，而 $PaCO_2$ 正常或降低。

（2）Ⅱ型呼吸衰竭：即高碳酸血症型呼吸衰竭，动脉血气分析提示 PaO_2 低于 60 mmHg，且 $PaCO_2$ 高于 50 mmHg。

2．按病理生理分类

按病理生理分类，可将呼吸衰竭分为肺衰竭和泵衰竭两类。

（1）肺衰竭：直接影响气道、肺、间质、胸膜的病变引起的衰竭。

（2）泵衰竭：影响呼吸中枢和呼吸肌肉及神经病变引起的衰竭。

3．按病程分类

按病程发展，可将呼吸衰竭分为急性呼吸衰竭和慢性呼吸衰竭。

（1）急性呼吸衰竭：呼吸功能突然或迅速发生异常。

（2）慢性呼吸衰竭：呼吸功能损害逐渐加重而发展为呼吸衰竭。

（二）病因

导致呼吸衰竭的原因可以发生在正常呼吸运动中的任何一个被改变的环节。呼吸功能包括肺通气和肺换气功能，因此，将急性呼吸衰竭的常见病因分为泵衰竭和肺衰竭。

1．泵衰竭

肺通气泵由胸廓、呼吸肌以及调节呼吸肌收缩和舒张的神经系统组成，主要影响 CO_2 排出。这些部位的功能障碍引起的呼吸衰竭称为泵衰竭，常见原因如下。

（1）呼吸肌疲劳或衰竭：气道阻力增加以及肺顺应性降低导致呼吸肌过负荷，如上呼吸道梗阻、支气管哮喘、呼吸道肿瘤等。

（2）胸廓和胸膜病变：由于畸形、外伤、严重气胸、大量胸腔积液、血胸及胸部手术等因素，影响换气功能。

（3）神经肌肉接头病变：常见于重症肌无力、药物阻滞作用。

（4）运动神经病变：常见于脊髓损伤、脊髓灰质炎等。

（5）中枢神经系统抑制或功能紊乱：常见于脑炎、脑水肿、药物中毒、脑血管意外、颅脑外伤等。

2．肺衰竭

肺衰竭是各种原因引起的肺泡气体交换不足的病理状态。主要表现为动脉氧合降低，而无 CO_2 潴留。引起肺衰竭的原因如下。

（1）呼吸道气流受限：如上呼吸道梗阻，包括喉头水肿、喉痉挛、异物、肿瘤、外伤、感染等，以及广泛和严重的下呼吸道阻力增加。常见的疾病有支气管哮喘严重发作、慢性支气管炎、阻塞性肺气肿和肺心病。

（2）肺实质疾病：常见于严重肺部感染、毛细支气管炎、间质性肺疾病、肺水肿等引起的肺实质损伤及急性呼吸窘迫综合征。

（三）病理生理

呼吸衰竭发生机制为高碳酸血症和低氧血症的产生。

1．高碳酸血症

高碳酸血症发生于肺泡通气不足，即无效腔通气异常升高或二氧化碳产生量增加。CO_2

对呼吸中枢有很强的兴奋作用。中枢化学感受器对 CO_2 的刺激很敏感，$PaCO_2$ 只需要升高 2 mmHg 就可使中枢化学感受器受到刺激，出现通气增强反应；而刺激外周化学感受器，$PaCO_2$ 则需升高 10 mmHg。因此，中枢化学感受器在 CO_2 通气反应中起主要作用，当中枢化学感受器受到抑制时，对 CO_2 的敏感性降低。

2. 低氧血症

低氧血症的发病机制主要包括如下两类。

（1）肺泡氧分压下降：任何原因引起的肺泡二氧化碳分压增加必将导致肺泡氧分压下降；同时，肺泡通气不足可以导致肺泡氧分压下降；另外，高原等环境吸入气中氧分压低，也可导致动脉血氧分压下降。

（2）静脉血分流增加：这种情况是因为大量未经氧合的静脉血没有经肺泡进行充分氧合就进入到了动脉，也称为静脉血掺杂。未氧合的混合静脉血掺杂导致肺泡—动脉血氧分压差增加。

1）右向左分流：指部分未氧合的静脉血绕过肺泡并与氧合后的血液混合，使混合后的 PaO_2 介于肺泡氧分压与混合静脉血氧分压之间。其指征包括：①吸入空气时存在严重低氧血症，且吸氧时 PaO_2 改善不明显；② FiO_2 超过 0.6 才能达到可接受的 PaO_2；③吸纯氧时 PaO_2 低于 50 mmHg。出现右向左分流的情况有肺不张、先天性心脏疾病如室间隔缺损等。

2）通气血流比例（V/Q）失调：是引起低氧血症最常见的原因。任何影响肺泡通气或血流分布的肺部疾病都可以导致通气血流比例失调，如哮喘、慢性阻塞性肺疾病、肺栓塞等。该类患者氧疗效果较好，PaO_2 较易改善。

3）弥散受限：肺毛细血管内血流通过肺泡过快而导致肺泡与肺毛细血管的氧气交换平衡时间不足，可导致低氧血症。弥散过程受多种因素影响，如弥散面积、肺泡膜的厚度、气体的弥散能力、气体分压差等。氧的弥散能力仅为 CO_2 的 1/20，故弥散障碍主要影响氧的交换，产生单纯缺氧。

（四）临床表现

呼吸衰竭除有原发病的表现外，主要为低氧血症和（或）二氧化碳潴留引起的各脏器受累的临床表现。

1. 低氧血症表现

（1）呼吸系统：呼吸改变是呼吸衰竭最早出现的症状。早期表现为呼吸频率增快，可达 40 次 / 分以上，以及呼吸节律和幅度的改变。出现呼吸困难、鼻翼扇动、三凹征、陈—施呼吸、比奥呼吸等。肺部呼吸音降低或有干、湿啰音。

（2）心血管系统：缺氧时，早期会出现心率加快，心音有力，心排血量增加，血压上升。心肌缺氧易并发心力衰竭，可出现奔马律、心律不齐、肝大；病情严重者可有面色苍白、心率减慢、心肌收缩力减弱、心音低钝、心排血量减少、末梢循环障碍、血压下降等休克症状，此时会出现明显口唇、指甲发绀。

（3）神经系统：脑对缺氧最敏感。完全缺氧 4 ~ 5 min，将出现不可逆的脑损害；氧分压 < 60 mmHg 时，出现注意力不集中，智力和视力下降；氧分压降至 40 ~ 50 mmHg 时，出现神经精神症状，如头痛、定向力障碍、嗜睡等；氧分压低于 30 mmHg 时，出现意识丧失和昏迷；氧分压低于 20 mmHg 时，出现不可逆的脑损害。

因此，当早期表现出兴奋、烦躁，后逐渐精神萎靡、反应差、意识障碍时，应立即引起重视，防止出现昏迷、惊厥、脑疝等。

（4）消化系统：表现为消化道黏膜溃疡、坏死和出血，甚至肠麻痹。肝脏受损可出现肝功能异常及黄疸。

（5）泌尿系统：缺氧使儿茶酚胺分泌增加，肾血管收缩，尿量减少，可致肾功能不全及酸中毒。

（6）代谢紊乱：缺氧造成无氧代谢，使乳酸堆积，导致代谢性酸中毒。缺氧影响细胞膜钠—钾泵及抗利尿激素分泌增加，导致低钠血症及高钾血症。

2. 高碳酸血症的表现

（1）呼吸系统：$PaCO_2$ 升高早期刺激颈动脉体和主动脉化学感受器来维持呼吸。当 $PaCO_2$ 达 12.0 kPa（90 mmHg）以上时，可对呼吸中枢产生麻醉作用，仅能靠缺氧对化学感受器的刺激来维持呼吸运动，此时如给予高浓度氧，反可抑制呼吸。急性二氧化碳潴留使呼吸加深、加快，但慢性高碳酸血症时呼吸中枢反应性迟钝，CO_2 刺激作用减弱，呼吸变浅。

（2）神经系统：当 $PaCO_2$ 达 9.33 kPa（70 mmHg）时可有睡眠规律颠倒、头痛、烦躁不安、摇头、多汗。$PaCO_2$ 达 2.0 ~ 13.3 kPa（90 ~ 100 mmHg）时，患者可表现淡漠、嗜睡、谵妄、肌肉震颤。$PaCO_2$ 达 17.3 kPa（130 mmHg）时，可进入半昏迷或昏迷，抽搐，生理反射消失。

（3）心血管系统：心率增加，心排血量增加，血压升高，严重时心率减慢，血压下降，心律不齐。

（4）消化系统：二氧化碳潴留，可引起食欲减退、消化不良，刺激胃酸增加，胃黏膜血管通透性增加，出现消化道出血，转氨酶升高。

（5）酸碱平衡失调：$PaCO_2$ 升高为呼吸性酸中毒，早期机体可代偿，$PaCO_2$ 继续升高，则形成失代偿性呼吸性酸中毒。

（6）其他：二氧化碳潴留晚期，皮肤黏膜血管扩张，出现面红、肢暖、出汗、口唇樱红、眼结膜充血、水肿等症状。

（五）辅助检查

急性呼吸衰竭的主要辅助检查手段为动脉血气分析，用于判断呼吸衰竭类型及相关重要参数结果。慢性呼吸衰竭的常规辅助检查步骤：①询问病史、体检，检查口咽部、呼吸肌、胸廓形态等；②动脉血气分析；③实验室检查，包括血常规、电解质、甲状腺功能；④肺功能实验，包括肺容积、FEV₁、呼吸肌肌力。另外，还可以选择进行夜间多导睡眠监测以及跨膈压测定、膈肌肌电图等检查。

（六）治疗

引起呼吸衰竭的原因很多，最根本的是要去除诱发因素，如上呼吸道梗阻、严重气胸、大量胸腔积液、药物中毒等。对于感染、休克等引起的急性呼吸窘迫综合征或其他急性呼吸衰竭，也应积极寻找病因，针对病因进行治疗。而慢性呼吸衰竭急性加剧，常因感染、过劳、营养不良、药物应用不当等因素造成，这些因素需要积极纠正。

1. 畅通气道

保持呼吸道通畅的常规方法有翻身、拍背、吸痰。对于急性呼吸衰竭，最基本、最重要的措施为保持呼吸道通畅，必要时建立人工气道，以保持气道通畅。具体方法如下。

（1）开放气道。昏迷患者置于仰卧位，头后仰，托起下颌并将口打开。

（2）清除气道内分泌物和异物。

（3）可用口、鼻咽通气道初步建立人工气道。在条件允许的情况下，实施气管插管或气管切开，建立机械通气。

2. 氧疗

（1）密切监测氧饱和度及氧分压，以氧分压＞ 60 mmHg 或血氧饱和度达 90% 以上为原则，调节氧浓度。

（2）根据动脉血气分析结果，判断是Ⅰ型呼吸衰竭还是Ⅱ型呼吸衰竭。若为Ⅰ型呼吸衰竭，吸氧浓度应大于 35%；Ⅱ型呼吸衰竭则应控制吸氧浓度＜ 29%。

（3）选择合适的吸氧装置：Ⅰ型呼吸衰竭可使用无重复吸氧面罩，快速提高氧饱和度；Ⅱ型呼吸衰竭可行鼻导管低流量、低浓度给氧。最好选用文丘里面罩，可精确调节氧浓度。

（4）严重缺氧或紧急抢救时，可用 100% 纯氧，但持续时间最好不超过 6 h。

3. 药物使用

对以中枢抑制为主、通气量不足引起的呼吸衰竭患者，可使用呼吸兴奋剂如可拉明、洛贝林，通过刺激颈动脉体和主动脉体的化学感受器兴奋呼吸中枢使呼吸频率和潮气量增加。换气功能障碍者禁用。对于缓解支气管痉挛症状，可使用糖皮质激素治疗。对酸中毒患者，在改善通气的基础上，给予静脉用碳酸氢钠纠正。静脉输液补充能量、水和电解质，防止出现脱水及电解质紊乱。为控制呼吸道感染，应做细菌培养及药敏试验，选用适当的抗生素。为维持心、脑、肾等脏器功能，可根据病情给予强心剂、血管活性药物、脱水利尿药等。

4. 机械通气

意识清醒，能完全配合的患者，可使用面罩行无创通气辅助呼吸，改善呼吸功能。出现烦躁不安、严重缺氧、酸中毒等有气管插管指征的患者，应及早行气管插管。

（1）无创通气：选择此方法时，呼吸机通气模式可采用持续气道正压（CPAP）或双水平气道正压（BiPAP）。常用于肺炎、肺不张、心源性肺水肿等在短期内可纠正的Ⅰ型呼吸衰竭和慢性Ⅱ型呼吸衰竭的患者。需注意的是，一旦无创通气治疗无效时，应及时更换为有创通气。

（2）有创通气：选择使用有创通气，其通气模式可选择压力/容量控制+呼气末正压、反比通气、压力释放通气等。选择容量控制模式时，采取小潮气量（VT=6 mL/kg）策略，维持平台压≤35 cmH₂O。当肺的顺应性降低时，选择压力控制模式较容量控制模式能更好地控制气道压力，防止因肺过度扩张而产生气压伤。

5. 人工气道的温湿化

正常情况下，呼吸道的黏液—纤毛系统具有正常的分泌、运动生理功能，以保证气道的廓清和防御功能。维持此功能的前提必须是呼吸道能保证一定的温度和湿度。气体进入鼻腔经鼻毛滤过后，进而进入鼻腔内毛细血管网及潮湿的黏膜，使气体加温到 30 ~ 34℃，相对湿度80% ~ 90%。直至肺泡后，气体温度达到37℃，相对湿度100%。人工气道的建立，破坏了上呼吸道对吸入气体的过滤、加温及湿化功能，使纤毛运动障碍，加重了细菌在气道内的繁殖，痰液黏稠，排痰困难，以致堵塞气道。为使人工气道内气体保持一定的温湿度，临床上常用主动加热湿化器、被动加热湿化器（人工鼻）和雾化加湿器来进行加温加湿。

二、护理

（一）护理措施

1. 环境护理

提供安静、整洁、舒适的环境，维持病室温度 18 ~ 22℃，湿度50% ~ 60%。保证患者休息，限制探视，减少交叉感染。

2. 卧床护理

急性呼吸衰竭应绝对卧床休息，并保持舒适体位，取坐位、半坐位有利于呼吸。慢性呼吸衰竭代偿期，可在控制时间的基础上，适当下床活动。

3. 饮食护理

进食富含丰富维生素、高蛋白质的易消化、无刺激饮食。原则上少食多餐，病情危重不能自食者，应给予鼻饲，以保证足够热量及水的摄入。必要时选择肠外营养。保持口腔清洁，以增进食欲。

4. 密切观察病情变化

定时监测生命体征，准确记录液体出入量，观察有无缺氧症状，并注意以下几项指标。

（1）意识：对Ⅱ型呼吸衰竭的患者，在吸氧过程中，应密切观察意识的变化，注意有无呼吸抑制。

（2）呼吸：注意呼吸的节律、频率、深浅变化。一旦发现异常，应立即通知医师进行处理。

（3）痰液：观察痰量及性状，遵医嘱留取痰液标本送检。

5. 氧疗

根据病情及病理、生理特点，选择正确的给氧装置和方式，尽早改善患者缺氧状况，提高氧分压及血氧饱和度。

6. 胸部物理治疗

胸部物理治疗是采用专业的呼吸治疗手段松动和清除肺内痰液，防治肺不张和肺部感染等并发症，改善呼吸功能的一类治疗方法。基本环节：①松动痰液，降低黏稠度，促进其由外周向中央移动；②促进咳嗽，将痰液咳出体外。

（1）松动痰液：主要包括体位引流、胸部叩拍与振动、高频胸壁振动、呼气末正压、气道内振动和肺内叩击通气等改良技术。以下对体位引流及胸部叩拍与振动进行介绍。

1）体位引流（PD）：根据气管、支气管的解剖特点，将患者摆放于一定的体位，借助重力作用促使各肺叶、肺段支气管内痰液向中央大气道移动。PD适用于以下情况：气道痰液过多、过于黏稠，咳痰无力；慢性阻塞性肺疾病急性加重、肺不张、肺部感染；支气管扩张、囊性肺纤维化伴大量咳痰；年老体弱、长期卧床。以下情况为禁忌：颅压＞20 mmHg，头颈部损伤；活动性出血伴血流动力学不稳；误吸；近期脊柱外伤或手术、肋骨骨折，食管手术；支气管胸膜瘘、气胸及胸腔积液；肺水肿、肺栓塞；烦躁、焦虑或年老体弱不能忍受体位改变者。PD每日宜进行3～4次，每种体位维持20～30 min，如果痰液较多且患者能耐受，可适当增加时间或增加引流次数。清晨进行效果较好。PD过程中，注意观察痰液的量和性状、精神状况、心率、血压、口唇及皮肤颜色，SpO_2 等。指导患者，如出现胸痛、呼吸困难等情况需立即报告。

2）胸部叩拍与振动：此方法适应证同体位引流。禁忌证包括：近期行肺切除术，肺挫裂伤，心律失常、血流动力学不稳定、安置心脏起搏器，胸壁疼痛、脊柱疾病、骨质疏松、肋骨骨折及胸部开放性损伤，胸部皮肤破溃、感染和皮下气肿，凝血机制异常，肺部血栓、肺出血。避免叩拍心脏、乳腺、肾和肝等重要脏器以及肿瘤部位。操作前需评估患者，有无禁忌证、痰液部位、黏稠度、性状及量，以及呼吸肌运动情况等。手工操作时协助患者摆好体位，叩击者将手掌微曲成弓形，五指并拢，以手腕为支点，借助上臂力量有节奏地叩拍患者胸部，叩拍幅度以10 cm左右为宜，叩拍频率每秒2～5次，每个治疗部位重复时间3～5 min，单手或双手交替叩拍，可直接或隔着衣物（不宜过厚）叩拍。重点叩拍需引流部位，沿着支气管走向由外周向中央叩拍。振动时，用双手掌交叉重叠在引流肺区的胸壁上，双肘关节保持伸直，嘱患者深吸气，在呼气的同时借助上肢重力快速振动胸壁，频率每秒12～20次，每个治疗部位振动时间3～5 min。操作结束后，指导患者咳嗽，咳嗽无力的患者可行气管内吸引以清除痰液。还可使用振动排痰机进行操作。操作前评估选择合适的接头，调节好振动幅度，一般为每秒20～35次。按照由外向内，下肺由下往上、上肺由上往下的顺序进行治疗。

治疗过程中，随时密切观察患者病情变化，有异常时，立即停止治疗。

（2）促进咳嗽：主要包括指导性咳嗽（DC）、用力呼气技术（FET）、主动呼吸周期、自然引流和机械性吸气与呼气等改良技术。以下对指导性咳嗽、用力呼气技术进行介绍。

1）指导性咳嗽：通过体位引流、胸部叩拍与振动等将痰液移动到大气道后，或当患者大气道内有痰液存在时，应嘱患者主动咳嗽。咳嗽无力者，给予指导性咳嗽。首先，患者取坐位，上身略前倾，双肩放松；然后嘱其缓慢深吸气，若深吸气会诱发咳嗽者，可分次吸气，以使肺泡充气足量；接着屏气1 s，张口连咳3次，咳嗽时收缩腹肌；最后停止咳嗽，缩唇将剩余气体缓慢呼出。每次如此重复2个以上动作。医务人员在旁进行指导，咳嗽无力的患者可帮助腹肌用力。

2）用力呼气技术：多用于阻塞性肺气肿、肺囊性纤维化及支气管扩张患者。具体方法：指导患者深慢吸气后，做1～2次中小潮气量的主动呼气，要求患者发出"哈"声，以开启声门，其目的是清除大气道内痰液，同时减少胸腔压的变化和支气管的塌陷。

以上方法，均需针对患者不同情况，在专业人员的指导下，有计划地为患者进行胸部物理治疗。治疗过程中，密切观察患者有无不良反应，以便及时采取干预措施。

7. 不良反应的处理

遵医嘱给患者用药时，注意观察药物的不良反应。例如，使用呼吸兴奋剂时，给药过快、过多，可出现呼吸过快、面色潮红、出汗、呕吐、烦躁不安、肌肉颤动、抽搐和呼吸中枢强烈兴奋后转入抑制等现象，应减药或停药。纠正酸中毒使用5%碳酸氢钠时，注意患者有无二氧化碳潴留表现，纠正肺水肿应用脱水剂、利尿剂时，注意观察疗效。

8. 皮肤护理

病情危重、长期卧床者，应做好皮肤护理、生活护理。

9. 应用呼吸机患者的护理

（1）熟悉呼吸机操作及注意事项，能处理各项报警。

（2）严密观察患者使用呼吸机时的呼吸频率、潮气量、呼吸比等各项指标，监测动脉血气分析结果，根据病情变化遵医嘱进行呼吸机参数的调节。同时，需监测患者生命体征、意识、瞳孔等变化。

（3）保持呼吸道通畅，必要时严格遵循无菌原则，进行气道内吸痰。定时监测气管插管、气囊压，防止气管插管脱落或由于气囊压力过大引起的气道黏膜受损。

（4）加强基础护理，预防压疮、口腔细菌感染、下肢静脉血栓等。不能配合或躁动的患者，遵医嘱给予身体约束或药物控制。

10. 心理护理

给予患者安慰和鼓励，缓解其心理压力。

（二）健康教育

（1）提高患者对疾病的认识，使其了解慢性呼吸衰竭的病因、病情发展方向、诱发疾病的危险因素，使患者正确认识疾病，积极配合治疗。让患者学会缩唇呼吸、有效咳嗽等呼吸功能锻炼。对于如 COPD 等高危因素的人群，应定期进行肺功能监测，做到早期发现，早期干预。

（2）指导戒烟：有吸烟史的慢性呼吸衰竭患者无论处于疾病的哪一阶段，都应该首先戒烟。因为吸烟可刺激分泌物产生、破坏纤毛功能及诱发气道痉挛等，从而加重呼吸道阻塞及破坏呼吸道的防御功能，加速肺功能的恶化。

（3）增强体质：慢性呼吸衰竭患者本身抵抗力较低，应注意休息，规律生活，注意定时开窗通风，不去人多的场所，积极预防上呼吸道感染。可适当进行体育锻炼，避免剧烈运动，劳逸结合。加强营养，进食高蛋白质、高热量、低脂肪的饮食。

（4）进行家庭氧疗：可长期进行低流量吸氧，改善生活质量。

（5）疾病久治不愈且呈进行性加重，给患者及其家属造成极大的精神负担。因此，需对慢性呼吸衰竭患者及其家属进行心理疏导，帮助他们正确面对疾病，积极配合治疗。

（王晓洁）

第五节　原发性肺癌

一、概述

原发性肺癌（简称肺癌）是起源于支气管上皮、支气管腺体、细支气管上皮、肺泡上皮的恶性上皮性肿瘤。肺癌是目前全球癌症死亡的首要因素，并被认为是全世界对人类健康与生命威胁最大的恶性肿瘤，是我国最常见的恶性肿瘤之一。

肺癌是呼吸系统最为常见的恶性肿瘤，恶性程度高，易复发、转移，早期发病隐匿，不易被发觉，有症状时大多已到中、晚期，所以早期诊断、早期治疗、手术、放疗、化疗等综合化、规范化、个体化治疗是关键。

（一）病因

目前对引起肺癌的确切病因尚不十分明确，但肺癌的病因学研究已经显示，与肺癌发病有关的因素包括吸烟、职业因素、环境污染、烹饪与饮食，以及遗传易感性等。

1. 吸烟

（1）吸烟：已经被公认为肺癌的首位原因。而且证明与吸烟开始年龄、吸烟年数、每日吸烟支数、烟的种类均有相关关系。烟草中的致癌物通过不同的机制导致支气管上皮细胞 DNA 的损伤，如一些癌基因（如 κ-ras）的激活和抑癌基因（如 p53，FHIT）的突变和失活，从而导致细胞遗传信息的改变、细胞转化和癌变。香烟燃烧后的烟雾含有固相和气相两种成分，在烟草固相物中含有 3 500 种化合物，其中 55 种已被发现可能是人类致癌物，在气相物中有 500 多种。香烟燃烧过程中产生的多种致癌物质中，与肺癌关系最密切的有多环芳香烃类化合物、芳香胺、苯和丙烯等。有报道认为，烟草中特殊的硝铵类物质（TSH）和多环芳香烃类物质（PAH）是两类最易引起人类肿瘤的化合物。在我国，女性肺癌与吸烟关系不如男性密切，吸烟只能解释肺癌病因的 24% ~ 35%。已证实女性肺鳞癌的发生与吸烟关系非常密切，但女性肺腺癌与吸烟关系较弱。

（2）被动吸烟：被动吸烟即"吸二手烟"。国外曾有研究证明，大量被动吸烟同每日吸几支烟的暴露量相等。不吸烟者和吸烟者一起生活或工作，每日闻到烟味 15 min，时间达到 1 年以上的危害等同吸烟。一些与吸烟者共同生活的女性，患肺癌的概率比常人高出 6 倍。

2. 职业因素

职业环境中的呼吸道致癌物是造成该职业人群发病增多的重要原因。研究表明，因职业关系接触某些金属和非金属物质，如铀、铬、镍、铍、氡、砷、石棉、焦油等，长期吸入后也能引起肺癌。而石棉工人发生肺癌的危险是普通人的 6 ~ 10 倍。烟草与石棉具有协同作用。芥子气、二氯甲醚、铬酸中的铬等也能导致肺癌。经常接触多环芳香碳氢化合物的煤气工、炼焦炉工、烟卤工、铸造工等也易患肺癌。

3. 环境污染

统计结果表明，城市肺癌发病率高于农村，内陆重工业城市高于沿海轻工业城市。如汽车废气、工业废气、公路沥青等污染。空气中 PM 2.5 的浓度长期高于 $10\,\mu g/m^3$，肺癌发病率显著上升。

室内微小环境对健康的危害，特别是它与肺癌的关系近年来受到国内外学者的关注，已有研究表明，中国女性肺癌与室内微小环境空气污染有关。儿童期暴露于煤炉取暖及做饭与成年后患肺癌有一定关系。

4. 烹饪与饮食

（1）烹调油烟是室内污染的另一个主要来源，是非吸烟肺癌病因中的一个热点。厨房烹调油烟是发生肺鳞癌和肺腺癌共同的危险因素，如果消除烹调油烟的因素，肺癌的发生可能减少一半以上。因菜油和豆油加热至 270 ~ 280℃（大致相当于日常炒菜时油类加温范围）时产生的油烟具有明显的致突变作用，经常使用菜油、豆油且高温烹调者会增加患肺癌的危险性。而花生油和猪油则无致突变作用。

（2）饮食是继吸烟后被众多科学家认可的另一个和肿瘤关系最密切的因素。有研究表明，大量食用新鲜蔬菜、水果，所含的类胡萝卜素能够降低肺癌的危险性。饱和脂肪酸的摄入是肺癌的高危险因素。

5. 遗传易感性

肺癌的易感性存在个体差异，即肺癌的遗传易感性。目前的研究表明，肺癌的遗传易感性主要包括代谢酶基因多态性、诱变剂敏感性和 DNA 修复能力以及某些基因的突变缺失。这些与肺癌的发生具有密切的关系。

6. 其他

慢性支气管炎、肺结核、弥漫性肺间质纤维化等疾病患者的肺癌发生率高于正常人群。病毒感染、黄曲霉素、机体免疫功能下降、内分泌失调等因素对肺癌的发生也可能起到一定的作用。

（二）病理

1. 按肿瘤发生部位分类

（1）中央型肺癌：发生在主支气管、叶支气管及段支气管的癌肿。以鳞状上皮细胞癌和小细胞未分化癌多见，约占 3/4。

（2）周围型肺癌：发生在段支气管以下的小支气管及细支气管的癌肿，以腺癌较为多见，约占 1/4。

（3）弥漫型肺癌：发生在细支气管和肺泡的肿瘤，弥漫分布在肺内。

2. 按肿瘤生长方式分类

（1）管内型：多见于鳞癌，其肿块位于较大的支气管腔内，呈息肉状或菜花样突入管腔，少数有蒂。

（2）管壁浸润型：肿块向较大的支气管壁内浸润，常侵入管壁外肺组织。管壁黏膜皱襞消失，呈颗粒状或肉芽表面，管壁增厚，管腔狭窄。

（3）巨块型：肿块直径＞5 cm，多靠近肺门，形状不规则，边缘呈大分叶状，与周围组织分界不清。

（4）球形：肿块呈圆形或类圆形，直径 3～5 cm，边缘较平滑，边缘呈小分叶状，与周围组织分界清楚。

（5）结节型：肿块呈圆形或不规则形，直径＜3 cm，单个或多个，与周围组织分界清楚。

（6）弥漫浸润型：肿块弥漫浸润肺叶或肺段的大部分，形态类似于大叶性肺炎或融合性支气管肺炎。

3. 按组织病理学分型分类

（1）非小细胞肺癌（NSCLC）：①鳞状细胞癌（鳞癌），为肺癌中较常见的类型，主要发生于段支气管，其次在叶支气管，以中央型多见，约占 2/3，周围型鳞癌常可发生癌灶中心广泛凝固坏死，可有空洞形成；②腺癌，在某些发达国家已成为最常见的肺癌类型，在我国的发生率也呈逐年增长的趋势，并已超过了鳞癌，肿瘤可发生于各级支气管，但以小支气管为主，因此多为周围型肺癌；③腺鳞癌；④大细胞癌，为细胞体积较大、核大、核仁显著、胞质丰富的恶性上皮性肿瘤，大细胞癌恶性程度高，肿瘤大多发生在段支气管和叶支气管，肿瘤体积较大，常见中央坏死，但空洞形成不常见。

（2）小细胞肺癌（SCLC）：主要发生在主支气管和叶支气管，约70%的病例表现为肺门周围肿块，是肺癌中恶性程度最高的一种，在各型肺癌中预后最差。

（3）肉瘤样癌：包括多形性癌、梭形细胞癌、巨细胞癌、癌肉瘤、肺母细胞瘤。

（4）类癌：起源于支气管和细支气管黏膜上皮中神经内分泌细胞的肺癌，较少见，恶性程度低。临床上常出现副瘤综合征、库欣综合征、肢端肥大症等。

（5）唾液腺型癌：起自支气管腺体的低度恶性肿瘤，支气管腺体及其肿瘤均与唾液腺及其肿瘤相同，故称为唾液腺型癌。好发于中年患者，肿瘤大多位于气管或主支气管内。

（三）分期

国际抗癌联盟（UICC）2017年1月颁布实施的肺癌TNM分期（第8版），见表1-2、表1-3。

表1-2　肺癌的TNM分期标准

分期	描述
T：原发肿瘤	
Tx	未发现原发肿瘤，或者通过痰细胞学或支气管灌洗液中找到癌细胞，但影像学及支气管镜没有发现
T_0	没有原发肿瘤的证据
Tis	原位癌
T_1	肿瘤最大径≤3 cm，周围被肺或脏层胸膜所包绕，支气管镜下肿瘤侵犯叶支气管，未侵犯主支气管
$T_{1(mis)}$	微浸润性腺癌
T_{1a}	肿瘤最大径≤1 cm
T_{1b}	肿瘤最大径＞1 cm，且≤2 cm
T_{1c}	肿瘤最大径＞2 cm，且≤3 cm
T_2	肿瘤最大径＞3 cm，且≤5 cm；侵犯主支气管（不常见的表浅扩散型肿瘤；无论体积大小，侵犯限于支气管壁时，虽可侵犯主支气管，仍为T_1），但未侵犯气管隆嵴；侵犯脏层胸膜；有部分肺不张或阻塞性肺炎。符合以上任何一个条件
T_{2a}	肿瘤最大径＞3 cm，且≤4 cm
T_{2b}	肿瘤最大径＞4 cm，且≤5 cm

续表

分期	描述
T_3	肿瘤最大径＞5 cm，且≤7 cm。直接侵犯以下任何一个器官，包括：胸壁（包括肺上沟瘤）、膈神经、心包；全肺不张或阻塞性肺炎；同一肺叶出现孤立性癌结节。符合以上任何一个条件
T_4	肿瘤最大径＞7 cm；无论大小，直接侵犯以下任何一个器官，包括：纵隔、心脏、大血管、气管隆嵴、主支气管、食管、喉返神经、椎体、膈肌；同侧不同肺叶内孤立癌结节
N：区域淋巴结	
Nx	区域淋巴结无法评估
N_0	无区域淋巴结转移
N_1	转移至同侧支气管周围和（或）同侧肺门淋巴结，以及肺内淋巴结，包括原发肿瘤直接侵犯而累及的
N_2	转移至同侧纵隔和（或）气管隆嵴下淋巴结
N_3	转移至对侧纵隔、对侧肺门、同侧或对侧斜角肌或锁骨上淋巴结
M：远处转移	
Mx	远处转移无法评估
M_0	无远处转移
M_1	有远处转移
M_{1a}	局限于胸腔内，包括胸膜播散（恶性胸腔积液、心包积液或胸膜结节）及对侧肺叶出现癌结节（许多肺癌胸腔积液是由肿瘤引起的，少数患者胸腔积液多次细胞学检测阴性，既不是血性，也不是渗液，如果各种因素和临床判断认为渗液和肿瘤无关，则不应把胸腔积液纳入分期因素）
M_{1b}	远处器官单发转移灶
M_{1c}	多个或单个器官多处转移

表1-3　肺癌的临床分期与 TNM 分期

临床分期	T	N	M
隐匿性肺癌	Tis	N_0	M_0
ⅠA1 期	$T_{1a(mis)}$，T_{1a}	N_0	M_0
ⅠA2 期	T_{1b}	N_0	M_0
ⅠA3 期	T_{1c}	N_0	M_0
ⅠB 期	T_{2a}	N_0	M_0
ⅡA 期	T_{2b}	N_0	M_0

续表

临床分期	T	N	M
ⅡB 期	T_{1a}, T_{1b}, T_{1c}, T_{2a}, T_{2b}	N_1	M_0
	T_3	N_0	M_0
ⅢA 期	T_{1a}, T_{1b}, T_{1c}, T_{2a}, T_{2b}	N_2	M_0
	T_3	N_1	M_0
	T_4	N_0, N_1	M_0
ⅢB 期	T_{1a}, T_{1b}, T_{1c}, T_{2a}, T_{2b}	N_3	M_0
	T_3, T_4	N_2	M_0
ⅢC 期	T_3, T_4	N_3	M_0
ⅣA 期	任何 T	任何 N	M_{1a}, M_{1b}
ⅣB 期	任何 T	任何 N	M_{1c}

（四）临床表现

肺癌的临床表现与癌肿的部位、大小、是否侵及邻近器官以及有无转移等情况有密切关系。这些临床表现可分为4类。

1. 由原发肿瘤引起的症状

早期可无明显症状，当病情发展到一定程度时，常出现以下症状：①刺激性干咳；②痰中带血或血痰；③胸痛；④发热；⑤气促。当呼吸道症状超过2周，经对症治疗不能缓解，尤其是痰中带血、刺激性干咳，或原有的呼吸道症状加重时，要高度警惕肺癌存在的可能性。

2. 肿瘤局部扩展引起的症状

（1）肿瘤侵犯喉返神经，出现声音嘶哑。

（2）肿瘤侵犯上腔静脉，出现面、颈部水肿等上腔静脉梗阻综合征表现。

（3）肿瘤侵犯胸膜，引起胸膜腔积液，往往为血性，大量积液可以引起气促。

（4）肿瘤侵犯胸膜及胸壁，可以引起持续剧烈的胸痛。

（5）上叶尖部肺癌，亦称肺上沟瘤，可侵入和压迫位于胸廓入口的器官组织，如第1肋骨、锁骨下动脉及静脉、臂丛神经、颈交感神经等，产生剧烈胸痛，出现上肢静脉怒张、水肿、臂痛和上肢运动障碍，同侧上眼睑下垂、瞳孔缩小、眼球内陷、面部无汗等颈交感神经综合征（霍纳综合征）。

3. 由肿瘤远处转移引起的症状

（1）锁骨上淋巴结常是肺癌转移的部位。

（2）近期出现头痛、恶心、眩晕或者视物不清等神经系统症状和体征，应考虑脑转移的可能。

（3）持续固定部位的骨痛、血浆碱性磷酸酶或血钙升高，应考虑骨转移的可能。

（4）右上腹痛、肝大、碱性磷酸酶、天门冬氨酸转移酶、乳酸脱氢酶或胆红素升高，应考虑肝转移的可能。

（5）皮下转移时可在皮下触及结节。

（6）血行转移到其他器官，出现转移器官的相应症状。

4. 肿瘤引起的肺外表现

少数肺癌由于肿瘤产生内分泌物质，临床上呈现非转移性的全身症状，如骨关节综合征、库欣综合征、重症肌无力、男性乳腺增大、多发性肌肉神经痛等肺外症状。

（五）辅助检查

1. 影像学检查

（1）胸部 X 线检查：是肺癌治疗前后基本的影像学检查方法，通常包括胸部正、侧位片，是早期发现肺癌的一个重要手段，也是术后随访的方法之一。

（2）胸部 CT 检查：可以进一步验证病变所在的部位和累及范围，也可鉴别其良性、恶性，是目前肺癌诊断、分期、疗效评价及治疗后随诊中最重要和最常用的影像学手段。

（3）MRI 检查：对肺癌的临床分期有一定价值，特别适用于判断脊柱、肋骨以及颅脑有无转移。

（4）超声检查：主要用于发现腹部重要器官以及腹腔、腹膜后淋巴结有无转移，也用于双锁骨上窝淋巴结的检查；对于邻近胸壁的肺内病变或胸壁病变，可鉴别其囊、实性及进行超声引导下穿刺活检；超声还常用于胸腔积液抽取定位。

（5）骨扫描检查：用于判断肺癌骨转移的常规检查。当骨扫描检查提示骨可疑转移时，应对可疑部位进行 MRI、CT 或 PET-CT 等检查验证。

（6）PET-CT 检查：在诊断肺癌纵隔淋巴结转移时较 CT 的敏感性、特异性高。有条件者推荐使用。

2. 内镜检查

（1）支气管镜检查：诊断肺癌最常用的方法，包括纤维支气管镜直视下刷检、活检及支气管灌洗获取细胞学和组织学诊断。上述几种方法联合应用可以提高检出率。

（2）经支气管针吸活检术（TBNA）和超声支气管镜引导的经支气管针吸活检术（EBUS-TBNA）：可以穿刺气管或支气管旁的淋巴结和肿块，有助于肺癌诊断和淋巴结分期。

（3）经支气管肺活检术（TBLB）：可在 X 线、CT、气道超声探头、虚拟支气管镜、电磁导航支气管镜和细支气管镜引导下进行，适合诊断 2/3 的肺外周病变（PPL），可在诊断 PPL 的同时检查管腔内情况，是非外科诊断肺部结节的重要手段。

（4）纵隔镜检查：作为确诊肺癌和评估 N 分期的有效方法，是目前临床评价肺癌纵隔淋巴结状态的金标准。

（5）胸腔镜检查：胸腔镜可以准确地进行肺癌诊断和分期，对于经纤维支气管镜和经胸壁肺肿物穿刺针吸活检术（TTNA）等检查方法无法取得病理标本的早期肺癌，尤其是肺部微小结节病变，行胸腔镜下病灶切除，即可以明确诊断。对于中、晚期肺癌，胸腔镜下可以行淋巴结、胸膜和心包的活检，胸腔积液及心包积液的细胞学检查，为制订全面治疗方案提供可靠依据。

3. 其他检查技术

（1）痰细胞学检查：是目前诊断肺癌简单、方便的无创伤性诊断方法之一，连续 3 d 留取清晨深咳后的痰液进行痰细胞学涂片检查可以获得细胞学的诊断。

（2）经胸壁肺内肿物穿刺针吸活检术（TTNA）：可以在 CT 或 B 超引导下进行，在诊断周围型肺癌的敏感度和特异性上均较高。

（3）胸膜活检术：当胸腔积液穿刺未发现细胞学阳性结果时，胸膜活检可以提高阳性检出率。

（4）胸腔穿刺术：当胸腔积液原因不明时，可以进行胸腔穿刺，以进一步获得细胞学诊断，并可以明确肺癌的分期。

（5）浅表淋巴结活检术：对于肺部占位病变或已明确诊断为肺癌的患者，如果伴有浅表淋巴结肿大，应常规进行浅表淋巴结活检，以获得病理学诊断，进一步判断肺癌的分期，指导临床治疗。

4. 实验室检查

（1）血液生化检查：肺癌患者血浆碱性磷酸酶或血钙升高考虑骨转移的可能，血浆碱性磷酸酶、谷草转氨酶、乳酸脱氢酶或胆红素升高考虑肝转移的可能。

（2）血液肿瘤标志物检查。

1）癌胚抗原（CEA）：目前血清中 CEA 的检查主要用于判断肺癌预后以及对治疗过程的监测。

2）神经元特异性烯醇化酶（NSE）：为小细胞肺癌首选标志物，用于小细胞肺癌的诊断和治疗反应监测。

3）细胞角质蛋白 19 片段抗原 21-1（CYFRA21-1）：对肺鳞癌诊断的敏感性、特异性有一定参考意义。

4）鳞癌抗原（SCCA）：对肺癌疗效监测和预后判断有一定价值。

（六）治疗

1. 治疗原则

采取多学科综合治疗与个体化治疗相结合的原则，即根据患者身体状况、肿瘤的病理组织学类型和分子分型、侵及范围和发展趋向采取多学科综合治疗的模式，有计划、合理地应用手术、化疗、放疗和分子靶向治疗等手段，以期达到最大程度地延长患者的生存时间、提高生存率、控制肿瘤进展和改善患者的生活质量。

2. 外科手术治疗

手术切除是治疗肺癌的主要手段，也是目前临床治愈肺癌的唯一方法。肺癌手术分为根治性手术与姑息性手术，应力争根治性切除，以期达到最佳、彻底地切除肿瘤，减少肿瘤转移和复发，并且进行最终的病理 TNM 分期，指导术后综合治疗的目的。

（1）手术适应证。

1）Ⅰ、Ⅱ期和部分ⅢA期非小细胞肺癌和部分小细胞肺癌。

2）经新辅助治疗（化疗或化疗加放疗）后有效的 N_2 期非小细胞肺癌。

3）部分ⅢB期非小细胞肺癌如能局部完全切除肿瘤者，包括侵犯上腔静脉、其他毗邻大血管、心房、气管隆嵴等。

4）部分Ⅳ期非小细胞肺癌，有单发对侧肺转移、单发脑或肾上腺转移者。

5）临床高度怀疑肺癌的肺内结节，经各种检查无法定性诊断者，可考虑手术探查。

（2）手术禁忌证。

1）全身状况无法耐受手术，心、肺、肝、肾等重要脏器功能不能耐受手术者。

2）绝大部分诊断明确的Ⅳ期、大部分ⅢB期和部分ⅢA期非小细胞肺癌，以及分期晚于 $T_{1\sim2}N_{0\sim1}M_0$ 期的小细胞肺癌。

3. 放疗

肺癌放疗包括根治性放疗、姑息放疗、辅助放疗和预防性放疗等。

（1）非小细胞肺癌（NSCLC）。

1）对于接受手术治疗的 NSCLC 患者，如果术后病理手术切缘阴性而纵隔淋巴结阳性（pN22），除了常规接受术后辅助化疗外，建议加用术后放疗。对于切缘阳性的肿瘤，如果患者身体许可，建议采用术后同步放疗和化疗。对切缘阳性的患者，放疗应当尽早开始。

2）Ⅰ期不能接受手术治疗的 NSCLC 患者，放射治疗是有效局部控制病灶的手段之一。

3）对于因身体原因不能接受手术的Ⅱ~Ⅲ期 NSCLC 患者，如果身体条件许可，应当给予适形放疗结合同步化疗。

4）对于有广泛转移的Ⅳ期 NSCLC 患者，部分患者可以接受原发灶和转移灶的放射治疗以达到姑息减症的目的。

（2）小细胞肺癌（SCLC）。

1）局限期 SCLC 经全身化疗后部分患者可以达到完全缓解，但是如果不加用胸部放疗，胸内复发的风险很高。加用胸部放疗不仅可以显著降低局部复发率，而且死亡风险也显著降低。

2）广泛期 SCLC 患者，远处转移灶经化疗控制后加用胸部放疗可以提高肿瘤控制率，延长生存期。

（3）预防性脑照射。

1）局限期小细胞肺癌患者，在胸内病灶经治疗达到完全缓解后推荐加用预防性脑照射。

2）广泛期小细胞肺癌在化疗有效的情况下，加用预防性脑照射亦可降低小细胞肺癌脑转移的风险。

3）非小细胞肺癌全脑预防照射根据每例患者的情况权衡利弊后确定。

（4）晚期肺癌患者的姑息放疗：晚期肺癌患者姑息放疗的主要目的是解决因原发灶或转移灶导致的局部压迫症状、骨转移导致的疼痛，以及脑转移导致的神经症状等。

4. 药物治疗

肺癌的药物治疗包括化疗和分子靶向药物治疗。化疗分为姑息化疗、辅助化疗和新辅助化疗。

（1）晚期 NSCLC。

1）一线药物治疗：含铂两药方案为标准的一线治疗，在化疗基础上可联合抗肿瘤血管生成药物。表皮生长因子受体（EGFR）基因敏感突变或 ALK 融合基因阳性患者，可有针对性地选择靶向药物治疗（表 1-4）。

2）二线药物治疗：可选择多西紫杉醇、培美曲塞和 EGFR-TKI，EGFR 突变患者可选择靶向药物 EGFR-TKI。

3）三线药物治疗：可选择 EGFR-TKI 或进入临床试验（表 1-5）。

（2）不能手术切除的 NSCLC：推荐放疗、化疗联合，根据具体情况可选择同步或序贯放疗和化疗。序贯治疗化疗药物可参照一线治疗。

（3）NSCLC 的围手术期辅助治疗。

1）完全切除的 Ⅱ ~ Ⅲ 期 NSCLC，术后推荐含铂两药方案术后辅助化疗 3 ~ 4 个周期。

2）辅助化疗始于患者术后体力状况基本恢复正常，一般在术后 3 ~ 4 周开始。

3）新辅助化疗：对可切除的 Ⅲ 期 NSCLC 可选择含铂两药、2 个周期的术前新辅助化疗，一般在化疗结束后 2 ~ 4 周进行手术。术后辅助治疗应当根据术前分期及新辅助化疗疗效，有效者延续原方案或根据患者耐受性酌情调整，无效者则应当更换方案。

（4）小细胞肺癌（SCLC）。

1）局限期小细胞肺癌（Ⅱ ~ Ⅲ期）推荐放疗、化疗为主的综合治疗。化疗方案推荐 EP 或 EC 方案。

2）广泛期小细胞肺癌（Ⅳ期）推荐化疗为主的综合治疗。化疗方案推荐 EP、EC 或顺铂加拓扑替康（IP）或加伊立替康（IC）（表 1-4 ~ 表 1-6）。

表 1-4　非小细胞肺癌常用的一线化疗方案

化疗方案	剂量	用药时间	时间及周期
NP 方案			
长春瑞滨	25 mg/m^2	第 1、第 8 日	21 d 为 1 个周期，4 ~ 6 个周期
顺铂	75 ~ 80 mg/m^2	第 1 日	
TP 方案			
紫杉醇	135 ~ 175 mg/m^2	第 1 日	21 d 为 1 个周期，4 ~ 6 个周期
顺铂或卡铂			
顺铂	75 mg/m^2	第 1 日	
卡铂	AUC 为 5 ~ 6	第 1 日	
GP 方案			
吉西他滨	1 000 ~ 1 250 mg/m^2	第 1、第 8 日	21 d 为 1 个周期，4 ~ 6 个周期
顺铂或卡铂			
顺铂	75 mg/m^2	第 1 日	
卡铂	AUC 为 5 ~ 6	第 1 日	
DP 方案			
多西他赛	75 mg/m^2	第 1 日	21 d 为 1 个周期，4 ~ 6 个周期
顺铂或卡铂			
顺铂	75 mg/m^2	第 1 日	
卡铂	AUC 为 5 ~ 6	第 1 日	
AP 方案			
培美曲塞（非鳞癌）	500 mg/m^2	第 1 日	21 d 为 1 个周期，4 ~ 6 个周期
顺铂或卡铂			
顺铂	75 mg/m^2	第 1 日	
卡铂	AUC 为 5 ~ 6	第 1 日	

表 1-5　非小细胞肺癌常用的抗血管新生药物和靶向治疗药物

药物	剂量（mg）	用药时间
抗肿瘤血管生成药物		
血管内皮抑素	15	第 1 ~ 14 日，21 d 为 1 个周期

续表

药物	剂量（mg）	用药时间
靶向治疗药物		
吉非替尼	250	每日1次
厄洛替尼	150	每日1次
埃克替尼	125	每日3次
克唑替尼	250	每日2次

表1-6　小细胞肺癌常用的化疗方案

化疗方案	剂量	用药时间	时间及周期
EP方案			
足叶乙苷	100 mg/m²	第1～3日	21 d为1个周期，4～6个周期
顺铂	75～80 mg/m²	第1日	
EC方案			
足叶乙苷	100 mg/m²	第1～3日	21 d为1个周期，4～6个周期
卡铂	AUC为5～6	第1日	
IP方案			
伊立替康	60 mg/m²	第1、第8、第15日	21 d为1个周期，4～6个周期
顺铂	60 mg/m²	第1日	
IP方案			
伊立替康	65 mg/m²	第1、第8日	21 d为1个周期，4～6个周期
顺铂	30 mg/m²	第1、第8日	
IC方案			
伊立替康	50 mg/m²	第1、第8、第15日	21 d为1个周期，4～6个周期
卡铂	AUC为5		

二、护理

（一）围手术期护理

1. 术前护理

（1）了解患者的健康史和既往史，尤其是吸烟史；女性患者注意了解月经史；服用抗凝药物的患者，注意评估其用药和停药情况；评估患者的整体营养状况。

（2）观察患者咳嗽咳痰的情况，以及痰的颜色、性质、量及其伴随症状。

（3）指导并劝说患者戒烟是患者术前呼吸道准备的头等大事。吸烟会刺激气管、支气管和肺组织，使其分泌物增加，支气管上皮纤毛活动减弱或丧失，导致痰液难以咳出，从而引起肺部感染。术前患者至少戒烟14 d，以防术后肺部感染和肺不张的发生。

（4）注意口腔卫生。口腔是呼吸道的门户，患者应早、晚刷牙，并注意预防感冒。肺部有炎症者，术前应积极控制，遵医嘱给予抗生素、雾化吸入治疗。

（5）术前指导患者进行呼吸功能锻炼，教会其练习正确的咳嗽、咳痰方法，患者坐位，双脚着地，身体稍前倾，双手环抱一个枕头，协助患者轻轻按住伤口，进行数次深而缓慢的腹式呼吸，深吸气末屏气，然后缩唇，缓慢呼气，再深吸一口气后屏气3～5 s，身体前倾，从胸腔进行2～3次短促有力的咳嗽，张口咳出痰液，咳嗽时收缩腹肌，或用自己的手按压上腹部，帮助咳嗽。可减少患者术后因方法不当导致疼痛从而不能进行有效咳嗽咳痰的情况，能有效防止术后并发症的发生。

（6）术前加强营养，鼓励患者进高蛋白质、高热量、富含维生素、容易消化的食物，提高机体免疫力，增强其手术耐受力。

（7）讲解有关手术的相关知识，消除患者及其家属的顾虑和心理负担。

（8）按手术要求做好术前的各项准备。①术前一日遵医嘱做好药物过敏试验，阳性者报告医生，并在病历上做好记录，床头做好标识；②术前一日做血型和交叉配血准备，根据情况准备足够的血量，按手术部位要求备皮，包括剪除胸毛和腋毛，预防切口感染；③手术前晚行普通灌肠1次，以防术中患者麻醉后肛门括约肌松弛，大便排出，增加手术污染的机会；④手术当日清晨留置尿管。

（9）提供安静、舒适的环境，保证充足的休息和睡眠，入睡困难者，睡前给予镇静催眠药物，并观察患者睡眠情况。

2. 术后护理

（1）严密观察患者意识、生命体征、血氧饱和度的变化情况。当患者移至病床时，立即给氧，连接心电监护。术后2～3 h，每15～30 min测量呼吸、脉搏和血压1次；生命体征稳定后，每小时测量1次。保持呼吸道通畅，常规给予氧气吸入2～4 L/min，持续24～48 h维持$SpO_2 \geq 95\%$。术后回病房后，定时观察呼吸并呼喊患者，防止麻醉不良反应引起患者呼吸暂停。术后第1日开始，根据情况指导患者进行有效咳嗽咳痰，给予雾化吸入、翻身叩背及电动排痰，防止肺部感染及肺不张。

（2）严密观察手术切口敷料及胸腔闭式引流管引流情况。下肺叶切除、全肺切除、食管或纵隔等术后常规带胸管1根；行上肺叶切除，通常带胸管2根，上胸管排气。胸腔闭式引流管护理时应注意：①保持管道密闭和通畅，正确牢固连接、妥善固定胸腔闭式引流管，确保引流瓶内长管密闭于水面下3～4 cm，保持直立，防止管道扭曲，间断挤捏，防止血凝块堵塞引流管；②严格无菌操作，防止感染，每日更换胸腔引流瓶，更换时，双钳夹闭胸管，防止气体进入胸腔，胸腔闭式引流瓶应低于胸壁引流口平面60～100 cm，严防瓶内液体逆流；③观察水封瓶内水柱波动以帮助判断引流是否通畅，正常波动范围为

3 ~ 10 cm，患者的呼吸幅度和胸膜腔内负压影响水柱的波动；观察胸腔闭式引流的情况，如不断有气泡逸出，可能肺漏气或引流装置密闭不严，应及时予以处理；一侧全肺切除者钳闭胸管，定时开放，放液避免过快，如有异常，立即通知医生给予处理；④术后密切观察胸腔闭式引流情况，怀疑活动性出血时，立即夹闭胸腔引流管，通知医生，配合抢救，同时做好二次开胸探查止血的准备。

（3）评估患者卧位是否适当，胸部手术后卧位对有效引流至关重要。全身麻醉未清醒患者，应去枕平卧，头偏向一侧，防止呼吸道分泌物或呕吐物误吸入气管造成窒息。全身麻醉完全清醒，血压、脉搏平稳后可取半卧位，床头抬高30°～45°，以利呼吸和胸腔引流。避免采用头低足高仰卧位。一侧全肺切除患者采取1/4侧卧位，避免完全侧卧位。经常改变体位有利于胸腔引流，促进肺复张。每1～2 h翻身1次，预防压疮发生。

（4）观察患者的输液量和速度，观察患者的尿量，准确记录24 h液体出入量，评估液体出入量是否平衡。严格控制输液量和速度，防止因输液过多、过快，前负荷过重导致急性肺水肿和心力衰竭。一侧全肺切除患者24 h补液量应控制在2 000 mL以内，速度以30～40滴/分为宜，同时限制钠盐摄入。

3. 手术后并发症的观察及护理

（1）出血：肿瘤广泛浸润粘连，术中剥离面大，止血不彻底，患者本身凝血机制障碍、胸腔的负压状态等因素均可导致开胸手术后出血。开胸手术后24 h引流量在500 mL左右。处理措施：①术后密切观察患者意识、生命体征、血氧饱和度变化及切口敷料渗血情况；②保持胸腔闭式引流管引流通畅，密切观察引流液的颜色、性状和量，定时挤捏胸腔引流管；③遵医嘱给予止血药物；④若术后胸腔引流量1 h内超过800 mL，或每小时引流量≥200 mL，持续2～3 h无减少，患者出现烦躁不安、血压逐渐下降、脉搏增快、少尿、血红蛋白（Hb）持续下降时，应高度怀疑活动性出血，立即通知医生，同时积极做好手术止血准备。

（2）肺不张：是开胸手术后常见的并发症，多发生于术后第1～3日。胸部手术切口一般疼痛较严重，影响患者呼吸运动，导致其不能进行有效咳嗽，分泌物容易滞留堵塞支气管，引起肺不张。会出现胸闷、气促、发热、气管向患侧移位等表现，处理措施：①术后胸带包扎不宜过紧，鼓励患者腹式深呼吸；②氧气吸入必须湿化，低氧血症时，给予面罩吸氧，痰多黏稠时，鼓励多喝水，遵医嘱给予雾化吸入以稀释痰液利于咳出；③术后第1日，鼓励并指导患者深呼吸，有效咳痰。协助拍背，必要时按压颈部气管诱发咳嗽排痰；④痰多黏稠，患者无力咳出时，可行鼻导管深部吸痰；⑤若以上方法均无效，协助医生行支气管镜吸痰，严重时可行气管切开，确保呼吸道通畅。

（3）心律失常：开胸手术后心律失常发生率较其他外科手术后高，多发生于术后4 d内。常见的原因是疼痛、缺氧、体液失衡和失血造成的低血容量。处理措施：①术后常规心电监护，注意观察心率及其波形的变化，术后常见的心律失常为房颤，室性心律失常以室性期前收缩多见；②术后发现心律失常，应及时通知医生，遵医嘱应用抗心律失常药，严格掌握用药剂量、浓度、速度及给药途径，必要时微泵控制速度，密切观察患者心率变化、药物疗效及不良反应。

（4）支气管胸膜瘘：肺切除术后严重的并发症之一，多发生于术后1周左右。发生原因有疾病本身因素，也有手术技巧问题。主要临床表现有发热、刺激性咳嗽、痰多且带腥味、痰中带血，或痰液与胸腔积液相同。胸腔内注入亚甲蓝2 mL，患者咳出蓝染的痰液即可确诊。处理措施：①一旦发生支气管胸膜瘘，立即通知医生，配合医生行胸腔闭式引流术，保持引流通畅，充分引流胸腔内气液体；②对于48 h内的支气管胸膜瘘患者，主张紧急手术；③支气管胸膜瘘可导致从瘘孔吸入大量胸腔积液而引发窒息，置患者于患侧卧位，严防漏液污染健侧；④遵医嘱给予抗生素治疗，瘘口较小时，通过抗感染和支持治疗可自行愈合，部分瘘口较小的患者可通过纤维支气管镜局部烧灼，以达到促进愈合的目的。

（5）急性肺水肿：肺切除术后严重的并发症，处理不及时或不当，病死率达10%。心功能不全和液体负荷过重是常见原因。术中需单肺通气，术侧肺塌陷，术后又充气胀肺，容易造成肺气压伤引起肺水肿，尤其是老年患者。患者表现为进行性呼吸困难、面色发绀、心动过速、咳粉红色泡沫痰等。处理措施：①一旦发生，立即减慢输液速度，控制入量；②氧气吸入，以25%～35%乙醇湿化，保持呼吸道通畅；③遵医嘱给予心电监护、强心、利尿、扩血管等治疗，必要时准备辅助呼吸。

（二）放疗期间护理

1. 常规护理

（1）做好放疗的健康教育，介绍放疗的目的、注意事项及不良反应，取得患者的配合。

（2）放疗前1 h不可进食，放疗前后静卧30 min，注意保持足够的睡眠和休息。

（3）着宽松、柔软的纯棉衣服，保持记号线的清晰，勿使用刺激性强的碱性洗涤剂，勿用手指抓挠皮肤，局部不涂擦刺激性药膏。

（4）注意保暖，预防感冒。限制探视人员，减少外出，尽量不去公共场所，以避免交叉感染。

（5）戒除烟酒，加强营养。饮食采取少食多餐，进食易消化、清淡饮食，忌辛辣、燥性大的食物，多吃新鲜蔬菜及水果，每日饮水2 000 mL以上。建议饮用菊花茶、金银花茶。

（6）出现高热、呼吸困难、咯血、手足麻痹、胸膜炎、心功能不全、严重血液循环障碍等症状时应暂停放疗，遵医嘱给予对症处理。

2. 放射性肺炎的护理

放射性肺炎是肺炎放射性治疗常见的也是较为危险的并发症，急性放射性肺炎多见于放疗2周时，应注意观察患者有无发热、气促、咳嗽、呼吸困难、胸痛等症状。遵医嘱给予抗感染药物、类固醇药物及镇静、止咳治疗。必要时给予低流量吸氧。安慰患者，指导其卧床休息，保持镇静，保暖，预防上呼吸道感染。严重者需暂停放疗。放射性肺炎一旦发生，其治疗存在较大难度，所以预防其发生极为重要。全面的放疗前评估及周密的放疗计划是关键。作为护理人员，应做好对患者的健康教育及病情观察，指导患者加强营养、适当锻炼以增强体质，平时注意保暖，避免感冒及交叉感染。发现发热、咳嗽、胸闷、呼吸困难等不适症状时应立即报告医护人员。

3．放射性食管炎的护理

放射线引起的食管损伤，称为放射性食管炎。常出现在放疗后 1～3 周，一般症状较轻，严重者可出现胸部剧痛、发热、呛咳、呕吐、呕血。患者主诉感吞咽时疼痛，护士需向患者解释这只是暂时的症状，停止放疗后可逐渐消失。指导患者进清淡、易消化、无刺激的流质或半流质饮食，忌食粗、硬、烫、辛辣刺激性食物，进食速度宜缓慢，进食后漱口，并饮温凉开水以冲洗食管。症状严重者可用维生素 B_{12} 400μg、2% 利多卡因 15 mL、庆大霉素 24 万 U 加入生理盐水 500 mL，每次取 10 mL 于三餐前及临睡前含漱；疼痛者可酌情给予止痛剂。

4．脑转移患者放疗的护理

（1）给予低盐饮食，忌辛辣、产气性食物，戒除烟酒。

（2）避免劳累及情绪激动等。

（3）指导患者保持大便通畅。避免腹压增大，以免引起颅内压增高。

（4）密切观察患者的意识、瞳孔及血压的变化，如出现剧烈头痛或频繁呕吐，有脑疝的可能，应立即通知医生，做好降压等抢救处理。

（5）指导患者注意安全，预防跌倒、坠床。

（三）药物治疗的护理

（1）做好化疗的健康教育及心理护理，介绍化疗的必要性、化疗药物的作用、注意事项及不良反应，取得患者的配合。

（2）定期复查血常规，白细胞少于 $3.0 \times 10^9/L$，中性粒细胞少于 $1.5 \times 10^9/L$，血小板少于 $6 \times 10^{12}/L$，红细胞少于 $2 \times 10^9/L$，血红蛋白低于 8.00 g/L 的肺癌患者原则上不宜化疗，此时应指导患者卧床休息，加强营养，避免受凉、感冒，遵医嘱给予升血治疗。

（3）铂类药物是肺癌联合化疗的基础药物，具有较强的催吐作用，因此应遵医嘱及时给予止吐治疗。同时做好水化、利尿治疗，监测 24 h 尿量，注意观察有无耳鸣、头晕、听力下降等不良反应。

（4）紫杉醇等抗代谢类药物、阿霉素、长春新碱、丝裂霉素、长春瑞滨也常被应用于肺癌的治疗，此类药物具有较强的血管腐蚀性，局部外渗有导致组织坏死的危险，依照 2014 年卫生健康委员会制定的静脉治疗行业标准，此类患者应经中心静脉导管给药，不应经留置针或钢针输液。紫杉醇等抗代谢类药物还可出现过敏反应，使用前应详细询问过敏史，输注中密切观察患者生命体征变化，尤其是在用药的第 1 h 内每 15 min 测量脉搏、呼吸及血压1次，并在输注的前30 min内速度宜缓慢。一旦发生过敏反应，立即停止输注，配合医生积极抢救。

（5）盐酸伊立替康化疗时，在用药24 h后易发生迟发性腹泻，当出现稀便、水样便或大便频率较正常增多时，应立即遵医嘱给予易蒙停等止泻剂。密切观察患者腹泻的次数、量、性状及伴随症状，指导患者保护肛周皮肤，便后使用柔软的纸张或湿纸巾擦拭，动作轻柔。腹泻频繁、肛周感疼痛者以温水或1∶5 000高锰酸钾溶液坐浴，并涂擦氧化锌软膏保护肛周皮肤。盐酸伊立替康的不良反应还包括急性胆碱能综合征，多出现在静脉注射开始后24 h内，表现为急性腹痛、腹泻、出汗、流泪、流涎、结膜炎、鼻炎、低血压、寒战、全身不适、头晕、视力障碍、瞳孔缩小等，应做好患者的心理护理，缓解其紧张情绪，调节输液速度，使盐酸伊立替康药液能在30 ~ 90 min内输注完毕，遵医嘱使用阿托品，严密观察患者腹痛、腹泻、流汗和流泪等症状。

（6）化疗期间加强营养，少量多餐，多喝汤，多饮水。

（7）靶向药物不良反应的护理。

1）皮疹：为吉非替尼和厄洛替尼治疗最常见的不良反应，通常表现为头皮、面部、颈部和躯干上部轻到中度丘疱疹，常发生于治疗的第1、第2周，2周后达到高峰。指导患者保持皮肤的清洁，勿搔抓，用温水清洗皮肤，勿使用刺激性的清洁剂，注意防晒，严重者酌情减量或暂停治疗。

2）腹泻：为靶向治疗常见的不良反应，密切观察患者腹泻的次数、量及大便的性状，注意保护肛周皮肤，便后使用柔软的纸张或湿纸巾擦拭，动作轻柔。腹泻频繁、肛周疼痛者以温水或1∶5 000高锰酸钾溶液坐浴，并涂擦氧化锌软膏保护肛周皮肤。饮食宜清淡、少渣、易消化，避免产气食物，适当补充能量、维生素、蛋白质、水分，并注意饮食的清洁卫生。中、重度腹泻者给予洛哌丁胺治疗。

3）间质性肺炎：为厄洛替尼治疗最严重的不良反应，发生率为0.8%，发生于厄洛替尼治疗后第5 ~ 9日。用药期间密切观察患者有无咳嗽、胸闷、气短、呼吸困难、口唇发绀、发热等症状。做好患者的心理护理，使其以科学的态度、积极平和的心态面对疾病，积极配合疾病的治疗。注意卧床休息，适当活动，加强营养，防止受凉感冒，必要时给予氧疗。

4）其他不良反应还有疲乏、出血、厌食、转氨酶增高等，应注意观察。

（四）健康教育

1. 心理支持

（1）合理选择向患者及其家属告知病情的方式和时间，解释治疗计划，取得患者的理解和配合。

（2）做好各种检查前的健康教育，最大限度地减轻治疗带来的不良反应，提高患者的生存质量。

（3）纠正错误认知，正确认识肿瘤，保持良好心态，给予积极的心理暗示，使患者了解只要及时发现、及时治疗，恶性肿瘤是可以治愈的，同时可提高生存质量等。

（4）强化社会支持，尽力做好患者家属的开导和劝慰，协同医护人员做好患者心理支持。

2. 饮食指导

肺癌患者应给予高蛋白质、高热量、高维生素、易消化的食物，合理搭配动、植物蛋白质。忌油腻、油煎、烧烤等热性食物以及辛辣刺激性食物，如葱、蒜、韭菜、姜、花椒、辣椒、桂皮等。注意加强口腔护理，保持口腔的清洁卫生，以增进食欲。化疗期间应酌情使用止吐剂以缓解化疗药物导致的胃肠道反应。

（1）选择具有增强机体免疫、抗肺癌作用的食物，如薏苡仁、甜杏仁、菱角、茯苓、山药、大枣、乌梢蛇、四季豆、香菇、核桃、甲鱼等。

（2）咳嗽多痰宜吃白果、萝卜、芥菜、杏仁、橘皮、枇杷、橄榄、橘饼、荸荠、海带、紫菜、冬瓜、丝瓜、芝麻、无花果、松子、核桃、罗汉果、桃、橙、柚等。

（3）发热宜吃黄瓜、冬瓜、苦瓜、莴苣、茄子、花菜、百合、苋菜、荠菜、马齿苋、西瓜、菠萝、梨、柿、橘、柠檬、橄榄、桑椹、荸荠、鸭、青鱼等。

（4）咯血宜吃青梅、藕、甘蔗、梨、莲子、黑豆、豆腐、荠菜、茄子、牛奶、鲩鱼、甲鱼等。

（5）放疗、化疗期间宜吃减轻不良反应的食物，如蘑菇、桂圆、黄鳝、核桃、甲鱼、乌龟、猕猴桃、大枣、葵花籽、苹果、绿豆、黄豆、赤豆、泥鳅、鲩鱼、绿茶等。

3. 生活指导

（1）严格戒烟，避免被动吸烟。

（2）保持良好的心态，提倡健康的生活方式。保持室内空气新鲜，定时开窗通风，避免接触煤烟、油烟污染，避免易产生致癌因素的环境及食物。合理地安排休息及活动，适当进行体育运动，以增强机体抵抗力，注意预防呼吸道感染。

4. 康复训练与出院指导

（1）术前指导患者进行呼吸功能锻炼，教会其练习正确的咳嗽咳痰方法，预防肺部并发症的发生。患者坐位，双脚着地，身体稍前倾，双手环抱一个枕头，协助患者轻轻按住伤口，进行数次深而缓慢的腹式呼吸，深吸气末屏气，然后缩唇，缓慢呼气，在深吸一口气后屏气 3～5 s，身体前倾，从胸腔进行 2～3 次短促而有力的咳嗽，张口咳出痰液，咳嗽时收缩腹肌，或用自己的手按压上腹部，帮助咳嗽，可减少患者术后因方法不当导致疼痛从而不能进行有效咳嗽咳痰的情况，能有效防止术后并发症的发生。

（2）鼓励患者早期下床活动，术后早期下床活动能预防肺不张，改善全身血液循环，促进伤口愈合，防止压疮，减少下肢静脉血栓形成。患者生命体征稳定，术后第 1 日，鼓励及协助患者坐起，术后第 2 日，可根据情况协助患者在病室内行走。下床活动期间，妥善保护引流管，保持密封状态，不需夹管，密切观察患者病情变化。患者做其他检查时必须双钳夹闭引流管，以防意外。若引流管意外滑脱，应立即用手捏闭伤口处皮肤，同时通知医务人员处理。

（3）告知患者出院后继续进行呼吸功能锻炼的意义，可适当进行室外行走、上下楼梯等运动，以提高肺功能，提高生存质量。

（4）坚持治疗，定期复查。出现疲乏、体重减轻、咳嗽加重或咯血时应随时就医。

（王晓洁）

大叶性肺炎

大叶性肺炎是由肺炎链球菌等细菌感染诱发的以肺泡内弥漫性纤维素渗出为主要症状的急性炎症，病原体多为肺炎链球菌，可累及一叶或多叶肺组织，好发于春、冬季。该疾病初期会出现上呼吸道感染症状，若未得到及时、有效的治疗，极易发生肺不张、坏死性肺炎及胸腔积液等严重并发症，危及患者生命。因此，临床需尽早诊断，并及时采取正规的治疗。临床上大叶性肺炎与肺不张、肺炎型肺癌的影像学表现较为相似，需加以鉴别。

【案例介绍】

（一）一般资料

患者女，33岁，以咳嗽7 d、发热4 d为主诉。

患者于7 d前出现咳嗽、咳痰，痰为黄色，量不多，无臭味，易咳出。患者4 d前出现发热，最高体温40℃，发热前伴发冷、寒战，服用退热药物温度不退。伴有胸痛，于深呼吸及剧烈咳嗽时胸痛加重，伴头晕、乏力，无咯血，于××医院查肺CT示：右肺炎症，部分实变，建议治疗后复查。今为求明确诊断与治疗就诊于我院，门诊以"肺炎"收入我科。病程中饮食良好，睡眠尚可，大小便正常，体重无变化。入院时体温39℃，脉搏103次/分，呼吸23次/分，血压112/74 mmHg。

（二）医护过程

1. 辅助检查

C反应蛋白197.51 mg/L，中性粒细胞百分比89%，氧分压61.0 mmHg，二氧化碳分压33.0 mmHg，N末端B型钠尿肽前提2 905 pg/mL，白介素–62 500.0 pg/mL，肌酐96 μmol/L，

葡萄糖 8.08 mmol/L，钾 3.10 mmol/L。

外院 CT 检查：右肺炎症。

2. 治疗

遵医嘱给予二级护理，抗炎（莫西沙星 0.4 g，每日 1 次静脉滴注，0.9% 氯化钠注射液 100 mL，头孢西丁钠 2 g，每日 3 次静脉滴注），化痰（乙酰半胱氨酸 0.6 g，每日 2 次，口服）治疗，提高机体免疫力（胸腺法新 1.6 mg，每周 2 次，皮下注射）治疗。

【护理】

（一）护理评估

1. 病史

患者于 7 d 前出现咳嗽、咳痰，痰为黄色，量不多，于 1 个月前感冒后出现咳嗽不适，咳嗽呈阵发性，有咳痰，痰为白色。

2. 主要临床表现

发热伴寒颤、咳嗽、咳痰。

3. 心理—社会评估

患者及其家属缺乏应对疾病的心理准备，表现为焦虑、不知所措，偶有发热，加重了患者对疾病的恐惧。

4. 护理查体

一般状态评估：患者意识状态清楚，营养良好，步态正常，皮肤温湿度正常，无压疮。专科评估：患者无颜面潮红、口唇发绀、淋巴结肿大等。视诊：胸廓对称无畸形，胸部皮肤未见黄染、蜘蛛痣及静脉曲张，胸式呼吸音正常。触诊：胸廓活动度、双侧呼吸度一致，双侧触觉语颤正常，未触及胸膜摩擦感。叩诊：双肺清音，两侧对称。听诊：双肺呼吸音正常，未闻及干、湿啰音和胸膜摩擦音，双侧语音共振对称。

（二）常见护理诊断／问题

1. 体温过高

与肺部感染有关。支持依据：患者入院时体温 39℃。

2. 清理呼吸道无效

与咳嗽、咳痰有关。支持依据：患者于 7 d 前出现咳嗽、咳痰，痰为黄色，量不多。

3. 焦虑

与起病急骤、担心疾病预后有关。支持依据：患者及其家属缺乏应对疾病的心理准备，偶有发热时加重了患者对疾病的恐惧。

4. 活动无耐力

与乏力有关。

5. 疼痛

与胸痛有关。

（三）护理目标

（1）体温降至正常水平，低于37.3℃。

（2）咳嗽、咳痰症状缓解。

（3）患者了解疾病相关知识，焦虑消除，恐惧心理减轻，增加战胜疾病的信心。

（4）患者可以正常在室内活动。

（5）胸痛症状缓解。

（四）护理措施

1. 高热降温护理

给予温水擦浴，冷毛巾湿敷，冰袋冰敷等物理降温措施，指导患者多饮温水，避免组织脱水，监测体温，严格记录生命体征，以便观察热型。

2. 呼吸道护理

保持呼吸道通畅，给予患者吸氧，2 L/min，指导患者深呼吸与有效咳嗽，胸部叩击，给予机械辅助排痰等方法协助排痰，多饮温水，观察痰液的量及性质，及时送检。

3. 心理护理

向患者及其家属讲解疾病相关知识，为患者介绍病房环境，讲解相关操作的目的，鼓励患者表达自己的想法，了解焦虑的原因，提供患者期望了解的信息，介绍治疗后恢复良好的案例，提高患者的信心。

4. 一般护理

（1）休息与环境：病室温、湿度适宜（温度18～22℃、湿度50%～60%），空气清新，病房每日3次通风，指导患者卧床休息，以减少耗氧量。

（2）基础护理：鼓励患者饭后漱口，每日早、晚刷牙。

5. 饮食护理

提供足够热量，予以高蛋白质和高维生素的饮食，如鸡蛋羹、牛奶、瘦肉、鱼肉、蔬菜、水果等。

6. 药物治疗与护理

评估患者的过敏史，遵医嘱给予抗生素（莫西沙星、头孢西丁钠）。观察疗效与不良反应，遵医嘱给予祛痰（乙酰半胱氨酸）等药物。观察疗效与不良反应。

（五）护理结果

遵医嘱为患者静脉滴注抗菌药物，患者C反应蛋白、中性粒细胞百分比、氧分压、二氧化碳分压等临床指标恢复到正常数值。

（六）护理评价

（1）患者体温恢复正常，于入院第 2 日体温降至 36.8℃。

（2）患者咳嗽、咳痰已明显减少，痰液易咳出，呼吸平稳。

（3）通过与患者有效地交流，患者焦虑减轻，能积极配合治疗，同时对疾病有了更深的了解，对自己的康复充满信心。

（4）患者可进行日常的活动。

（5）患者胸痛症状缓解。

（七）出院指导

（1）经常锻炼身体，增强机体抵抗力。

（2）经常开窗通风，保持室内空气新鲜。季节交换时避免受凉。

（3）避免过度疲劳，感冒流行时少去公共场所。

（4）饮食：摄入优质蛋白、富含维生素、易消化的饮食，保持水分的摄入（每日饮水量约 2 L）以利于毒素排出。

（5）高热时宜卧床休息，保证充足的睡眠。退热后可适当进行室内活动，注意起床时防止受凉。高热时给予温水降温，出汗多时及时更衣，防止感冒，腋下体温＞38℃时需至医院治疗。

（6）如有不适，及时就诊。

【小结】

（一）讨论

针对该患者，按照其一般情况→查体情况→阳性症状、体征→阳性检查结果→常见护理诊断／问题→护理目标→护理措施→护理结果→护理评价的顺序进行病情的深度了解。患者虽然完全依从医护计划及健康指导，但并无寻求促进健康的行为，且对疾病认识有限。健康信息泛指所有与人们健康、营养、疾病、养生有关的信息，主动的获取行为一般被称为健康信息搜寻。随着社会老龄化的日益加剧，人们对于各种疾病的健康信息的需求日益凸显，中老年人群成为健康信息需求的主体，医务人员应鼓励该患者通过多元的信息渠道来获取健康信息，传统渠道，如家人或朋友、报纸、期刊；新兴渠道，如电脑、手机，从而提高健康素养。由于网上的健康信息质量参差不齐并存在一定虚假信息，信息重复现象严重，缺乏深度，因此，由医院提供的健康教育应更具有专业性，患者自身也要提高识别信息真伪的能力。

排痰是保持呼吸道通畅最基本、最重要的措施，其目的是清除呼吸道分泌物，保证呼吸道通畅，促进肺功能恢复，预防呼吸道感染等并发症的发生，以利于疾病康复。常见的胸部物理排痰法即自主咳嗽排痰、辅助排痰技术、体位管理法，在护理该患者的过程中，要根据患者的自身情况来选择合适的排痰法。

自我概念是指某个体对于自己的生理的状况、心理的特征、社会的属性等方面的认知和评价，即指某个体对自己所有的思想、情感和态度的全部，具有一定的评价性并且可以与其他的人分别开来，自我概念对于人的心理活动和行为起到明显的调节作用。研究表明，家庭支持、医务人员支持、社会支持能减轻患者焦虑情绪，恢复其自我概念。因此，临床医护人员不仅仅要给予患者药物治疗，还要评估患者的家庭照顾者、经济以及心理状况，考虑患者具有的社会支持，然后来制订相应周密的、较为个性化的护理措施。同时要注意结合对患者的心理护理，帮助患者以良好的心态来面对疾病对其产生的影响，尽早走出疾病的阴影，同时改变不良的生活方式，使患者在疾病的康复过程中，保持较高的自我概念水平，以利于疾病的康复。

（二）结论

针对该患者，在进行一系列对症治疗的同时，要关注患者的心理状况，对其进行健康教育和良好的心理护理，帮助其树立良好的心态。同时要鼓励其主动通过各种渠道了解疾病相关消息，出院后注意肺炎的防治，定期复查。在使用抗生素时，要加强与临床药师、微生物检验师、感染专业医师等多学科专业人员配合，减少抗生素选择的压力，延缓耐药，节约医药卫生资源，达到最优治疗。未来对大叶性肺炎住院患者的治疗中，要制订个性化护理计划，对症治疗联合健康教育进行护理干预，按照疗程和时间对患者进行临床日程计划的制订，使之既能有效提高患者健康知识水平，提高其对护理的满意度，也能达到降低治疗费用及提高治疗疗效的作用。

（王晓洁）

重症肺炎

肺炎是指肺泡、远端气道和肺间质的炎症，可由病原微生物、理化因素、免疫损伤、过敏及药物引起。根据发病场所和宿主状态分类，社区获得性肺炎（CAP）是在社区环境中感染（包括入院 48 h 内）发生的肺炎。其中大部分患者可经门诊治疗好转，20% 的患者需住院治疗，其中 1% ~ 2% 的患者为重症肺炎。

医院获得性肺炎（HAP）：入院 48 h 后发生的肺炎，具有高发病率、高病死率、高医疗资源消耗的特点。包括呼吸机相关肺炎（VAP）和健康护理相关性肺炎（HCAP），尤其多见于机械通气的患者。免疫低下宿主肺炎（ICHP）：由于艾滋病的流行、肿瘤、放化疗、器官移植和接受免疫抑制剂治疗的患者增多，免疫低下宿主作为一组特殊人群对病原微生物极度易感，而肺部为最常见的感染靶器官。根据病原体分类：细菌性肺炎、真菌性肺炎、病毒性肺炎。

2016 年，中华医学会呼吸病学分会颁布重症 CAP 诊断标准。主要标准：①需要气管插管行机械通气治疗；②脓毒症休克经积极液体复苏后仍需血管活性药物治疗。次要标准：①呼吸频率 ≥ 30 次 / 分；②氧合指数（PaO_2/FiO_2）≤ 250；③多肺叶浸润；④意识障碍和（或）定向力障碍；⑤氮质血症（BUN ≥ 7.14 mmol/L）；⑥收缩压 < 90 mmHg，需要积极液体复苏。符合 1 项主要标准或 ≥ 3 项次要标准可诊断为重症社区获得性肺炎。重症肺炎患者具有病情重、变化快、并发症多、病死率高、各器官均可受累的特点，若诊治不及时，可引起呼吸衰竭，危及患者生命安全。研究表明，护理干预可减少并发症的发生。而重症肺炎其预后和治疗效果与患者的治疗依从性、心理状态、行为习惯等有密切关系，因此在治疗过程中强化优质护理尤为重要。

【案例介绍】

（一）一般资料

患者女，89 岁，于 1 周前无明显诱因出现胸前区不适，咳嗽、咳痰，痰液为白色黏痰，量多，不易咳出，偶有背部疼痛，无发热、胸痛及咯血，无恶心呕吐，自行口服"先锋"，症状未见明显好转，于当地医院行胸部 CT 示双肺感染，为进一步治疗至我院就诊，于 2023-07-11 14：42 急诊以"呼吸困难"收入我科。

既往史：乳房肿物、脑梗死。

（二）医护过程

1. 入科查体

体温 36.4℃，脉搏 74 次 / 分，呼吸 26 次 / 分，血压 127/72 mmHg，指脉氧 75%。患者神清语明，查体合作。患者口唇发绀，呼吸急促，扁桃体无肿大，咽部无充血，伸舌居中。患者左乳包块，两侧呼吸运动对称，节律规律。触诊双肺语颤正常，叩诊双肺呈清音，听诊呼吸音粗，双肺可闻及湿啰音。心律齐，心音正常，各瓣膜区未闻及杂音。腹软，无压痛、反跳痛，无移动性浊音，肠鸣音正常。无双下肢水肿，生理反射存在，病理反射未引出。诊断：重症肺炎，呼吸衰竭，高血压，低蛋白血症。

2. 辅助检查

2023-07-11 血气分析：氧分压 80.6 mmHg，血氧饱和度 94.3%。血细胞分析：中性粒细胞百分比 84.9%，嗜酸性粒细胞百分比 0.4%，淋巴细胞数 0.47×10^9/L。白介素 -6 150.0 pg/mL。肝功能测定：天门冬氨酸氨基转移酶 41 U/L，钠离子 134.8 mmol/L，氯离子 99.0 mmol/L，白蛋白 30.1 g/L，白蛋白 / 球蛋白 0.8，葡萄糖 8.57 mmol/L，肌酐 85 μ mol/L。肿瘤系列：神经元特异性烯醇化酶 17.66 ng/mL，细胞角蛋白 19 片段 8.3 ng/mL，癌胚抗原 27.53 ng/mL，鳞状细胞癌相关抗原 2.3 ng/mL。

2023-07-19 血细胞分析：淋巴细胞数 0.42×10⁹/L。肝功能测定：总蛋白 531 g/L，白蛋白 23.0 g/L。其他：白介素 -6、肾功能、C 反应蛋白、PCT、心脏指标未见异常。CT 检查：双肺感染。

3. 治疗

①遵医嘱给予患者监护，吸氧。②给予患者抗感染，激素，抗凝，补充蛋白对症治疗。③ 0.9% 氯化钠注射液 100 mL+ 注射用哌拉西林钠他唑巴坦钠 4.5 g，每日 2 次，静脉滴注；0.9% 氯化钠注射液 100 mL+ 甲泼尼龙琥珀酸钠 40 mg，每日 1 次，静脉滴注；0.9% 氯化钠注射液 250 mL+ 喜炎平注射液 15 mL，每日 1 次，静脉滴注；0.9% 氯化钠注射液 500 mL+ 注射用西维来司他钠 0.3 g，每日 1 次，静脉滴注；人血白蛋白 10 g，每日 2 次，静脉滴注；低分子肝素钙注射液 0.4 mL，每日 1 次，皮下注射。④口服自备降压药及碳酸钙 D₃（以防激素用药之后所致的钙流失）。

【护理】

（一）护理评估

1. 健康史

胸前区不适，咳嗽、咳痰 1 周，高血压病史 20 年，乳腺癌（未治疗，具体不详），无传染病及输血史。

2. 身体评估

胸前区不适，咳嗽、咳痰，白色黏痰，量多，易咳出，偶有背部疼痛，口唇发绀，呼吸急促，两侧呼吸运动对称，节律规律，左乳包块。

3. 心理—社会状况

患者年龄较大，对疾病知识缺乏和对重症肺炎的恐惧促使其有焦虑、精神不集中、无助、担心家里经济状况等心理问题。

（二）常见护理诊断 / 问题

1. 气体交换受损

与气道堵塞、通气不足有关。支持依据：患者呼吸 30 次 / 分，动脉血气分析结果：氧分压 80.6 mmHg，血氧饱和度 94.3%。

2. 清理呼吸道无效

与分泌物增多，痰液黏稠有关。支持依据：患者痰液黏稠，不易咳出，排痰困难。

3. 活动无耐力

与低氧血症致重要组织缺氧有关。支持依据：患者活动后呼吸困难症状明显，坐位及卧位减轻，有轻度功能障碍，四肢无力。

4. 焦虑

与知识缺乏和病情加重有关。支持依据：疾病反复，健康改变，怕愈后不好以及担心住院花费太大超出自己的承受能力。

5. 营养失调：低于机能需要量

与呼吸道感染、进食量不足、缺氧致消化吸收功能障碍有关。支持依据：患者症状严重时进食情况较差。

6. 疼痛

与疾病的进展和炎症浸润有关。支持依据：患者胸前区不适，偶有背部疼痛。

7. 潜在并发症

肺癌进一步转移，呼吸衰竭甚至死亡。支持依据：患者肺癌有转移可能，重症肺炎的进展过程快速。

（三）护理目标

（1）患者气促缓解，呼吸无费力，血氧饱和度维持在95%以上。

（2）廓清气道，胸背部不适缓解。

（3）患者可自行床边及室内活动。

（4）患者对疾病相关知识了解，焦虑消除，恐惧心理减轻，增加患者战胜疾病的信心。

（5）患者进食量较前增加，食欲增加。

（6）患者疼痛缓解。

（7）控制并减少并发症的发生。

（四）护理措施与护理评价

住院期间给予患者正确应用抗感染、激素、抗凝及补充蛋白的药物并注意有无不良反应，保持病室内空气新鲜，避免受寒，与患者及其家属一同制订康复计划，提升患者和家属的认知和理解程度，积极配合，同时增加与患者交流的次数，调动患者及其家属的积极性。

1. 促进有效的气体交换

给予患者吸氧 2 L/min，并对血、心率、血氧饱和度进行持续监测。保持病室温度 24 ～ 28℃，湿度 40% ～ 50%。床头可抬高 30°，以减少机体耗氧，利于患者呼吸。

持续监测患者血氧，监护示：95% ～ 98%，口唇由发绀逐渐好转。生命体征正常。

2023-07-15 18：17 精神状态良好，生命体征平稳，遵医嘱停止监护。停监护后每日测指脉氧达到 96% ～ 98%。患者口唇已转至红润。

2023-07-18 护理评价：患者气促已缓解，血氧已达到护理目标。

2. 有效清理呼吸道

根据医嘱应用抗炎药物（注射用哌拉西林钠他唑巴坦钠 4.5 g，每日 2 次，静脉滴注），祛痰药物（乙酰半胱氨酸 200 mg，每日 3 次，口服），抗病毒药物（喜炎平注射液 15 mL，每日 1 次，静脉滴注），激素药物（甲泼尼龙 40 mg，每日 1 次，静脉滴注），以减轻患者呼吸急促、痰液多及黏稠情况。告知患者每日饮水量 1 500 ~ 2 000 mL 以稀释痰液。

2023-07-19 9：00 患者咳嗽、咳痰已明显减少，痰液易咳出，呼吸平稳。

2023-07-19 护理评价：患者咳嗽明显减轻，痰液已明显减少，达到护理目标。

3. 提高运动耐力

指导患者进行床上康复训练并给予每日翻身扣背并指导患者家属叩背（手指弯曲，五指并拢，手指屈曲，手背隆起，手呈杯状，使用腕关节的力量，轻柔、迅速地叩击。叩击时用指腹和大、小鱼际进行叩击，叩击的幅度是手掌根部离开胸壁 3 ~ 5 cm），以震荡痰液，利于痰液排出。教导患者及其家属缩唇呼吸（患者闭嘴，经鼻吸气，然后通过缩唇吹口哨样缓慢呼气）。呼气的时间应是吸气时间的 3 倍以上。鼓励患者通过腹式呼吸尽量将气体呼出。鼓励患者床上锻炼、进食等。

2023-07-19 9：00 患者已可以每日自主进行缩唇呼吸，每日 3 ~ 4 次，每次重复 8 ~ 10 次。

2023-07-20 护理评价：患者已经可以适当进行床边活动，呼吸较前有力，喘憋症状明显好转。

4. 心理指导

向患者及其家属介绍与疾病相关的知识以缓解患者对疾病的恐惧。多与患者交流并鼓励患者说出自己的想法，正确引导患者，增强其战胜疾病的信心。

每日与患者聊天过程中疏导患者的不良情绪，患者已经愿意诉说自己心中的担心及焦虑，同时向患者介绍治愈案例，以增加其战胜疾病的信心，患者焦虑不适症状已明显较前减少。

2023-07-19 护理评价：可与患者有效交流，且患者能积极配合治疗，对自己的康复充满信心。

5. 营养支持

给予患者优质蛋白，如新鲜的鸡蛋、瘦肉、鱼肉、牛奶等，并予以高维生素饮食，如新鲜的水果、蔬菜等。多吃富含膳食纤维的食物如（新鲜水果木耳，胡萝卜，大麦，燕麦，豌豆等）保持大便通畅。

每日查房时鼓励患者进食高蛋白的食物，协助进食时取半卧位或端坐位。荤素及色彩搭配能促进患者的食欲。

2023-07-16 护理评价：患者进食较前增加，大小便正常。

6. 心理疏导

为患者制订个体化的心理疏导方案，以专业的沟通技巧、肢体语言等方式给予患者充分的安全感，帮助患者建立信心，并对其实施健康教育，提升患者对疾病的认知，提升配合程度。

2023-07-20 10：00 患者各项化验指标已明显好转，炎症已控制。白蛋白仍低，医生建议继续补充白蛋白。患者情绪稳定，积极配合治疗。

2023-07-20 护理评价：患者情绪稳定，配合良好，心情愉悦，疼痛感已不明显。

7. 加强感染控制预防措施

操作时注意手卫生及无菌观念，病室内所有物品每日用含氯消毒液擦拭，防止交叉感染，每班实施口腔护理。有研究表明，强化口腔护理可减少并发症的发生，实施目标性监测。

2023-07-20 10：00 患者无并发症发生并且愈后良好。遵医嘱安排患者 2023-07-21 出院。

2023-07-20 护理评价：无并发症发生，2023-07-21 出院。已达到护理目标。

（五）出院指导

（1）锻炼身体，增强机体抵抗力。

（2）经常开窗通风，保持室内空气新鲜。季节交换时避免受凉。

（3）避免过度疲劳，感冒流行时少去公共场所。呼吸困难时给予吸氧。

（4）保持口腔清洁，尽早防治上呼吸道感染。

（5）饮食：摄入优质蛋白、富含维生素、易消化的饮食，保持水分的摄入有利于毒素排出。

（6）高热时宜卧床休息，保证充足的睡眠。退热后可适当进行室内活动，注意初次起床时应防止受凉。高热时给予温水擦浴降温，出汗多时及时更衣，防止感冒，腋下温度 > 38℃时应至医院就诊。

（7）痰多难以咳出者，应每 2 ~ 4 小时进行有效咳嗽 1 次。即先进行数次随意深呼吸（腹式呼吸），吸气终了屏气片刻，然后咳嗽。呼吸困难时给予吸氧，可取半卧位或双肩垫高 20 ~ 30℃。痰多时勤拍背，促进痰液排出。

（8）戒烟酒，避免淋雨、受寒。及时治疗上呼吸道感染。

（9）遵医嘱继续口服甲泼尼龙、乙酰半胱氨酸、碳酸钙 D_3 等药物，告知勿擅自停药。

（10）如有不适，及时就诊。

【小结】

（一）讨论

重症肺炎是常见的呼吸系统感染性疾病，病情严重，发展迅速，呼吸功能逐渐降低，随之会诱发呼吸衰竭，严重时则威胁患者生命安全。临床针对重症肺炎合并呼吸衰竭患者，通常采用抗菌药物、通气疗法来提高患者的动脉血氧分压，改善血氧饱和度。为此，需要探索一种安全有效的优质护理方案联合干预。优质护理注重对护理内容细致、精细、全面化的管理，为患者提供切合实际的护理服务，满足护理需求，促使患者病情得到有效改善。优质护理是一种新型护理方式，其更为注重人性化特点，各项护理活动均围绕患者需求开展，可有效满足患者心理需要，提高临床服务质量。与常规护理相比，优质护理在其基础上增加了环境护理、体位护理、心理干预、疼痛干预、饮食干预、运动干预等护理措施，可及时发现并解决患者生理、心理、精神等多方面问题，从而提升临床干预的全面性、有效性，避免不良情况发生。

（二）结论

重症肺炎是由不同病因和不同病原菌在不同场合所导致的肺组织（细支气管、肺泡、间质）炎症，有着相似或相同的病理生理过程，发展到一定疾病阶段，均可恶化加重成为重症肺炎，严重影响患者生活质量并可导致严重的并发症，采取适合的护理对疾病的转归有着重要的意义，充分的评估和有效的护理措施能预防感染的加重，而优质护理是一种系统化护理模式，可以满足患者的临床需求，注重患者的身心舒适性，护理措施更加科学化、个性化，且护理主动，可以明显提升患者的愈后，保证护理质量。优质护理有助于缓解临床症状，减少不良事件发生概率，提高重症肺炎治疗效果，对疾病的康复具有积极意义。

（王晓洁）

COPD 急性加重期患者的肺康复护理

慢性阻塞性肺疾病（COPD）简称慢阻肺，是呼吸系统慢性疾病的一种，世界范围内发病率和病死率呈逐年上升趋势，并带来沉重的经济负担，是全球性的健康问题。COPD 是以持续气流受限为特征的可以预防和治疗的疾病，其气流受限多呈进行性发展，与气道和肺组织对香烟烟雾等有害气体或有害颗粒的异常慢性炎症反应有关，严重时影响患者肺功能，COPD 急性加重影响患者整体疾病的严重程度，加重损害患者的肺功能，同时促进气道炎症反应，不利于疾病控制。COPD 急性加重期患者可以进行肺康复锻炼，例如指导患者进行缩唇呼吸、腹式呼吸训练，坚持长期家庭氧疗，给予营养支持与心理干预等。肺康复锻炼能改善肺部的通气功能，提高呼吸效率，缓解或控制 COPD 的急性症状及并发症，消除疾病遗留的功能障碍和心理影响，并有利于提高患者的运动耐力和日常生活自理能力，减少急性加重的次数和住院的次数。本案例总结了对 1 例 COPD 急性加重患者给予肺康复护理的效果，结果令人满意。

【案例介绍】

患者女，64 岁，于 6 个月前出现无明显诱因的呼吸困难，症状呈间断性，活动后呼吸困难症状明显，坐位及卧位减轻，无发热、胸痛、咯血，无咳嗽咳痰。1 个月前呼吸困难加重，活动后呼吸困难症状更明显，今为求进一步诊治来我院，门诊于 2022-07-20 以"慢性阻塞性肺病急性加重"收入院。

入科时，患者神清语明，步入病房，体温 36.6℃，呼吸 30 次 / 分，脉搏 97 次 / 分，血压 165/95 mmHg，全身皮肤及巩膜无黄染，口唇无发绀，胸廓对称，触诊语音震颤正常，叩诊清音，听诊双肺呼吸音正常，未闻及干、湿啰音。心律齐，心音正常，各瓣膜区未闻及杂音。腹软，无压痛，无移动性浊音。双下肢无水肿。生理反射存在，病理反射未引出。入院后动脉血气分析结果 pH 7.39，$PaCO_2$ 62.0 mmHg，PaO_2 57 mmHg，HCO_3^- 36.9，D-二聚体 261 ng/L，NT-proBNP 3189 pg/mL。C 反应蛋白 23.63 mg/L，白细胞 10.7×10^9/L，中性粒细胞 7.85×10^9/L，病程中饮食正常，睡眠正常，排尿、排便正常，体重无明显变化。心电图、双下肢彩超无异常。肺部 CT 示：肺部感染。诊断：慢性阻塞性肺疾病急性加重。给予中心吸氧，抗炎、平喘等对症治疗。

既往史：有子宫肌瘤，无传染病史，无输血史。

过敏史：无药物或食物过敏史。

个人史：出生地不详，久居本地，无疫区、疫情、疫水接触史，无牧区、矿山、高氟区、低碘区居住史，无吸烟、饮酒史。

婚育史：已婚，适龄结婚，配偶健康。

家族史：否认家族性遗传病史。

【护理】

（一）护理评估

1. 身体状况

症状：早期间断性发作，活动后呼吸困难症状明显。晚期患者严重时进食情况较差。

体征：口唇无发绀，胸廓对称，触诊语音震颤正常，叩诊清音，听诊双肺呼吸音正常，未闻及干、湿啰音。

并发症：COPD 并发症，包括慢性呼吸衰竭、自发性气胸和肺源性心脏病等。

2. 心理—社会状况

患者有焦虑、精神不集中、无助等心理问题。COPD 是一种慢性反复发作性疾病，急性发作期患者认识到疾病所带来的痛苦和疾病严重性后，有坐立不安，不愿参加社会活动，悲观失望等情绪表现或害怕用药后出现不良反应而自行停药的心理反应，这些状况更加重呼吸困难而影响生活能力。

（二）常见护理诊断 / 问题

1. 气体交换受损

与气道堵塞，通气不足有关。支持依据：患者呼吸 30 次 / 分。动脉血气分析结果：pH

7.39，$PaCO_2$ 62.0 mmHg，PaO_2 57 mmHg。患者双肺呼吸音正常，未闻及干、湿啰音。

2. 活动无耐力

与低氧血症致重要组织缺氧有关。支持依据：患者活动后呼吸困难症状明显，坐位及卧位减轻，有轻度功能障碍，四肢无力。

3. 焦虑

与知识缺乏和病情加重有关。支持依据：疾病反复，健康改变，经济条件。

4. 营养失调：低于机体需要量

与呼吸道感染、进食量不足、缺氧致消化吸收功能障碍有关。支持依据：患者症状严重时进食情况较差。

（三）护理目标

（1）患者气促缓解，呼吸无费力，血氧饱和度维持在 95% 以上。

（2）患者可自行下地活动。

（3）患者焦虑消除，恐惧心理减轻，对疾病相关知识了解。

（4）患者进食量较前增加，食欲增加。

（四）护理措施与护理评价

1. 促进有效的气体交换

（1）环境与卧位：保持合适的温湿度，温度 22℃，湿度 50% ~ 60% 为宜，避免有刺激性较强的气味、刺眼的光。抬高床头 30°，取舒适半卧位，减少机体耗氧量。

（2）控制性氧疗：给予患者低浓度持续吸氧护理，复查血气，维持 $PaCO_2 > 60$ mmHg 或 $SpO_2 > 90\%$，避免出现组织缺氧及 CO_2 潴留，及时观察以便更换吸氧设置，严密观察患者生命体征。

（3）药物治疗：遵医嘱给予信必可都保吸入粉雾剂，思力华吸入粉，以达到解痉、平喘、祛痰作用，观察患者使用药物的疗效及不良反应，给予患者口腔护理。

护理评价：2021-07-22 10：00 患者意识清，见好转，动脉血气分析结果 pH 7.39，$PaCO_2$ 61 mmHg，PaO_2 59 mmHg。

2. 提高运动耐力

指导患者进行肺康复训练。

（1）缩唇呼吸：升高呼气时的气道内压，防止气道塌陷和气体陷闭。方法：吸气时用鼻子，呼气时嘴成缩唇状施加一些抵抗、慢慢地呼气。吸气和呼气的比例在 1：2 进行，慢慢地吸气和呼气的比例可达到 1：3。

（2）腹式呼吸：腹式呼吸能使横膈活动变大，胸锁乳突肌等辅助呼吸肌活动减少，从而使潮气量、呼吸效率、动脉氧分压上升，而呼吸频率、分钟通气量减少。方法：患者可取卧位、半卧位、坐位、前倾坐位（20° ~ 45°）等各种体位。**姿势**：一只手放在腹部，另一只手放在上胸部。动作要领：吸气时患者自觉地鼓起腹部，尽量用腹部肌肉推动放在腹部的手向前移动；呼气时放在腹部的手稍用力，帮助腹部恢复。放在上胸部的手用于注意监督有无胸部明显起伏。呼吸节律和频率：呼吸须按节律进行，吸与呼之比为1：2或1：3为宜。尽量每分钟呼吸7～8次，每日3次，每次10～15 min。

（3）缩唇呼气和腹式呼吸最好能联合应用，持之以恒，尽量做到"习惯成自然"，最后成为一种不自觉的呼吸模式。

（4）鼓励患者进行床上锻炼、进食、穿衣服等活动。

护理评价：2021-07-22 10：00患者逐步从卧位过渡到床边坐位，可自行进食，活动时无气促。

3．心理护理和健康指导

（1）向患者及其家属讲解有关COPD等疾病的相关知识、治疗及预后。

（2）沟通、倾听：多与患者交流，鼓励其说出自己的想法，让其认识到不良情绪对疾病的影响。

（3）正确引导患者，进行针对性的疏导。医护协助沟通，列举成功康复案例。讲解康复过程及效果，帮助患者树立战胜疾病的信心。

（4）与患者一起制订康复护理计划，调动患者的积极性。

护理评价：2021-07-23 11：00患者及其家属已了解有关COPD的相关知识及注意事项，焦虑减轻。

4．营养支持

给予清淡、易消化的高热量、高蛋白、高维生素的饮食，少食多餐。避免进食产气食物，以免腹部胀气使膈肌上抬而影响肺部换气功能。多食高膳食纤维的蔬菜、水果，多饮水，以保持大便通畅。

护理评价：2021-07-23 10：00患者无反酸、恶心等症状，食欲较前增加。

（五）出院指导

2022-07-25 08：42患者呼吸困难明显缓解，当日出院。

（1）坚持进行呼吸功能锻炼：腹式呼吸锻炼及缩唇呼吸法锻炼。

（2）去除病因和诱因：避免各种致病因素，尤其是吸烟、环境污染、感冒等，避免粉尘刺激性气体的吸入，避免进入空气污染的环境，注意保暖，改变不良生活方式，有条件者改善生活环境。

（3）家庭氧疗：坚持长期家庭氧疗，可以明显提高生活质量和劳动能力，延长生命。每日吸氧10～15 h，氧流量2 L/min（氧浓度29%），且夜间持续吸氧。注意供氧装置周围应防火、防热、防油、防震，防止氧气燃烧爆炸。导管可以每日更换，防止堵塞，氧疗装置应定期更换、清洁、消毒。有条件者最好购置制氧机。

【小结】

COPD目前已经成为世界范围内导致死亡的第4位原因。研究显示，COPD在中国成年人中的发病率已高达8.6%。随着近10年来中国空气污染的加剧，COPD越来越高发，严重影响公众健康，造成沉重的社会经济负担。目前针对COPD急性加重期的常规治疗虽然在一定程度上可以改善患者的一些症状，但整体护理效果不佳，对患者肺功能的针对性改善仍是急需解决的问题。为了更有效地改善患者的肺功能病变，对COPD急性加重患者给予肺康复护理，讲解相关预防知识，增加患者日常自我保健的知识，在进行治疗时才能够积极地配合医护人员，进而达到提升患者生活质量的目标。

由于COPD系慢性消耗性疾病，常随着病情发展，患者表现为主动摄食减少、胃肠道吸收功能减退等症状，极易合并营养不良和免疫功能低下等症状，治疗依从性差，疗效不佳，生存质量低。COPD患者的病程较长，长期的病情折磨严重影响了患者的心理健康。心理护理中主要从患者、家属两个方面进行干预。对于患者主要是帮助其宣泄内心的不良情绪，鼓励其说出内心想法，从而掌握患者的心理状态，采取针对性护理措施；对于家属则是注重加强家庭支持，增加患者对抗疾病的信心，减轻心理负担，同时有效的沟通还能提高患者对医护人员的信任度，从而提高配合度。

综上所述，对COPD急性加重期患者实施肺康复护理可更有效改善肺功能，帮助患者更好地控制病情，更大程度上达到急性加重期的治疗目标，有较大的应用价值。

（王晓洁）

COPD 合并 II 型呼吸衰竭

慢性阻塞性肺疾病（COPD）简称慢阻肺，是一种具有气流受限特征的肺部疾病。当COPD急性加重时可伴随出现 II 型呼吸衰竭，此类患者病情重、病死率高，常规药物治疗合并鼻导管或普通面罩吸氧有时难以缓解病情，甚至还可能加重二氧化碳潴留，导致呼吸衰竭程度加重，增加死亡风险。无创呼吸机是指不经人工气道（气管插管或气管切开）进行的通气，目前在呼吸系统疾病的治疗过程中已经得到广泛的应用，目的是保证足够的通气和充分的气体交换。可有效地预防和治疗呼吸衰竭，缓解慢性阻塞肺疾病的症状，而且具有操作简便、疗效好、无创伤等特点，已经成为常规治疗COPD合并 II 型呼吸衰竭患者的重要方式。

【案例介绍】

（一）一般资料

患者女，70 岁，以气短 20 余年，加重 1 月余为主诉。患者气短 20 余年，未行系统诊治，近 1 月余因上呼吸道感染导致气短加重，偶有咳嗽，无咳痰，无心悸，无头晕、头痛，无恶心、呕吐，无胸闷、胸痛，无咯血。2022-07-18 为求进一步明确诊断与治疗就诊于我院，门诊以"支气管扩张伴感染、慢性阻塞性肺疾病"收入我科。临床诊断为慢性阻塞性肺病急性加重期、Ⅱ型呼吸衰竭、慢性肺源性心脏病、支气管扩张伴感染。

既往史：无传染病史、外伤手术史、输血史、既往疾病史；有头孢药物过敏史；有吸烟史，每日 10 支，现已戒烟，月经史不详。

发育正常，营养中等，意识清楚，查体合作，浅表淋巴结无肿大，头颅无异常，颜面水肿，双侧瞳孔等大等圆，对光反射灵敏，口唇无发绀，扁桃体无肿大，伸舌居中，两侧呼吸运动对称，叩诊呈清音。心前区无隆起，心律齐，腹平软，肝脏未触及，无压痛、反跳痛，肠鸣音正常。患者病程中饮食良好，睡眠良好，大小便正常，体重未见明显减轻。

（二）医护过程

1. 辅助检查

于我院行胸部 CT 检查示：双侧胸膜局限性增厚，双肺支气管扩张伴有感染，双肺间质性病变，双肺限制性肺气肿，双肺斑索，双肺结节，炎症为主。2022-07-18 血气分析：$PaCO_2$ 75 mmHg、PaO_2 54 mmHg，pH 7.24、HCO_3^- 32.1 mmol/L。

2. 治疗

二级护理，低盐低脂饮食，持续低流量吸氧，呼吸机辅助通气，心电、血氧、血压监测，完善血常规、肝功能、肾功能、血离子、动脉血气分析、床旁心脏彩超、心电图等检查。抗感染、解痉平喘、氧疗（应用无创呼吸机辅助呼吸）等对症治疗。

【护理】

（一）护理评估

1. 身体状况

入院时，体温 36.6℃，脉搏 120 次 / 分，呼吸 20 次 / 分，血压 139/94 mmHg。

2. 心理—社会评估

精神尚可，少言，对自身健康认识缺乏，面对疾病不能及时积极应对，农民，一儿一女，能够配合治疗。

（二）常见护理诊断／问题

1．气体交换受损

与气道阻塞、通气不足、呼吸肌疲劳有关。

2．清理呼吸道无效

与分泌物增多而黏稠、气道湿度减低和无效咳嗽有关。

3．低效性呼吸形态

与支气管分泌物过多且黏稠而导致气道阻塞有关。

4．活动无耐力

与疲劳、呼吸困难、氧供与氧耗失衡有关。

5．有皮肤完整性受损的危险

与长时间佩戴呼吸机面罩有关。

6．有受伤的危险

与患者年纪大、呼吸困难有关。

7．知识缺乏

缺乏疾病的相关知识。

8．潜在并发症

腹胀、肺性脑病、自发性气胸等。

（三）护理目标

（1）患者呼吸困难症状减轻，呼吸平稳。

（2）患者分泌物有效咳出，保持呼吸道通畅。

（3）患者气道阻塞有所改善，平卧时呼吸平稳。

（4）病情允许下，能够进行下床活动。

（5）面部皮肤在呼吸机面罩压迫下无压疮出现。

（6）患者无跌倒及坠床的发生。

（7）能够对自身疾病有一定的了解，在身体不适时及时就医。

（8）患者能够有效配合呼吸机辅助通气，无并发症的出现。

（四）护理措施

1．一般护理

（1）休息与环境：保持病室温湿度适宜，保持室内空气清新，开窗通风，注意保暖，指导患者注意卧床休息，减少耗氧量，尽量采取半卧位或坐位，加强保护措施，避免跌倒、坠床的发生。远离吸烟环境，避免粉尘和刺激性气体的吸入，避免与呼吸道感染的人员接触。

（2）基础护理：加强口腔护理，鼓励患者经常漱口，多饮水，防止口腔黏膜干燥，同时注意观察有无口腔真菌感染及黏膜溃疡等。

（3）饮食护理：给予高热量、高蛋白、富含维生素、易消化的食物，少食多餐，但需避免糖分的过多摄入，因为过多摄入糖可使二氧化碳产量增加，加重呼吸衰竭，如出现腹胀，应给予流质或半流质，每日补充 2 500 ~ 3 000 mL 的水分。保持大便通畅。

（4）用药观察：评估患者过敏史，遵医嘱给予抗生素、解痉、平喘等药物，观察疗效与不良反应。

（5）病情观察：观察病情，监测并记录生命体征，密切观察咳嗽、咳痰情况，观察痰液的量、色、质、味，及时送检。

（6）心理护理：向患者及其家属讲解疾病相关知识，讲解用药、检查的目的及注意事项，引导患者适应慢性病，以积极的心态对待疾病，培养生活兴趣和爱好，以分散注意力，缓解焦虑、紧张的精神状态，尤其是第一次使用呼吸机，有焦虑、恐惧、担忧的心理状况时，向患者解释应用呼吸机的安全性、重要性，告知其不影响正常生活，鼓励患者配合治疗。

2．专科护理

（1）氧疗护理：建议长期家庭氧疗，持续低流量吸氧 1 ~ 2 L/min，每日吸氧时间不少于 15 h，注意用氧安全，吸氧装置定期更换、清洁。

（2）呼吸机护理：调节好面罩松紧度，受压部位可用超薄压疮贴或者软质布料预防压疮的发生，或者在病情允许的情况下，每隔 4 h 放松 1 次，每次 15 ~ 30 min。指导配合呼吸机辅助通气的方法，并减少吞咽动作，可以减少气体进入胃肠道。对于出现胃肠道胀气的患者，则协助顺时针按摩腹部，指导其饮食宜清淡、易消化，减轻腹胀。密切观察患者自主呼吸的频率、节律，通气量是否适当，患者是否安静，自主呼吸与机器是否同步。呼吸机在使用中需维持一定的湿度，这有利于细菌生长繁殖，故应定期消毒呼吸机的过滤器、过滤膜及面罩。

（3）呼吸功能锻炼：患者呼吸道分泌物增加导致呼吸不畅时会影响通气功能，所以保持呼吸道通畅尤为重要。讲解有效咳嗽、咳痰的正确方法，指导患者缩唇呼吸和腹式呼吸。

（4）常用吸入药物指导：指导患者遵医嘱用药，讲解氧化雾化吸入，以及布地奈德福莫特罗粉吸入剂、准纳器等的使用及注意事项，注意观察口腔黏膜变化，及时漱口、洁面。

（五）护理结果

遵医嘱为患者进行抗炎、解痉、平喘治疗，在氧疗（呼吸机辅助通气）辅助下，2022-07-25 动脉血气分析：$PaCO_2$ 57 mmHg、PaO_2 72 mmHg，pH 7.28、HCO_3^- 27.5 mmol/L，患者二氧化碳潴留症状得到改善，呼吸较前平稳，未出现压疮及受伤情况。观察患者口腔情况，予以有效咳嗽、排痰等护理措施，使患者呼吸道通畅，进行健康宣教，减轻患者焦虑，使其对疾病有了一定的了解。

【小结】

慢性阻塞性肺疾病是临床常见且多发的疾病，其临床表现为胸闷、喘息、呼吸困难、慢性咳嗽等，若治疗不及时，还易引发呼吸衰竭及肺心病等疾病的发生。按照以往的方法治疗，通常都会采用常规治疗方式，并在此基础上应用气管插管呼吸机或者呼吸兴奋剂等药物。呼吸兴奋剂的应用虽然在一定程度上能起到良好的治疗效果，但却易使呼吸功耗加大，使呼吸肌疲劳的风险加大，易造成相关并发症的发生，如脱肌困难、呼吸机相关性肺炎等。无创呼吸机具有操作灵活和简便、安全等特点，能有效治疗慢阻肺合并Ⅱ型呼吸衰竭。而且在治疗期间采用无创呼吸机，还能有效降低并发症的发生，减少患者的病症痛苦。因为呼吸机不仅能使气体分布得到改善，同时还能使血液与通气的比例有所改善，肺泡与气道内压增加，利于间质水肿渗液和肺泡吸收，从而使弥散功能得到改善。总之，在慢阻肺合并Ⅱ型呼吸衰竭患者的临床治疗中，实施无创呼吸机治疗，不仅能使 PaO_2、$PaCO_2$ 指标得到改善，而且还能降低不良反应的发生，减少病症痛苦，促进患者病症恢复。

住院期间患者使用无创呼吸机的护理已经非常成熟，而出院以后若患者使用呼吸机不当，会造成疾病控制不佳甚至加重病情，从而影响患者的生活质量以及再入院，因此，如何做好患者出院以后的院外护理有待我们深入研究。延续性护理针对传统护理模式重视院内护理忽视院外护理这一弊端，它强调护理要从院内延伸到院外，更加注重患者的个性化需求，遵循"以患者为中心"的现代医学发展趋势，是从医院延续到患者家中或者社区的优质护理服务，在护士和患者乃至家庭成员之间进行有目的的互动，以促进和维护患者的健康为目的的延伸护理模式。对患者出院后的跟踪随访和护理干预，可降低患者的再入院率和病死率。通过实施延续性护理模式，对拟出院患者进行心理指导，帮助患者选择、购买适合自己的呼吸机，以及传授使用呼吸机的注意事项，同时建立患者的信息档案，出院后定期电话随访，门诊回访，及时发现患者的病情和心理变化，及时解决患者的困惑并给予指导，创建微信公众号，定期发布健康宣教知识，重要的是让家属也参与进来，与患者共同克服困难、对抗疾病。

（王晓洁）

肺癌

肺癌起源于气管、支气管黏膜或腺体，是最常见的肺部原发性恶性肿瘤。根据组织病理学特点的不同，可分为非小细胞癌和小细胞癌。其中非小细胞肺癌主要包括两个亚型，腺癌和鳞癌。肺癌无传染性，但具有一定的家族聚集性和遗传易感性。

肺癌在中国的发病率和病死率均位于恶性肿瘤中的第 1 位。同时，由于早期肺癌多无明显症状，临床上多数患者出现症状就诊时已属晚期，晚期肺癌患者整体 5 年生存率不高。肺癌的病因至今尚不完全明确，大量资料表明，长期大量吸烟与肺癌的发生有非常密切的关系。已有研究表明，长期大量吸烟者患肺癌的概率是不吸烟者的 10 ~ 20 倍，开始吸烟的年龄越小，患肺癌的概率越高。此外，吸烟不仅直接影响本人的身体健康，还会对周围人群的健康产生不良影响，导致被动吸烟者肺癌患病率明显增加。城市居民肺癌的发病率比农村高，这可能与城市大气污染和烟尘中含有致癌物质有关。因此，提倡早筛查，不吸烟，并加强城市环境卫生改善工作。

【案例介绍】

患者男，67 岁，患者于 3 个月前因"咳嗽、咳痰，痰中带血 3 月余"于我院就诊，行电子支气管镜检查。病理提示：（肺灌洗液）液基涂片内见肿瘤细胞（灰白软，直径 0.2 cm），（叶肺）鳞状细胞癌。PET–CT 检查示：右肺下叶背段空洞性肿块，FDG 代谢增高，考虑肺癌；右肺上叶后段胸膜下结节，FDG 代谢增高，考虑肺内转移；纵隔（2R、3A、4R 组）多发肿大淋巴结，FDG 代谢增高，考虑淋巴结转移。诊断为"肺恶性肿瘤"，予以对症、抗肿瘤治疗，患者症状好转。今为求进一步抗肿瘤治疗，至我院就诊。门诊于 2022–07–16 以"发现恶性肿瘤 3 个月"收入呼吸一病区治疗。病程中饮食稍差，睡眠尚可，大小便正常，体重未见明显变化。入科时意识清楚，体温 36.4℃，呼吸 20 次 / 分，脉搏 75 次 / 分，血压 154/76 mmHg，入科后 D- 二聚体 485 ng/L，白细胞 4.6×10^9/L，遵医嘱予二级护理，抗感染、抗肿瘤、抑制胃酸、提高机体免疫力治疗。

既往史：有"高血压"病史 2 年余，血压最高可达 195/110 mmHg，自行口服"络活喜"对症降压治疗，未规律监测血压。"腔隙性脑梗死"病史 2 年余，未规律口服药物治疗，否认糖尿病史，否认神经精神疾病史，否认肝炎史、结核史、疟疾史，预防接种史不详。否认外伤史、输血史，无食物或药物过敏史。

个人史：出生地不详，久居本地，无疫区、疫情、疫水接触史，无牧区、矿山、高氟区、低碘区居住史，无吸烟、饮酒史。

婚育史：已婚，适龄结婚，配偶健康，育子女 2 人，子女均体健。

家族史：否认家族性遗传病史。

【护理】

（一）护理评估

1. 病史
评估患者的现病史、既往史、个人史、婚育史、家族史。

2. 主要临床表现

病程中饮食稍差，血压最高可达 195/110 mmHg，2002-07-19 复查血常规白细胞 2.7×10^9/L，遵医嘱予注射用人粒细胞巨噬细胞刺激因子，特尔立 100/μg，每日 2 次，皮下注射。

3. 心理—社会评估

患者及其家属缺乏疾病相关知识，以及应对疾病的心理准备，焦虑、不知所措。

4. 护理查体

一般状态评估：患者意识状态清晰，营养良好，无病容，步态正常，皮肤温、湿度正常，无压疮。专科评估：患者无颜面潮红、口唇发绀、淋巴结肿大等。视诊：胸廓对称，无畸形，胸部皮肤未见黄染、蜘蛛痣及静脉曲张，胸式呼吸音较弱。触诊：胸廓活动度、双侧呼吸度一致，双侧触觉语颤正常，未触及胸膜摩擦感。叩诊：双肺清音，两侧对称。听诊：双肺呼吸音正常，未闻及干、湿啰音和胸膜摩擦音，双侧语音共振对称。

（二）常见护理诊断／问题

1. 感染的风险

与化疗期间机体抵抗力下降、白细胞 2.7×10^9/L 有关。

2. 疼痛

与肺部肿瘤有关。

3. 受伤的危险

与血压最高可达 195/110 mmHg 有关。

4. 营养失调：低于机体需要量

与病程中食欲减退，肿瘤消耗有关。

5. 依从性差

与自身文化程度及知识架构有关。

6. 焦虑

与病程长，并且对预后有着恐惧的情绪有关。

（三）护理措施

1. 一般护理

（1）休息与环境：病室温、湿度适宜，空气清新，指导患者卧床休息，以减少耗氧量。

（2）基础护理：做好口腔护理，鼓励患者经常漱口，锻炼患者咳嗽、咳痰的能力，及时清除气道内的分泌物。

2. 疼痛的护理

疼痛多为一种浅表的刺痛、跳痛和间歇性疼痛。

（1）疼痛时尽量深呼吸，以胸式呼吸为主，以减轻腹部压力刺激。

（2）取舒适的体位，患侧卧位及半卧位，可减轻腹壁紧张，减轻疼痛。

（3）局部轻轻按摩，不可用力，否则易致肿块破裂或扩散。

（4）保持大便通畅，减轻腹胀，以免诱发疼痛。

（5）保持情绪稳定，焦虑的情绪易引起疼痛加重。

3．饮食护理

（1）少吃多餐，给予高热量、高蛋白、高纤维、高维生素、清淡、无刺激性饮食。

（2）多饮水，尽量避免食用辛辣、刺激性食物和饮品。

（3）适当地进行一些功能锻炼也可有助于增进食欲。

（4）责任护士为患者进行口腔护理，保持口腔的清洁、湿润，预防或减少口腔的异味，去除牙垢，增进食欲。

4．药物治疗与护理

评估患者的过敏史，遵医嘱给予抗生素，观察疗效与不良反应，遵医嘱给予抗肿瘤治疗，提高机体免疫力，予以抑制胃酸、升白细胞等药物，观察疗效与不良反应。

5．病情观察

监测并记录生命体征，掌握患者病情的动态变化，血压高于正常范围时遵医嘱给予对症治疗。

6．心理护理

护士与患者和家属做好沟通交流，有效控制疼痛，安抚患者，在护理中应做到尊重、耐心、理解、谨慎、细致，向患者及其家属讲解疾病相关知识，为患者介绍病房环境，讲解相关操作的目的，鼓励患者表达自己的想法，了解焦虑的原因，提供患者期望了解的信息，介绍治疗后恢复良好的案例，提高患者的信心。

（四）护理结果

遵医嘱为患者静脉滴注抗菌药物，以及抗肿瘤、提高机体免疫力、抑制胃酸、升白细胞等药物，未出现不适及不良反应，白细胞临床指标恢复到正常数值。嘱患者规律口服降压药及抗凝药物，患者血压控制在 110 ~ 145/65 ~ 90 mmHg，D-二聚体临床指标恢复到正常数值。责任护士为患者进行口腔护理及饮食指导，告知可进行适当的功能锻炼，增进患者食欲，向患者进行健康教育，患者焦虑减轻，同时树立了战胜疾病的信心。

【小结】

肺癌患者通常存在食欲减退、营养失调低于机体需要量的护理问题，因此要做好饮食的护理与宣教，制订饮食计划：向患者及其家属宣传增加营养与疾病康复及保持健康的关系，一般给予高蛋白食物，海产品，鸡、鸭、鹅等禽肉，以及牛肉、羊肉、猪肉等瘦肉，这些食物均含有丰富的优质蛋白；新鲜的水果、蔬菜，如猕猴桃、苹果、胡萝卜等，这些食物均含有丰富的矿物质和维生素，都可为肺癌患者提供营养，增强免疫力，有利于身体的恢复。尽量避免食用辛辣、刺激性食物和饮品，如辣椒、葱、姜、大蒜、胡椒、炸鸡、咖啡、酒等，这些会刺激胃肠道，也可能会刺激加重病情。避免食用过于甜的食品，因为太甜的食物容易引起黏稠的痰液，并且很难咳出，这会影响到肺癌的康复。避免食用油炸的食品，不食烟熏肉或者烧烤等食物，通常这些食物过于油腻，容易刺激上呼吸道产生痰液，会让患者的病情恶化，不利于肺癌患者的恢复。避免食用不易消化的食物，如芹菜等含纤维素多的食物以及年糕等食物，因为肺癌患者的消化功能受疾病和治疗的影响会相对减弱，而这时进食这些食物可能造成呕吐、腹泻等消化不良症状。调配好食物的色、香、味，以增进食欲。增加食欲采取的措施有餐前休息片刻，做好口腔护理，创造清洁、舒适、愉快的进餐环境，尽可能安排患者与他人共同进餐，少量多餐，避开煮食所产生的气味等以调节患者的心情，增加食欲。肺癌患者需按医嘱进食、服药，要注意休息，保持愉悦的心情，适当进行锻炼，增强免疫力。

（王晓洁）

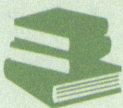

第二章 血液内科护理

第一节 溶血性贫血

一、概述

溶血性贫血是指红细胞的寿命缩短，破坏增加，骨髓造血功能代偿增生不足以补偿红细胞的耗损所引起的一组贫血。正常情况下红细胞的寿命是 120 d，每天约有 1% 的红细胞衰亡，并由骨髓补充等量的新生红细胞，以维持动态平衡。当各种原因使人体红细胞生存期缩短、破坏加速时，若骨髓造血功能正常，则红细胞系呈代偿性增生状态。成人正常骨髓代偿造血的能力甚强，可增至正常水平的 6 ~ 8 倍。若红细胞生存期降低至 20 d 以下，其破坏速度超过了骨髓代偿造血能力，临床上即会出现贫血。

（一）分类

1. 按病因分类

（1）遗传性溶血性贫血：红细胞膜缺陷、红细胞内酶的缺陷、血红蛋白（Hb）质和量的异常。

（2）获得性溶血性贫血：自身免疫性溶血性贫血（温/冷抗体型）、微血管病性溶血性贫血、机械瓣膜损伤等。

2. 按溶血部位分类

（1）血管内溶血：红细胞直接在血液循环中被破坏，如 ABO 血型不合的输血导致急性溶血。

（2）血管外溶血：发生于肝、脾或骨髓，由巨噬细胞破坏所致，如自身免疫性溶血性贫血。

（二）临床表现

1. 急性溶血

起病急骤，表现为寒战、高热，头痛，腰背、四肢酸痛，腹痛时伴有恶心、呕吐和腹泻，迅速出现贫血、黄疸、胸闷、气促、心悸及血红蛋白尿，重者出现休克、心力衰竭和急性肾衰竭。

2. 慢性溶血

起病缓慢，病程长。

（1）贫血：多为轻、中度贫血，仅表现面色苍白。

（2）黄疸：常伴有轻微黄疸，可持续存在。

（3）脾大：通常有轻、中度脾大，可伴左上腹隐约沉重感。

（三）治疗

1. 病因治疗

（1）冷抗体自身免疫溶血性贫血应注意防寒保暖。

（2）葡萄糖 –6– 磷酸脱氢酶缺乏症患者应避免食用蚕豆和具氧化性质的食物，以及避免接触樟脑制剂。

（3）药物引起的溶血性贫血应立即停药。

（4）感染引起的溶血性贫血应予以抗感染治疗。

2. 糖皮质激素及免疫抑制剂

这是目前治疗自身免疫性溶血的主要方法。

3. 脾切除术

对于治疗遗传性球形细胞增多症有显著疗效。

二、护理

（一）常见护理诊断／问题

1. 活动无耐力

与溶血、贫血有关。

2. 自我形象紊乱：库欣综合征

与长期使用糖皮质激素有关。

3. 疼痛

与红细胞破坏后分解产物对机体的毒性反应有关。

4. 知识缺乏

缺乏预防诱发溶血性贫血的相关知识。

（二）护理目标

（1）患者的贫血症状得到改善，各种溶血症状基本消失，体力增强，生活基本能够自理。

（2）患者认识到自身贫血的原因，知道如何避免诱发因素，采取主动预防的措施，减少疾病的发作。

（3）患者学会疼痛时的自我护理方法，疼痛减轻。

（4）患者了解疾病的基本治疗方法及药物的不良反应等，能够坚持治疗。

（三）护理措施

1. 病情观察

密切观察患者的意识、生命体征、贫血进展的程度，皮肤、黏膜有无黄染，患者的尿色、尿量。倾听患者主诉，有无头痛、恶心、呕吐、四肢酸痛等表现，及时报告医生并做详细记录。慢性贫血常处于红细胞破坏过度与加速生成的脆弱平衡状态，若此状态失衡，患者突然出现血红蛋白尿、明显贫血及黄疸，突起寒战、高热、头痛时，则发生"溶血危象"，应高度警惕。

2. 生活护理

对于急性溶血或慢性溶血合并溶血危象的患者，应绝对卧床休息，保持病室的安静及床单元的舒适，护理人员应做好生活护理。对于慢性期及中度贫血的患者应增加卧床休息的时间，减少活动，与患者共同制订活动计划，量力而行，循序渐进，逐步提高生活质量。

3. 治疗用药的观察及护理

如果溶血性贫血的患者使用糖皮质激素的时间长，应注意观察药物的不良反应，如电解质紊乱、继发感染、上消化道出血等征象。应监测患者的血压、血糖，反复向患者讲解用药注意事项，必须按时、按量服用，在停药过程中应逐渐减量，防止因突然停药出现的反跳现象。向患者讲解激素治疗的重要性及不良反应，强调这些不良反应在治疗后可逐渐消失，鼓励患者正确对待形象的改变，必要时可给予一定的修饰。

4. 对症护理

（1）当患者出现急性肾衰竭时，应绝对卧床休息，每日测量体重，记好出入量，监测电解质、血常规、尿素氮、肌酐等。在饮食上向患者讲解控制水分及钠盐摄入的重要性，给予患者高热量、高维生素、低蛋白的饮食，减轻肾的负担，促进血红蛋白的排泄。可使用干热疗法：将灌入 60 ~ 70℃水的热水袋用棉布包裹后置于双侧腰部，促进肾血管的扩张，缓解肾缺血、缺氧，延缓肾衰竭。

（2）当患者出现腰背疼痛时，给予患者舒适的体位，安静的环境，以利于患者休息。向患者讲解疼痛的原因，鼓励多饮水，以促进代谢物的排泄。教会患者使用精神转移法，转移对疼痛的关注，必要时遵医嘱使用镇痛剂。

5. 心理护理

护士应耐心倾听患者的诉说，根据患者自身特定的需要对其进行心理上的指导。给予更多关怀，向患者讲解疾病的相关知识并明确告知患者一定会找到解决问题的方法，并且请已治愈的患者现身说法，增强患者战胜疾病的信心。在治疗结束后，可适时恢复患者的部分工作，让患者体会到自身的社会价值，形成心理上的良性循环。

6. 输血的护理

（1）严格掌握输血适应证：急性溶血性贫血和慢性溶血性贫血明显时，输血是一种重要的疗法，但输血应根据患者具体情况而定，因为对于某些溶血性贫血患者输血反而会加重病情。因此，对于输血的患者要严格掌握输血的种类、剂量、时间、速度、方法，加强输血过程中的观察。输血的速度不宜过快，尤其在开始阶段，应警惕输血不良反应的出现。密切监测生命体征，观察黄疸、贫血、尿色，出现异常及时通知医生。在自身免疫性溶血性贫血患者输血过程中应用皮质激素，能减少溶血，使输血更加安全。

（2）避免发生血型不合的输血：护士在输血过程中应本着高度负责的态度，一丝不苟，严格按照操作规程进行操作。认真核对患者的床号、姓名、住院号、血型、血袋号、交叉配型试验结果、血液种类和剂量。若血型不合，输血早期即可出现酱油色血红蛋白尿、血压下降、休克、急性肾衰竭，告知患者应高度重视，并鼓励患者参与信息的核对，杜绝输血错误而导致严重不良后果。

7. 健康教育

（1）做好健康教育工作，让患者学会自我照顾，向患者讲解疾病相关知识。宣传有关饮食、药物及生活中一些可以诱发溶血因素的相关知识，使患者能提高警惕，主动预防，以减少疾病的发生。指导患者学会自我观察，如巩膜有无黄染及尿色加深，怀疑病情加重时应及时到医院做尿液检查。指导患者按时服药，定期复查，在活动上根据贫血的程度安排活动量，以不出现心悸、气短、过度乏力为标准，在饮食上给予高蛋白、高维生素的食物。

（2）阵发性睡眠性血红蛋白尿的患者忌食酸性食物和药物，以减少溶血的发生。

（3）葡萄糖 -6- 磷酸脱氢酶缺乏症的患者应忌食蚕豆、蚕豆制品和含氧化物的药物，如磺胺类、奎宁、呋喃类、维生素 K 等。

（4）提高优生率，对遗传性溶血患者家庭进行优生学教育，若家族成员需要生育时最好进行筛查，必要时进行遗传咨询及产前诊断，降低遗传性溶血性贫血患儿的出生率。

（彭　娟）

第二节　再生障碍性贫血

一、概述

再生障碍性贫血（AA）简称再障，是一种由于化学、物理、生物因素及其他不明原因所致的骨髓干细胞及（或）造血微环境损伤，以致红骨髓"向心性萎缩"，被脂肪髓所代替，从而导致骨髓造血功能衰竭的一类贫血。临床表现为进行性贫血，皮肤黏膜及脏器出血，以及反复感染、发热。周围血象显示全血细胞减少，骨髓象示增生减低。

（一）病因

多数患者病因不确定，称为原发性再障，能查出病因者为继发性再障。原发性再障可能与以下因素有关。

1. 化学因素

20世纪初，认为化学毒物及药物是主要原因。20世纪80年代，25%的患者发病可能涉及药物因素。金盐制剂、抗甲状腺药、非甾体抗炎药与再障发生相关性最密切，而苯、杀虫剂和石油化工产品只轻度相关。

2. 物理因素

X线、镭、放射性核素等。放射线为非随机的，具有剂量依赖性，并与组织特异的敏感性有关，主要是作用于细胞内的大分子，影响DNA的合成，其生物效应是抑制或延缓细胞增殖。

3. 生物因素

病毒性肝炎、各种严重感染等。病毒感染引起粒细胞减少和血小板减少相对多见，腮腺炎、流感和带状疱疹病毒等偶尔引起骨髓低增生和全血细胞减少，HIV感染也可抑制骨髓造血导致再障。

4. 妊娠

原有再障病史者，妊娠后再障加重，更多的妊娠再障患者其病情不能随着妊娠终止而自发缓解，病情仍可进展。可选择早期终止妊娠、支持治疗、免疫抑制治疗或分娩后行造血干细胞移植等治疗方法。

5. 免疫因素

同一家族中出现2例或2例以上再障者非常少。先天性骨髓造血衰竭主要涉及DNA损伤修复障碍、端粒维持缺陷和核糖体生物合成缺陷。以先天性畸形、骨髓造血衰竭和肿瘤易感为主要特点。HLA-DR类型可预测再障免疫抑制治疗的反应，常伴有PNH克隆，对环孢素敏感，容易出现复发和环孢素依赖。与免疫反应有关的细胞因子（白介素、干扰素、肿瘤坏死因子和穿孔素）与再障发生有关。

（二）临床类型

我国根据发病时间及病情进展情况，将再障分为慢性再障和急性再障。

1. 急性再障

急性再障又称 SAA-Ⅰ型，其诊断标准如下。

（1）临床表现：发病急，贫血呈进行性加剧，常伴严重感染，内脏出血。

（2）血象：除血红蛋白下降较快外，须具备以下几项中之两项。①网织红细胞 < 1%，绝对值 < 15×10^9/L；②白细胞明显减少，中性粒细胞绝对值 < 0.5×10^9/L；③血小板 < 20×10^9/L。

（3）骨髓象：①多部位增生降低，红细胞系、粒细胞系、巨核细胞系造血细胞明显减少，非造血细胞增多，如增生活跃则有淋巴细胞增多；②骨髓小粒中非造血细胞及脂肪细胞增多。

2. 慢性再障

慢性再障起病缓慢和进展较缓慢，贫血、感染和出血程度较重型轻，也较易控制。患者确诊为获得性再障，须根据血象分为重型再生障碍性贫血（SAA）及非重型再生障碍性贫血（NSAA），如果外周血细胞符合以下 3 项中的 2 项，则可确诊为 SAA：①中性粒细胞计数 < 0.5×10^9/L；②血小板计数 < 20×10^9/L；③网织红细胞计数 < 20×10^9/L。其中中性粒细胞计数 < 0.2×10^9/L 者，则诊断为极重型再生障碍性贫血。如不符合以上各项，则诊断为 NSAA。诊断分型与患者发病时间无关。

（三）临床表现

1. 贫血

患者面色苍白、头晕、乏力、心悸、活动后气促。

2. 出血和感染

这是再障的两大主要并发症。

急性再障起病急，病情进展迅速，常以出血和感染为首发症状，早期贫血可不严重，随着病程进展，呈进行性加重，几乎所有患者均有不同部位的出血，如消化道出血、血尿、鼻出血，以及眼底、颅内及皮下出血等，60% 以上有内脏出血；病程中常有发热，为感染所致，感染以口咽部、呼吸道及肛门等部位多见，皮肤黏膜可发生坏死性溃疡而导致败血症，一般治疗难以见效。慢性再障起病缓慢，多以贫血为首发症状，出血以皮肤、黏膜多见，感染多见于呼吸道，较易控制。

（四）治疗

（1）尽可能去除导致再障的各种病因。

（2）积极支持治疗。

（3）雄激素和蛋白同化激素治疗。

（4）造血干细胞移植。

（5）免疫抑制剂治疗。

（6）造血细胞因子治疗。

二、护理

（一）常见护理诊断/问题

1. 活动无耐力

与贫血有关。

2. 体温过高

与感染有关。

3. 组织完整性受损

与血小板减少有关。

4. 自我形象紊乱

与女性患者应用雄激素有关。

5. 知识缺乏

缺乏疾病相关知识。

6. 焦虑

与担心疾病预后和自我形象紊乱有关。

7. 潜在并发症

颅内出血。

（二）护理目标

（1）患者活动后乏力感减轻或消失。

（2）患者体温降至正常，患者能够学会自我保护、预防感染的方法。

（3）患者了解再障的病因、临床表现及预后，了解药物的作用、不良反应及注意事项，能够树立正确、积极的心态，配合治疗。

（4）女性患者能正确面对自我形象紊乱，积极配合治疗。

（5）患者学会自我观察贫血、出血、感染的临床表现，做到早发现、早预防、早治疗，尽可能避免发生颅内出血。

（三）护理措施

1. 一般护理

轻度贫血和血小板（20～50）×10^9/L 时减少活动，卧床休息。重度贫血血红蛋白＜50 g/L 及血小板＜20×10^9/L 时应绝对卧床休息。密切观察患者生命体征及病情，如皮肤、黏膜、消化道及内脏器官有无出血倾向。病房保持空气流通，限制陪伴、探视，避免交叉感染，必要时入住层流病房。医护人员应严格进行无菌操作，避免医源性感染。

2. 饮食护理

嘱患者进食高热量、高维生素、高蛋白、易消化的饮食，避免食物过烫、过硬、刺激性强，以免引起口腔及消化道出血。

3. 输血的护理

重度贫血血红蛋白 < 50 g/L 伴头晕、乏力、心悸时，遵医嘱输注红细胞悬液。输血前，向患者讲解输血的目的、注意事项及不良反应，经两人"三查八对"无误后方可输注。输血中密切观察患者有无输血反应。输血前 30 min、输血后 15 min 及输血完成后分别记录患者生命体征。输血时记录脉搏和呼吸，并记录血型和输血量。

4. 发热的护理

定时测量体温，保持皮肤清洁、干燥，及时更换汗湿的衣物、床单、被套。给予物理降温，如温热水擦浴、冰袋放置大动脉处。一般不用乙醇溶液擦浴，以免引起皮肤出血。协助患者多饮水，遵医嘱使用降温药和抗生素。

5. 出血的预防及护理

嘱患者避免外伤及碰撞，预防皮肤损伤。使用软毛牙刷刷牙，勿剔牙，避免损伤牙龈，引起牙龈出血。勿挖鼻孔，使用清鱼肝油滴鼻，避免鼻腔干燥出血。保持排便通畅，勿用力排便，预防颅内出血的发生。护理操作时，动作轻柔，避免反复多次穿刺造成皮肤损伤，拔针后延长按压时间。血小板 < 5 × 10⁹/L 时尽量避免肌内注射。颅内出血的患者应平卧位休息，头部制动。有呕吐时及时清理呕吐物，保持呼吸道通畅。密切观察患者的生命体征、意识状态、瞳孔变化，准确记录 24 h 出入水量。遵医嘱静脉输入止血药、脱水剂及血小板。

6. 药物指导及护理

向患者讲解应用雄激素、环孢素治疗的作用及不良反应（向心性肥胖、水肿、毛发增多、女性男性化等）。长期肌内注射丙酸睾酮可引起局部硬结，注射部位要交替进行，可进行局部热敷，避免硬结产生。使用 ATG/ALG 时，首次做皮试，输注速度不宜过快，输注过程中密切观察有无不良反应。

7. 心理护理

向患者及其家属讲解疾病的病因、临床表现及预后，取得患者及其家属的信任。增加与患者的沟通与交流，了解患者的真实想法。介绍一些治疗效果好及心态良好的患者与其交谈，使患者正确面对疾病，树立战胜疾病的信心，积极配合治疗和护理。

8. 健康教育

向患者及其家属介绍本病的常见病因、临床症状及体征。长期接触有毒物质或放射性物质者，应提高个人防护意识，做好防护工作，严格遵守操作规则、制度，定期体检。指导患者养成良好的生活习惯及卫生习惯，预防各种出血。教会患者自我观察出血及感染的临床表现，出现时应及时报告医生。向患者讲解骨髓移植的有关知识。妊娠合并再障的患者，应劝其早日终止妊娠。

（彭　娟）

第三节　缺铁性贫血

一、概述

缺铁性贫血（IDA）是贫血中最多见的一种，是当体内的铁储备耗尽时，血红蛋白含成减少引起的一种小细胞低色素性贫血。缺铁性贫血是体内长期铁负平衡的最终结果，可发生于各年龄段。

缺铁性贫血不是一种疾病，而是一种症状，症状与贫血程度和起病缓急及原发病相关。

（一）病因

缺铁性贫血的常见原因如下。

1. 铁丢失过多

失血，尤其是慢性失血，是缺铁性贫血最多见、最重要的原因，如月经过多、钩虫病、胃十二指肠溃疡、痔、肿瘤等。

2. 铁需要量增加而摄入不足

婴幼儿、青少年、妊娠期和哺乳期的妇女，铁的需要量增多，易摄入不足。

3. 吸收障碍

主要与胃肠功能紊乱、不同原因的腹泻、胃酸缺乏有关，临床较少见。

（二）诊断

1. 临床表现

临床表现的轻重主要取决于贫血程度及其发生速度。

（1）贫血的一般表现：乏力、面色苍白、心悸、活动后气促、头晕、头痛和耳鸣等，伴面色苍白、心率增快。血红蛋白水平与临床症状严重程度不完全相关。

（2）缺铁的特殊表现：①上皮组织损害引起的症状，口角炎与舌炎、萎缩性胃炎与胃酸缺乏、皮肤与指甲变化，如反甲；②神经系统症状，包括烦躁不安、易激惹、注意力不集中、表情淡漠、异食癖等，约 1/3 患者表现为神经痛、感觉异常，严重者可有颅内压增高和视神经盘水肿；③并发症，严重持久的贫血可导致贫血性心脏病，甚至心力衰竭。

（3）原发病的临床表现：即导致缺铁的原发疾病的临床表现。

2. 实验室检查

（1）血常规：小细胞低色素性贫血。MCV < 80 fL，MCHC < 0.32，MCH < 27 pg。血涂片可见红细胞体积小、中央淡染区扩大。白细胞、血小板计数正常。

（2）骨髓象：增生活跃，以红细胞系增生为主，粒细胞系、巨核细胞系无明显异常，幼红细胞体积小，呈核老浆幼现象。最具诊断意义的是骨髓小粒铁染色呈阴性，铁粒幼红细胞减少（＜15%）。

（3）血生化检查：血清铁减少，总铁结合力增高，转铁蛋白饱和度下降，铁蛋白减少。

3. 诊断

（1）国内诊断标准：小细胞低色素性贫血，男性 Hb＜120 g/L，女性 Hb＜110 g/L，孕妇 Hb＜100 g/L，MCV＜80 fL，MCH＜27 pg，MCHC＜32%。有明确的缺铁原因；实验室检查中缺铁的相关数据；铁剂治疗有效。

（2）国外诊断标准：血清铁＜8.95 μmol/L，转铁蛋白饱和度＜15%，血清铁蛋白＜12 μg/L，红细胞原卟啉＞1.26 nmol/L。

（三）治疗

缺铁性贫血的治疗主要包括病因治疗和补充铁剂治疗。

1. 病因治疗

去除病因是治疗缺铁性贫血的关键。

2. 铁剂治疗

为治疗缺铁性贫血的有效措施，给药方式包括口服和注射。以口服铁剂为主，每日补铁 150～200 mg。

3. 辅助治疗

加强营养，增加含铁丰富的食品，必要时静脉输血或红细胞悬液。

二、护理

（一）常见护理诊断／问题

1. 营养失调：低于机体需要量

与铁摄入不足、需要量增加、丢失过多、吸收障碍等有关。

2. 活动无耐力

与缺铁性贫血引起组织缺氧有关。

3. 知识缺乏

缺乏缺铁性贫血相关治疗和护理方面的知识。

4. 口腔黏膜受损

与缺铁性贫血引起的口角炎、舌炎有关。

5. 有感染的危险

与缺铁性贫血引起营养缺乏、机体抵抗力降低有关。

6. 有受伤的危险

与缺铁性贫血引起的头晕、乏力有关。

7. 自我形象紊乱

与贫血引起的毛发干枯脱落、反甲、灰甲及异常行为有关。

8. 潜在并发症

贫血性心脏病、心力衰竭等。

（二）护理目标

（1）患者的营养状况恢复正常。

（2）患者的缺氧症状得到改善，活动耐力恢复正常水平。

（3）患者掌握相关疾病知识，能进行很好的自我防护。

（4）患者口腔状况得到改善，黏膜完整。

（5）患者没有发生因贫血所致的感染。

（6）患者没有因贫血而受伤。

（7）患者没有发生并发症。

（8）患者配合治疗。

（三）护理措施

1. 基础疾病的治疗与护理

根治缺铁性贫血的前提是寻找病因、治疗原发病，这也是其他治疗与护理措施有效实施的基础。因此，应加强治疗导致缺铁性贫血的各种原发病，并配合相关的护理。

2. 症状护理

贫血患者一般都会出现面色苍白、乏力、头痛、头晕、注意力不集中等症状，在贫血状况未得到纠正前，要指导患者合理活动与休息，减少机体的耗氧量。与患者一起制订适合其自身的休息与活动计划，一方面要使患者能够接受，另一方面又要让患者有逐步提高自理能力的意识，增加其活动的耐力。总之，活动的原则为循序渐进，以不加重症状为限。重度贫血者应严格卧床休息，限制活动，防止跌倒、受伤；必要时给予吸氧，缓解患者缺氧症状。

3. 心理指导

给患者讲解缺铁性贫血的相关知识，尤其要告知患者治疗原发病的重要性。讲解解除病因是治愈疾病的重要环节，但是又要让患者对疾病有一个正确的认识，树立战胜疾病的信心，使其配合治疗和护理的相关工作。

4. 饮食指导

给予高蛋白、高热量、高维生素、含铁丰富、易消化的饮食，并告知患者及其家属此种饮食的重要性，强调食物多样性，均衡饮食及适宜的进食方法与良好习惯。①铁是合成血红蛋白的必要元素，食物又是补铁的主要途径。所以，应该指导患者多食用含铁丰富的食物，如动物肝、瘦肉、大豆、紫菜、海带、木耳等。动物性食物中的铁含量高且易被吸收，不受膳食组成成分的影响；植物中的铁含量少，容易受膳食组成成分影响，吸收率低，但膳食中维生素 C 含量高及存在还原性物质，利于铁的吸收。因此，缺铁性贫血患者饮食要注意荤素搭配，进食柑橘等富含维生素 C 的果汁饮料。②进食高蛋白的食物可促进铁的吸收，同时要进食一定糖类、脂类，以补充能量，保证蛋白质的有效利用，所以饮食要高蛋白、高热量，但不可高脂饮食，因其会影响胃酸分泌，不利于铁的吸收。③饮食注意：茶叶中的鞣酸能与铁结合成不溶沉淀物，使铁难以吸收，所以餐后不宜立即饮茶水；菠菜中的草酸、柿子中的鞣酸都能降低铁的吸收率，注意避免食用；多钙类食物会影响铁的吸收，如牛奶。④减少刺激性强的食物，对于进食困难、食欲减退的患者可以少量多餐，注重食品多样化，经常变换食品种类、烹饪方法，做到色、香、味俱全，提供良好的环境以利于患者进餐。⑤指导患者养成良好进食习惯：不挑食，定时、定量，细嚼慢咽。⑥宜用铁锅炒菜，以吸收无机铁。⑦指导家长在小儿出生后 4 个月添加蛋黄及含铁辅食，注意根据不同年龄段喂含铁丰富的食物。

5. 药物指导

分为口服铁剂和注射铁剂的护理指导。

（1）口服铁剂：注意事项如下。①口服铁剂应在饭后服用。首先，饭后服用可以减少胃肠道症状。其次，食物可以延长铁剂在肠道的时间，使其被充分吸收。最后，饭后 30 ～ 40 min 是胃酸分泌的最活跃时期，此时服用铁剂吸收效果最佳。②小剂量、长时间：小剂量服用，以满足治疗贫血所需，且不至于发生不良反应。同时要长时间服用，要服用至血红蛋白恢复正常后 3 ～ 6 个月。③口服铁剂时加服维生素 C，以促进铁的吸收，减少不良反应，避免与浓茶、咖啡、牛奶同服，也要避免服用抗酸药和 H_2 受体拮抗剂。④服用液体铁剂可以使用吸管，以减少其在口腔停留时间，避免牙齿被染黑。⑤铁剂在肠道内与硫化氢结合会使大便颜色呈现黑色，要告知患者，消除其焦虑。另外，因铁剂使肠蠕动减慢，易致便秘，应嘱患者多食膳食纤维食物。⑥坚持服用，按剂量、疗程服用，定期检查，保证疗效的同时避免因过量而引起中毒。

（2）注射铁剂：注意事项如下。①首次使用注射铁，需用 0.5 mL 试验剂量进行试验性用药，同时备好抢救用品（盐酸肾上腺素），以备抢救。②当试验无过敏反应后方可常规剂量用药，剂量须准确，因为铁剂不经肠黏膜吸收直接入血，故剂量要准确，避免过量引起急性铁中毒。③注射方法为深部肌内注射，以利吸收，同时避免局部疼痛和硬结形成，需长时间注射，应左右交替，经常更换注射部位，采用"Z"形肌内注射法，避免药液溢出引起皮肤发黑。④使用注射铁剂后，患者常出现尿频、尿急。因此，嘱咐患者多饮水。⑤严格掌握注射铁剂使用适应证：口服铁剂后胃肠道反应严重，患者无法耐受；严重消化道疾病致肠道铁吸收障碍；须短时间恢复血红蛋白水平，纠正贫血，而口服铁剂无法满足。⑥遵医嘱合理使用铁剂，观察疗效及不良反应。应用铁剂治疗后，患者自觉症状逐渐改善，网织红细胞随之升高，1 周左右达到高峰，血红蛋白在 2 周左右开始升高，1 ～ 2 个月恢复正常。为了补充储存铁，在血红蛋白恢复正常后仍需使用铁剂 3 ～ 6 个月或当血清铁蛋白 > 50 μg/L 后才停药，告知患者坚持长期服用铁剂及正规服药的必要性。

6. 病情监测

注意倾听患者的诉说，即自觉症状；注意观察患者的症状及体征，预防并发症的发生；询问患者用药及饮食情况；定期检测血常规及生化指标，观察疗效，以改进治疗和护理方案。

7. 健康指导

（1）告知患者及其家属缺铁性贫血疾病的相关知识，使患者对疾病有一定的认识，使之更加积极主动地配合治疗和护理。

（2）指导自我护理：注意休息，加强营养，均衡饮食，多摄取富含铁的食物，荤素结合；纠正不良生活习惯，不挑食、偏食；建议使用铁锅，增加无机铁的吸收；注意个人卫生，避免感染。

（3）高危人群指导：婴幼儿生长发育快，注意指导辅食添加铁剂；妊娠后期、哺乳期妇女给予小剂量铁剂，预防缺铁；生长发育期青少年也要注意食用含铁丰富的食物，养成健康饮食习惯，注意食物多样化。

（4）自我检测病情，如发现心率加快、呼吸困难、不能平卧、尿量减少等，应及时就医。

（彭　娟）

第四节　血友病

一、概述

血友病是一组由于血液中某些凝血因子的缺乏而导致患者产生严重凝血功能障碍的遗传性出血性疾病。男女均可发病，但绝大多数患者为男性。其共同特征是活性凝血活酶产生障碍，凝血时间延长，终身具有轻微创伤后出血倾向，重症患者没有明显外伤也可发生自发性出血。血友病包括血友病 A（甲）、血友病 B（乙）和血友病 C（凝血因子 XI 缺乏症）。前两者为 X 连锁隐性遗传，后者为常染色体不完全隐性遗传。血友病在先天性出血性疾病中最为常见，出血是该病的主要临床表现。

（一）遗传方式

血友病是一组先天性凝血因子缺乏导致的疾病。先天性因子Ⅷ缺乏为典型的 X 连锁隐性遗传，由女性传递，男性发病（图 2-1）。控制凝血因子Ⅷ合成的基因位于 X 染色体，属于伴 X 染色体隐性遗传病。

没有血友病的父亲
XY

携带致病基因的母亲
X⊗

XX
非携带者
女

X⊗
携带者
女

XY
非血友病
男

⊗Y
血友病
男

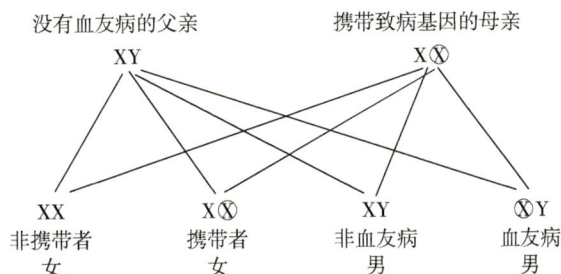

图 2-1　染色体配型 1

表现正常的女性携带者与正常男性之间的婚配，子代中儿子将有 50% 受累，女儿不发病，但 50% 为携带者（图 2-2）。

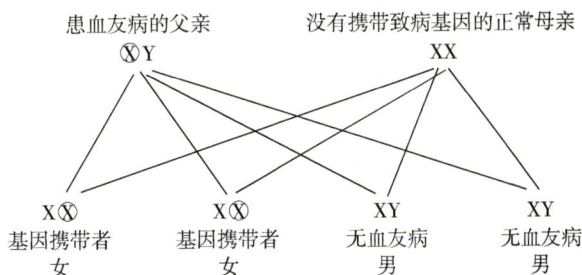

患血友病的父亲
⊗Y

没有携带致病基因的正常母亲
XX

X⊗
基因携带者
女

X⊗
基因携带者
女

XY
无血友病
男

XY
无血友病
男

图 2-2　染色体配型 2

男性血友病患者与正常女性之间的婚配，所有子女的表现都正常，但由于交叉遗传，父亲的带病 X 染色体一定传给女儿，因此所有女儿均为携带者。

（二）诊断

（1）临床表现。

1）出血是该病的主要临床表现，以软组织、肌肉和负重关节出血为特征。出血可有诱因，如轻微外伤、拔牙、注射等，亦可发生自发性出血。①皮肤、黏膜出血。②肌肉出血和血肿。③关节出血。④内脏出血。

2）出血所致压迫症状及并发症，如疼痛、肌肉萎缩、麻木、水肿等。

3）临床分型，见表 2-1。

表 2-1　血友病的临床分型

分型	凝血因子水平（%）	临床表现
重型	< 1	出血经常发生在肌肉或关节中（主要是膝、肘和踝关节）；1 周可能出血 1 ~ 2 次；可能会有不明原因的出血

续表

分型	凝血因子水平（%）	临床表现
中型	1 ~ 5	手术、受伤或牙科治疗后可能会出血很长时间；每个月大约有 1 次出血的可能；很少或从来没有无明确原因的出血
轻型	>5	手术或受伤后可能会出血很长时间；可能从来没有出血问题；不经常出血；除非受伤，一般不会出血

（2）家族遗传史。

（3）实验室出凝血及凝血因子促凝活性检测。

（三）急救措施

及早地使用凝血因子进行替代治疗是全部治疗有效的关键。另外，可以采取以下措施。①休息（制动）：将手臂或腿用枕头垫高休息，或者使用吊带或绷带，不要活动出血的关节。②冰敷：用湿毛巾包裹冰袋等敷于出血部位，敷 5 min 后，暂停至少 10 min。如关节仍然感觉发热，应按上述方法继续冰敷，这样可以减少疼痛，限制出血。③压迫包扎：用弹力绷带或弹力袜压迫包扎出血部位以减轻淤血和水肿。④抬高出血的部位：利用枕头或被子垫高出血的手臂或小腿。抬高出血的部位到比心脏高的位置，以利于减轻出血部位血液压力并促进静脉回流。

（四）治疗

在出血发生后要尽快进行治疗，疼痛在几分钟内可减轻。在某些情况下要重复输入血制品，如在关节或肌肉持续疼痛和肿胀时；在口腔受伤出血几小时后止住但又再次发作时；当伤口缝线时或在头部受伤后。

（1）局部止血。

（2）替代治疗：目前血友病的治疗仍以替代治疗为主，可选择新鲜冰冻血浆、冷沉淀及浓缩凝血因子制剂。

（3）正确处理关节积血，减少关节损害，预防畸形。

（4）应用抗纤溶药物。

（5）应用糖皮质激素。

二、护理

（一）常见护理诊断／问题

1. 有损伤的危险：出血

与凝血因子缺乏有关。

2. 疼痛

与关节血肿、关节病变有关。

3. 有失用综合征的危险

与关节腔积血、关节病变有关。

4. 恐惧和害怕

与出血不止、危及生命有关。

5. 焦虑

与终生性出血倾向、担心丧失劳动力有关。

（二）护理目标

（1）患者出血停止，凝血因子接近正常或正常。

（2）患者关节血肿、疼痛减轻或消失，了解并学会减轻疼痛的方法。

（三）护理措施

1. 心理护理

血友病是一种终生性出血性疾病，反复出血，患者及其家属易产生悲观、绝望情绪，从而放弃治疗。护士应与患者进行沟通，解除患者焦虑、恐惧、自卑及严重情绪不安状态，帮助患者树立信心。与患者及其家属共同制订护理计划，以便给患者提供持续性护理。鼓励患者参加非创伤性活动，提高生活质量。提供有关血友病的医疗信息，并告知患者及其家属，血友病作为一种单基因疾病，随着基因技术迅速发展，不久的将来应用基因治疗将会得以治愈。

2. 病情观察

（1）注意观察患者可能出现的一些出血特征，观察易出血部位的皮肤，如发现患者精神倦怠、乏力，局部疼痛、皮温增高，应警惕有出血可能，及时采取措施，并及时记录。

（2）注意观察和警惕大出血，特别是隐匿性的大出血或重要脏器出血，如咽喉及颈部出血、中枢神经系统出血、腹膜后出血、深部撕裂伤口出血等。

（3）密切观察生命体征，尤其是血压及血红蛋白的变化。

3. 急性出血期的护理

（1）及时补充缺乏的凝血因子：可针对不同类型血友病选用新鲜冷冻血浆、冷沉淀物、FⅧ浓缩剂、凝血酶原复合物等进行输注。治疗根据患者所缺乏凝血因子种类每日1～2次。

（2）注意休息：急性出血期患者应卧床休息。若为关节出血，则应抬高患肢，并将患肢放在较舒服的功能位置，以防止或对抗痉挛姿势的出现。膝关节出血时，可在腘下垫一个垫子或使用垫托夹板。肘关节出血时可用吊带吊起上臂或用绷带包裹，但不能太紧，以防血液循环不畅。颈部出血应注意患者的呼吸情况，尿血者嘱多饮水。

（3）冷敷：出血早期，冷敷可使局部血管收缩，利于止血。用湿毛巾包裹冰袋或冰块置于患处。冰敷每次不超过 10 min，每日 3～4 次。冷敷时应密切观察，以防冻伤。

（4）其他严重出血护理：对腹腔内出血的患者，要密切注意休克的发生，随时观察其生命体征，注意脉搏、呼吸、血压、意识及瞳孔的变化。消化道出血者应观察呕血或便血量，予以记录。泌尿系统出血者，应观察尿颜色、尿量及有无血块堵塞症状。广泛的肌肉、皮下出血时，可局部加压、冷敷以利于止血、止痛。对于肌肉、皮下出血形成的血肿不得用针吸。咽喉或颈部的皮下、肌肉出血应密切观察血肿压迫情况，保持呼吸道的通畅。颅内出血应进行脱水治疗以降低颅内压。

（5）关节功能训练：关节疼痛缓解后，鼓励患者积极进行关节功能训练。小心活动患处关节，开始时活动幅度不宜过大，遵守循序渐进的原则。恢复期可进行按摩，以改善局部血液循环，消除肿胀，促进肢体功能恢复，按摩应轻柔缓慢，以防引发新的出血。

4. 预防出血的指导

避免各种外伤；勿做剧烈运动；若需拔牙或手术，应先告知医生自己是血友病患者；有抑制血小板聚集或防止血栓形成的药物要禁服；禁止肌内注射，以防肌肉血肿形成。若出现尿血，要多喝水。伴有贫血者多补充蛋白及富含铁、钾、钠、钙、镁的食物，如瘦肉、动物肝、蛋、奶等。若为关节出血或局部出血，可先进行加压包扎、冷敷，然后到医院就诊。

5. 健康教育

（1）向患者家属介绍血友病的防治知识，使他们对本病有正确的认识，在生活中给予最大的支持，严格执行保护性医疗制度，增强患者的安全感。向患者及其家属介绍此病的遗传学知识，以消除他们的过分担忧。为减少外伤及关节损伤，一般患者在无症状期，可以参加不易受伤的活动或工作，如从事音乐、美术、计算机操作等工作，避免剧烈运动和重体力劳动。发现出血症状应及时诊治。

（2）发放疾病跟踪卡，记录患者姓名、血型、血友病种类、就诊医院及常用的凝血因子制剂，以便在发生意外时，凭此卡立即接受合理的治疗。

教会患者正确的填写方法，指导其在日常生活中随身携带。

（3）注意牙病的预防，以避免牙科手术。刷牙时选用优质软毛牙刷，以免损伤牙龈和口腔黏膜。

（4）因阿司匹林会抑制血小板的黏附功能和聚集而抑制血栓形成，同时会损害胃黏膜造成出血，故应避免使用阿司匹林或含有阿司匹林的药物。对出血后的疼痛，可服用非那西丁衍化物，如对乙酰氨基酚或喷他佐辛等治疗。某些抗感冒药物如感冒通含有抗组胺药物，对血小板功能也有影响，嘱患者在服用非处方药物前向医护人员咨询。

6. 建立随访记录

对患者进行定期随访，建立书信联系，编写血友病患者须知，指导患者避免日常生活中不必要的损伤。建立血友病患者档案，指导血友病患者树立正确的婚育观，对血友病家族中的女性携带者进行检查并开展产前诊断，防止血友病患儿或携带者的出生，降低血友病的发病率。

7. 家庭护理

给血友病患者提供正确、有效的家庭护理是降低伤残率、提高生活质量的有效措施。

（1）饮食、穿着护理：给予高蛋白、高维生素、富含铁质的饮食，补充有助于止血的食物，如花生。衣着要柔软、舒适，冬天适当穿得厚实，对容易受伤的关节做好保护，可适当使用护腕、护膝，尽量避免磕碰。

（2）健康指导：鼓励患者进行适当运动，日常适当的运动能有效预防肌无力和关节反复出血，可进行游泳、散步、骑自行车等活动，避免剧烈和接触性运动。讲解疾病相关知识，指导患者及其家属学会必要的应对疾病的措施及急救处理方法，包括静脉注射，正确应用凝血因子及其他一些止血方法。

（彭　娟）

第五节　特发性血小板减少性紫癜

一、概述

特发性血小板减少性紫癜（ITP）又称免疫性血小板减少性紫癜，是一种常见的获得性血小板减少性疾病，儿童或成人均可患病，特征为血小板寿命缩短，骨髓巨核细胞增多或正常。临床表现为自发性皮肤、黏膜出血，血小板减少。按病情分为急性和慢性ITP，急性ITP多见于儿童，多可治愈；慢性ITP多见于成人，好发于青年女性，病情迁延。

（一）病因与发病机制

本病病因尚未完全阐明，可能与以下因素有关。

（1）免疫因素：抗血小板抗体使其在单核吞噬细胞系统中被破坏，包括脾、肝甚至骨髓。脾是产生血小板抗体和血小板破坏的主要场所。

（2）抗血小板抗体与巨核细胞结合，使其成熟障碍，血小板产生减少。

（3）血小板减少使毛细血管脆性增加。

（4）抗血小板抗体可引起血小板功能障碍或影响血小板聚集。

（二）诊断

（1）临床表现，见表2-2。

表 2-2 ITP 的临床表现

项目	急性 ITP	慢性 ITP
年龄	儿童，3 ~ 7 岁多见	成人，20 ~ 40 岁多见
性别	无差异	F：M = 4：1
起病	急骤	缓慢、隐匿
发病前感染史	发病前 1 ~ 3 周常有感染	通常无
出血	紫癜，黏膜、内脏出血	以皮肤、黏膜出血为主，月经多
血小板计数	$20 \times 10^9/L$	（30 ~ 80）$\times 10^9/L$
巨核细胞	正常或增多，胞体小，幼稚型比例增高，无血小板形成	正常或增多，胞体大小正常，颗粒型比例增多，血小板形成减少
病程	2 ~ 6 周	长，可数年

1）皮肤、黏膜出血：皮肤出现瘀斑、瘀点，以四肢特别是下肢多见，黏膜出血表现为鼻、牙龈及口腔黏膜出血。此外，还可见月经增多，外伤后出血不止。严重表现为血尿、消化道出血、颅内出血。

2）贫血：一般无贫血，但反复出血、出血量较多者可发生缺铁性贫血。

（2）多次实验室检查均显示血小板计数减少。

（3）脾不大或仅轻度大。骨髓检查巨核细胞数增多或正常，伴有成熟障碍。

（4）排除继发性血小板减少症，如自身免疫性疾病、药物性感染等。

（5）以下检查中应具有其中 1 项。

1）泼尼松治疗有效。

2）脾切除治疗有效。

3）血小板相关免疫球蛋白（PAIg）增多。

4）血小板相关补体 3（PAC3）增高。

5）血小板寿命缩短。

（三）治疗

治疗原则：出血与血小板数目相关，除非做大手术，血小板 $\geq 50 \times 10^9/L$ 者一般不需要治疗，血小板 $< 20 \times 10^9/L$ 伴出血者需要治疗。

（1）急性 ITP 多为自限性，出血症状轻微者可密切观察。

（2）一般治疗：卧床休息，避免受伤，避免服用非甾体抗炎药等抗血小板药物，去除可能的诱因，如控制感染、停用可疑药物等。

（3）肾上腺皮质激素：泼尼松 1 mg/kg 口服，有效者待血小板升至 $100 \times 10^9/L$，减量维持，一般疗程 3 ~ 6 个月。

（4）大剂量丙种球蛋白静脉滴注 0.4 g/kg，连续 5 d，或 1 g/kg，连续 3 d。

（5）脾切除：适用于严重血小板减少，经内科药物治疗控制不佳者。

（6）免疫抑制剂：环磷酰胺、长春新碱、硫唑嘌呤、CD20 单克隆抗体，适用于难治性患者。

（7）血小板输注：严重血小板降低、有 ITP 引起的致命性出血风险者。

二、护理

（一）常见护理诊断／问题

1. 出血

与血小板减少有关。

2. 皮肤、黏膜完整性受损

与血小板减少有关。

3. 有感染的危险

与长期大剂量使用糖皮质激素有关。

4. 自我形象紊乱

与糖皮质激素引起不良反应有关。

5. 知识缺乏

对疾病的治疗、护理不了解。

6. 焦虑

与治疗未见效有关。

（二）护理目标

（1）患者皮肤、黏膜出血范围缩小至停止出血，血小板检查接近正常。

（2）患者能正确认识身体外表的改变并能适应。

（3）患者能认识自己的疾病，能应用有效的应对机制，适应感增强。

（三）护理措施

1. 病情观察

密切观察病情变化，随时注意患者皮肤、黏膜、消化道、泌尿道等部位的出血倾向。如有大出血，应及时对症处理，并报告医生，做好抢救准备，应有专人护理，定时测量并记录血压、呼吸、脉搏。

2. 心理护理

（1）首先要与患者及其家属建立相互信任的关系，了解患者，鼓励患者讲出关键的问题。帮助患者认识不良心理状态。

（2）使患者保持镇静，避免情绪紧张而激发或加重出血。必要时遵医嘱给予镇静药物。

（3）讲解有关用药知识及不良反应。

（4）鼓励患者学会自我护理，根据自身情况进行适当户外活动，增加对外界的适应能力。

（5）鼓励患者与亲人、病友沟通，争取社会支持和帮助，减少孤独感，增强康复信心，积极配合治疗。

3. 饮食及生活护理

（1）给予高维生素、高蛋白、高热量、易消化软食，禁食有刺激、油炸、粗糙、硬的食物。有消化道出血时遵医嘱禁食，出血情况好转，可逐步改为少渣半流质、软食或普食。饮水、食物温度不宜过高，约40℃。

（2）血小板数低于 50×10^9/L 时减少活动，增加卧床休息时间；血小板 $< 20 \times 10^9$/L 时卧床休息。防止身体受外伤，如跌倒、碰撞。

（3）床单应清洁、整齐、无褶皱，衣服应柔软、宽松。避免搔抓皮肤，保持皮肤清洁，定期擦洗，擦洗水温约40℃即可。

（4）嘱患者不要用手挖鼻腔，平时可用鱼肝油滴鼻，防止鼻黏膜干燥出血。

（5）保持口腔清洁，饭前、饭后、睡前盐水漱口。口腔有出血时，予以去甲肾上腺素液和碳酸氢钠液交替漱口。不要用牙签剔牙，禁用硬毛牙刷刷牙。

（6）保持排便通畅，排便时不可过于用力。必要时，使用开塞露协助排便，避免腹内压力增高引起出血。

4. 健康教育

（1）本病在春、夏季易发，出院时，嘱患者避免受凉或感冒而诱发。

（2）慢性患者适当限制活动，血小板 $< 50 \times 10^9$/L 时，勿做较强体力活动，可适当短时间散步。预防各种外伤。

（3）避免使用可能引起血小板减少或抑制血小板功能的药物。定期门诊检查血小板，坚持治疗。

（4）慢性型常反复发作，多迁延不愈达数年或更长时间，很少自然缓解。向患者及其家属讲解慢性型易反复发病，多数发病与患者过劳、精神持续紧张及躯体不适有关。使他们了解疾病的特点，学会寻找诱发原因，注意予以避免，以减少发作。另外，患者要增强治病信心，家属应给予患者精神、物质的支持。

（5）急性型和慢性型急性发作的患者，要注意对大量出血的识别及及时处理，尽量减少、避免严重并发症及死亡的发生。

（彭　娟）

第六节　过敏性紫癜

一、概述

过敏性紫癜是一种较常见的变态反应性出血性疾病，又称出血性毛细血管中毒症。多发于儿童和青少年，少见于中老年，男、女比例为 3 : 2。春、秋季发病多，占全年发病的 65%。

（一）病因

（1）细菌或病毒感染占 22.5%。

（2）食物因素：异性蛋白质，如鱼、虾、蟹、蛋、牛奶等。

（3）药物因素：包括青霉素、头孢菌素类抗生素、解热镇痛药等。

（4）其他因素：如预防接种、植物花粉、昆虫叮咬等。

（二）发病机制

（1）速发性变态反应。

（2）抗原—抗体复合物反应。

（三）诊断

1. 临床表现

（1）前驱症状：发病前 1 ~ 3 周常有咽痛、低热、上呼吸道感染及全身不适等。

（2）皮肤：临床上最常见，紫癜主要对称分布于四肢大关节附近和臀部，大小不等，对称分布，分批出现，可伴荨麻疹或水肿、多形性红斑，有瘙痒感。

（3）关节：累及肘、腕、膝、踝等大关节；呈非对称性及非游走性，表现可有关节肿胀，持续时间短，一般数日后减轻或消退，无后遗症。

（4）腹部：腹痛呈阵发性绞痛或持续性钝痛，可伴有恶心、呕吐、腹泻、便血，严重者可出现肠套叠、肠梗阻，儿童较多见。

（5）肾：儿童多见，表现为血尿、蛋白尿、水肿及高血压，少数患者可发展为肾病综合征、慢性肾炎。

（6）神经系统表现：头晕、头痛、惊厥、昏迷等。依据临床表现将本病分为单纯型、腹型、关节型、肾型、混合型。

2. 实验室检查

（1）白细胞计数正常或轻度升高。

（2）血小板计数、凝血、骨髓检查正常。

（3）约 50% 的患者毛细血管脆性阳性，血清 IgA 增高。

（四）治疗

（1）病因防治：消除致病因素，清除局部病灶，防止呼吸道感染，避免可能致敏的药物和食物。

（2）抗组胺药物：氯苯那敏等。

（3）降低血管壁通透性：芸香苷（芦丁）、维生素 C 及葡萄糖酸钙。

（4）肾上腺糖皮质激素。

（5）免疫抑制剂。

（6）抗凝治疗：适用于肾型患者。

（7）其他：对症治疗、外用药物及中医中药。

二、护理

（一）常见护理诊断/问题

1. 有出血的危险

与血管通透性增强和血管脆性增加有关。

2. 疼痛

与腹型及关节型过敏性紫癜有关。

3. 组织完整性受损

与血管通透性增强和血管脆性增加有关。

4. 有肾损害的危险

与肾型过敏性紫癜有关。

5. 知识缺乏

缺乏疾病相关的知识。

（二）护理目标

（1）患者不发生出血，或者出血后能被及时发现并处理。

（2）患者疼痛能有效减轻或消失。

（3）患者不发生肾功能损害或已经发生后肾功能损害不加重。

（4）患者能正确面对疾病，积极配合治疗和护理。

（5）患者掌握休息、活动、饮食等的注意事项。

（三）护理措施

1. 病情观察

（1）皮肤型：观察患者皮下出血的大小，出血直径 2 mm 以下为瘀点，直径 3～5 mm 为紫癜，直径＞5 mm 为瘀斑。观察出血的颜色，初为紫红色，数日后可逐渐变为紫色、黄褐色、淡黄色，直至完全消退。观察出血的分布，多为对称分布于下肢和臀部，大小不等，分批出现。观察出血消长情况，一般数日内自行消退，如出现融合、出血性坏死提示病情加重。

（2）腹型：观察患者腹痛的部位、程度，有无压痛及反跳痛，有无肌紧张的情况，警惕肠穿孔的可能。如有腹泻或血便，应注意观察腹泻的次数、颜色、量的变化，密切监测生命体征，警惕失血性休克的发生。

（3）关节型：观察患者关节疼痛的部位、程度、有无红肿及活动障碍，指导患者减少关节活动。

（4）肾型：观察患者尿液颜色、尿量及尿液化验检查结果。因为部分严重的肾型过敏性紫癜患者可发展成慢性肾炎肾病综合征，可伴有高血压及水肿，所以还应观察血压及水肿情况。

2．心理护理

（1）理解、关心患者，向患者及其家属介绍本病的相关知识，保持情绪稳定，安心配合治疗和护理。

（2）治疗前向患者解释用药的重要性及用药后可能出现的不良反应，消除顾虑，取得配合。

（3）当患者出现疼痛时，安慰患者，及时给予心理疏导。

3．生活护理

（1）指导患者在急性期卧床休息。

（2）保持皮肤的清洁与干燥，如有瘙痒，禁止用手抓挠。避免损伤皮肤引起皮肤破损、出血、感染；保持床单平整，穿棉质内衣，使用温热水洗浴，禁止使用化学制剂清洁皮肤；水肿患者应定时翻身，避免压疮发生。

（3）在关节肿痛时，指导患者减少关节活动，忌冷、热敷，协助患者将受累关节安置于功能位，注意保暖。

（4）患者出现腹痛时，可采用屈膝平卧位，可减轻疼痛。

（5）腹泻或血便时要加强肛周护理，每次便后及时使用温热水清洗肛周，预防肛周感染。

（6）预防感冒，避免接触感染患者。

4．治疗及用药指导

（1）积极查找过敏原，可做过敏原试验。在找到过敏原或可疑过敏原时要及时告知医生，避免患者再次接触过敏物质。

（2）使用肾上腺糖皮质激素治疗时要告知患者用药的不良反应，如向心性肥胖、多毛、痤疮样皮疹、感染、应激性消化道溃疡等，增加患者的依从性，避免由于患者自行停药而引起复发。

（3）应用抗组胺药物时可能会引起发困，嘱患者休息；应用环磷酰胺时可能会引起骨髓抑制和出血性膀胱炎，嘱患者多饮水，预防感染，观察尿液的颜色；使用钙剂时要预防心动过速，注意观察患者的心率变化。

（4）进行穿刺时动作要轻柔，避免长时间使用止血带而引起出血，严格执行无菌操作，预防感染。操作完毕，注意增加按压时间。

5. 健康教育

（1）向患者及其家属介绍本病的相关知识，告诉患者该病为变态反应性疾病，常见原因有感染、食物、药物及生活中常见的过敏物质，要积极寻找可疑过敏原，避免接触过敏物质，预防复发。

（2）指导患者加强锻炼，提高身体素质，减少感染发生。

（3）不滥用药，对于可能引起过敏的药物要遵医嘱服用，注意观察用药后反应。

（4）对于花粉过敏者，在春季注意戴口罩，减少外出。

（彭　娟）

第三章 神经外科护理

第一节 颅脑损伤

一、概述

颅脑损伤是暴力直接或间接作用于头部引起颅骨及脑组织的损伤。可分为开放性颅脑损伤和闭合性颅脑损伤。颅底骨折可出现脑脊液耳漏、鼻漏。脑干损伤时可出现意识障碍、去大脑强直，严重时发生脑疝而危及生命。颅脑损伤的临床表现为意识障碍、头痛、恶心、呕吐、癫痫发作、肢体瘫痪、感觉障碍、失语及偏盲等。重度颅脑损伤以紧急抢救、纠正休克、清创、抗感染及手术为主要治疗方法。

颅脑损伤的分型目前国际上通用的是 GCS 方法。这是 1974 年英国 Glasgow 市一些学者设计的一种脑外伤昏迷评分法，经改进后被推广，现成为国际上公认评判脑外伤严重程度的准绳，统一了对脑外伤严重程度的目标标准（表 3-1）。根据 GCS 对昏迷患者检查睁眼、言语和运动反应进行综合评分。正常总分为 15 分，病情越重，积分越低，最低 3 分。总分越低表明意识障碍越重，伤情越重。总分在 8 分以下表明已达昏迷阶段。

我国的颅脑损伤分型大致划分为：轻型、中型、重型（其中包括特重型）。轻型 13～15 分，意识障碍时间在 30 min 内；中型 9～12 分，意识模糊至浅昏迷状态，意识障碍时间在 12 h 以内；重型 5～8 分，意识呈昏迷状态，意识障碍时间大于 12 h；特重型 3～5 分，伤后持续深昏迷。

1. 轻型（单纯脑震荡）

（1）原发意识障碍时间在 30 min 以内。

（2）只有轻度头痛、头晕等自觉症状。

（3）神经系统和脑脊液检查无明显改变。

（4）可无或有颅骨骨折。

表 3-1 脑外伤严重程度目标标准

睁眼反应	记分	言语反应	记分	运动反应	记分
正常睁眼	4	回答正确	5	按吩咐动作	6
呼唤睁眼	3	回答错乱	4	刺痛时能定位	5
刺痛时睁眼	2	词句不清	3	刺痛时躲避	4
无反应	1	只能发音	2	刺痛时肢体屈曲	3
		无反应	1	刺痛时肢体伸直	2
				无反应	1

2. 中型（轻的脑挫裂伤）

（1）原发意识障碍时间不超过 12 h。

（2）生命体征可有轻度改变。

（3）有轻度神经系统阳性体征，可有或无颅骨骨折。

3. 重型（广泛脑挫伤和颅内血肿）

（1）昏迷时间在 12 h 以上，意识障碍逐渐加重或有再昏迷的表现。

（2）生命体征有明显变化，即出现急性颅内压（ICP）增高症状。

（3）有明显神经系统阳性体征。

（4）可有广泛颅骨骨折。

4. 特重型（有严重脑干损伤和脑干衰竭现象者）

（1）伤后持续深昏迷。

（2）生命体征严重紊乱或呼吸已停止者。

（3）出现去大脑强直、双侧瞳孔散大等体征者。

二、护理

（一）重型颅脑损伤的护理

1. 卧位

依患者伤情取不同卧位。

（1）低颅压患者适取平卧位，如头高位时则头痛加重。

（2）颅内压增高时，宜取头高位，以利颈静脉回流，减轻颅内压。

（3）脑脊液漏时，取平卧位或头高位。

（4）重伤昏迷患者取平卧、侧卧与侧俯卧位，以利口腔与呼吸道分泌物向外引流，保持呼吸道通畅。

（5）休克时取平卧或头低卧位，时间不宜过长，避免增加颅内淤血。

2. 营养的维持与补液

重型颅脑损伤的患者由于创伤修复、感染和高热等原因，机体消耗量增加，维持营养及水、电解质平衡极为重要。

（1）伤后 2 ~ 3 d 内一般予以禁食，每日静脉输液量 1 500 ~ 2 000 mL，不宜过多或过快，以免加重脑水肿与肺水肿。

（2）应用脱水剂甘露醇时应快速输入。

（3）出血性休克的患者宜先输血。严重脑水肿患者先用脱水剂后酌情输液，补液须缓慢限制入液量，以免加重脑水肿。

（4）脑损伤患者输浓缩人血白蛋白与血浆，既能增高血浆蛋白，也有利于减轻脑水肿。

（5）长期昏迷，营养与水分摄入不足，可输氨基酸、脂肪乳剂，间断小量输血。

（6）准确记录出入量。

（7）颅脑伤可致消化吸收功能减退，肠鸣音恢复后，可用鼻饲给予高蛋白、高热量、高维生素和易于消化的流质，常用混合奶（每 1 000 mL 所含热量约 4.6 kJ）或要素饮食用输液泵维持。

（8）患者吞咽反射恢复后，即可试行喂食，开始少量饮水，确定吞咽功能正常后，可喂少量流质饮食，逐渐增加，使胃肠功能逐渐适应，防止发生消化不良或腹泻。

（二）呼吸系统护理

（1）保持呼吸道通畅，防止缺氧、窒息及预防肺部感染。

（2）氧疗：术后（或入监护室后）常规持续吸氧 3 ~ 7 d，中等浓度吸氧（氧流量 2 ~ 4 L/min）。

（3）观察呼吸音和呼吸频率、节律并准确描述、记录。

（4）深昏迷或长期昏迷、舌后坠影响呼吸道通畅者，早期行气管切开术。

（5）做好气管切开后护理，监护室做好空气消毒隔离，保持一定温度和湿度（温度 22 ~ 25℃，相对湿度约 60%）。

（6）吸痰要及时，按无菌操作，吸痰要充分和有效，动作要轻，防止损伤支气管黏膜，一次性吸痰管可防止交叉感染。一人一盘，每吸一次戴无菌手套，气管内滴入稀释的糜蛋白酶＋生理盐水＋庆大霉素有利于黏稠痰液的排出。

（7）做好给氧，辅助呼吸：呼吸异常，可给氧或进行辅助呼吸，呼吸频率每分钟少于 9 次或超过 30 次，血气分析氧分压过低，二氧化碳分压过高，呼吸无力及呼吸不整等都是呼吸异常的征象。通过吸氧及浓度调整，使 PaO_2 维持在 1.3 kPa 以上，$PaCO_2$ 保持在 3.3 ~ 4.0 kPa，代谢性酸中毒者静脉补充碳酸氢钠，代谢性碱中毒者可通过静脉补生理盐水给予纠正。

（三）颅内伤情监护

重点是防治继发病理变化，在颅内血肿清除后脑水肿是颅脑损伤后最突出的继发变化，伤后48～72 h达到高峰，采用甘露醇或速尿＋白蛋白每6 h 1次，交替使用。

（1）准确判断意识状态。①清醒：回答问题正确，判断力和定向力正确。②模糊：意识朦胧，可简单回答但不一定确切，判断力和定向力差，伤员呈嗜睡状。③浅昏迷：意识丧失，对痛刺激尚有反应，角膜、吞咽反射和病理反射均尚存在。④深昏迷：对痛的刺激已无反应，生理反射和病理反射均消失，可出现去大脑强直、尿潴留或充溢性失禁。如发现伤员由清醒转为嗜睡或躁动不安，或有进行性意识障碍重时，可考虑有颅内压增高表现，可能有颅内血肿形成，要及时采取措施。应早行 CT 扫描确定是否颅内血肿。对原发损伤的程度和继发性损伤的发生、发展均是最可靠的指标。避免过度刺激和连续护理操作，以免引起颅内压持续升高。

（2）严密观察瞳孔（大小、对称、对光反射）变化。病情变化往往在瞳孔细微变化中发现，如瞳孔对称性缩小并有颈项强直、剧烈头痛等脑膜刺激征，常为伤后出现的蛛网膜下隙出血，可做腰椎穿刺放出 1～2 mL 脑脊液证实；如双侧瞳孔针尖样缩小、对光反射迟钝，伴有中枢性高热、深昏迷则多为桥脑损害；如瞳孔对光反射消失、眼球固定，伴深昏迷和颈项强直，多为原发性脑干伤，伤后伤侧瞳孔先短暂缩小继之散大，伴对侧肢体运动障碍，则往往提示伤侧颅内血肿；如一侧瞳孔进行性散大，对光反射逐渐消失，伴意识障碍加重、生命体征紊乱和对侧肢体瘫痪，是脑疝的典型改变；如瞳孔对称性扩大、对光反射消失则伤员已濒危。

（3）生命体征对颅内继发伤的反映，以呼吸变化最为敏感和多变。颅脑损伤对呼吸功能的影响主要有：①脑损伤直接导致中枢性呼吸障碍；②间接影响呼吸道，发生支气管黏膜下水肿出血、意识障碍者，呼吸道分泌物不能主动排出、咳嗽和吞咽功能降低，引起呼吸道梗阻性通气障碍；③可引起肺部充血、淤血、水肿和神经源性肺水肿致换气障碍，伤后脑细胞脆弱，血氧供给不足将加重脑细胞损害，呼吸功能障碍是颅脑外伤最常见的死亡原因，加强呼吸功能的监护对脑保护至关重要。

（4）护理操作时避免引起颅内压变化，头部抬高30°，保持中位，避免前屈、过伸、侧转（均影响脑部静脉回流），避免胸腹腔压升高，如咳嗽、吸痰、抽搐（胸腹腔内压增高可致脑血流量增高）。

（5）掌握和准确执行脱水治疗，颅脑外伤的病员在抢救治疗中，常用的脱水剂有甘露醇，该药静脉快速注射后，血中浓度迅速增高，产生一时性血中高渗压，将组织间隙中水分吸入血管中，由于脱水剂在体内不易代谢，仍以原形经肾脏排泄而利尿能使组织脱水。颅脑外伤使用脱水剂后，可明显降低颅内压力，一般注射后10 min 可产生利尿，2～3 h 血中达到高峰，维持4～6 h。甘露醇脱水静脉滴注时要求15～30 min 内滴完，必要时进行静脉推注，及时、准确收集、记录尿量。

（四）消化系统护理

重型颅脑损伤对消化系统的影响一般认为可能有两个方面：一是由于交感神经麻痹使胃肠血管扩张、淤血，同时又由于迷走神经兴奋使胃酸分泌增加，损害胃黏膜屏障，导致黏膜缺血，局部糜烂；二是重型颅脑损伤均有不同程度缺氧，胃肠道黏膜也受累，缺氧、水肿，影响胃肠道正常消化功能。对消化道功能的监护主要是观察和防治胃肠道出血和腹泻，尤其是亚低温状态下，伤员胃肠道蠕动恢复慢。伤后几日内应放置胃管，待肠鸣音恢复后给予胃肠道营养。

重型颅脑损伤，特别是丘脑下部损伤的患者，可并发神经源性应激性胃肠道出血。出血之前患者多有呼吸异常、缺氧或并发肺炎、呃逆，随之出现咖啡色胃液及柏油样便，多次大量柏油便，可导致休克和衰竭。在处理上，要改善缺氧，稳定生命体征，记录出血情况，禁食，药物止血，如给予甲氰咪呱、止血敏、止血芳酸、云南白药等。必要时胃内注入少量肾上腺素稀释液，对止血有帮助。同时采取抗休克措施、输血或血浆，注意水、电解质平衡，对于便秘 3 d 以上者可给缓泻剂、润肠剂或开塞露，必要时戴手套掏出干结大便块。

（五）五官护理

（1）注意保护角膜，由于外伤造成眼睑闭合不全，要防止角膜干燥坏死。一般可戴眼罩，眼部涂眼药膏，必要时暂时缝合上下眼睑。

（2）脑脊液漏及耳漏，宜将鼻、耳血迹擦尽，禁用水冲洗，禁加纱条、棉球填塞。患者取半卧位或平卧位多能自愈。

（3）及时做好口腔护理，清除鼻咽与口腔内分泌物与血液。用 3% 过氧化氢溶液或生理盐水或 0.1% 呋喃西林清洗口腔每日 4 次，长期应用多种抗生素者，可并发口腔真菌感染，发现后宜用制霉菌素液每日清洗 3 ~ 4 次。

（六）皮肤护理

昏迷及长期卧床，尤其是衰竭患者易发生压疮，预防要点如下。

（1）勤翻身，每 2 h 至少翻身 1 次，避免皮肤连续受压，采用气垫床、海绵垫床。

（2）保持皮肤清洁干燥，床单平整，大小便浸湿后随时更换。

（3）交接班时，要检查患者皮肤，如发现皮肤发红，只要避免再受压即可消退。

（4）昏迷患者如需应用热水袋，一定按常规温度 50℃，避免烫伤。

（七）泌尿系统护理

（1）留置导尿，每日冲洗膀胱 1 ~ 2 次，每周更换导尿管。

（2）注意会阴护理，防止泌尿系统感染，观察有无尿液含血，重型颅脑伤者每日记尿量。

（八）血糖监测

高血糖在脑损伤 24 h 后发生较为常见，它可进一步破坏脑细胞功能，因此对高血糖的监测防治也是必需的。监测方法应每日采血查血糖，应用床边血糖监测仪和尿糖试纸监测血糖和尿糖，每日 4 次。脑外伤术后预防性应用胰岛素 12 ～ 24 U 静脉滴注，每日 1 次。

护理要点：①掌握血糖、尿糖正确的测量方法；②掌握胰岛素静脉滴注的浓度，每 500 mL 液体中不超过 12 U，滴速＜ 60 滴 / 分。

（九）伤口观察与护理

（1）开放伤或开颅术后，观察敷料有无血性浸透情况，注意及时更换，头下垫无菌巾。

（2）注意是否有脑脊液漏。

（3）避免伤口患侧受压。

（十）躁动护理

颅脑伤急性期因颅内出血，血肿形成，颅内压急剧增高，常引起躁动。此外，缺氧、休克兴奋期、尿潴留、膀胱过度膨胀、脑外伤恢复期也可有躁动。对患者躁动应适当将四肢加以约束，防止自伤、坠床，分析躁动原因，针对原因加以处理。

（十一）高热护理

颅脑损伤患者出现高热时，急性期体温可达 38 ～ 39℃，经过 5 ～ 7 d 逐渐下降。

（1）如体温持续不退或下降后又高热，要考虑伤口、颅内、肺部或泌尿系统并发感染。

（2）颅内出血，尤其脑室出血也常引起高热。

（3）因丘脑下部损伤发生的高热可以持续较长时间，体温可高达 41℃以上，部分患者因高热不退而死亡。

高热处理：①一般头部枕冰袋或冰帽，酌用冬眠药；②小儿及老年人应着重预防肺部并发症；③长期高热要注意补液；④冬眠低温是治疗重型颅脑伤、防治脑水肿的措施，也用于高热时；⑤目前我们采用亚低温治疗，使患者体温降至 34℃左右，一般 3 ～ 5 d 可自然复温；⑥冰袋降温时要外加包布，避免发生局部冻伤；⑦在降温时，观察患者时需注意区别是药物的作用还是伤情变化引起的昏迷。

（十二）癫痫护理

颅骨凹陷性骨折、急性脑水肿、蛛网膜下隙出血、颅内血肿、颅内压增高、高热等均可引起癫痫发作，应注意以下事项。

（1）防止误吸与窒息，由专人守护，将患者头转向一侧，上下牙之间加牙垫以防舌咬伤。

（2）自动呼吸停止时，应即行辅助呼吸。

（3）大发作频繁，连续不止，称为癫痫持续状态，可造成脑缺氧而加重脑损伤，一旦发现，应及时通知医生进行有效的处理。

（4）详细记录癫痫发作的形式与频度以及用药剂量。

（5）癫痫持续状态用药，常用地西泮、冬眠药、苯妥英钠。

（6）癫痫发作和发作后不安的患者，要注意防范，避免因坠床而发生意外。

（十三）亚低温治疗的护理

亚低温治疗重型颅脑伤是近几年临床开展的有效新方法。大量动物实验研究和临床应用结果表明，亚低温对脑缺血和脑外伤具有肯定的治疗效果，但亚低温保护的确切机制尚不十分清楚，可能包括以下几个方面。

（1）降低脑组织耗氧量，减少脑组织乳酸堆积。

（2）保护血脑屏障，减轻脑水肿。

（3）抑制内源性毒性产物对脑细胞的损害作用。

（4）减少钙离子内流，阻断钙对神经元的毒性作用。

（5）减少脑细胞结构蛋白破坏，促进脑细胞结构和功能修复。

（6）减轻弥漫性轴索损伤，弥漫性轴索损伤是导致颅脑伤死、残的主要病理基础，尤其是脑干网状上行激活系统轴索损伤是导致长期昏迷的确切因素。

亚低温能显著地控制脑水肿，降低颅内压，减少脑组织细胞耗能，减轻神经毒性产物过度释放等。目前临床常用半导体冰毯制冷与药物降温相结合方法，使患者肛温一般维持在 30 ~ 34℃，持续 3 ~ 10 d。

亚低温治疗状态下护理要点如下。①生命体征监测，亚低温状态下会引起血压降低和心率减慢，护理工作中应该严密观察伤员心率、心律、血压等，尤其是儿童和老年患者以及心脏病、高血压患者应该重视，采用床边监护仪连续监测。②降温毯置于患者躯干部，背部和臀部皮肤温度较低，血液循环减慢，容易发生压疮，每小时翻身 1 次，避免长时间压迫，血运减慢而发生压疮。③防治肺部感染。亚低温状态下，伤员自身抵抗力降低，气管切开后较易发生肺部感染。加强翻身、叩背、吸痰，呼吸道冲洗时将冲洗液吸净是关键护理措施。

（十四）精神与心理护理

无论伤情轻重，患者都可能对脑损伤存在一定的忧虑，担心今后的工作能否适应、生活是否受影响。护士对患者从机体的代偿功能和可逆性多作解释，给患者安慰和鼓励，以增强其自信心。对饮食、看书、学习等不宜过分限制，早期锻炼有利于康复。因器质性损伤引起失语、瘫痪者，宜早期进行训练与功能锻炼。

（十五）康复催醒治疗的护理

目前认为颅脑伤者伤后持续昏迷 1 个月以上为长期昏迷。长期昏迷催醒治疗应包括预防各种并发症，使用催醒药物，减少或停用苯妥英钠和巴比妥类药物，交通性脑积水外科治疗等。

高压氧是目前用于长期昏迷患者催醒的行之有效的方法之一，颅脑伤昏迷患者一旦伤情平稳，应尽早接受高压氧治疗，疗程通常为 30 d 左右。高热、高血压、心脏病和活动性出血的昏迷患者慎用此类治疗，以防发生意外。

长期昏迷的正规康复治疗包括早期和后期康复治疗。早期康复治疗是指患者在伤后住院期间由医护人员所进行的康复治疗；后期康复治疗是患者出院后转至康复中心，在康复体疗、心理等方面的医护人员指导下进行的康复训练和治疗。康复治疗的原则如下。

（1）从简单的基本功能训练开始，循序渐进。

（2）放大效应：包括收录机音量适当放大，选用大屏幕电视机，放大康复训练器材和生活用具，选择患者喜爱的音像带等。

（3）反馈效应：在整个康复训练过程中，医护人员要经常给患者鼓励、称赞和指导性批评。有条件时将患者整个康复治疗过程进行录像定期放给患者看，使其感到康复的过程中，神经功能较前逐渐恢复，增强自信心。

（4）替代方法：若患者不能行走，则教会患者如何使用各种辅助工具行走。

（5）重复训练，是在相当长的康复训练过程中，既要让患者反复训练以促进运动功能重建，又要不断改进训练方法和器材，才能不使患者产生厌倦情绪。迄今已经有大量随机双盲前瞻性临床观察结果表明，正规康复治疗对重型颅脑伤者运动神经功能恢复较未接受正规康复治疗患者明显。早期（< 35 d）较晚期（> 35 d）开始正规康复治疗的患者神经功能恢复快 1 倍以上。对正规康复治疗在伤后 7 d 内开始与在 7 d 以上开始者进行评分，前者明显高于后者。一般情况下，早期康复治疗疗程 1 ~ 3 个月，重残颅脑伤患者需要 1 ~ 2 年。

目前临床治疗颅脑伤患者智能障碍的主要药物包括儿茶酚胺类、胆碱能类和智能增强剂三大类。近年来发现，神经节苷脂和促甲状腺释放激素对颅脑伤患者智能的恢复也有促进作用。

颅脑伤患者伤后智能障碍主要临床表现为记忆力障碍、语言障碍和计数能力障碍。记忆力障碍主要包括视觉记忆力障碍、听觉记忆力障碍、空间记忆力障碍和颞叶定向障碍，语言障碍主要包括阅读理解障碍、失认症、失写症、语言理解障碍、发音和拼音障碍等。近年来，采用智能训练和药物结合治疗颅脑伤患者智能障碍已受到人们重视。智能康复训练加药物治疗有助于颅脑伤患者的智能恢复。然而，智能康复训练应与体能康复训练同期进行。智能康复训练主要包括仪器工具训练、反复操作程度训练以及帮助记忆力的技巧训练等。

康复期伤病员需加强心理护理。对于轻型伤员应鼓励其尽早自理生活、防止过度依赖医务人员。要鼓励他们树立战胜伤病的信心，消除脑外伤后综合征的顾虑。脑外伤后综合征是指脑外伤后患者所出现的临床精神神经症状或主诉，主要包括头痛、眩晕、记忆力减退、软弱无力、四肢麻木、恶心、复视和听力障碍等。应向伤员作适当解释，让伤员知道有些症状属于功能性的，可以恢复。对于遗留神经功能残疾伤员的今后生活、工作问题，偏瘫失语的锻炼等问题，应积极向伤员及其家属提出合理建议和正确指导，帮助伤员恢复，鼓励其面对现实，树立完全康复的信心。

（李　敏）

第二节　颅内压增高

一、概述

颅内压增高是由于颅内任何一种主要内容物（血液、脑脊液、脑组织）容积增加或有占位性病变时，其增加的容积超过代偿限度所致。正常人侧卧位时，测定颅内压（ICP）为 0.8 ~ 1.8 kPa（6 ~ 13.5 mmHg），≥ 2.0 kPa（15 mmHg）为颅内压增高，其中 2.0 ~ 2.6 kPa（15 ~ 20 mmHg）为轻度增高，2.6 ~ 5.3 kPa（20 ~ 40 mmHg）为中度增高，> 5.3 kPa（40 mmHg）为重度增高。

（一）病因与发病机制

发生颅内压增高的主要因素如下。

1. 脑脊液增多

（1）分泌过多：如脉络丛乳头状瘤。

（2）吸收减少：如交通性脑积水，蛛网膜下隙出血后引起蛛网膜粘连。

（3）循环交通受阻：如脑室及脑中线部位的肿瘤引起的梗阻性脑积水或先天性脑畸形。

2. 脑血液增多

（1）脑外伤后 < 24 h 的脑血管扩张、充血，以及呼吸道梗阻，呼吸中枢衰竭引起的二氧化碳潴留，高碳酸血症和丘脑下部、鞍区或脑干部位手术，使自主神经中枢或血管运动中枢受刺激从而引起的脑血管扩张、充血。

（2）颅内静脉回流受阻。

（3）出血。

3. 脑容积增加

正常情况下颅内容积除颅内容物体积外有 8% ~ 10% 的缓冲体积，即代偿容积。因此，颅内容积很大，但代偿调节作用很小。常见脑水肿：①血管源性脑水肿，多见于颅脑损伤、脑肿瘤、脑手术后；②细胞毒性脑水肿，多见于低氧血症、高碳酸血症、脑缺血和缺氧；③渗透性脑水肿，常见于严重电解质紊乱（Na^+ 丢失）渗透压降低、水中毒。

4．颅内占位病变

常见于颅内血肿、颅内肿瘤、脑脓肿和脑寄生虫等。

（二）临床表现

1．头痛

头痛是颅内压增高最常见的症状，有时是唯一的症状。可呈持续性或间歇性。用力、咳嗽、负重、早晨清醒和较剧烈活动时加重，其原因是颅内压增高使脑膜、血管或神经受挤压、牵扯或炎症变化的刺激所致。急性和重度的颅内压增高可引起剧烈的头痛并常伴喷射性呕吐。

2．恶心、呕吐

大多数颅内压增高患者伴有恶心、食欲减退，重度颅内压增高可引起喷射性呕吐，呕吐之后头痛随之缓解，小儿较成人多见，其原因是迷走神经中枢和神经受刺激所引起。

3．视力障碍和眼底变化

长期颅内压增高，可使视神经受压，眼底静脉回流受阻。引起视神经萎缩，造成视力下降、视物模糊和复视，眼底视神经盘水肿，严重者出现失明和眼底出血。

头痛、恶心呕吐、视神经盘水肿为颅内压增高的三大主要症状。

4．意识障碍

意识障碍是反映脑受压的可靠及敏感指标，当大脑皮质、脑干网状结构广泛受压和损害时即可出现意识障碍。颅内压增高早期患者可出现烦躁、嗜睡和定向障碍等意识不清的表现，晚期则出现朦胧和昏迷。末期出现深昏迷。梗阻性脑积水引起的颅内压增高一般无意识障碍。

5．瞳孔变化

由于颅内压不断增高而引起脑移位，中脑和脑干移位压迫和牵拉动眼神经可引起瞳孔对光反射迟钝。瞳孔不等圆，瞳孔忽大忽小，一侧瞳孔逐渐散大，对光反射消失；末期出现双侧瞳孔散大、固定。

6．生命体征变化

颅内压增高早期一般不会出现生命体征变化，急性或重度的颅内压增高可引起血压增高，脉压增大，呼吸、脉搏减慢综合征。随时有呼吸骤停及生命危险。常见于急性脑损伤患者，而脑肿瘤患者则很少出现血压升高。

7．癫痫发作

约有 20% 的颅内压增高患者发生癫痫，为局限性癫痫小发作，如口角，单侧上、下肢抽搐或癫痫大发作，大发作时可引起呼吸道梗阻，加重脑缺氧、脑水肿而加剧颅内压增高。

8．颅内高压危象（脑疝形成）

（1）颞叶钩回疝：即幕上肿瘤、水肿、血肿引起急剧的颅内压力增高，挤压颞叶向小脑幕裂孔或下方移位，同时压迫动眼神经、大脑后动脉和中脑，使脑干移位，产生剧烈的头痛、呕吐、血压升高，呼吸、脉搏减慢、不规则。很快进入昏迷，一侧瞳孔散大，对光反射消失，对侧肢体偏瘫，去大脑强直。此时如未进行及时的降颅压处理则会出现呼吸停止，双侧瞳孔散大、固定，血压下降，心脏停搏。

（2）枕骨大孔疝：又称小脑扁桃体疝，主要是幕下肿瘤、血肿、水肿致颅内压力增高，挤压小脑扁桃体进入压力偏低的枕骨大孔，压迫延脑和第1～2颈髓，患者出现剧烈头痛、呕吐、呼吸不规则、血压升高、心搏缓慢，随之很快出现昏迷，瞳孔缩小或散大、固定，呼吸停止。

二、护理

（一）护理目标

（1）了解引起颅内压增高的原因，及时对症处理。

（2）通过监测及早发现病情变化，避免意识障碍发生。

（3）颅内压得到控制，脑疝危象得以解除。

（4）患者主诉头痛减轻，自觉舒适，头脑清醒，睡眠改善。

（5）体液恢复平衡，尿比重在正常范围，无脱水症状和体征。

（二）护理措施

（1）观察意识、瞳孔变化，每小时1次。如出现意识不清及瞳孔改变，提示颅内压力增高，需及时报告医生进行降颅内压处理。

（2）观察头痛的程度、有无伴随呕吐，对剧烈头痛应及时对症、降颅压处理。

（3）监测血压、脉搏、呼吸，每1～2小时1次，观察有无呼吸、脉搏慢，血压高，即"两慢一高"征。

（4）保持呼吸道通畅：呼吸道梗阻时，因患者呼吸困难，胸腔内压力增高，$PaCO_2$增高，从而导致脑血管扩张、脑血流量增多，进而使颅内压增高。护理时应及时清除呼吸道分泌物和呕吐物。抬高床头15°～30°，持续或间断吸氧，改善脑缺氧，减轻脑水肿。

（5）脱水治疗的护理：应用高渗性脱水剂，使脑组织间的水分通过渗透作用进入血液循环再由肾排出，可达到降低颅内压的目的。常用20%甘露醇250 mL，15～30 min内滴完，每日2～4次；呋塞米，静脉或肌内注射，每日2～4次。脱水治疗期间，准确记录24 h出入液量，观察尿量、色，监测尿素氮和肌酐含量，注意有无水、电解质紊乱和肝肾功能损害。脱水药物应严格按医嘱执行，并根据病情及时调整脱水药物的用量。

（6）激素治疗的护理：肾上腺皮质激素通过稳定血脑屏障，预防和缓解脑水肿，改善患者症状。常用地塞米松5～10 mg，静脉注射；或氢化可的松100 mg静脉注射，每日1～2次；激素有引起消化道应激性溃疡出血、增加感染机会等不良反应，故用药的同时应加强观察，预防感染，避免发生并发症。

（7）颅内压监护：监护方法有植入法和导管法两种。①植入法：将微型传感器植入颅内，传感器直接与颅内组织（硬脑膜外、硬脑膜下、蛛网膜下隙、脑实质等）接触而测压。②导管法：以引流出的脑脊液或生理盐水充填导管，将传感器（体外传感器）与导管相连接，借导管内的液体与传感器接触而测压。两种方法的测压原理均是利用压力传感器将压力转换为与颅内压力大小成正比的电信号，再经信号处理装置将信号放大后记录下来。植入法中的硬脑膜外法及导管法中的脑室法优点较多，使用较广泛。

颅内压监护的注意事项：监护的零点参照点一般位于外耳道的位置，患者需平卧或头抬高 10° ～ 15°；监护前注意记录仪与传感器的零点核正，并注意大气压改变而引起的"零点飘移"；采用脑室法时在脑脊液引流期间每 4 ～ 6 h 关闭引流管测压，了解颅内压真实情况；避免非颅内情况而引起的颅内压增高，如出现呼吸不畅、躁动、高热或体位不舒适、尿潴留时应及时对症处理；监护过程中严格无菌操作，监护时间以 72 ～ 96 h 为宜，防止颅内感染。颅内压监护的优点：颅内压增高早期，由于颅内容积代偿作用，患者无明显颅内压增高的临床表现，而颅内压监护时可发现颅内压提高和基线不平稳；较重的颅内压升高（ICP > 40 mmHg）时，颅内压监护基线水平与临床症状出现及其严重程度一致；有些患者临床症状好转，但颅内压逐渐上升，预示迟发性（继发性）颅内血肿的形成；根据颅内压监护使用脱水剂，可以避免盲目使用脱水剂及减少脱水剂的用量，减少急性肾衰竭及电解质紊乱等并发症的发生。

（8）降低耗氧量：对严重脑挫裂伤、轴索损伤、脑干损伤的患者进行头部降温，降低脑耗氧量。有条件者行冬眠低温治疗。冬眠低温治疗的目的：降低脑耗氧量，维持脑血流和脑细胞能量代谢，减轻乳酸堆积，降低颅内压；保护血脑屏障功能，抑制白三烯 B_4 生成及内源性有害因子的生成，减轻脑水肿反应；调节脑损伤后钙调蛋白酶 II 活性和蛋白激酶活力，保护脑功能；当体温降至 30℃时，脑的耗氧量约为正常的 55%，颅内压力较降温前低 56%。降温方法：根据医嘱首先给予足量冬眠药物，如冬眠 I 号合剂（包括氯丙嗪、异丙嗪及哌替啶）或冬眠 II 号合剂（哌替啶、异丙嗪、双氢麦角碱），待自主神经充分阻滞，御寒反应消失，进入昏睡状态后，方可加用物理降温措施。物理降温方法可采用头部戴冰帽，在颈动脉、腋动脉、肱动脉、股动脉等主干动脉表浅部放置冰袋，此外还可采用降低室温、减少被盖、体表覆盖冰毯等方法。降温速度以每小时下降 1℃为宜，体温降至肛温 33 ～ 34℃，腋温 31 ～ 33℃较为理想。体温过低易诱发心律紊乱、低血压、凝血障碍等并发症；体温 > 35℃，则疗效不佳。缓慢复温：冬眠低温治疗一般为 3 ～ 5 d，复温应先停物理降温，再逐步减少药物剂量或延长相同剂量的药物维持时间直至停用；加盖被毯，必要时用热水袋复温，严防烫伤；复温不可过快，以免出现颅内压"反跳"、体温过高或中毒等。预防并发症：定时翻身拍背、吸痰，雾化吸入，防止肺部感染；低温使心排血量减少，冬眠药物使外周血管阻力降低，在搬动患者或为其翻身时，动作应轻稳，以防发生体位性低血压；观察皮肤及肢体末端，冰袋外加用布套，并定时更换部位，定时局部按摩，以防冻伤。

（9）防止颅内压骤然升高：对烦躁不安的患者查明原因，对症处理，必要时给予镇静剂，避免剧烈咳嗽和用力排便；控制液体摄入量，成人每日补液量＜2 000 mL，输液速度应控制在每分钟 30 ～ 40 滴；保持病室安静，避免情绪紧张，以免血压骤升而增加颅内压。

（李　敏）

第三节　脑动静脉畸形

一、概述

脑动静脉畸形是指脑血管发育障碍引起的脑局部血管数量和结构异常，并对正常脑血流产生影响。动静脉畸形常有一支或数支增粗的供血动脉，引流动脉明显增粗、曲张，管壁增厚，内为鲜红动脉血，似动脉，故称为静脉的动脉化。手术为治疗脑动静脉畸形的根本方法，目的是减少或消除脑动静脉畸形再出血的机会，减轻盗血现象。手术方法包括血肿清除术、畸形血管切除术、供应动脉结扎术、介入栓塞术。

二、护理

（一）常见护理诊断／问题

1．脑出血
与手术伤口有关。

2．脑组织灌注异常
与脑水肿有关。

3．有受伤的危险
与癫痫发作有关。

4．疼痛
与手术创伤有关。

5．睡眠型态紊乱
与疾病产生的不适有关。

6．便秘
与术后长期卧床有关。

7．活动无耐力
与术后长期卧床有关。

（二）术前护理

（1）患者要绝对卧床，并避免情绪激动，防止畸形血管破裂出血。

（2）监测生命体征，注意瞳孔变化，若双侧瞳孔不等大，表明有血管破裂出血的可能。

（3）排泄的管理：告知患者合理饮食，嘱其多食富含纤维素的食物，如水果、蔬菜等，以防止便秘。观察患者每日粪便情况，必要时给予开塞露或缓泻剂。

（4）注意冷暖变化，以防感冒后用力打喷嚏或咳嗽诱发畸形血管破裂出血。

（5）注意安全，防止患者癫痫发作时受伤。

（6）危重患者应做好术前准备，如剃头。若有出血，应进行急诊手术。

（三）术后护理

（1）严密监测患者生命体征，尤其注意血压变化，如有异常，立即通知医师。

（2）给予患者持续低流量氧气吸入，并观察肢体活动及感觉情况。

（3）按时予以脱水及抗癫痫药物，防止患者颅内压增高或癫痫发作。

（4）如有引流，应保持引流通畅，并观察引流液的量、颜色及性质变化。短时间内若引流出大量血性物质，应及时通知医师。

（5）如果患者癫痫发作，应保持呼吸道通畅，并予以吸痰、氧气吸入，防止坠床等意外伤害，用床档保护并约束四肢，口腔内置口咽通气导管者，配合医师给予镇静及抗癫痫药物。

（6）长期卧床、活动量较少的患者，应注意其肺部情况，及时给予拍背，促进有效咳痰，防止发生肺部感染，还须定期拍摄 X 线胸片，根据胸片有重点、有选择性地进行拍背。

（7）术后应鼓励患者进食高蛋白食物，以增加组织的修复能力，保证机体的营养供给。

（8）清醒患者保持头高位（床头抬高 30°），以利血液回流，减轻脑水肿。

（9）准确记录出入量，保证出入量平衡。

（10）对有精神症状的患者，适当给予镇静剂，并注意患者有无自伤或伤害他人的行为。

（11）给予患者心理上的支持，使其对疾病的痊愈有信心，从而减轻患者的心理负担。

（四）健康教育

（1）定期测量血压，复查病情，及时治疗可能并存的血管病变。

（2）保持大小便通畅。

（李　敏）

第四节 颅内肿瘤

一、概述

颅内肿瘤是神经外科最常见的疾病之一，分原发性和继发性两大类，包括神经胶质瘤、脑膜瘤、听神经瘤、垂体腺瘤、颅咽管瘤及转移瘤等。主要表现为头痛、恶心、呕吐、视神经盘水肿，可伴有神经功能障碍，如肢体瘫痪、感觉障碍、视力减退、精神症状和语言障碍等。严重时可发生脑疝危及生命。听神经瘤早期可出现耳鸣、耳聋，随后出现三叉神经痛、面神经障碍和小脑病变等症状。颅咽管瘤以生长发育迟缓、多尿等内分泌症状为主要特征，以手术治疗为主，可辅助放疗、化疗等。

二、护理

（一）常见护理诊断／问题

1. 脑组织灌注异常

与肿瘤压迫有关。

2. 潜在并发症

脑出血，与手术有关。

3. 疼痛

与手术伤口有关。

4. 清理呼吸道无效

与长期卧床有关。

5. 生活自理能力缺陷

与手术后长期卧床有关。

6. 体温过高

与手术有关。

7. 有皮肤完整性受损的危险

与卧床及躯体运动障碍有关。

8. 焦虑

与担心疾病的预后有关。

（二）术前护理

1. 病情观察

严密观察病情变化，患者出现意识障碍、瞳孔不等大、缓脉、血压升高等症状，提示有发生脑疝的可能，应立即报告医师。保持呼吸道通畅，迅速静脉滴注脱水剂，并留置尿管，以了解脱水效果。做好术前特殊检查及手术准备。

2. 颅内压增高的护理

颅内占位病变随着病情发展均会出现颅内压增高的症状。严重者可由于呼吸道梗阻、剧烈咳嗽、用力排便等导致颅内压骤然增高而发生脑疝。因此，患者应注意保暖，预防感冒；适当应用缓泻剂，保持排便通畅。另外，还可采取以下措施降低颅内压：①使用脱水剂以减轻脑水肿；②床头抬高 15°～30°，以利颅内静脉回流，减轻脑水肿；③充分给氧，改善脑缺氧，使脑血管收缩，降低脑血流量；④控制液体摄入量，1 000～2 000 mL/d；⑤高热者立即降温，防止机体代谢增高，加重脑缺氧。

3. 注意保护患者

对出现神经系统症状的患者应视具体情况加以保护，如防止健忘患者走失；督促癫痫患者按时服药；运动障碍患者应卧床休息；躁动患者给予适当约束，放置床档，防止坠床、摔伤和自伤。

（三）术后护理

1. 卧位

一般患者清醒后抬高床头 15°～30°，以利静脉回流，减轻脑水肿，降低颅内压。

2. 病情观察

严密观察生命体征及肢体活动，特别是意识及瞳孔的变化。术后 24 h 内易出现颅内出血、脑水肿，进而引起脑疝等。当患者意识由清醒转为嗜睡或躁动不安，瞳孔逐渐散大且不等大，对光反射迟钝或消失，伴对侧肢体活动障碍加重，同时出现脉缓、血压升高，要考虑颅内出血或脑水肿的可能，应及时报告医师。

3. 保持出入量平衡

术后静脉补液时，注意控制液体的入量在 1 000～2 000 mL/d。

4. 脑室引流的护理

神经外科引流管主要包括脑室引流管、蛛网膜下隙持续引流管、硬膜外引流管、瘤腔引流管、硬膜下引流管。目的是通过引流将血性脑脊液排出体外，减轻脑水肿、脑膜刺激症状，还可起到调节、控制颅内压的作用。

（1）一般护理。

1）减少探视和人员流动。

2）置管部位的敷料保持清洁、干燥，随时观察置管部位皮肤是否有发红、肿胀等异常现象。

3）搬动患者时，先夹闭开关再搬动，防止引流液逆流。患者手术或检查返回病室，第一时间检查引流管，与医师配合打开并调整引流管位置。

4）保持引流管的通畅性：引流管不可受压、扭曲、打折。术后患者头部活动范围应适当限制，在进行翻身、治疗及护理操作时，动作要轻柔、缓慢，夹闭并妥善固定引流管，避免牵拉引流管，防止引流管脱落及气体进入。

5）严格遵照无菌操作原则：在更换引流袋、监测颅内压、椎管内注射药物等时，按照无菌原则进行。每日定时倾倒引流液，准确记录引流量，在倾倒引流液前后要对引流袋口进行严格消毒。倾倒引流液时应夹闭引流管，以免管内引流液逆流，禁止在引流管上穿刺，以免造成污染。

（2）病情观察。

1）严密监测意识、瞳孔及生命体征变化。

2）引流管高度：引流管过高可引起引流不畅，不能降低颅内压；过低可造成引流过速，引起颅内压过低，易导致脑室内出血或小脑幕孔上疝等。①脑室引流管的开口需高出侧脑室平面（即外耳道水平）10～15 cm，以维持正常的颅内压（成人颅内压力0.7～2.0 kPa，儿童0.5～1.0 kPa），侧卧位时以正中矢状面为基线，高出15～18 cm。②蛛网膜下隙引流管很细，每分钟引流量较少。为保持引流畅通，引流袋应置于床下，低于脑脊髓平面。引流袋低于创口10～20 cm为宜，一般控制在40～350 mL/d。

3）调节引流速度，控制引流液的量。①协助医师严格控制流速，切忌引流过快、过多，若患者出现低颅内压性头痛、恶心、呕吐，应抬高引流管位置或暂时夹闭引流管以控制引流量。脑脊液每日引流量不应超过500 mL。蛛网膜下隙引流时，严格控制流速≤10滴/分，一般以2～5滴/分为宜。②防止气颅：如引流过多、过快，可造成颅内压低，空气易从创口及引流管吸入，此时要立即夹闭引流管或抬高引流袋，补充适当的平衡液，使颅内压恢复。

4）观察引流物性状：正常脑脊液无色透明，无沉淀。术后1～2 d脑脊液可略带血性，以后转为淡血性。如术后脑脊液中有大量鲜血，或术后血性脑脊液的颜色逐渐加深，并出现血压波动，则提示有脑室出血，出血量过多时应急诊手术止血。

（3）拔管时注意事项：拔管前，医师一般先试行夹管24～48 h，观察意识、瞳孔、生命体征的变化，颅内压是否升高，如无异常，则可拔除引流管。拔管后除仍注意意识、生命体征的观察外，还应注意置管处有无脑脊液漏。拔管后置管部位有脑脊液溢出，缝合1针并加压包扎，严格卧床。

1）蛛网膜下隙持续外引流中，随着脑脊液色泽的清亮，蛋白含量的下降，细胞计数的减少，脑脊液漏停止，脑脊液＜50 mL/d，应协助医师及时拔除引流管。

2）脑室引流一般至术后3～4 d，脑水肿期将过，颅内压已逐渐降低，应协助医师及早拔除引流管，最长不超过7 d。

3）瘤腔引流要注意观察引流液的性质、量，一般术后48 h内拔管。

4）硬膜外引流量要视术中缝合硬膜情况而定，当引流量小于50 mL，术后1～2 d可协助医师拔除硬膜外负压引流管。

5. 应用脱水剂注意事项

临床常用的脱水剂一般是 20% 甘露醇，滴注时注意速度，一般 20% 甘露醇 250 mL 应在 20～30 min 内输完，防止药液渗漏于血管外，以免造成皮下组织坏死；不可与其他药液混用；血压过低时禁止使用。

6. 骨窗的护理

胶质瘤术后，为了起到减压的作用，一般将患者颅骨骨瓣去除或游离，成为骨窗或游离骨瓣。骨瓣去除后脑组织外只有头皮保护，易受伤，应加强保护。通过骨窗还可直接观察颅内压变化，如骨窗处张力较大或脑组织膨出，说明颅内压增高，应采取措施降低颅内压。

7. 功能锻炼

术后患者常有偏瘫或失语，要加强患者肢体功能锻炼和语言训练。协助患者肢体进行被动活动，按摩肌肉，防止肌肉萎缩。耐心辅导患者进行语言训练，指导患者从简单发音开始，逐步练习多音节词，鼓励患者家属建立信心，平时给患者听音乐、广播等，刺激其听觉中枢。

（四）健康教育

（1）注意保持心情愉快，乐观，面对现实，情绪稳定，适当参加一些体育活动。

（2）饮食有规律，多食高蛋白、富含维生素、高热量的食物。

（3）生活起居有规律，作息合理，劳逸结合。要注意避免感冒，尽量少到人员密集的公共场所。

（4）根据病情进行肢体的功能锻炼及语言训练。

（5）按医师要求按时服药，自我观察，定期复查，如果出现头痛、恶心、高热或癫痫发作等症状，应及时到医院就诊。

（6）保护好颅骨骨窗，外出时要戴帽子，防止重物或异物掉落。

（李　敏）

第五节　脑动脉瘤

一、概述

脑动脉瘤是局部动静脉异常改变产生的脑动静脉瘤样突起，好发于组成基底动脉环（Willis 动脉环）的大动脉分支或分叉部。因为这些动脉位于脑底的脑池中，所以动脉瘤破裂出血引起动脉痉挛、栓塞及蛛网膜下隙出血（SAH）等症状。主要见于中年人。脑动脉瘤的病因尚未完全明了，但目前多认为与先天性缺陷、动脉粥样硬化、高血压、感染、外伤有关。临床表现为突然头痛、呕吐、意识障碍、癫痫样发作、脑膜刺激征等。以手术治疗为主，常采用动脉瘤栓塞术、开颅动脉瘤夹闭术及穿刺栓塞动脉瘤。

二、护理

（一）常见护理诊断／问题

1. 脑出血

与手术创伤有关。

2. 脑组织灌注异常

与脑水肿有关。

3. 有感染的危险

与手术创伤有关。

4. 睡眠型态紊乱

与疾病创伤有关。

5. 便秘

与手术后卧床有关。

6. 疼痛

与手术损伤有关。

7. 有受伤的危险

与手术可能诱发癫痫有关。

8. 活动无耐力

与术后卧床时间长有关。

（二）术前护理

（1）一旦确诊，患者须绝对卧床，减少探视，避免一切外来刺激。情绪激动、躁动不安可使血压上升，增加再出血的可能，故可适当给予镇静剂。

（2）密切观察生命体征及意识变化，每日监测血压2次，及早发现出血情况，尽早采取相应的治疗措施。

（3）胃肠道的管理：合理饮食，勿食用易导致便秘的食物；常规给予口服缓泻剂，如酚酞、麻仁润肠丸，保持排便通畅，必要时给予低压缓慢灌肠。

（4）尿失禁的患者，应留置导尿管。

（5）患者避免用力打喷嚏或咳嗽，以免增加腹压，反射性地增加颅内压，引起脑动脉瘤破裂。

（6）伴发癫痫者，要注意安全，防止发作时受外伤；保持呼吸道通畅，同时给予吸氧，记录抽搐时间，遵医嘱给予抗癫痫药。

（三）术后护理

（1）监测患者生命体征，特别是意识、瞳孔的变化，尽量使血压维持在一个个体化的稳定水平，避免血压过高引起脑出血或血压过低致脑供血不足。

（2）持续低流量给氧，保持脑细胞的供氧。观察肢体活动及感觉情况，与术前对比有无改变。

（3）遵医嘱给予甘露醇及甲强龙泵入，以减轻脑水肿；或泵入尼莫地平，以减轻脑血管痉挛。

（4）保持引流通畅，观察引流液的色、量及性质，如短时间内出血过多，应通知医师及时处理。

（5）保持呼吸道通畅，防止肺部感染及压力性损伤的发生。

（6）避免情绪激动及剧烈活动。

（7）手术恢复期应多进高蛋白食物，加强营养，增强机体的抵抗力。

（8）减少刺激，防止癫痫发作，尽量将癫痫发作时的损伤减到最小，装好床档，备好抢救用品，防止意外发生。

（9）清醒患者床头抬高30°，利于减轻脑水肿。

（10）准确记录出入量，保证出入量平衡。

（11）减轻患者心理负担，加强沟通。

（四）健康教育

（1）定期测量血压，复查病情，及时治疗可能并存的血管病变。

（2）保持大小便通畅。

（3）其他指导：①规律生活，避免劳累、熬夜、暴饮暴食等不利因素，保持心情舒畅，注意劳逸结合；②坚持适当锻炼，康复训练过程艰苦而漫长（一般为1～3年，长者需终生训练），需要信心、耐心、恒心，在康复医师指导下，循序渐进、持之以恒。

（李　敏）

第六节 脊髓肿瘤

一、概述

脊髓肿瘤又称椎管内肿瘤，是指发生于脊髓本身和椎管内与脊髓邻近组织的原发性或转移性肿瘤，发生率仅为颅内肿瘤的 1/10。肿瘤可发生于自颈髓至马尾的任何节段，发生于胸段者最多，其次在颈段、腰段。根据肿瘤与脊髓、脊膜的关系，分为髓外硬脊膜下、硬脊膜外和髓内肿瘤三大类。发病高峰年龄以 20 ~ 40 岁多见，男性多于女性。

（一）病因与诱因

中枢神经系统肿瘤发病原因并不明确。有关病因学调查归纳为环境因素和宿主因素两类。某些中枢神经系统肿瘤的发生具有家族背景或遗传因素。

（二）病理生理

在组织发生学上，椎管内肿瘤起源于脊髓外胚层的室管膜瘤和胶质细胞，如神经胶质瘤、神经鞘瘤；起源于脊髓的中胚叶间质，如脊膜瘤；亦可由椎管周围组织直接侵入椎管内。

（三）临床表现

随肿瘤增大，肿瘤进行性压迫脊髓和神经根，其临床表现分为 3 期。

1. 刺激期

属于早期，肿瘤较小。主要表现为神经根痛，疼痛部位固定且沿神经根分布区域扩散，咳嗽、打喷嚏和用力大便时加重，部分患者可出现夜间痛和平卧痛。神经根痛是椎管内脊髓外占位病变的首发定位症状。

2. 脊髓部分受压期

肿瘤增大，直接压迫脊髓，出现脊髓传导束受压症状，上行及下行脊髓传导束功能受损，引起肿瘤平面以下肢体的运动和感觉障碍。

3. 脊髓完全受压期

由于肿瘤继续生长，压迫加重，最终造成脊髓横贯性损害。肿瘤平面以下肢体的运动、感觉、括约肌功能完全丧失，而且为不可逆性。

（四）辅助检查

1. 实验室检查

腰椎穿刺脑脊液蛋白质含量增加，但白细胞数正常。

2. 影像学检查

CT 扫描介质不大。脊髓 MRI 是目前最有价值的辅助检查。

（五）治疗

手术切除是唯一有效的椎管内肿瘤治疗手段。恶性椎管内肿瘤经手术大部切除并作充分减压后辅以放疗，可使病情得到一定程度的缓解。

二、护理

（一）护理评估

1. 一般评估

（1）生命体征：高颈段（颈髓 1～4 节段）脊髓肿瘤压迫导致患者呼吸困难。

（2）患者主诉：评估患者呼吸困难的程度及影响因素。评估患者呼吸节律。

（3）相关记录：既往病史，治疗经过及效果，当地医院化验结果以及影像资料。

2. 身体评估

脊髓肿瘤压迫脊神经，出现脊神经分布区的运动、感觉功能障碍，必须有家属陪伴患者，预防压力性损伤、跌倒、烫伤的宣教应面向家属和患者。

3. 心理—社会评估

（1）自我概念：对自己充满信心或者是觉得自己无能为力、毫无希望。

（2）对治疗的预期：手术治疗缓解脊神经受压，恢复功能过程长，收效甚微。

（3）受教育的情况、职业及工作环境、经济负担给患者带来心理压力。

（4）生活与居住环境：包括卫生状况、家庭人口构成、家庭关系是否融洽、患者在家庭中的地位、病后肢体残疾对家庭的影响。

4. 辅助检查阳性结果评估

MRI 结果可分辨脊髓肿瘤类型，其他的检查检验报告可评估是否影响麻醉，由麻醉医师和手术医师共同评估。

5. 治疗效果评估

评估患者四肢肌力、大小便情况、四肢感觉的程度。按时监测患者四肢肌力、感觉平面，做好记录并与前相比较，观察病情变化。评估患者躯体移动障碍的程度以及四肢肌力及关节活动能力。

（二）常见护理诊断／问题

1. 低效型呼吸型态

与上颈髓受压有关。

2. 疼痛

与脊髓肿瘤压迫脊髓神经有关。

3. 有失用综合征的危险

与肢体瘫痪有关。

4. 有皮肤完整性受损的危险

与长期卧床有关。

5. 焦虑

与担心疾病预后有关。

6. 潜在并发症

腹胀、泌尿系感染等。

（三）护理措施

1. 饮食

脊神经受压出现括约肌障碍的，注意选择半流质饮食，保证蛋白质摄入的同时补充富含维生素的水果。

2. 心理护理

鼓励患者树立信心，配合治疗。

3. 健康教育

经常变换体位以预防压力性损伤，不得压迫瘫痪肢体，协助患者翻身，轴线翻身，切记不要扭曲，以免加重损伤。肢体运动功能障碍需要特别注意预防跌倒。由于肢体感觉障碍，天气寒冷时不能使用热水袋，防止烫伤。颈髓手术后必须佩戴颈托。胸腰髓手术后的患者戴腰围，以保护脊柱的稳定性。

4. 并发症的护理

（1）高位颈髓肿瘤可能发生呼吸功能障碍，应将患者送入监护病房观察。

（2）缓解疼痛：了解且避免加重患者疼痛的因素。如指导患者采取适当体位，减少神经根刺激，以减轻疼痛。遵医嘱适当应用镇痛剂以缓解疼痛。

（3）病情观察：注意患者的肢体感觉、运动及括约肌功能状况。密切观察四肢活动情况，术后有可能发生血肿，如患者麻醉清醒后背部及肢体剧痛难忍、烦躁，感觉障碍平面上升，肢体力弱加重，则应及时行 MRI 检查或手术探查。

（4）预防压力性损伤和烫伤：以"轴线式"翻身法定时翻身，二人动作协调，以防脊柱不稳定造成脊髓损伤。因躯体神经麻痹，瘫痪对冷热、疼痛感觉消失，用热水袋或热敷时要防止烫伤。

（5）防止泌尿系统感染：长时间留置尿管可增加感染机会。尽可能选择清洁导尿术。协助患者床上被动运动，每日 3 次，防止肌肉萎缩。

（6）脊髓肿瘤患者自主神经功能紊乱，肠蠕动减弱、腹胀，严重者需用肛管排气。

（7）保持患者肢体功能位，防止畸形。

（四）护理效果评估

（1）保持呼吸道通畅，及时吸氧，患者未发生组织缺氧。

（2）患者疼痛得到及时处理。

（3）患者未发生关节挛缩、肌肉萎缩。

（4）患者无压力性损伤发生。

（5）和患者建立有效的沟通方式，焦虑减轻。

（6）并发症得到及时发现，及时处理。按训练计划认真进行被动锻炼，在住院期间没有发生肢体肌肉萎缩。

（李　敏）

第七节　垂体腺瘤

一、概述

垂体腺瘤系发生于腺垂体的良性肿瘤。如果肿瘤增大，压迫周围组织，则出现头痛、视力减退、视野缺损、上睑下垂及眼球运动功能障碍等压迫症状。治疗一般以手术为主，也可行药物治疗和放疗。手术治疗包括开颅垂体瘤切除术和经口鼻或经单鼻蝶窦垂体瘤切除术。垂体瘤患者有发生垂体卒中的可能。垂体卒中为垂体肿瘤内突然发生出血性坏死或新鲜出血。典型症状：突然头痛，在 1～2 d 内眼外肌麻痹、视觉障碍、视野缺损及进行性意识障碍等。如发生上述情况，应按抢救程序及时进行抢救。

二、护理

（一）常见护理诊断／问题

1. 潜在并发症

（1）窒息：与术后麻醉未醒，带有气管插管有关。

（2）出血：与手术伤口有关。

（3）脑脊液鼻漏：与手术损伤鞍隔有关。

（4）垂体功能低下：与手术后一过性的激素减低有关。

2. 有体液不足的危险

与一过性尿崩有关。

3. 生活自理能力部分缺陷

与卧床及补液有关。

4. 有皮肤完整性受损的危险

与长期平卧有关。

（二）术前护理

1. 预防手术切口感染

为了预防手术切口感染，经蝶窦垂体腺瘤切除术患者应在术前 3 d 常规口服抗生素，用复方硼酸溶液漱口，用呋麻液滴鼻，每日 4 次，每次双侧鼻腔各 2～3 滴，滴药时采用平卧仰头位，使药液充分进入鼻腔。

2. 皮肤准备

经蝶窦手术患者需剪鼻毛，应动作轻稳，防止损伤鼻黏膜致鼻腔感染。近年来，多采用电动鼻毛修剪器，嘱患者自行予以清理，再由护士检查有无残留鼻毛，此法提高了患者的舒适度，更易于接受，亦便于护士操作。观察有无口鼻疾患，如牙龈炎、鼻腔疖肿等。如有感染存在，则改期手术。

3. 物品准备

备好奶瓶（有刻度标记，并预先在奶嘴上剪好"十"字开口，以准确记录入量，便于患者吸吮）、咸菜、纯橙汁、香蕉、猕猴桃等含钾、钠高的食物。

4. 术前宣教

向患者讲解有关注意事项，消除其恐惧，取得其配合。

（三）术后护理

（1）卧位未清醒时，取平卧位，头偏向一侧，清醒后拔除气管插管。无脑脊液鼻漏应抬高床头 15°～30°。有脑脊液鼻渗 / 漏者，一般去枕平卧 3～7 d，具体时间由手术医师决定，床头悬挂"平卧"提示牌。

（2）患者术后返回病室时，需经口吸氧。先将氧流量调至 2～3 L/min，再将吸氧管轻轻放入患者口腔中并用胶布将管路固定于面部，防止不慎脱落。及时吸除口腔及气管插管内的分泌物，维持呼吸道通畅。

（3）生命体征的监测：麻醉清醒前后应定时测量生命体征，特别注意观察瞳孔的对光反射是否恢复。

（4）拔除气管插管的指征及方法：①双侧瞳孔等大（或与术前大小相同）；②瞳孔对光反射敏感；③呼之能应、可遵医嘱做简单动作；④将口腔内分泌物吸除干净；⑤术中无特殊情况；⑥拔出气管插管时，患者应取平卧位头偏向一侧，抽出气囊中的空气，嘱患者做吐物动作，顺势将插管迅速拔出（目前此项操作多在手术室恢复室完成）。

（5）伤口护理：如无脑脊液鼻漏者，术后约第 3 日拔除鼻腔引流条，用呋麻液滴鼻，每日 4 次，每次 2～3 滴，防止感染。如有鼻漏，术后 5～7 d 拔出鼻腔引流条。拔出鼻腔引流条后勿用棉球或纱布堵塞鼻腔。

（6）口腔护理：如经口鼻蝶窦入路手术，口腔内有伤口，应每日做口腔护理，保持口腔内的清洁。由于术后用纱条填塞鼻腔止血，患者只能张口呼吸，易造成口腔干燥、咽部疼痛不适，此时，应用湿纱布盖于口唇外，保持口腔湿润，减轻不适，必要时可遵医嘱予以雾化吸入或用金喉健喷咽部。

（7）术后并发症的护理。

1）脑出血：常在术后24～48 h内发生，当患者出现意识障碍（昏睡或烦躁）、瞳孔不等大或外形不规则、视物不清、视野缺损、血压进行性升高等症状时，提示有颅内出血可能，应及时通知医师，必要时做急诊CT或行急诊手术。如未及时发现或采取有效措施，将出现颅内血肿、脑疝，甚至危及患者生命。

2）尿崩症和（或）水电解质紊乱：由于手术对神经垂体及垂体柄有影响，术后一过性尿崩发生率较高，表现为大量排尿，每小时尿量200 mL以上，连续2 h以上，此即为尿崩症。需监测每小时尿量，准确记录出入量，合理经口、经静脉补液，必要时口服抗利尿剂如醋酸去氨加压素，或静脉泵入垂体后叶素控制尿量，保持出入量平衡。水、电解质紊乱则可由手术损伤下丘脑或尿崩症致大量排尿引起，易造成低血钾等水、电解质紊乱，临床上每日晨监测血电解质情况，及时给予补充。

3）脑脊液鼻漏：术中损伤鞍隔所致，常发生于术后3～7 d，尤其是拔出鼻腔填塞纱条后，观察患者鼻腔中有无清亮液体流出。因脑脊液含有葡萄糖，可用尿糖试纸粉色指示端检测，阳性则提示有脑脊液鼻漏（如混有血液时，也可呈现假阳性，需注意区分）。此时，患者应绝对卧床，去枕平卧2～3周。禁止用棉球、纱条、卫生纸填塞鼻腔，以防逆行感染。

4）垂体功能低下：由机体不适应激素的变化引起，常发生于术后3～5 d。患者可出现头晕、恶心、呕吐、血压下降等症状。此时，应先查血钾浓度，与低血钾相鉴别。一般用生理盐水100 mL+琥珀酸氢化可的松100 mg静脉滴注后可缓解。

（四）健康教育

（1）出院后患者可以正常进食，勿食刺激性强的食物及咖啡、可乐、茶类。

（2）患者应适当休息，通常1～3个月后即可正常工作。

（3）出现味觉、嗅觉减退多为暂时的，无须特殊处理，一般可自行恢复。痰中仍可能带有血丝，如果量不多，属于正常情况，无须处理。

（4）注意避免感冒，尽量少到人员密集的公共场所，如超市、电影院。

（5）如果出现下列情况要考虑肿瘤复发，及时复查。一度改善的视力、视野再次障碍；肢端肥大症患者血压、血糖再次升高；库欣病或面色发红，皮肤紫纹不消退或者消退后再次出现，血压升高。

（6）如出院后仍需继续服用激素，应遵医嘱逐渐减少激素用量，如出现厌食、恶心、乏力等感觉，可遵医嘱酌情增加药量。甲状腺激素可遵医嘱每2周减量1次，在减量过程中，如果出现畏寒、心悸、心率缓慢等情况，可根据医嘱，酌情增加药量。

（7）如果出现厌食、恶心、乏力、畏寒、心悸等症状，应考虑到垂体功能低下，应及时到当地医院就诊或回手术医院复查。

（8）如果每天尿量超过 3 000 mL，应考虑多尿甚至尿崩症的可能。应及时去当地医院诊疗或回手术医院复查。

（9）出院后应定期复查，复查时间为术后 3 个月、6 个月和 12 个月。

（李　敏）

血管神经肌腱断裂

【案例介绍】

（一）一般资料

患者男，22 岁，因玻璃切割伤致右前臂出血、活动障碍 4 h 急诊推送入院。入院后诊断：前臂切割伤，桡动脉、桡神经浅支断裂，掌长肌腱、桡侧腕屈肌腱断裂。

既往史：否认高血压、心脏病、糖尿病、脑血管疾病史，预防接种随当地进行，否认输血史，否认食物、药物过敏史。

个人史：生于原籍，久住本地，否认吸烟史，否认饮酒史。

婚育史：未婚未育。

家族史：父母体健，1 个哥哥，体健。否认家族遗传史。

（二）医护过程

入院时患者意识清楚，痛苦面容。体温 36.3℃，脉搏 78 次 / 分，血压 120/80 mmHg。查体见患者右腕部偏桡侧有一长约 4 cm 裂口，有明显活动性出血，呈喷射性。右腕屈曲受限，虎口区感觉麻木，右拇外展稍受限。其余四指屈伸活动稍受限，各指末梢血液循环良好。患者完善术前准备后于当日 13：45 送手术室臂丛神经阻滞麻醉下行右侧桡动脉、桡神经浅支、掌长肌腱、桡侧腕屈肌腱探查吻合加手外伤清创加石膏外固定术。

【护理】

（一）治疗护理

1. 术前准备

积极完善各项手术前准备，如各类化验、手术备血等，同时联系手术室。予以破伤风抗毒血清注射；重点观察患者生命体征情况，因动脉出血量大，高度警惕失血性休克发生。

2. 术后处理及病情观察

抬高患肢至高于心脏水平 15 cm，以利于局部水肿消退；密切观察患肢末梢血液循环情况，通过观察患肢末梢皮温是否较对侧发凉、颜色有无苍白、毛细血管充盈反应是否大于 2 s，指腹是否饱满等来判定是否存在血运障碍；注意患手各指感觉及活动情况；嘱患者卧床休息，减少不必要的能量消耗。告知患者血管吻合术后早期务必减少活动，患肢要注意保暖，防止血管收缩。

（二）心理护理

向患者做好宣教，告知手术目的与手术方式，减轻患者对未知手术的恐惧感。因为其有肌腱断裂，日后手部功能可能受到影响，但可通过心理辅导让患者对战胜疾病充满信心。术后加强心理疏导，避免情绪波动。

（三）疼痛护理

利用视觉模拟评分法对患者的疼痛情况进行分析，高于 4 分时与医生沟通给予药物处理，以防疼痛加剧引起血管痉挛。多饮水以稀释血液，促进循环，患者表示理解。

（四）饮食护理

指导患者进食清淡、易消化饮食，勿食辛辣刺激性食物，防止血管痉挛。

【小结】

此患者护理处理过程中，我们采取的方法与常规的血管吻合术后护理常规有所不同。由于患者年轻，身体素质非常好，加之损伤的是相对粗的大动脉，护理措施方面不必像以往一样采用烤灯保暖，早期护理侧重点应放在病情观察方面，尤其注意患者有无末梢苍白、指腹饱满等动脉血管危象情况。这就要求专科护理人员必须具备过硬的理论储备，提高自身水平与素质，做到对工作有信心，医生能放心，患者能安心。

（李　敏）

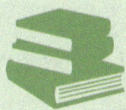

第四章　甲状腺乳腺外科护理

第一节　甲状腺功能亢进

一、概述

甲状腺功能亢进（简称甲亢）是由各种原因引起循环中甲状腺素异常增多而出现以全身代谢亢进为主要特征的疾病总称。甲亢是常见的内分泌疾病，发病率为 0.5% ~ 1.0%。甲亢可发生于任何年龄，最多见于 20 ~ 40 岁，尤多见于女性患者。按引起甲亢的原因可分为原发性甲亢、继发性甲亢和高功能腺瘤三类。其中原发性甲亢最常见，是指在甲状腺肿大的同时，出现功能亢进症状，表现为腺体弥漫性、两侧对称肿大，常伴有眼球突出，又称为"突眼性甲状腺肿"。

（一）病因

甲亢的病因有弥漫性毒性甲状腺肿（又称 Graves 病）、结节性毒性甲状腺肿、甲状腺自主高功能腺瘤、垂体 TSH 瘤、药物及碘致甲亢等。其中 Graves 病占甲亢病因的 80% ~ 85%，临床最为常见。

但 Graves 病的病因目前仍未明确，其发病原因认为主要与以下因素有关：①遗传易感性；②环境因素；③免疫系统异常。

（二）病理

甲亢患者甲状腺的病理改变主要表现为腺体内血管增多和扩张，淋巴细胞浸润；滤泡壁细胞多呈高柱状增生，并形成乳头状突起伸入滤泡腔，腔内胶质减少。

（三）诊断

1. 临床表现

轻重不一，典型表现如下。

（1）甲状腺素分泌过多症候群：性情急躁，容易激动，失眠，两手颤动，怕热，多汗，皮肤潮湿，无力，易疲劳等；食欲亢进却消瘦，肠蠕动亢进和腹泻；心悸，脉快有力（脉率常在每分钟 100 次以上，安静和睡眠时仍快为其特征），脉压增大；内分泌紊乱，如月经失调。其中脉率增快及脉压增大尤为重要，常可作为判断病情程度和治疗效果的重要标志。

（2）甲状腺肿大：呈弥漫性、对称性肿大，多无局部压迫症状，可扪及震颤感及血管杂音。

（3）甲状腺眼征：突眼为眼征中重要且较特异的体征之一。

（4）胫前黏液性水肿：其发生率约为 5%，多见于胫骨前下 1/3 部位，典型表现为非炎症性皮肤硬结。

2. 辅助检查

（1）血清促甲状腺激素（TSH）、游离 T_4（FT_4）、游离 T_3（FT_3）测定。

（2）甲状腺摄 ^{131}I 率测定。

（3）基础代谢率（BMR）测定：BMR ＝（脉率＋脉压）–111。

（4）甲状腺超声检查。

（5）甲状腺 X 线检查。

（四）治疗

1. 非手术治疗

（1）支持治疗：包括注意休息，补充足够热量和营养，包括糖、蛋白质和 B 族维生素。

（2）药物治疗：分硫脲类和咪唑类两类。

（3）放射性 ^{131}I 治疗。

2. 手术治疗

（1）手术治疗的指征：①继发性甲亢或高功能腺瘤；②中度以上的原发性甲亢；③腺体较大，伴有压迫症状，或胸骨后甲状腺肿等类型甲亢；④抗甲状腺药物或放射性 ^{131}I 治疗后复发者或坚持长期用药有困难者；⑤鉴于甲亢对妊娠可造成不良影响（流产和早产等），而妊娠又可能加重甲亢，因此，妊娠早、中期的甲亢患者凡具有上述指征者，仍应考虑手术治疗。

（2）手术治疗的禁忌证：①青少年患者；②症状较轻者；③老年患者或有严重器质性疾病不能耐受手术治疗者。

（3）手术术式：①腺叶＋峡部＋对侧次全切除术：一侧腺叶及峡部全切，另一侧次全切，保留 4 ~ 6 g 甲状腺组织；②双侧甲状腺次全切除术：每侧保留 2 ~ 3 g 甲状腺组织。

二、护理

（一）常见护理诊断／问题

1. 舒适的改变

与术后伤口疼痛有关。

2. 焦虑

与担心疾病恢复有关。

3. 知识缺乏

缺乏疾病诊治的相关知识。

4. 营养失调：低于机体需要量

与机体代谢需求量大于摄入量有关。

5. 有受伤的危险

与突眼造成的眼睑不能闭合，有潜在的角膜溃疡、感染而致失明的可能有关。

6. 潜在并发症

出血、呼吸困难和窒息、喉返神经损伤、喉上神经损伤、手足抽搐、甲状腺危象等。

（二）护理目标

（1）患者主诉不适感减轻及消失。

（2）患者的焦虑程度减轻，配合治疗和护理。

（3）患者获得疾病的相关知识。

（4）患者的营养状况稳定，体重无明显下降。

（5）患者未出现受伤的危险，未发生眼角膜溃疡和感染。

（6）术后未发生相关并发症或并发症发生后能得到及时治疗与处理。

（三）术前护理

1. 心理护理

（1）解释手术的必要性、手术方式、注意事项。

（2）鼓励患者表达自身感受。

（3）教会患者自我放松的方法。

（4）针对个体情况进行针对性心理护理。

（5）鼓励患者家属和朋友给予患者关心和支持。

（6）对精神过度紧张或失眠者可适当使用镇静催眠药，消除患者的焦虑心情。

2. 营养支持

（1）患者因代谢率高，常感饥饿，为满足机体代谢亢进的需要，每日需供给患者 5～6餐，鼓励其进食高热量、高蛋白质和富含维生素的均衡饮食。

（2）主食应足量，可适当增加奶类、蛋类、瘦肉类等优质蛋白以纠正负氮平衡，两餐之间增加点心。

（3）每日饮水 2 000 ～ 3 000 mL 以补充出汗、腹泻、呼吸加快等所丢失的水分。但有心脏疾病患者应避免大量饮水，以防水肿和心力衰竭。

（4）禁用对中枢神经有兴奋作用的浓茶、咖啡等刺激性饮料，戒烟、酒。减少进食可增加肠蠕动及易导致腹泻的富含纤维的食物。

（5）多数患者需服用碘剂进行术前准备，因此，需禁止摄入含碘高的食物，如海带、海鱼、海蜇皮等。

3. 病情观察

（1）局部：①甲状腺有无弥漫性、对称性肿大，肿块大小、质地、有无触痛，肿块与甲亢症状轻重的关系，甲状腺有无震颤或血管杂音等；②有无突眼征。

（2）全身：①有无高代谢综合征，如基础代谢率增高、怕热、多汗、皮肤温暖而湿润；②神经系统症状，如神经过敏、易激动、烦躁多虑、多言多动、注意力分散和双手平伸时手指细颤；③心血管系统症状，如心率失常、脉压增大、心动过速且在休息和睡眠时心率仍然加快等；④消化系统症状，如食欲亢进、消瘦和腹泻等；⑤其他，如肌无力、肌萎缩、甲亢性肌病等，女性患者月经减少、闭经不孕，男性患者阳痿、乳房发育和生育能力下降等。

4. 常规护理

（1）保持病室环境安静，避免嘈杂和强光刺激，室内通风良好，室温适宜。

（2）病情轻者可下床活动，以不感到疲劳为度。病情重、心力衰竭或合并严重感染者应严格卧床休息。

（3）对大量出汗的患者，应随时更换浸湿的衣服及床单，防止受凉。

（4）指导患者练习手术体位（平卧，垫软枕于肩下，头低，颈过伸）、深呼吸和有效咳嗽的方法。

5. 术前药物准备的护理

（1）单用碘剂：开始即用碘剂，2 周后待甲亢症状得到基本控制（患者情绪稳定，睡眠良好，体重增加，脉率每分钟＜ 90 次，基础代谢率 +20% 以下）后，便可进行手术。少数患者服碘剂 2 周后症状改善不明显，可加服硫脲类药物，待甲亢症状基本控制、停用硫脲类药物再继续单独服用碘剂 1 ～ 2 周后手术。在此期间应严密观察用药的效果与不良反应。

碘剂的作用在于抑制蛋白水解酶，减少甲状腺球蛋白的分解，逐渐抑制甲状腺素的释放，有助于避免术后甲状腺危象的发生。但因碘剂只能抑制甲状腺素的释放，而不能抑制甲状腺素的合成，停服后会致储存于甲状腺滤泡内的甲状腺球蛋白大量分解，使原有甲亢症状再现，甚或加重。故碘剂不能单独治疗甲亢，仅用于手术前准备；凡不拟行手术治疗的甲亢患者均不宜服用碘剂。

常用的碘剂是复方碘化钾溶液，每日 3 次口服，第 1 日每次 3 滴，第 2 日每次 4 滴，依此逐日增至每次 15 滴，然后维持此剂量。碘剂可刺激口腔和胃黏膜，引起恶心、呕吐、食欲缺乏等不良反应，因此，护士可指导患者于饭后用冷开水稀释后服用，或在用餐时将碘剂滴在馒头或饼干上一同服用。

（2）抗甲状腺药物加碘剂：先用硫脲类药物，待甲亢症状基本控制后停药，再单独服用碘剂 1 ~ 2 周，再行手术。硫脲类药物能使甲状腺肿大、充血，手术时易发生出血，因此，服用硫脲类药物后必须加服碘剂，使腺体缩小、变硬再手术。

（3）普萘洛尔：对于不能耐受碘剂或合并应用硫脲类药物，或对此两类药物无反应的患者，主张与碘剂合用或单用普萘洛尔做术前准备。每 6 h 服药 1 次，每次 20 ~ 60 mg，一般服用 4 ~ 7 d 后脉率降至正常水平。普萘洛尔半衰期不到 8 h，故最末一次服用须在术前 1 ~ 2 h，术后继续口服 4 ~ 7 d。术前不用阿托品，以免引起心动过速。

6. 突眼护理

对眼睑不能闭合者必须注意保护角膜和结膜，经常滴滴眼液，防止干燥、外伤及感染，外出戴墨镜或使用眼罩以避免强光、风沙及灰尘的刺激。

7. 术前常规准备

（1）协助完成相关术前检查：心电图、超声、出凝血试验、喉镜等，做好充分的术前准备，使患者基础代谢率降至正常范围后再手术。

（2）术晨更换清洁病员服。

（3）术晨建立静脉通道。

（4）皮肤准备：彻底清洗手术区域皮肤，范围为上起唇下，下至乳头水平线，两侧至斜方肌前缘。男患者剃去胡须，女患者耳后长发若影响手术可剪去。

（5）术晨与手术室人员进行患者、药物核对后，送入手术室。

（6）麻醉后置尿管。

（四）术后护理

1. 术后护理常规（表 4-1）

表 4-1　术后护理常规

项目	护理内容
全身麻醉术后护理常规	了解麻醉和手术方式、术中情况、切口和引流情况 持续低流量吸氧 持续心电监护 床档保护，防坠床 严密监测生命体征，观察有无甲状腺危象发生
伤口观察及护理	观察伤口有无渗血渗液，若有，应及时通知医生并更换敷料 观察颈部体征，有无皮下积血、积液，有无颈部肿胀、颈围明显增粗等

续表

项目	护理内容
管道观察及护理	输液管保持通畅，留置针妥善固定，注意观察穿刺部位皮肤 尿管按照尿管护理常规进行，一般术后第1日可拔出尿管，拔管后注意关注患者自行排尿情况 避免头颈部后仰，避免牵拉引流管 血浆引流管参照血浆引流管护理相关要求，做好护理
疼痛护理	评估患者疼痛情况 有镇痛泵（PCA）患者，注意检查管道是否通畅，评价镇痛效果是否满意，观察患者有无不良反应，如恶心、呕吐等 遵医嘱给予镇痛药物 提供安静、舒适的环境与体位
饮食护理	术后6 h内禁食、禁饮，以防呕吐，术后6 h起可进少量温凉流质饮食，禁忌过热饮食 术后第1日可进普食，循序渐进
体位与活动	全身麻醉清醒前，去枕平卧位，头偏向一侧 全身麻醉清醒后手术当日，半卧位 术后第1日，半卧位为主，增加床上运动，可在搀扶下适当下床沿床边活动 术后第2日，下床活动
颈部功能锻炼	手术后颈部制动 拔出伤口引流管后，可做颈部小幅度地活动，也可用手按摩松弛颈部，防止颈部肌肉疲劳 伤口愈合后，循序渐进地做点头、仰头、伸展和左右旋转颈部，做"米"字形颈部全关节活动，每日练习，以防颈部功能受限，直至出院后3个月
突眼护理	对眼睑不能闭合者注意保护角膜和结膜 经常滴滴眼液，防止干燥、外伤及感染 夜间可涂抗生素眼膏，用无菌生理盐水纱布覆盖双眼，防止结膜炎和角膜炎
心理护理	讲解术后可能出现的情况及术后注意事项，缓解患者紧张、焦虑的情绪 做好人文关怀，鼓励患者表达内心感受，鼓励患者间的相互沟通交流，增加战胜病魔的信心
基础护理	做好口腔护理、尿管护理，定时翻身、雾化，做好患者清洁等工作

2. 血浆引流管护理（表4-2）

表4-2 血浆引流管护理

项目	护理内容
通畅	定时挤捏管道，使之保持通畅 勿折叠、扭曲、压迫管道，及时倾倒血性液，保持有效负压

续表

项目	护理内容
固定	注意正确粘贴胶布，确保牢固 告知患者血浆引流管的重要性，切勿牵拉及自行拔出 若血浆引流管不慎脱出，切勿自行安置血浆引流管，应及时通知医生进行处理
观察并记录	观察引流液性状及量：正常情况下手术当日引流液为血性液，24 h 量 < 200 mL，以后颜色及量逐渐变淡、减少，若术后 24 h 后仍有新鲜血液流出，或短时间内引出较多鲜红色血液或伴有血凝块，应立即通知医生，给予止血药物，必要时再次手术止血 观察安置血浆引流管处伤口及伤口敷料情况 观察患者颈部体征，有无增粗等
拔管	遵医嘱拔管

3. 健康教育（表 4-3）

表 4-3 甲亢患者术后的健康教育

项目	教育内容
饮食	要进食高热量、高蛋白、富含维生素的食物，多饮水 三忌：①禁忌辛辣食物；②禁忌海味；③禁忌浓茶、咖啡、烟酒
活动	根据体力，适当活动
用药指导	使患者了解甲亢术后继续服药的重要性、方法并督促执行
突眼护理	外出戴墨镜或使用眼罩以避免强光、风沙及灰尘的刺激 对眼睑不能闭合者注意保护角膜和结膜，经常滴滴眼液，夜间使用眼膏，防止干燥、外伤及感染 睡觉或休息时，抬高头部，使眶内液回流减少，减轻球后水肿 定期行眼科角膜检查以防角膜溃疡造成失明
复查	术后定期门诊随访，复查甲状腺功能等 术后 3 个月内每个月复查 1 次，3 个月后每 3 个月复查 1 次，1 年后每半年复查 1 次，3 年后每年复查 1 次

（五）并发症的护理

并发症的护理见表 4-4。

表 4-4 并发症的护理

常见并发症	临床表现	护理
出血	血浆引流管持续有新鲜血液流出，或短时间内引出较多鲜红色血液或伴有血凝块，皮下有淤青、积血、颈部肿胀，伤口敷料持续有新鲜血液渗出	保守治疗：用止血药 保守治疗无效者应及时行再次手术

常见并发症	临床表现	护理
呼吸困难和窒息	进行性呼吸困难、烦躁、发绀，甚至发生窒息	半卧位，保持呼吸道畅通 持续吸氧 饮食：术后 6 h 进食温凉流质饮食，协助及鼓励患者排痰和深呼吸 遵医嘱使用减轻呼吸道水肿的药物 急救准备：常规在病床旁放置无菌气管切开包和手套，以备急用 急救配合：积极配合医生进行床旁急救
喉返神经损伤	一侧喉返神经损伤，引起声嘶 双侧喉神经损伤，可导致失音或严重的呼吸困难，甚至窒息	一侧损伤可行理疗恢复 双侧损伤需做气管切开
喉上神经损伤	喉上神经外支损伤，引起声带松弛、音调降低；喉上神经内支损伤，进食特别是饮水时，容易误咽，发生呛咳	加强对该类患者在饮食过程中的观察和护理，并鼓励其多进食固体类食物，一般经理疗后可逐渐恢复
手足抽搐	多在术后 1～3 d 出现。多数患者只有面部、唇部或手足部的针刺样麻木感或强直感，严重者可出现面肌和手足伴有疼痛的持续性痉挛，每日发作多次，每次持续 10 min 以上，严重者可发生喉和膈肌痉挛，引起窒息死亡	观察：加强 PTH 和血钙浓度的动态监测 饮食：适当限制肉类、乳品和蛋类等含磷较高食品的摄入，以免影响钙的吸收 补钙：指导患者口服补充钙剂；症状较重或长期不能恢复者，可加服维生素 D，以促进钙在肠道内的吸收 抽搐发作处理：立即遵医嘱静脉注射 10% 葡萄糖酸钙或氯化钙 10～20 mL 预防：关键在于切除甲状腺时，注意保护腺体背面的甲状旁腺
甲状腺危象	术后 12～36 h 患者出现高热（＞39℃）、脉快而弱（每分钟 120 次以上）、大汗、烦躁不安、谵妄，甚至昏迷，常伴有呕吐、水泻。若处理不及时或不当，患者常迅速死亡	预防措施：做好充分的术前准备，避免诱因；提供安静、轻松的环境；术前药物的充分准备；加强观察 急救护理：肾上腺素能阻滞剂；碘剂；氢化可的松；镇静剂；降温，维持体温在 37℃ 左右；静脉输入大量葡萄糖注射液补充能量；吸氧；有心力衰竭者，加用洋地黄制剂 做好患者及其家属心理护理
伤口感染	伤口出现红、肿、热、痛，可有脓性分泌物或渗出液、异味或窦道、瘘管形成；部分患者可有全身感染症状	发现伤口感染时，需将伤口处缝线拆除，分开伤口，充分引流分泌物，去除坏死组织，并采用湿性愈合理念积极换药处理，促进伤口肉芽生长及加速伤口愈合。因感染伤口病程较长，给患者及其家属带来较大的痛苦和经济负担，需加强心理护理和健康教育，使患者建立良好的依从性

（宋淑芬）

第二节　乳房良性肿瘤

一、乳房纤维腺瘤

（一）概述

乳房纤维腺瘤是女性常见的乳房良性肿瘤，约占乳房良性肿瘤的75%，居首位。好发年龄为18～25岁，月经初潮前及绝经后妇女少见。

1. 病因

目前，对引起乳房纤维腺瘤的病因及发病机制尚不清楚，可能与以下因素有关。

（1）体内雌激素水平相对或绝对升高。

（2）局部乳腺组织对雌激素的敏感性增高。

（3）高脂、高糖饮食。

（4）遗传倾向。

2. 诊断

（1）临床表现：主要为乳房肿块，肿块多发生于乳房外上象限，约75%为单发，少数为多发。肿块增大缓慢，质硬，似橡皮球的弹性感，表面光滑，易于推动。月经周期对肿块大小影响不大。患者常无自觉症状，多为偶然扪及。

（2）辅助检查：①乳腺X线摄片；②乳腺超声检查；③乳腺肿块针吸细胞学检查或活体组织检查。

3. 治疗

手术切除肿块是治疗乳房纤维腺瘤唯一有效的方法。

（1）开放性手术。

（2）微创手术：对于年轻患者，肿瘤直径小于3 cm，要求外观美容效果的，可选择麦默通微创旋切术。

（二）护理

1. 常见护理诊断/问题

（1）知识缺乏：缺乏疾病诊治的相关知识。

（2）舒适的改变：与术后伤口疼痛有关。

（3）潜在并发症：伤口出血。

2. 护理目标

（1）患者掌握了疾病诊治的相关知识。

（2）患者主诉伤口疼痛减轻或消失。

（3）无出血并发症的发生或发生出血后得到及时治疗和护理。

3. 术前护理

（1）提供疾病的相关知识：告知患者乳房纤维腺瘤的病因及治疗方法；暂不手术者应密切观察肿块的变化，明显增大者应及时到医院就诊。

（2）术前常规准备。

4. 术后护理

（1）伤口出血的观察及护理：患者在短时间内伤口渗出较多颜色鲜红的液体，给予更换敷料、加压包扎、用止血药，如无效，应及时再次手术止血。

（2）健康教育：告知患者保持愉快心情；遵医嘱定期复查、随访，一般每年1次；每月进行乳房自查，发现有异常及时就诊。

二、乳管内乳头状瘤

（一）概述

乳管内乳头状瘤多见于经产妇，40～50岁为多，约占乳房良性肿瘤的20%。约75%的病例发生在大乳管近乳头的壶腹部，瘤体很小，有很多壁薄的血管，易出血。乳管内乳头状瘤属良性，但有恶变的可能，恶变率为6%～8%。

1. 病因

本病的发生与雌激素异常刺激导致乳管内上皮局限性乳头状增生有关。

2. 诊断

（1）临床表现：乳头溢血、溢液为主要表现。因瘤体小，常不能触及；偶可在乳晕区扪及质软、可推动的小肿块，轻压此肿块，常可见乳头溢出血性液。

（2）辅助检查：①乳腺导管造影检查，可明确乳管内肿瘤的大小和部位；②乳管内镜检查，在直视下对乳头导管内病变进行诊断、分型、取组织病理诊断、手术定位等；③乳腺超声；④溢液涂片检查。

3. 治疗

诊断明确者以手术治疗为主，行乳腺腺叶切除并做病理学检查，若有恶变，应施行根治性手术。

（二）护理

1. 常见护理诊断/问题

（1）焦虑：与乳头溢液、缺乏相关疾病知识有关。

（2）舒适的改变：与伤口疼痛有关。

（3）潜在并发症：伤口出血。

2. 护理目标

（1）患者掌握了疾病诊治的相关知识，焦虑减轻。

（2）患者主诉伤口疼痛减轻或消失。

（3）无出血并发症的发生或发生出血后得到及时治疗和护理。

3. 术前护理

（1）提供疾病的相关知识，减轻患者的焦虑。告知患者乳头溢液的原因、手术治疗的必要性，解除患者的思想顾虑。

（2）术前常规准备。

4. 术后护理

同乳房纤维腺瘤。

（宋淑芬）

第三节　乳腺癌

一、概述

乳腺癌是女性最常见的恶性肿瘤之一。在我国占全身各种恶性肿瘤的 7% ~ 10%，并呈逐年上升趋势。部分大城市报告乳腺癌已跃居女性恶性肿瘤首位。

（一）病因

乳腺癌确切病因尚不明确，目前认为主要与以下因素有关。①内分泌激素因素：乳腺是多种内分泌激素的靶器官，如雌激素、孕激素及泌乳素等，其中雌酮及雌二醇与乳腺癌的发病密切相关。②月经、婚育、哺乳因素：月经初潮年龄早、绝经年龄晚、未生育、初次足月产的年龄大于 35 岁及未正常哺乳等均会增加乳腺癌的危险性。③遗传因素：一级亲属中有乳腺癌病史者，其发病风险是普通人群的 2 ~ 3 倍。④乳房良性疾病史：尚有争论。⑤营养过剩、肥胖、高脂肪饮食会增加乳腺癌的发病机会。⑥环境因素、生活方式与精神心理因素与乳腺癌的发病有一定关系。

（二）病理

1. 病理分型

（1）非浸润性癌：此型属早期，预后较好。

（2）浸润性特殊癌：此型分化一般较高，预后尚好。

（3）浸润性非特殊癌：此型一般分化较低，预后较上述类型差，且是乳腺癌中最常见的类型，占 80%。

（4）其他罕见癌：炎性乳腺癌和乳头湿疹样癌。

2．转移途径

包括局部浸润、淋巴转移（最主要）、血行转移。

（三）诊断

1．临床表现

（1）乳房肿块：早期为乳腺无痛性、单发小肿块，多发于外上象限。质硬，表面不光滑，边界不清；晚期可出现肿块固定、卫星结节、铠甲胸及皮肤破溃。

（2）乳房外形改变：可出现局部隆起、"酒窝征""橘皮样"改变，乳头扁平、回缩及内陷等。

（3）乳头溢液：有5%～10%的乳腺癌患者伴有乳头溢液，有1%的乳腺癌以乳头溢液为唯一的临床症状。

（4）腋窝淋巴结肿大：腋窝肿大淋巴结质硬、无痛，可被推动，随着病情的进展，肿大淋巴结的数目增多，并融合成团，甚至与皮肤或深部组织粘连。

（5）远处转移：乳腺癌晚期可转移至肺、骨、肝，并出现相应的症状。

（6）特殊乳腺癌表现：炎性乳腺癌多见于年轻女性，特点是皮肤发红、水肿、增厚、粗糙、表面温度升高等炎症样表现，发展迅速，恶性程度高，预后差；乳头湿疹样癌表现为乳头、乳晕的皮肤变粗糙、糜烂，如湿疹样，发展慢，恶性程度低，预后较好。

2．辅助检查

（1）乳腺 X 线检查。

（2）乳腺超声检查。

（3）乳腺磁共振成像。

（4）活组织病理检查。

（5）乳腺导管内镜检查。

（四）治疗

治疗原则为手术治疗为主，辅以化疗、放疗、内分泌治疗、生物治疗等综合治疗措施。

1．手术治疗

手术方式包括保留乳房的乳腺癌切除术、乳腺癌改良根治术、乳腺癌根治术、全乳房切除术、前哨淋巴结活检术及腋窝淋巴结清扫术、乳房同期或延期重建术。

2．化疗

乳腺癌是实体肿瘤中应用化疗最有效的肿瘤之一，化疗在整个治疗中有重要地位，分为术前新辅助化疗和术后辅助化疗。

3．内分泌治疗

凡乳腺癌细胞中雌激素受体（ER）、孕激素受体（PR）阳性者，对内分泌治疗有效。常用药物包括他莫昔芬和芳香化酶抑制剂。

4．放疗

放疗是乳腺癌局部治疗的手段之一。放疗指征包括保留乳房的乳腺癌手术后；病理报告证实有腋中或腋上淋巴结转移者；阳性淋巴结占淋巴结总数 1/2 以上或有 4 个以上淋巴结阳性者；病理证实胸骨旁淋巴结阳性者；原发灶位于乳房中央或内侧而行根治术后，尤其是腋淋巴结阳性者。

5．生物治疗

通过转基因技术制备的曲妥珠单抗对 HER2 过度表达的乳腺癌患者有一定效果，可降低乳腺癌的复发率。

二、护理

（一）常见护理诊断／问题

1．焦虑、恐惧

与患者对癌症的恐惧、形体的改变及担心预后有关。

2．舒适的改变

与疼痛及引流管刺激有关。

3．潜在并发症

出血、患侧上肢水肿、皮下积血或积液、皮瓣坏死等。

4．自我形象紊乱

与手术切除乳房或术后乳房外形受损有关。

5．知识缺乏

缺乏疾病诊治和康复的知识。

（二）护理目标

（1）患者焦虑、恐惧程度减轻，配合治疗及护理。

（2）患者主诉不适感减轻或消失。

（3）术后未发生相关并发症或并发症发生后能得到及时治疗与处理。

（4）患者能够主动应对自我形象的变化。

（5）患者掌握了疾病诊治和康复的相关知识。

（三）术前护理

1．心理护理及健康教育

（1）解释手术的重要性、必要性、手术方式及注意事项。

（2）介绍乳腺癌疾病术后较好的预后，增强患者的信心。

（3）介绍术后形体改变的修饰知识。

（4）鼓励患者表达自身感受。

（5）教会患者自我放松的方法。

（6）针对个体情况进行针对性心理护理。

（7）鼓励患者家属和朋友给予患者关心和支持。

2．术前常规准备

（1）协助完善相关术前检查：心电图、超声、胸部 X 线摄片、出凝血常规等。

（2）遵医嘱准备术中用药。

（3）术前更换清洁病员服。

（4）皮肤准备：彻底清洁手术区域皮肤，特别是乳头和腋窝部；关于剃毛问题，现在主张如不影响手术可不剃毛，如需剃毛，应尽量离手术时间近，选用对皮肤损伤小的方法。

（5）术前建立静脉通道。

（6）术前与手术室人员进行患者、药物核对后，将患者送入手术室。

（7）麻醉后安置并保留尿管。

（四）术后护理

1．患侧上肢功能锻炼（表 4-5）

表 4-5　患侧上肢功能锻炼

时间	锻炼内容
伤口拆线前 （术后 2 ~ 3 周）	活动手指、腕部及前臂，可做伸指、握拳、屈腕、屈肘、伸臂活动 患侧上肢从远端到近端的气压治疗，以促进血液和淋巴液回流，预防患侧上肢的水肿 此期禁忌做肩关节上抬、外展活动
伤口拆线后 （术后 3 周后）	在前期的基础上进行患侧肩关节的全面活动，如进行手指爬墙、梳头、滑轮运动及甩绳运动等 注意应循序渐进，逐渐增加活动量 时间宜每日 3 ~ 4 次，每次 20 ~ 30 min 目的是预防患者上肢水肿和肩关节活动受限

2．健康教育（表 4-6）

表 4-6　乳腺癌术后患者的健康教育

项目	教育内容
心理	保持乐观情绪，正确面对疾病，树立能战胜疾病的信心
饮食	鼓励进食营养丰富、低脂的平衡膳食，减少激素含量高的食品摄入
活动	根据体力，适当活动，加强患侧上肢的功能锻炼
生育	5 年内避孕
复查	术后放化疗期间定期门诊随访：术后 1 年内，每 3 个月复查 1 次；术后 1 ~ 3 年，平均每半年复查 1 次；术后 3 年后，每年复查 1 次至终生
治疗	遵医嘱坚持进行化疗、放疗、内分泌治疗及生物靶向治疗

续表

项目	教育内容
义乳或假体	介绍义乳的作用和应用 视病情和自身情况，可于放化疗结束后行乳房重建术
乳房自查	宜在月经干净后 3 ~ 5 d 进行，绝经后妇女宜每月固定时间自查 视诊：站在镜前以各种姿势观察乳房的大小和外形，有无改变，有无局部性隆起、凹陷或皮肤改变，有无乳头回缩或抬高 触诊：可仰卧或站立，被检查侧的手臂放于头下或脑后，对侧手指并拢平放于乳房，检查乳房的各个部位，包括乳头、乳晕，最后检查腋窝，注意有无肿大的淋巴结，乳头有无溢血、溢液，如有异常，应及时到医院就诊

（宋淑芬）

乳腺癌新辅助化疗Ⅳ度粒细胞缺乏

【案例介绍】

（一）一般资料

患者女，46 岁，以"左乳癌新辅助化疗后 8 d，发热 1 d"为主诉收入院。8 d 前患者因乳腺癌于我院行第 4 次新辅助化疗方案为 TEC，每 3 周 1 次（多西他赛 120 mg + 多柔比星脂质体 50 mg + CTX 835 mg），化疗后偶有恶心、呕吐，无发热、咳嗽，无胸闷，无心悸、气促。1 d 前患者无明显诱因出现发热，体温最高达 39.7℃，伴有寒战、头痛、恶心、呕吐，有咳嗽、咳痰，无头晕，无胸闷、胸痛，无腹痛、腹胀。1 d 前患者至我院就诊，急查血常规提示：白细胞计数 0.24×10^9/L，血红蛋白 70.0 g/L，血小板计数 110.0×10^9/L，遂予以升白细胞、抗感染、降温等对症治疗，急诊以化疗后骨髓抑制、发热、乳腺恶性肿瘤收入我科。患者自起病以来精神、睡眠差，小便正常。

既往史：否认高血压、心脏病、糖尿病、脑血管疾病史，预防接种随当地进行，否认手术、外伤、输血史，否认食物、药物过敏史。

个人史：生于原籍，久住本地，否认吸烟史，否认饮酒史。

婚育史：已婚已育。

家族史：母亲曾患胃癌。

（二）医护过程

入院体格检查：体温 37.7℃，脉搏 107 次 / 分，呼吸 21 次 / 分，血压 97/55 mmHg。

发育正常，营养一般，面容不佳，自主体位，意识清楚，查体合作。查体发现全身多处皮肤黏膜出现破溃，包括颈部、双侧腋下、双侧腹股沟区、肘窝、手背处、腹部、会阴处、肛周、双侧膝关节处及足部等，口腔内见多处溃疡。完善血常规、感染二项、肝肾功能、电解质、心肌损伤四联检、血型鉴定、交叉配血、血培养、肺 CT 等检查。暂时给予升白细胞、退热对症处理。

肺 CT 检查示：双肺可见多发斑片状密度增高影，部分边缘模糊，右肺下叶部分实变。诊断意见：双肺多发感染，右肺下叶明显。白细胞计数 0.24×10^9/L，血红蛋白 70.0 g/L，血小板计数 110.0×10^9/L。

于 2022-09-25 由呼吸科会诊后指导给用美罗培兰抗感染等对症治疗，患者体温维持在 38.3℃以下，但 2021-10-01 患者体温突然升高至 39.7℃，予以加用莫西沙星联合抗感染治疗，患者体温逐渐下降，至 2021-10-05 恢复正常。于 2021-10-01 白细胞计数 4.56×10^9/L。充分告知家属，患者由于化疗后引起的骨髓抑制，易出现肺部的感染，容易合并其他的合并症，如口腔溃疡、胃肠道功能失调、电解质紊乱、皮肤色泽改变等，甚至危及生命。密切监测患者体温情况，监测患者炎性指标情况。做好皮肤及口腔护理。

【护理】

（一）治疗护理

1. 用药护理

升白细胞：惠尔血 150 mg，每日 3 次。抗生素：美罗培兰，每 8 h 1 次，莫西沙星，每日 1 次（后续加用）。雾化吸入：异丙托溴铵、布地奈德。输血治疗：去白细胞悬浮红细胞 2 U。支持治疗：补充电解质及脂肪、氨基酸、糖。

美罗培兰的不良反应主要是皮疹、腹泻、恶心、呕吐。

莫西沙星的不良反应主要是腹泻、头晕、恶心、眼干、视力减退等。

惠尔血的不良反应主要是有时肌肉酸痛、骨痛、腰痛等，食欲不振、发热、头痛、乏力及皮疹等。

2. 高热护理

降低体温，常采用物理降温，如冰袋、冰敷等，若腋表温度 > 38.5℃，遵医嘱给予药物降温，如赖氨匹林静推或布洛芬混悬液口服等。30 min 后复测体温。

3. 口腔溃疡疼痛护理

主要是由于白细胞减少，引起口腔多处溃疡，由于溃疡面大，最大约 1.5 cm × 1.0 cm，根据美国国家癌症研究所（NCI）制定的分级方法，分成 0 ~ 4 级：0 级，无黏膜炎；1 级，无痛性红斑、溃疡或轻微疼痛；2 级，痛性红斑、水肿或溃疡，但可以进食；3 级，痛性红斑，水肿或溃疡，且无法进食；4级，患者需要胃肠外营养或肠内营养。1 ~ 2级为轻度，3 ~ 4级为重度。本例患者为3级，在进食时出现疼痛，为解决口腔的疼痛问题，在进食前让患者用自配的漱口水进行含漱（配制方法：利多卡因200 mg+ 生理盐水250 mL+ 庆大霉素8万U）。

使用方法：含漱5 ~ 10 min，然后用清水再次漱口，最后疼痛控制后，建议30 min内进食，特别注意含漱液不可吞下，含漱前询问过敏史。用自配液清洁口腔，然后用氧气吹溃疡面，最后用康复新液行含漱，因为康复新液针对受损的口腔黏膜具有较好的黏附性、止血及生肌作用，而口腔进行6 ~ 8 L/min吹氧气，主要是利用氧破坏厌氧菌的生长环境，提高创面组织中氧的供应量，使坏死组织氧化分解，促进正常细胞的氧合，从而抑制创面厌氧菌的大量滋生和繁殖，并防止溃疡面加重，提高创面组织中氧的供应量，改善局部组织中的血液循环，降低毛细血管血压，加快水肿消除。局部能保持创面干燥，减少渗出，氧流吹干创面后形成薄痂，利于愈合。

口腔溃疡的患者使用2%碳酸氢钠和浓替硝唑交替含漱1 min；同时伴有骨髓抑制并使用重组人粒细胞集落刺激因子治疗的患者，可将安瓿内残留药液加入20 mL生理盐水中含漱5 ~ 10 min，能有效促进口腔黏膜溃疡的修复；有口腔溃疡者局部涂磷酸铝凝胶、蒙脱石散等药品。

4. 肺部感染护理

保持呼吸道通畅，采取有利于呼吸的体位，鼓励患者多咳嗽、排痰，给予雾化吸入。指导患者做腹式呼吸，做好痰液的细菌培养。嘱患者保持良好的心情，大便通畅。

（二）观察护理

严密观察患者意识和生命体征（体温、脉搏、呼吸、血压），各种炎性指标的情况，血象的变化是否呈上升趋势，全身皮肤破溃愈合情况，口腔溃疡的愈合情况，另外还有感染的控制情况。

（三）生活护理

1. 饮食护理

给予患者清淡、优质蛋白饮食，避免辛辣刺激的食物，以防加重感染，但同时又要补充机体抗感染需要的能量，所以应食用优质蛋白的食物，如鸡蛋、牛奶等。

2. 皮肤护理：促进损伤皮肤愈合，保湿润肤

患者使用化疗药物环磷酰胺835 mg + 多柔吡星脂质体50 mg+ 多西他赛120 mg，出现骨髓抑制，以及全身多处皮肤不同程度的损伤，在治疗与护理上面临着挑战，首先用目前科内现有药品给予处理。

糖皮质激素：地塞米松8 mg，口服，每日2次。维生素：维生素E、维生素B_6 300 mg/d，口服。使用疼痛量表进行评估，疼痛在4分时，给COX-2抑制剂：塞来昔布200 mg/d，口服。另外，皮肤的局部处理使用外用软膏：涂10%尿素软膏、红霉素软膏，手部位使用红蓝

光照射治疗，通过不同部位的对照，使用红霉素软膏的保湿效果较尿素软膏好，特别是在双手使用外涂药品后，然后套上一次性薄膜手套，效果更好。通过对手、脚部位外涂药品后，然后用红蓝光治疗照射，不仅可以抗炎，也可达到修复受损创面的目的，在临床上采用红蓝光治疗化疗后皮肤的案例未见，而此例患者在临床上取得了比较好的治疗效果。治疗过程见图4-1。

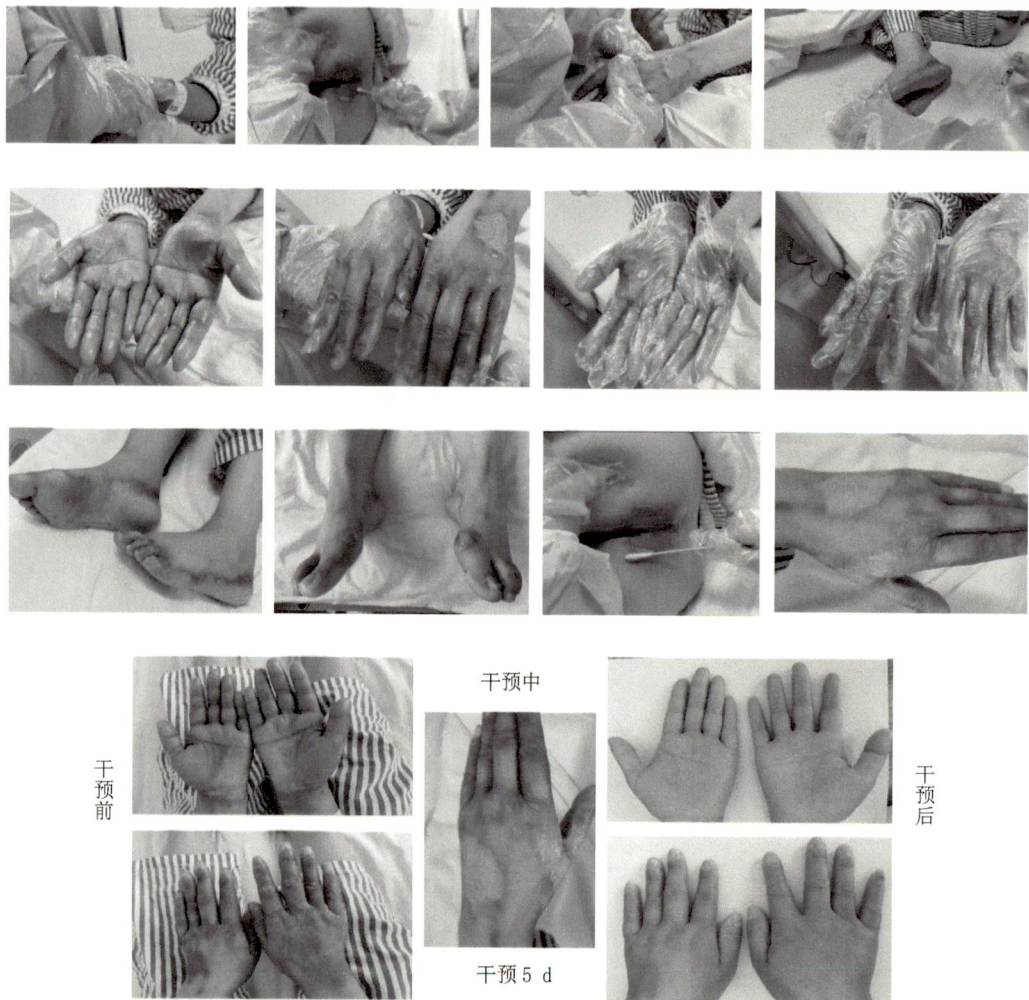

图4-1 治疗过程

（四）心理护理

与家属做好沟通，告知家属患者的病情变化，取得家属的配合和同意，并鼓励家属树立战胜疾病的信心，保持乐观的态度去理解并照顾患者。

（五）健康教育

皮肤的护理：手、足部位使用保湿软膏，避免接触刺激皮肤的物品如香水、乙醇、强力清洁剂，睡觉时穿戴棉布袜子或手套以增强软膏的吸收，避免穿过紧、刺激或不合身的衣物和鞋子，避免使用创可贴或其他类型的黏性绷带，避免重复性活动或长期保持单一姿势，尽可能保持皮肤不被覆盖以减少排汗，洗碗时佩戴胶皮手套，用毛巾轻拍皮肤使其干燥（不要揉搓），避免承受极端的温度、压力和摩擦，避免从事机械的、有压力的体力工作，避免强光、阳光直接照射，抬高患肢。

口腔的护理：保持口腔的清洁，进食后用水漱口，早、晚用软毛刷清洁口腔。白细胞低下时用盐水漱口，或用康复新液含漱。

化疗后按时查血常规，发现白细胞减少时，不到人多的场所，戴口罩，及时就医。

（六）护理反思

回顾分析疾病诊治经过，于 2021-07-20 穿刺确诊左乳乳腺癌，非特殊型，组织学分级：Ⅲ级。穿刺免疫组化：ER（－），PR（－），Her-2（－），Ki-67（＋，30%）。行第一次新辅助化疗：TEC，2021-08-10 行第 2 次化疗，2021-08-31 第 3 次化疗，2021-09-17 行第 4 次化疗。2021-09-25 乳腺癌新辅助化疗后 7 d，发热 1 d 入院。白细胞变化曲线见图 4-2。

患者在行第 4 次化疗时出现白细胞下降趋势，个案管理者在指导上应进行个性化的指导，查血常规的时间应及时调整，当白细胞计数的曲线图出现如图 4-2 的情况时，应警惕可能出现的情况，提前与患者进行详细的讲解，提前复查血象，另外指导患者在出现食欲下降、身体乏力等不适情况时，应立即就医，不要等到出现严重的发热才就医。

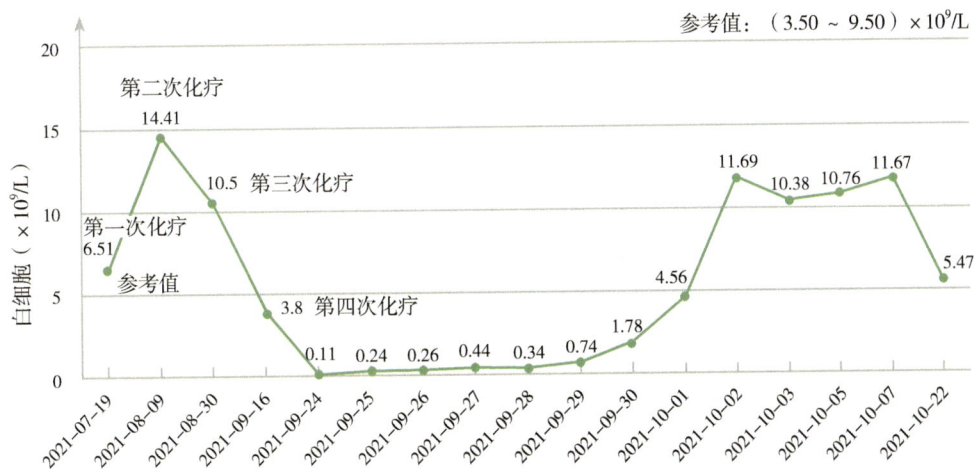

图 4-2　白细胞变化曲线

【小结】

通过护理此患者，我了解到通过护理行为可以解决实际问题。在解决问题的同时要善于观察，勤于思考，查依据，善于总结，解决患者最关键的问题。工作中要善于变通，多问几个为什么，不要为了工作而工作，要有温度、热度、广度、深度，这样个案管理者才会走进乳腺癌患者的心中。

（宋淑芬）

过氧化氢溶液联合聚维酮碘乳膏治疗乳腺癌术后化疗手足综合征的护理

【案例介绍】

（一）一般资料

患者女，40 岁，入院诊断："左侧乳腺癌根治术后 3 个月入院行第 5 次化疗"。患者因确诊"左乳腺癌"在我院全身麻醉下行左乳腺癌改良根治术，术后切口愈合好。术后方案为化疗、放疗及内分泌治疗等综合治疗。患者起病以来精神、胃纳尚可，睡眠欠佳，大小便正常，体重无明显减轻。

既往史：否认高血压、心脏病、糖尿病、脑血管疾病史，预防接种随当地进行，否认手术、外伤、输血史，否认食物、药物过敏史。

个人史：生于原籍，否认吸烟史，否认饮酒史。

婚育史：已婚已育。

月经史：14 岁月经初潮，月经周期 30 d，经期 5 d。

家族史：家族中无类似疾病发生，否认家族遗传史。

（二）医护过程

入院体格检查：体温 36.5℃，脉搏 63 次 / 分，呼吸 20 次 / 分，血压 128/77 mmHg。发育正常，营养一般，表情呈痛苦面容，自主体位，意识清楚，查体合作，使用盐酸多柔比星脂质体时用润肤产品（尿素软膏）及口服维生素 B_6 预防手足综合征，右脚底触及疼痛，皮下波动感约 5 cm×4 cm 的皮肤异常区域，气味伴有鱼腥味，部分有水疱，破溃处有液体渗出，右侧小趾外侧约 2.0 cm×1.5 cm 皮肤破溃，有渗液流出，为患者目前使用的化疗药（环磷酰胺 960 mg+ 盐酸多柔比星脂质体 56 mg）所致出现的手足综合征的症状，参考美国国立癌症研究所（NCI）提出的手足综合征分级标准：①Ⅰ级，皮肤出现轻微的改变、皮炎，比如脱屑和红斑；轻微的灼烧感、麻木感和针刺感，但日常活动不受影响；②Ⅱ级，皮肤改变与Ⅰ级相同，伴有疼痛，对日常活动产生轻度的影响，但皮肤表面完整；③Ⅲ

级，溃疡性皮炎或者合并强烈的疼痛感，已经无法从事正常活动，组织破坏明显，合并水疱、水肿、脱屑、出血等。此患者的 HPS 为Ⅲ级。患者在行走时伴有疼痛不适，不愿意行走，与患者沟通后，取得患者的理解与配合，用生理盐水 +3% 过氧化氢溶液进行泡脚清洁足部，清理创面，然后用 10% 聚维酮碘乳膏外涂创面，最后用无菌纱布包裹。经治疗第 2 日，患者下床活动时疼痛感明显减轻，夜间能入睡。治疗 1 周后患者皮肤完全愈合。顺利完成第 5 次化疗出院，通过延续性护理回访，患者顺利完成整个 8 个疗程的化疗及放疗，目前在行内分泌治疗中，已回归工作岗位。

【护理】

（一）治疗护理

1. 用药护理

聚维酮碘属碘伏类消毒剂。其中的 1- 乙烯基 -2- 砒咯烷酮均聚物为表面活性剂，有助于溶液对物体的润湿和穿透，从而加强碘的杀菌作用。试验表明，该类消毒剂（碘伏类）可使细菌胞壁通透性屏障破坏，核酸漏出，酶活性降低，从而死亡。聚维酮碘对细菌繁殖体、真菌以及呼吸道与肠道病毒等均有良好的杀灭作用。其杀菌作用随溶液中所含游离碘的增多而加强。个别病例用药时创面黏膜局部有轻微短暂刺激，片刻后即自行消失，无须特别处理。

3% 过氧化氢溶液不良反应：高浓度对皮肤和黏膜产生刺激性烧伤，形成一疼痛"白痂"。

尿素软膏：避免接触眼，涂擦部位如有灼烧感、瘙痒、红肿等，应停止用药，洗净。

维生素 B_6：口服维生素 B_6 关注肾功能，避免长期服用，防止依赖综合征的发生。

2. 皮肤护理

清洁足部的皮肤，常采用清水、温开水、盐水，但不易彻底清除脚部破溃的死皮及异味，用生理盐水与 3% 过氧化氢溶液按 1：1 的比例进行配比，浸泡 30 ~ 60 min，先清洁创面，在浸泡过程中，过氧化氢的氧化作用有助于除去部分死皮，然后将有水疱的部位小心用无菌手术刀在水泡的最低部位切开小口，挤出液体，再进行浸泡，达到彻底清洁足底的目的，待皮肤完全干燥后，用 10% 聚维酮碘乳膏外涂足底不适部位，厚度 1 ~ 2 mm，范围大于不适部位 1 cm，最后用无菌纱布多层固定，为防止纱布松开，用绷带包扎，每日清洁、浸泡、外涂药物治疗 1 次，待患者皮肤完全愈合。

3. 疼痛护理

用 NRS 评估法进行评估，患者在行走过程中疼痛值为 5 分，在卧床及脚不贴地面时疼痛值为 3 分（NRS 评估法，由 0 ~ 10 组成，用 11 个数字评估疼痛强度，由患者自身主观感受自行评估：0 分表示无疼痛，1 ~ 3 分代表轻度疼痛，不影响患者睡眠；4 ~ 6 分表示中度疼痛，无法入睡或睡眠中途痛醒；10 分代表剧烈疼痛），指导患者减少走路，同时采取转移注意力的方法，如看电视，听音乐、家人陪伴聊天等，以增加患者对疼痛的耐受或转移注意力，从而减轻疼痛感，必要时使用止痛药物治疗。

（二）观察护理

严密观察疼痛和生命体征（体温、脉搏、呼吸、血压），以及脚部皮肤愈合的时间与完整性，关注患者的睡眠情况。

（三）生活护理

1. 饮食护理

给予患者清淡优质蛋白饮食，避免辛辣刺激的食物，以防破溃皮肤感染，但同时又要补充机体抗感染所需的能量，督促患者养成良好的饮食习惯，建议多食用高热量、高蛋白、高维生素的食物，如鸡蛋、牛奶等。

2. 皮肤护理

指导患者保持足部的干燥、清洁，减少行走，足底不负重等防止受压，休息时用枕头抬高右下肢，高于心脏部位，以促进静脉回流，避免粗硬织物摩擦，日常生活中避免接触洗衣粉、肥皂等化学洗涤剂，避免手足部摩擦及接触过冷及过热的物品，不用热水洗手、洗脚，洗脸用软毛毛巾。不穿紧而不合脚的鞋，坐或躺时手脚抬高，避免激烈体力活动，不做捆绑等用力动作，避免阳光曝晒，忌辛辣饮食，指导患者不要挠抓皮肤，可用柔软纱布保护患处。

（四）心理护理

与患者进行面对面交流，观察其情绪变化，适当予以安慰、鼓励和支持，引导患者学会自我调整负面情绪，并鼓励树立战胜疾病的信心及勇气，保持乐观的态度去配合治疗。

（五）健康教育

向患者宣讲乳腺癌疾病相关知识，指导患者如何正确面对化疗，如何避免化疗对身体导致的伤害，以及导致伤害时如何将风险降至最低，如何向医护人员进行咨询，养成良好的饮食习惯。在治疗期间避免长时间的行走，在化疗期间四肢保暖，防止外伤等。

【小结】

手足综合征典型临床表现为掌跖感觉迟钝和刺痛、灼痛，伴发掌跖红斑、水肿，红斑可进展为水疱，而后出现脱皮、结痂、糜烂、溃疡和表皮坏死，患者痛、温觉下降，少数患者出现严重的衰弱现象。PLD 所致手足综合征发生率在 5% ~ 84%。本例患者在化疗 4 次后出现症状，导致生活质量下降，严重影响患者治疗的信心及勇气，在使用常规预防治疗的基础上仍出现症状，本案例使用 3% 过氧化氢溶液与生理盐水呈 1：1 比例进行清洁，再用 10% 聚维酮碘乳膏外涂不适部位，涂层 1 ~ 2 mm，用无菌纱布包裹，每日 1 次，在临床使用后，发现皮肤愈合的速度及患者的疼痛明显减轻，患者的生活质量明显改善。当化疗后出现手足综合征时，使用聚维酮碘乳膏外涂是不错的选择，因为聚维酮碘乳膏可活血化瘀、去腐生肌，促进局部皮肤的血液循环，增强局部皮肤的免疫力。

综上所述，应用10%聚维酮碘乳膏治疗结合护理干预，在临床上取得预期效果，并获取患者的良好配合，还能促进皮肤的早期愈合。

（宋淑芬）

乳腺癌术后化疗合并口腔溃疡

【案例介绍】

（一）一般资料

患者女，32岁，以"发现左乳肿物3个月"为主诉，经医生诊断因左乳肿物性质待查于2014-03-07入住我院甲状腺乳腺外科行手术治疗。术后切口愈合好。术后方案为化疗、放疗及内分泌治疗等综合治疗。患者起病以来精神、胃纳尚可，睡眠欠佳，大小便正常，体重无明显减轻。

既往史：否认高血压、心脏病、糖尿病、脑血管疾病史，预防接种随当地进行，否认手术、外伤、输血史，否认食物、药物过敏史。

个人史：生于原籍，否认吸烟史，否认饮酒史。

婚育史：已婚已育。

月经史：14岁月经初潮，月经周期30 d，经期5 d。

家族史：家族中无类似疾病发生，否认家族遗传史。

（二）医护过程

入院体格检查：左乳3点处触及约15 mm×10 mm肿块，质中、活动度差，与周围无粘连，腋下淋巴结无肿大；化疗后1周查体见口腔多处溃疡，最大约20 mm×20 mm，左侧上肢无肿胀，外展、上举、后伸等不受限。患者入院后行术前准备工作，于2014-03-08行左乳穿刺，病理示左乳浸润性癌，完善血常规、凝血四项、乙肝、梅毒、艾滋病、肿瘤标志物，行全身性B超检查，肺、脑检查，未发现远处转移，于2014-03-11在全身麻醉下行保留乳头乳晕的左乳癌改良根治术＋Ⅰ期假体置入术。

术后给予指导康复操练习，首先做第一部分前臂运动，如握拳、屈腕、旋腕、屈肘运动每日 3 次，每个动作做 4 个八拍。若前臂有胀感、麻木等，减少运动量及次数。于 2014-03-25 由个案管理师收集患者的相关信息，齐全后经多学科（MDT）讨论制订方案：化疗［ECX4-TX4，共 8 次，即注射用盐酸表柔比星（EC）90 mg/m^2 和环磷酰胺 600 mg/m^2 共 4 个疗程，多西他赛（T）100 mg/m^2 共 4 个疗程］+ 放疗 + 内分泌治疗，2014-03-26 行化疗，2014-04-03 患者诉全身无力，口腔疼痛，查体见左侧上肢活动欠佳。

【护理】

（一）治疗护理

口腔溃疡的护理措施如下。

1. 用药护理

遵医嘱给予粒细胞集落刺激因子提高自身免疫力，促进骨髓造血功能恢复。皮下注射重组人粒细胞刺激因子 300 μg，口服 B 族维生素，溃疡面外喷西瓜霜，补充电解质等对症支持治疗。促进溃疡面愈合，使用保护胃黏膜药：予磷酸铝凝胶外涂，原理：磷酸铝能形成胶体保护性薄膜，能隔离并保护损伤的部位，起到收敛溃疡的作用。自配漱口液（地塞米松 5 ～ 10 mg、庆大霉素 8 万 U、生理盐水 250 mL），地塞米松具有抗炎、免疫抑制作用，庆大霉素为氨基糖苷类抗生素，具有抗炎作用，配合 B 族维生素，参与体内生物氧化作用，联合使用具有抗炎、止痛、抑菌作用，可促进溃疡愈合。

2. 口腔黏膜护理

给予自配含漱液（询问过敏史），利多卡因 200 mg+ 生理盐水 250 mL，利用利多卡因表面麻醉作用。口含自配含漱液 5 ～ 10 min。注意事项：含漱液切记勿吞下，含漱结束后用冷开水再次漱口。予磷酸铝凝胶外涂，溃疡面外喷西瓜霜。

3. 口腔溃疡引起的疼痛护理

利用利多卡因表面麻醉作用，口含自配含漱液 5 ～ 10 min，通过黏膜吸收起到止痛效果。

（二）观察护理

严密观察疼痛和生命体征（体温、脉搏、呼吸、血压），以及口腔黏膜愈合的时间与完整性，关注患者的饮食情况。

（三）生活护理

1. 饮食指导

予以清淡、易消化的流质、半流质食物，少量多餐，避免食用刺激性强或者粗糙、生硬的冷、热食物；改变食谱，适当搭配色、香、味以增加食欲，多采用煮、炖、蒸等方法加工食物，不吃油煎的食物；饭前、饭后及睡前刷牙或漱口，去除口味和异物；创造一个愉快、舒适的进食环境，尽可能与家人共同进餐。

2. 病房环境安排

病房每日用紫外线消毒 2 次，每次 30 min；定时开窗通风，保持空气清新。患者间减少接触，减少外出及探视，家属及患者出入应戴口罩，以降低交叉感染的机会。

（四）心理护理

与患者进行面对面交流，观察其情绪变化，适当予以安慰、鼓励和支持，引导患者学会自我调整负面情绪，学会倾诉，并鼓励患者树立战胜疾病的信心及勇气，保持乐观的态度去配合治疗。

（五）健康教育

向患者宣讲乳腺癌疾病相关知识，指导患者如何正确面对化疗，如何避免化疗对身体导致的伤害，以及导致伤害时如何将风险降至最低，如何向医护人员进行咨询，养成良好的饮食习惯。在治疗期间避免长时间行走，在化疗期间注意四肢保暖，防止外伤等。介绍化疗药物致口腔溃疡的原因、后果，说明预防措施的重要性，指导患者保持口腔清洁，使用含漱液的意义，引起患者和家属重视，积极主动预防口腔溃疡的发生。

【小结】

化疗是利用化学药物阻止癌细胞的增殖、浸润、转移，直至最终杀灭癌细胞的一种治疗方式。口腔溃疡是乳腺癌术后化疗出现的常见不良反应，极大地影响了患者的生活质量，应及时做好相关预防措施，减轻患者的生理及心理双重痛苦，提高患者的生活质量。保持病室空气清新，温、湿度适宜。针对患者的口腔问题制订个性化护理方案，保持口腔的清洁，进行正确的饮食指导，预防口腔溃疡引起的患者不适。

（宋淑芬）

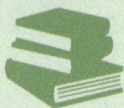

第五章 骨科护理

第一节 锁骨骨折

一、概述

锁骨位置表浅，易发生骨折，是临床常见的骨折之一，占全身骨折的 5% ~ 6%。锁骨位置表浅，全长可触及，平均长度 15 cm，锁骨弯曲呈"S"形，内侧半凸向前，外侧半凸向后。锁骨外侧 1/3 上下扁平，横断面为椭圆形；锁骨干较细；内 1/3 较粗，为三棱形。内端与胸骨相连，构成胸锁关节，外侧与肩峰相连，构成肩锁关节，横架于胸骨和肩峰之间，是肩胛带与躯干唯一的联系支架。

（一）病因

间接暴力造成骨折多见。跌倒时手或肘着地，外力自前臂或肘部沿上肢向近心端冲击；肩部着地更多见，撞击锁骨外端造成骨折。多发生于儿童及青壮年。

间接暴力造成骨折多为斜行或横行骨折，其部位多见于中段；直接暴力造成骨折因着力点不同而异，多为粉碎性或横行骨折。幼儿多为青枝骨折。

各年龄均可发生，但以儿童多见，约 50% 的锁骨骨折发生于 7 岁以下的儿童。新生儿常见骨折原因是产伤；儿童常见原因是摔伤，多为青枝骨折；成人锁骨骨折多为间接暴力所致，如跌倒时手掌、手肘或肩部先着地，暴力沿上肢冲击锁骨外端造成骨折。直接暴力所致的骨折多伴有复合伤，暴力从前方或上方作用于锁骨，发生横断性骨折或粉碎性骨折。

（二）分类

按骨折部位有如下分类。

1. 锁骨中 1/3 骨折

占锁骨骨折的 75% 以上。由于锁骨解剖的特殊性，锁骨在此处从管状渐变为扁平，另外，该处骨质相对薄弱，在剪力的作用下，易发生骨折。多为横行或斜行骨折，直接暴力多为粉碎性骨折。

2. 锁骨外 1/3 骨折

占锁骨骨折的 15% 左右。根据骨折和喙锁韧带损伤程度的不同，分为 5 个亚型。

Ⅰ型：此型多无移位，发生于喙锁韧带外侧，韧带完整。位于喙锁韧带与斜方韧带之间，为最常见的类型（图 5-1）。

Ⅱ型：此型是伴有喙锁韧带损伤的骨折，发生于喙锁韧带内侧，近侧骨折段失去牵拉固定而容易向上错位，而上肢重量和肌肉牵拉使远骨折段下移（图 5-2）。

Ⅲ型：此型是锁骨外侧端包括肩锁关节面的骨折，无韧带损伤。该型骨折几乎全能愈合，但易引起肩锁关节退行性关节炎（图 5-3）。

Ⅳ型：此型多发生于 16 岁以下儿童。喙锁韧带与骨膜相连而骨折近段移位，远端骨与骨膜已形成分离。

Ⅴ型：此型多见于老人，为粉碎骨折，喙锁韧带附着骨折与远近骨折端分离。

3. 锁骨内 1/3 骨折

此型最少见，多无移位，占锁骨骨折的 5% 左右（图 5-4）。一般分为 3 型。Ⅰ型：骨折线位于肋锁韧带附着点的内侧，韧带保持完整，骨折无明显移位。Ⅱ型：肋锁韧带损伤，骨折有明显移位。Ⅲ型：锁骨内端关节面骨折，应与胸锁关节脱位相鉴别。

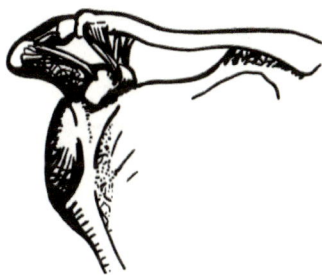

图 5-1 锁骨外 1/3 骨折Ⅰ型　　图 5-2 锁骨外 1/3 骨折Ⅱ型

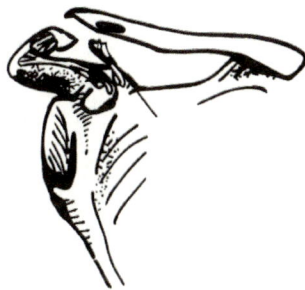

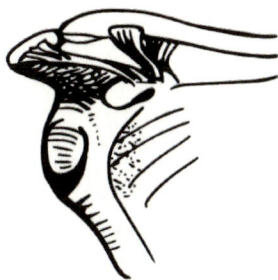

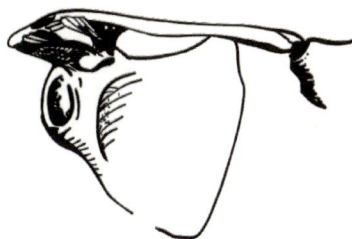

图 5-3 锁骨外 1/3 骨折Ⅲ型　　图 5-4 锁骨内 1/3 骨折

（三）临床表现

骨折后肿胀、压痛或有畸形，可能摸到骨折断端。伤肩下沉并向前内倾斜，上臂贴胸，不敢活动，健手托扶患侧肘部，以减轻上肢重量牵拉引起疼痛。

幼儿多为青枝骨折，皮下脂肪丰满，畸形不明显，因不能自述疼痛位置，只有啼哭表现，但患儿头多向患侧偏斜，颌部转向健侧，此为临床诊断特点之一。

有时直接暴力引起的骨折，可刺破胸膜发生气胸，或损伤锁骨下血管和神经，出现相应症状和体征。

（四）治疗

锁骨骨折的治疗分为非手术和手术治疗。

1. 非手术治疗

非手术治疗主要是手法复位外固定。具有创伤小，操作简单、安全等优点。

（1）儿童或成人无移位的锁骨骨折。

1）婴幼儿青枝骨折或无移位骨折：幼儿青枝骨折用三角巾悬吊即可；无移位骨折用三角巾悬吊或"8"字绷带固定 1 ~ 2 周（图 5-5）。制动期间尽可能保持复位姿势，使骨折端尽可能减少短缩。固定 2 ~ 3 周后拍摄 X 线片，骨折愈合可去除外固定。

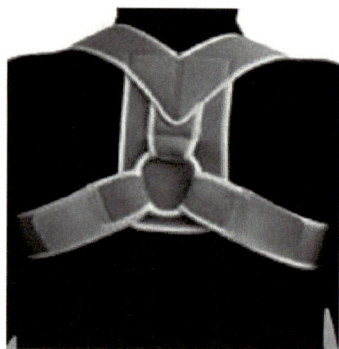

图 5-5 "8"字绷带固定

2）成年人无移位的骨折：用"8"字绷带固定 4 ~ 6 周。

（2）儿童或成人有移位骨折：手法复位后给予"8"字绷带固定 4 ~ 6 周，并定期调整或更换"8"字绷带，达到临床愈合后方可解除固定。固定后应注意观察有无血管、神经压迫症状。

手法复位可以在局部麻醉下进行。患者坐在木凳上，双手叉腰，肩部外旋后伸挺胸，医师站于背后，一脚踏在凳上，顶在患者肩胛间区，双手握住两肩向后、向外、向上牵拉纠正移位（图 5-6）。复位后以纱布、棉垫保护腋窝，用绷带缠绕两肩在背后交叉呈"∞"字形，然后用石膏绷带同样固定，使两肩固定在高度后伸、外旋和轻度外展位置

（图 5-7）。固定后即可练习握拳、伸屈肘关节及双手叉腰后伸，卧木板床休息，肩胛区可稍垫高，保持肩部后伸。

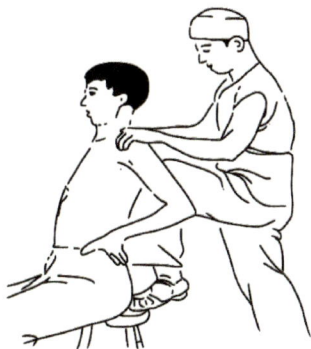

图 5-6　锁骨骨折复位法　　　　图 5-7　"∞"字形石膏绷带固定法

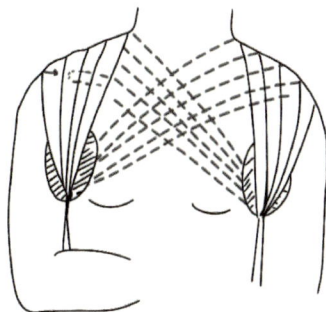

2. 手术治疗

（1）手术适应证。

1）严重的成交角畸形以致威胁皮肤完整性，采用非手术方法无法获得良好的骨折复位。

2）严重移位、粉碎、不稳定的锁骨中段骨折。

3）成人锁骨远端骨折合并喙锁韧带撕裂。

4）合并有神经、血管损伤。

5）骨折端分离并有软组织嵌入，阻碍骨折复位。

6）骨不连、开放性骨折或陈旧性骨折不愈合。

7）锁骨骨折合并同侧肩胛颈骨折，形成漂浮肩。

8）锁骨粉碎性骨折，骨块间夹有软组织，影响骨愈合。

9）并发有神经系统或神经血管病变，如帕金森病等，不能长期忍受非手术制动时。

10）患者不能接受畸形外观，出于美观的原因要求手术的患者。

（2）手术方式：锁骨骨折内固定方法有多种，在手术方式及内固定物的选择上各有优缺点，临床常根据患者年龄、骨折部位、骨折类型、程度、患者经济状况及医师的经验，选择适合患者的最佳固定方式。

1）克氏针固定：是临床上较早应用于锁骨骨折的治疗方法，适用于横断和短斜行骨折，根据锁骨牙腔大小选择克氏针。

克氏针固定的优点是操作简便、易取出，但不能有效地控制骨折部位旋转活动，克氏针易松动、滑脱，针尾还可刺激皮肤引起局部疼痛、破溃，克氏针甚至可能移动刺入肺内，术后患肢制动时间长，活动量和力度受限，影响患肩早期功能锻炼。

克氏针固定既往使用较多，目前临床使用克氏针作锁骨骨折内固定有减少趋势。但在基层医院，克氏针固定仍为一种经济、实用、可靠的治疗方法。

2）钢板固定：适用于各类型的锁骨中段骨折。目前大部分患者都倾向选择钢板固定，特别是解剖型钢板及重建钢板；锁定型钢板在锁骨陈旧性骨折、严重粉碎性骨折、漂浮肩患者中固定更可靠。

钢板固定具有固定牢靠、稳定、并发症少、肩关节功能恢复早等优点，但手术切口较大，需二次手术取出钢板。

3）记忆合金环抱器固定：适用于锁骨中段及中内侧 1/3 段骨折。记忆合金环抱器固定具有良好的抗弯和抗旋作用，具有操作简便、快捷等优点，维持骨折稳定的同时，应力遮挡小，对骨内血管、骨内膜无损伤，有利于骨折愈合，缩短了骨愈合时间。

4）锁骨钩钢板固定：适用于锁骨远端骨折或合并有肩锁关节脱位患者。锁骨钩钢板设计符合肩锁部的解剖生理特性，解决了治疗肩锁关节脱位和锁骨外端骨折中稳定性和早期活动难以同时保障的问题，应为首选。

5）T 型钢板固定：适用于锁骨近段骨折或合并胸锁关节脱位患者。T 型钢板相对较薄，容量小，松质骨螺钉固定，可克服以往克氏针固定等治疗方法带来的并发症，安全可靠。

二、护理

（一）护理评估

（1）一般情况评估：一般入院患者评估。

（2）风险因素评估：患者的日常生活活动能力（ADL）评估（Barthel 指数），Braden 评估，患者跌倒、坠床风险评估。

（3）评估患者对疾病的心理反应：骨折患者的应激性心理反应包括疼痛、焦虑或恐惧、陌生感、自我形象紊乱、对疾病预后的担忧和失落感。

（4）评估患者是否有外伤史：青壮年和儿童是否有撞伤、跌倒且肩部着地史，新生儿是否有难产、上肢和肩部过度牵拉史，从而估计伤情。

（5）有骨折专有的体征。①症状：局部肿胀、疼痛、成角畸形。②体征：肩部下垂、异常活动、骨擦感或骨擦音。

（6）评估患者有无软组织损伤和上肢神经功能及肱动脉有无损伤。

（7）X 线及 CT 检查结果：以明确骨折的部位、类型和移动情况。

（8）评估患者既往健康状况：患者是否存在影响活动和康复的慢性疾病。

（9）评估患者生活自理能力和心理—社会状况。

（二）常见护理诊断／问题

（1）自理能力缺陷：与骨折肢体固定后活动或功能受限有关。

（2）疼痛：与创伤有关。

（3）焦虑：与疼痛、疾病预后等因素有关。

（4）知识缺乏：缺乏骨折后预防并发症和康复锻炼的相关知识。

（5）肢体肿胀：与骨折有关。

（6）潜在并发症：有周围血管神经功能障碍、感染的危险。

（三）护理措施

1. 术前护理与非手术治疗

（1）心理护理：患者良好的心理状态是保证手术成功的重要前提。骨折后患者均有焦虑、恐惧、担心术后疗效等心理问题，护士应了解病情，主动关心患者，了解其心理状况，做好术前宣教，消除顾虑，缓解心理压力，使其以良好的心态积极配合手术治疗。锁骨骨折后，患者因担心肩胸部畸形，影响美观和功能，会出现焦虑、烦躁，此时护士应告知患者锁骨骨折治疗效果较好，讲述疾病相关知识及介绍疾病相关病例，帮助患者树立战胜疾病的信心，以消除患者心理障碍。

（2）饮食护理：术前训练患者床上大小便，指导患者进高蛋白、高维生素、高钙及粗纤维饮食，多吃新鲜蔬菜、水果，适量饮水，以增强体质，提高组织修复和抗感染能力。

（3）休息与体位：局部固定后，宜卧硬板床，取半卧位或平卧位，避免侧卧位，以防外固定松动。平卧时不用枕头，在两肩胛间垫窄枕，使两肩后伸外展；患侧胸壁侧方垫枕，以免悬吊的肢体肘部及上臂下坠。日间活动不宜过多，尽量卧床休息，离床活动时用三角巾或前臂吊带将患肢悬吊于胸前，双手叉腰，挺胸、提肩，可缓解对腋下神经、血管的压迫。

（4）症状护理：主要是肿胀的护理。①用物理疗法改善血液循环，促进渗出液的吸收。损伤早期（伤后 3 ~ 5 d）局部冷敷，以降低毛细血管的通透性，减少渗出，减轻肿胀，晚期（5 d 后）热敷可以促进血肿、水肿的吸收；②如肢体肿胀伴有血流障碍，应检查石膏固定是否过紧，必要时拆开固定物，解除压迫。

（5）保持有效的固定。

（6）完善术前的各种化验和检查：包括常规的胸部 X 线、心电图、肝肾功能、出凝血时间等检查。

（7）皮肤及胃肠护理：按骨科手术常规进行皮肤准备，术前禁食 12 h，禁饮 4 h。

（8）功能锻炼：骨折固定后立即指导患者进行上臂肌的早期舒缩活动，可加强两骨折端在纵轴上的压力，有利于愈合。

2. 术后护理

（1）休息与体位：患侧上肢用三角巾或前臂吊带将患肢悬吊于胸前，平卧时去枕，在两肩胛间垫窄枕，使两肩后伸外展，同时患侧胸壁侧方垫枕，以免患侧肢体下坠，保持上臂及肘部与胸部平行。同时做好基础护理，保持床单位清洁、平整，尤其是年老体弱患者。

卧床时间长，骨突出处垫软枕及按摩，防止发生压力性损伤。

（2）术后观察：①与麻醉医师交接班，予以心电监护、吸氧，监测体温、脉搏、呼吸、血压、SpO$_2$变化，每小时记录1次；②查看伤口敷料包扎情况，观察有无渗血、渗液；③注意伤口负压引流管是否通畅，防止扭曲、折叠、脱落，记录引流液的量、性质；④密切观察肢体远端动脉搏动及手指的血供感觉、活动、肤色、皮温，注意有无压迫神经和血管的现象，如出现皮肤发冷、发紫、静脉回流差、感觉麻木的症状，立即报告医师查找原因，及时对症处理。

（3）症状护理。

1）疼痛：①评估疼痛的原因，向患者解释手术后疼痛的规律，指导缓解疼痛的方法，如听音乐、看报纸、与家属聊天等分散对疼痛的注意力；②给予伤口周围的按摩，缓解肌紧张；③正确评估患者疼痛的程度，对疼痛明显者可适当给予止痛剂；④采用止痛泵止痛法，利用止痛泵缓慢从静脉内给药，减轻疼痛。

2）患肢血液循环障碍：观察患者末梢循环，注意观察患肢皮肤温度和颜色、动脉搏动、毛细血管充盈时间及被动活动手指时的反应。

3）肿胀：①伤口局部肿胀，术后1 d内可用冷敷，术后24 h后可用热敷，或予以周林频谱仪、红外线灯照射；②让患者平卧木板床，肩胛部垫以小枕头，使肩部后伸，予三角巾悬吊患侧上肢，保持功能位，以利静脉回流和减少肿胀；③患肢肢体的肿胀如伴有血液循环障碍时，应检查外固定物是否过紧。

4）出血：注意观察伤口出血量和速度，因为是微创手术，一般出血少，如出血较多，可更换敷料，必要时可给予止血药物。

5）发热：因异物植入引起的吸收热，多于术后第2日出现，经冰敷、温水擦浴或药物降温等处理，一般可于1～3 d恢复正常。

6）关节僵硬：为了预防关节僵硬，应鼓励患者尽早进行患肢功能锻炼。

（4）一般护理：协助洗漱、进食，并鼓励、指导患者做些力所能及的自理活动。

（5）饮食护理：加强饮食护理，鼓励患者进食，宜进营养丰富、高纤维素的饮食，防止便秘的发生。

（6）并发症的观察和护理。

1）胸部损伤：应观察局部有无血肿，患者意识、呼吸的频率。如发现憋气、呼吸加快、呼吸困难，应警惕气胸的发生，及时报告医师，及时处理。

2）气管损伤：主要是锁骨下动、静脉及腋下动脉损伤应观察局部皮下有无血肿、瘀斑、肢体远端动脉搏动及血运等。

3）臂丛神经损伤：主要观察患侧上肢皮肤颜色、温度、感觉等。如出现发白或青紫、湿度下降、感觉麻木等异常，及时报告医师，对症处理。

（7）功能锻炼：骨折急性损伤处理后2～3 d，损伤反应开始消退，肿胀和疼痛开始消退，即可开始功能锻炼，如握拳、伸指、分指、屈伸、腕绕环、肘屈曲、前臂旋前及旋后等主动练习，并逐渐增加幅度。晚期骨折基本愈合，外固定去除后，锻炼目的为恢复肩关节活动，常用方法为主动运动、被动运动、助力运动和关节牵伸运动。

3. 出院指导

（1）心理指导：讲述疾病相关知识及介绍成功病例，帮助患者树立战胜疾病的信心。

（2）休息与体位：保持活动与休息时的体位要求。早期卧床休息为主，可间断下床活动。半年内不要剧烈活动，避免再次骨折。

（3）用药：出院带药时，应将药物的名称、剂量、用法、注意事项告知患者，让其按时用药。

（4）饮食：术后 1 ~ 2 周，由于创伤对胃肠道的刺激，短期内出现肠蠕动减慢、腹胀、食欲缺乏等，因此饮食应以清淡可口、易消化的半流质或软食为主；术后 3 ~ 5 周，为骨痂形成期，饮食宜富有营养，鼓励患者多食高蛋白、高热量食物；伤后或术后 6 ~ 8 周，为骨痂成熟期，此阶段饮食应以滋补为主，增加钙质、胶质和滋补肝肾的食品。并且一定要多食蔬菜、水果，避免辛辣刺激食物，预防便秘。

（5）固定：复位固定后即出院的患者，应告知其保持正确姿势，早期禁止做肩前屈动作，防止骨折移位；解除外固定出院的患者，应告知其全面练习肩关节活动的要求。首先分别练习肩关节每个方向的动作，重点练习薄弱方面，如肩前屈，活动范围由小到大，次数由少到多，然后进行各方面动作的综合练习，如肩关节环转活动，两臂做"箭步云手"等，不可过于急躁，活动幅度不可过大，力量不可过猛，以免造成软组织损伤。保持患侧肩部及上肢有效固定位，并维持 3 周。

（6）功能锻炼：出院后指导患者患肢保持功能位，不宜过早提携重物，防止骨间隙增大，引起骨不连。外固定者，避免前屈、内收动作。解除外固定后，加强功能锻炼，着重练习肩的前屈、肩旋转活动，如划船动作，力度需适中，以防过猛而再次损伤。

（7）复查时间及指征：定期到医院复查，术后 1 个月、3 个月、6 个月需行 X 线复查，了解骨折愈合情况。手法复位外固定者如出现骨折处疼痛加剧、患肢麻木、手指颜色改变、温度低于或高于正常等情况，须随时复查。

（四）护理评价

（1）疼痛能耐受。

（2）心理状态良好，配合治疗。

（3）肢体肿胀减轻。

（4）切口无感染。

（5）无周围神经损伤，无并发症发生。

（6）X 线检查显示：骨折端对位、对线佳。

（7）患者及其家属掌握功能锻炼知识，并按计划进行，肩肘关节无僵直。

（黄雪琳）

第二节　肱骨干骨折

一、概述

肱骨干骨折是发生在肱骨外髁颈下 1 ～ 2 cm 至肱骨髁上 2 cm 段内的骨折。在肱骨干中下 1/3 段后外侧有桡神经沟，此处骨折最容易发生桡神经损伤。

（一）病理生理

骨折的愈合过程如下。①血肿炎症极化期：在伤后 48 ～ 72 h，血肿在骨折部位形成。由于创伤后，骨骼的血液供应减少，可引起骨坏死。死亡细胞促进成纤维细胞和成骨细胞向骨折部位移行，迅速形成纤维软骨，形成骨的纤维愈合。②原始骨痂形成期：由于血管和细胞的增生，骨折后的 2 ～ 3 周内骨折断端的周围形成骨痂。随着愈合的继续，骨痂被塑造成疏松的纤维组织，伸向骨内。常发生在骨折后 3 周至 6 个月内。③骨板形成塑形期：在骨愈合的最后阶段，过多的骨痂被吸收，骨连接完成。随着肢体的负重，骨痂不断得到加强，损伤的骨组织逐渐恢复到损伤前的结构强度和形状。这个过程最早发生在骨折后 6 周，可持续 1 年。

影响骨折愈合的因素：①全身因素，如年龄、营养和代谢因素、健康状况；②局部因素，如骨折的类型和数量、骨折部位的血液供应、软组织损伤程度、软组织嵌入及感染等；③治疗方法，如反复多次的手法复位、骨折固定不牢固、过早和不恰当的功能锻炼、治疗操作不当等。

（二）病因与诱因

肱骨干骨折可由直接暴力或间接暴力引起。直接暴力常由外侧打击肱骨干中部，致横行或粉碎性骨折。间接暴力常由于手部或肘部着地，外力向上传导，加上身体倾斜产生的剪式应力，多导致中下 1/3 骨折。

（三）临床表现

1. 症状

患侧上臂出现疼痛、肿胀、皮下瘀斑，上肢活动障碍。

2. 体征

患侧上臂可见畸形、反常活动、骨摩擦感、骨擦音。若合并桡神经损伤，可出现患侧垂腕畸形、各手指关节不能背伸、拇指不能伸直、前臂旋后障碍、手背桡侧皮肤感觉减退或消失。

（四）辅助检查

X 线摄片可确定骨折类型、移位方向。

（五）治疗

1. 手法复位外固定

在止痛、持续牵引和肌肉放松的情况下复位，复位后可选择石膏或小夹板固定。复位后比较稳定的骨折，可用 "U" 形石膏固定。中、下段长斜行或长螺旋形骨折因手法复位后不稳定，可采用上肢悬垂石膏固定，宜采用轻质石膏，以免因重量太大导致骨折端分离。选择小夹板固定者可屈肘 90° 位，用三角巾悬吊，成人固定 6 ~ 8 周，儿童固定 4 ~ 6 周。

2. 切开复位内固定

在切开直视下复位后用加压钢板螺钉内固定或带锁髓内针固定。内固定可在半年以后取出，若无不适也可不取。

二、护理

（一）护理评估

1. 一般评估

（1）健康史：①一般情况，了解患者的年龄、职业特点、运动爱好、日常饮食结构、有无酗酒等；②受伤情况，了解患者受伤的原因、部位和时间，受伤时的体位和环境，外力作用的方式、方向与性质，骨折轻重程度及有无合并桡神经损伤，急救处理的过程等；③既往史，重点了解与骨折愈合有关的因素，如患者有无骨折史，有无药物滥用、服用特殊药物及药物过敏史，有无手术史等。

（2）生命体征：按护理常规监测生命体征（体温、脉搏、呼吸、血压）。

（3）患者主诉：受伤的原因、时间、外力方式与性质、骨折轻重程度及有无合并桡神经损伤、受伤时的体位和环境、急救处理的过程等。

（4）相关记录：外伤情况及既往史；X 线摄片及实验室检查等结果记录。

2. 身体评估

（1）术前评估。

1）视诊：患侧上臂出现疼痛、肿胀、皮下瘀斑，可见畸形，若合并桡神经损伤，可出现患侧垂腕畸形。

2）触诊：患侧有触痛，骨摩擦感或骨擦音，若合并桡神经损伤，手背桡侧皮肤感觉减退或消失。

3）动诊：可见反常活动，若合并桡神经损伤，各手指关节不能背伸，拇指不能伸直，前臂旋后障碍。

4）量诊：患肢有无短缩、双侧上肢周径大小、关节活动度。

（2）术后评估。

1）视诊：患侧上臂出现肿胀、皮下瘀斑减轻或消退；外固定清洁、干燥，保持有效固定。

2）触诊：患侧触痛减轻或消退；若合并桡神经损伤者，手背桡侧皮肤感觉改善或恢复正常。

3）动诊：反常活动消失；若合并桡神经损伤者，各手指关节能背伸，拇指能伸直，前臂旋后正常。

4）量诊：患肢无短缩、双侧上肢周径大小相等、关节活动度无差异。

3. 心理—社会评估

患者突然受伤骨折，患侧肢体活动障碍，生活自理能力下降，疼痛刺激及外固定的使用，易产生焦虑、紧张及自身形象紊乱等心理变化。

4. 辅助检查阳性结果评估

X线摄片结果确定骨折类型、移位方向。

5. 治疗效果的评估

（1）局部无压痛及纵向叩击痛。

（2）局部无反常活动。

（3）X线摄片显示骨折处有连续骨痂通过，骨折线已模糊。

（4）拆除外固定后，成人上肢能胸前平举1 kg重物持续达1 min。

（5）连续观察2周骨折处不变形。

（二）常见护理诊断／问题

（1）疼痛：与骨折、软组织损伤、肌痉挛和水肿有关。

（2）潜在并发症：肌萎缩、关节僵硬等。

（三）护理措施

1. 病情观察与体位护理

（1）疼痛护理：及时评估患者疼痛程度，遵医嘱给予止痛药物。

（2）体位：用吊带或三角巾将患肢托起，以促进静脉回流，减轻肢体肿胀、疼痛。

2. 饮食护理

指导患者进食高蛋白、高维生素、高热量、高钙和高铁的食物。

3. 生活护理

指导患者进行力所能及的活动，必要时为其提供帮助。

4. 心理护理

向患者及其家属解释骨折的愈合是一个循序渐进的过程，充分固定能为骨折断端连接提供良好的条件。正确的功能锻炼可以促进断端生长愈合和患肢功能恢复。

（四）健康教育

1. 指导功能锻炼

复位固定后尽早开始手指屈伸活动，并进行上臂肌肉的主动舒缩运动，但禁止做上臂旋转运动。2周后，开始主动的腕、肘关节屈伸活动和肩关节的外展、内收活动，逐渐增加活动量和活动频率。6周后加大活动量，并做肩关节旋转活动，以防肩关节僵硬或萎缩。

2. 复查

告知患者若骨折远端肢体肿胀或疼痛明显加重，肢体感觉麻木、肢端发凉，夹板或外固定松动，应立即到医院复查并评估功能恢复情况。

3. 安全指导

指导患者及其家属评估家庭环境的安全性，妥善放置可能影响患者活动的障碍物。

（五）护理评价

（1）患者是否主诉骨折部位疼痛减轻或消失，感觉舒适。

（2）患侧肢端能否维持正常的组织灌注，皮肤温度和颜色正常，末梢动脉搏动有力。

（3）能否避免出现肌萎缩、关节僵硬等并发症发生。一旦发生，能否及时发现和处理。

（4）患者在指导下能否按计划进行有效的功能锻炼，患肢功能恢复情况及有无活动障碍。

（黄雪琳）

第三节 肋骨骨折

一、概述

肋骨共有 12 对，呈弓形，分左、右对称排列，与胸椎和胸骨相连，构成胸廓，对胸部脏器起保护作用。第 1～7 对肋骨借软骨直接附着于胸骨，第 8～10 肋骨借第 7 肋骨间接与胸廓相连，第 11～12 肋骨前端游离，称为浮肋。第 1～3 肋骨较短，且受锁骨、肩胛骨及上臂保护，而浮肋弹性较大，故均不易骨折。第 4～9 肋较长且固定，在外力作用下较易发生骨折。

肋骨骨折在胸部伤中占 61%～90%，不同的外界暴力作用方式所造成的肋骨骨折病变可具有不同的特点：棍棒打击或车祸撞击等作用于胸部局限部位的直接暴力所引起的肋骨骨折断端向内移位，可刺破肋间血管、胸膜和肺，产生血胸和（或）气胸。塌方、车轮辗轧、重物挤压等胸部受到前后挤压的间接暴力，骨折多在肋骨中段，断端向外移位，刺伤胸壁软组织，产生胸壁血肿。枪弹伤或弹片伤所致肋骨骨折常为粉碎性骨折。长期剧烈咳嗽或喷嚏时，胸部肌肉急剧而强烈地收缩，可致肋骨发生疲劳骨折，但多发生于体质虚弱、骨质疏松者。儿童的肋骨富有弹性，不易折断；而成人，尤其是老年人，肋骨弹性减弱，容易骨折。

骨折可发生于一根或数根肋骨。一根肋骨发生两处骨折时，称为双处骨折。多根肋骨双处骨折时，或者胸侧方多根肋骨骨折，由于暴力大，往往同时有多根肋骨前端的肋软骨关节脱位或肋软骨骨折，使该部胸廓失去支持，产生浮动胸壁，吸气时因胸腔负压增加而向内凹陷，呼气时因胸腔负压减低而向外凸出，与正常呼吸活动相反，故称为反常呼吸。

外力不仅可导致肋骨骨折，也可使肺受到挤压，发生肺泡内出血水肿，肺泡破裂，引起肺间质水肿，影响血气交换。若骨折端损伤胸膜、肺脏，使空气进入胸膜腔，即为气胸。肋骨骨折伤及胸膜、肺或血管时，血液流入胸腔，即为血胸，多与气胸同时发生，称为血气胸，属于中医的"骨折"范畴。

（一）临床表现

1. 症状与体征

受伤后局部疼痛，说话、打喷嚏、咳嗽、深呼吸和躯干转动时疼痛加剧，呼吸较浅而快。检查可见局部有血肿或瘀斑，骨折处有剧烈压痛点，沿肋骨可触及骨骼连续性中断或骨擦感（音），胸廓挤压征阳性。多根双处肋骨骨折时，该部胸廓失去支持而出现反常呼吸。

第1、第2肋骨骨折多由强大暴力引起，应同时考虑其周围的锁骨下血管和臂丛神经损伤的可能性；而下部肋骨骨折，应注意有无肝、脾、肾损伤。肋骨骨折的常见并发症是气血胸，故应特别注意患者的血压、脉搏和呼吸情况，有无发绀、缺氧症状，以及由于不能呼吸和咳嗽排痰而引起的肺部感染、肺不张，对年老体弱或原有慢性阻塞性肺部疾病者应提高警惕。

连枷胸患者，吸气时，胸腔负压增加，软化部位胸壁向内凹陷；呼气时，胸腔压力增高，损伤的胸壁浮动凸出，这与其他胸壁的运动相反，称为"反常呼吸运动"。反常呼吸运动可使两侧胸腔压力不平衡，纵隔随呼吸而向左右来回移动，称为"纵隔摆动"，影响血液回流，造成循环功能紊乱，是导致和加重休克的重要因素之一。连枷胸时胸痛和胸廓稳定性破坏更为严重，反常呼吸运动更使呼吸运动受限，咳嗽无力，肺活量及功能残气量（FRC）减少，肺顺应性和潮气量降低，常伴有严重的呼吸困难及低氧血症。连枷胸常伴有的肺挫伤可使肺泡和间质出血、水肿、肺泡破裂和不张，是引起呼吸功能障碍的重要原因。

2. 诊断

（1）有交通事故、高处坠落、重物挤压或直接打击等胸部外伤史。

（2）剧烈咳嗽、喷嚏后突然胸壁剧痛。

（3）局部压痛，有骨擦感（音），胸廓挤压征阳性。

3. 辅助检查

（1）胸部正、侧位 X 线片：可证实骨折部位，并可以明确有无气血胸及其程度。无移位骨折，早期 X 线可呈"阴性"，需待伤后 3 ~ 4 周出现骨痂时，才能证实为骨折。

（2）CT 检查：CT 三维重建可以显示 X 线检查不能发现的肋软骨部位或肋软骨骨折，并可以更清楚地显示肺部损伤情况。

（二）治疗

1. 手法整复

单纯肋骨骨折，因有肋间肌固定和其余肋骨支持，多无明显移位，一般不需要复位，其治疗原则是止痛、固定和预防肺部感染。

2. 固定方法

半环式胶布固定具有稳定骨折和缓解疼痛的功效，方法是用 5 ~ 7 cm 宽的胶布数条，在呼气状态下自后而前、自下而上做叠瓦式粘贴胸壁，相互重叠 2 ~ 3 cm，两端需超过前后正中线 3 cm，范围包括骨折肋骨上、下各一根肋骨。但是，因其止痛效果并不理想、限制呼吸且有皮肤过敏等并发症，故而除在转送伤员时才考虑应用外，一般不应用，或应用多头胸带或弹力束胸带，效果更好。

对于连枷胸的处理，除了上述原则以外，尤其注意尽快消除反常呼吸运动、保持呼吸道通畅和充分供氧、纠正呼吸与循环功能紊乱和防治休克。当胸壁软化范围小或位于背部时，反常呼吸运动可不明显或不严重，可采用局部夹垫加压包扎。但是，浮动幅度达 3 cm 以上，可引起严重的呼吸与循环功能紊乱，超过 5 cm 或为双侧连枷胸（软胸综合征）时，患者可迅速死亡，必须进行紧急处理。首先暂时予以夹垫加压包扎，然后进行肋骨牵引固定。以往多用巾钳重力牵引，方法是在浮动胸壁的中央选择 1 ~ 2 根能持力的肋骨，局部麻醉后分别在其上缘、下缘用尖刀刺一小口，用布钳将肋骨钳住，注意勿损伤肋间血管和胸膜，用牵引绳系于钳尾部，通过滑车用 2 ~ 3 kg 重量牵引 2 周左右。目前，已根据类似原理设计出多种牵引器，是用特制的钩代替巾钳，用胸壁外固定牵引架代替滑车重力牵引，方法简便，患者能够起床活动且便于转送。

3. 药物治疗

可口服或肌内注射止痛药。为预防感染，适量给予抗生素和祛痰药。肋间神经阻滞或痛点封闭有较好的止痛效果，且使之能有效呼吸和咳嗽。肋间神经阻滞可用 0.5% 或 1% 普鲁卡因 5 mL 注射于脊柱旁 5 cm 处的骨折肋骨下缘，注射范围包括骨折肋骨上、下各一根肋骨。痛点封闭是将普鲁卡因直接注射于肋骨骨折处，每处 10 mL。必要时阻滞或封闭可 12 ~ 24 h 重复 1 次，也可改用长效止痛药。注意穿刺不可过深，以免刺破胸膜。

4. 功能锻炼

预防肺部并发症主要在于鼓励患者咳嗽、经常坐起和辅助排痰，因此，应该让患者尽早起床进行深呼吸等锻炼。

5. 手术治疗

多根多处肋骨骨折引起浮动胸壁，出现反常呼吸，且患者不能充分换气、不能有效咳嗽排痰时，可选择切开钢丝捆扎和缝扎固定或用记忆合金内固定。

二、护理

（一）病情观察

（1）观察意识、瞳孔、胸部和腹部体征及肢体活动情况等，警惕复合伤。

（2）观察血压、脉搏、呼吸变化及有无皮下气肿、胸闷、气促、呼吸困难、发绀等症状。

（3）多根多处肋骨骨折者，需严密观察有无反常呼吸。

（4）合并大量气胸、血胸者，需严密观察胸腔闭式引流的情况。

（二）一般护理

（1）保持病室空气流通。

（2）卧床休息，给予半卧位，休克者置休克体位。

（3）如出现胸闷、气促、呼吸困难、发绀等症状时，应及时报告医师作对症处理，给予吸氧，氧流量为 2 ~ 4 L/min。

（4）多根多处肋骨骨折者极易引起严重呼吸循环功能衰竭，应及时配合医师紧急行胸腔加压包扎固定，矫正胸壁凹陷，以维持正常的呼吸功能，促使伤侧肺膨胀。

（5）合并大量气胸、血胸者及时配合医师行胸腔闭式引流术。

（6）保持呼吸道通畅，鼓励和协助患者行有效咳嗽排痰，可用双手帮助患者或指导患者轻按骨折部位以固定骨折断端，减少活动，从而减轻咳嗽时的疼痛，用力不可过大，把痰咳出即可。痰液不易排出时，嘱患者多饮水，给予雾化吸入，以利于痰液排出，必要时用吸痰机吸出。

（7）肋骨固定带固定松紧要适宜，采用叠瓦式胶布固定或宽胶布固定者，注意观察皮肤有无过敏现象，如出现皮肤瘙痒、起水疱等过敏症状，应及时报告医师处理。

（8）在疼痛减轻时，鼓励患者练习腹式呼吸及有效咳嗽排痰，以及行患侧肩关节及手臂的抬举运动和早期下床活动。

（9）指导患者合理调节饮食，早期宜予以清淡、易消化的半流质，如鱼片粥，之后逐渐增加高蛋白、高热量的饮食，在增加营养摄入的同时应注意进食粗纤维食物，多饮水。保持大便通畅，忌辛辣燥热、刺激性食物（如烧鹅），戒烟、酒等。

（10）日常用品放于患者便于取放的位置，换衣服时，先穿患侧上肢，后穿健侧上肢，先脱健侧上肢，后脱患侧上肢。

（三）辨证施护

1. 气滞血瘀

神疲纳呆，局部疼痛，深呼吸和咳嗽时痛剧。可有肿胀，大片瘀斑，时有气促，痰稠难咯，舌暗红，苔薄或黄，脉弦。

（1）卧床休息，减少肋骨的活动，行外固定3～4周。

（2）给予消肿止痛膏或双柏膏外敷患部，配合频谱灯照射，以活血化瘀，消肿止痛。

（3）气促时给予低流量吸氧，取半坐卧位。

（4）痰稠难咯者，嘱其多饮水，给予氧气雾化吸入。

（5）饮食宜予清淡、活血化瘀之品，如田七田鸡汤、金针云耳蒸瘦肉、蔬菜、鱼片汤等。

（6）给予活血化瘀、理气止痛中药煎汤温服。

2. 郁瘀化热

患处肿胀、疼痛剧烈、烦躁不安。发热、口渴欲饮，大便秘结、小便黄，舌红、苔黄，脉弦数。

（1）烦躁不安者应加强巡视，做好保护。

（2）发热者给予降温处理，多饮水，及时更换汗湿衣物。

（3）大便不通者，嘱多食蔬菜、香蕉、蜂蜜等以润肠通便，或用番泻叶或芒硝焗服，以泻热通便，也可用大承气汤灌肠通便。

（4）饮食以祛瘀清热为主，如茅根竹蔗水，生地、玄参、麦冬煲瘦肉汤，冬瓜水，绿豆汤，西瓜汁等。

（5）给予清热凉血、活血化瘀中药，宜凉服。

3. 肝肾不足

淤血祛除，肿痛消退，筋骨连接但尚未坚强，肢体乏力，胸肋隐痛。舌尖淡红、苔少，脉沉细。

（1）鼓励患者适当运动，加强呼吸运动练习。

（2）患处给予舒筋活络、畅通气血的中药湿热敷，每日1～2次。

（3）饮食宜滋补肝、肾，如泥鳅汤、猪脊骨煲莲藕汤等。

（4）给予补肝肾，强筋骨中药煎汤温热服。

4. 气血亏虚

患者头晕乏力、面色苍白、筋骨痿软、易感外邪、气弱无力、舌淡、苔白、脉细弱。

（1）头晕乏力时以卧床为主，间断下床活动。

（2）气虚无力时给予持续有效吸氧。

（3）注意保暖，防外感。

（4）饮食以补益气血为宜，如八珍汤、人参红枣煲鸡汤、阿胶等。

（5）给予补益气血的中药煎汤热服。

（四）出院指导

（1）继续锻炼腹式呼吸运动。

（2）维持肋骨固定带出院者，固定带松紧要适宜，保证有效固定。维持胶布固定出院者，应注意观察皮肤有无过敏现象。

（3）避免受风寒，防感冒、咳嗽。

（4）定期门诊复查，如有不适，随时就诊。

（黄雪琳）

第四节　骨盆骨折

一、概述

骨盆骨折是指骨盆壁的一处或多处连续性中断。骨盆骨折发生率在躯干骨中仅次于脊柱损伤，大多是直接暴力挤压骨盆所致。常见的原因有交通事故、砸伤及高处坠落伤。骨盆骨折可伴有直肠、膀胱、尿道损伤以及髂内外动静脉损伤，常造成大量内出血，出现创伤性失血性休克及盆腔器官的合并伤。在严重的骨盆创伤的救治中，防止危及生命的出血和及时诊断治疗合并伤，是降低病死率的关键。

（一）临床表现

1. 症状

患者髋部肿胀、疼痛，不敢坐起或站立。有大出血或严重内脏损伤者可有面色苍白、出冷汗、脉搏细数、烦躁不安等低血压和休克早期表现。

2. 体征

（1）骨盆分离试验与挤压试验阳性：检查者双手交叉撑开两髂嵴，此时两骶髂关节的关节面更紧贴，而骨折的骨盆前环产生分离，如出现疼痛即为骨盆分离试验阳性。检查者用双手挤压患者的两髂嵴，伤处出现疼痛为骨盆挤压试验阳性。在做上两项检查时偶尔会感到骨擦音。

（2）肢体长度不对称：用皮尺测量胸骨剑突与两髂前上棘之间的距离，骨盆骨折向上移位的一侧长度较短。也可测量脐孔与两侧内踝尖端的距离。

（3）会阴部瘀斑：是耻骨和坐骨骨折的特有体征。

（二）常见并发症

骨盆骨折经常因合并腹膜后血肿、膀胱损伤、尿道损伤、直肠损伤等并发症而危及生命。

1. 腹膜后血肿

骨盆骨折主要是松质骨骨折，盆腔内动静脉丛丰富，盆腔与后腹膜的间隙是由疏松结缔组织构成，有巨大空隙容纳出血，因而严重骨盆骨折常有广泛的出血，出血可达 1 000 mL 以上，能形成巨大腹膜后血肿，患者可出现失血性休克，并有腹痛、腹胀、肠鸣音减弱、腹肌紧张等症状。

2. 膀胱、后尿道损伤

出现血尿，不能自排小便及耻区疼痛；导尿时，导尿管难以进入膀胱，并引出血尿；向尿管中注入生理盐水后回抽液体量显著减少。

3. 直肠损伤

较少见，如发生直肠破裂，可引起弥漫性腹膜炎或直肠周围感染。表现为粪便带血、排便困难及腹膜刺激征阳性等。

4. 神经损伤

多发生于骶骨骨折，主要是腰骶神经丛和坐骨神经损伤。可出现臀肌、腘绳肌和腓肠肌的肌力减弱，小腿感觉减退。

5. 腹腔内脏损伤

分为实质性和空腔脏器损伤。表现为腹痛、腹膜刺激征阳性，腹腔穿刺可抽出不凝血等。实质性脏器损伤为肝、肾与脾破裂，表现为腹痛与失血性休克；空腔脏器损伤可见肠爆破穿孔或断裂，表现为急性弥漫性腹膜炎。护士应注意观察，认真倾听患者的主诉，详细进行身体评估，以协助鉴别诊断是腹膜后血肿或腹腔内脏损伤。

（三）辅助检查

1. X 线检查

X 线检查是诊断骨盆骨折的主要手段，可以明确骨折及脱位的部位、类型、移位程度。

2. CT 检查

具有以下优点：①能发现 X 线平片不能显示的骨折；②能清楚立体地显示半侧骨盆移位情况；③对髋臼骨折特别适用；④对需行内固定的骨盆骨折，CT 能准确显示复位情况、内固定位置是否恰当及骨折愈合进展情况。

3. B 超检查

以了解腹腔及盆腔内脏器及大血管的情况。

（四）治疗

骨盆骨折的多发伤患者的治疗原则：首先治疗危及生命的颅脑、胸、腹损伤，其次是设法保留损伤的肢体，最后及时有效地治疗包括骨盆骨折在内的骨与关节的损伤。

1. 非手术治疗

（1）卧床休息：骨盆边缘性骨折、骶尾骨骨折和骨盆环单处骨折时无移位，以卧床休息为主，卧床 3～4 周或至症状缓解即可。骨盆环单处骨折者用多头带做骨盆环形固定，可以减轻疼痛。

（2）牵引：单纯性耻骨联合分离且较轻者可用骨盆兜带悬吊固定。但由于治疗时间较长，目前大多主张手术治疗。

2. 手术治疗

对骨盆环双处骨折伴骨盆变形者，多主张手术复位及内固定，再加上外固定支架。应根据骨折部位采取相应的手术方式：骶骨骨折及骶髂关节脱位的后路内固定术，垂直剪切骨折的后路开放内固定术，骶髂关节前路稳定术，耻骨联合分离的钢板螺钉内固定术，骶骨骨折髂骨间棒固定术等。

二、护理

（一）护理评估

1. 健康史评估

（1）详细询问受伤的原因、时间、外力的方式、性质和轻重程度。

（2）询问伤后患者的病情发展及急救处理等情况。

（3）了解患者的既往健康情况及药物过敏史。

2. 身体状况评估

（1）全身表现：评估患者的意识、体温、脉搏、呼吸、血压等情况，观察有无休克及其他损伤。

（2）局部表现：①局部疼痛、肿胀、畸形、瘀斑；②髋关节活动受限，不能站立或翻身；③骨盆挤压及分离试验阳性。

（3）观察患者有无内脏损伤、膀胱尿道损伤、直肠损伤、神经损伤等并发症。

3. 心理—社会状况评估

评估患者心理反应及对疾病知识的了解程度，评估患者的家庭及社会支持系统对患者的支持帮助能力等。

（二）常见护理诊断／问题

1. 体液不足

与骨盆骨折失血过多有关。

2. 疼痛

与骨盆骨折有关。

3. 躯体移动障碍

与神经肌肉损伤、骨盆悬吊牵引有关。

4. 有皮肤完整性受损的危险

与长期卧床、局部皮肤受压有关。

5. 有感染的危险

与长期卧床有关。

6. 潜在并发症

腹膜后血肿、膀胱及尿道损伤、直肠损伤、神经损伤等。

7. 尿潴留

与骨盆骨折有关。

8. 知识缺乏

缺乏康复功能锻炼知识。

（三）护理措施

1. 非手术治疗与术前护理

（1）急救护理：①迅速建立两条静脉通路，按医嘱及时输血、输液，纠正血容量不足；②迅速有效的止血、镇痛是抢救的关键。因为骨盆骨折为骨松质骨折，其邻近有动脉和静脉丛，而盆壁静脉丛多无静脉瓣阻挡回流，所以骨盆骨折后患者常出现失血性休克，应及时对骨折部位进行复位固定，防止血管进一步损伤，减轻疼痛。

（2）心理护理：骨盆骨折多由较强大的暴力所致，常常引起严重的并发症，如休克，尿道、膀胱及直肠等损伤。患者伤势较重，易产生恐惧心理，应给予心理支持，并以娴熟的抢救技术控制病情发展，减少患者的恐惧。

（3）饮食护理：宜食用高蛋白、高维生素、高钙、高铁、粗纤维及果胶成分丰富的食物，以补充失血过多导致的营养失调。食物应易消化，且需根据受伤程度决定膳食种类，若合并有直肠损伤，则应酌情禁食。

（4）休克护理：①尽量减少搬动，如需搬动，应由 3 ~ 4 个人将患者置于平板担架上移动，动作应协调一致、平缓，以免增加出血和加重休克；②保暖、给氧，两条静脉通道补液；③加强生命体征、中心静脉压及尿量的监测；④正确及时地采集标本，保证化验标本的准确性。

（5）压力性损伤的护理：为防止骨折移位，切勿随意搬动或更换体位，但应避免局部皮肤长时间受压而导致压力性损伤的发生，可每 2 小时用 50% 红花乙醇按摩受压皮肤；合理使用防压器具，以预防压力性损伤的发生。

（6）密切观察病情变化，及时处理合并伤。

1）生命体征及意识观察，积极纠正休克，及时改善缺氧状况：①严密观察患者的意识、脉搏、血压和尿量，及时发现和处理血容量不足；②骨盆骨折患者并发休克时，均会出现不同程度的低氧血症，因此，应及时给予面罩吸氧，改善缺氧症状。

2）腹部情况观察和护理：观察患者有无腹痛、腹胀、呕吐、排尿障碍以及肠鸣音的变化和腹膜刺激征。若腹腔内出血，可出现腹痛和腹肌紧张，腹腔穿刺可抽出不凝血。腹腔内出血与休克同时发生，故抢救时除抗休克治疗外，还要迅速查明出血原因，对症处理并做好术前准备。在病情稳定后，患者又出现腹胀、腹痛等症状，多为腹腔内血肿刺激而引起肠麻痹或神经紊乱所致，应给予禁食、胃肠减压、肛管排气等处理来缓解症状，同时还应密切观察病情变化。

3）排尿情况观察和护理：观察患者有无血尿、排尿困难或少尿、无尿，以判断其膀胱、尿道损伤情况。如膀胱颈部或后壁破裂，尿液流入腹膜腔，会有明显的腹膜刺激征，导尿时无尿液流出；如发生尿道断裂情况，患者常表现有尿道出血、排尿障碍、疼痛等。

尿道损伤的护理：①尿道不完全撕裂时留置导尿管 2 周，应妥善固定导尿管，以防脱落，尿袋应低于耻骨联合处，每日更换尿袋，每周更换尿管，防止感染；②保持尿管引流通畅，每日用生理盐水 250 ～ 500 mL 进行膀胱冲洗 1 ～ 2 次，预防血块及分泌物堵塞尿管；③鼓励患者多饮水，以达到生理性冲洗的作用。

4）会阴部护理：①保持会阴部的清洁卫生，每日用温水清洗会阴部，并用碘伏棉球消毒尿道外口，每日 2 次；②对于会阴部软组织开放性损伤的患者，在分泌物多时，可用过氧化氢溶液冲洗、擦干，及时更换敷料；③如肛门有疼痛、出血，可做直肠指检，以确定直肠损伤的部位。

（7）骨盆吊带及下肢牵引的护理。

1）为防止骨折移位，骨盆牵引至少持续 6 周。因为患者长期卧床，活动受限，所以要防止并发症发生。

2）患者床铺要保持平整、干燥、无碎屑，保护骨隆突处，可每 2 h 用 50% 红花乙醇按摩受压皮肤，合理使用防压器具，以防压力性损伤的发生。

3）骨盆牵引的吊带宽度要适宜，牵引时必须双侧同时牵引，防止骨盆倾斜、肢体内收畸形。指导患者进行功能锻炼，以利于逐渐恢复肢体的功能，早日康复。

2. 术后护理

（1）饮食护理：多吃含粗纤维较多的蔬菜、果胶成分丰富的水果。

（2）心理护理：因术后卧床时间长，易产生厌烦情绪，应多开导，并取得家属的支持，共同为患者制订比较周密的康复计划并督促实施，适时鼓励，提高患者治疗的积极性。

（3）体位护理：尽量减少大幅度搬动患者，防止内固定断裂、脱落。术后置于智能按摩气垫上，或给予骶尾部垫水垫，每 2 ～ 3 h 更换 1 次，平卧和健侧卧交替换位，以预防压力性损伤。

（4）伤口护理：观察切口渗血情况，保持引流瓶适当负压，以便及时引流出伤口积血，防止伤口感染。

（5）引流管护理：妥善固定引流管，避免受压、扭曲，密切观察引流液的颜色、量、性质，并做好记录。

（6）功能锻炼：手术后6 h，若患者疼痛不明显，可指导其行患肢的踝关节运动，鼓励其即行健肢的主动活动；术后5 d内，可指导患者行股四头肌的静力收缩运动。

（四）健康教育

1. 康复教育

（1）向患者及其家属介绍功能锻炼的意义与方法。

（2）功能锻炼方法依骨折程度而异。

1）不影响骨盆环完整的骨折：①单纯一处骨折，无合并伤，又不需复位者，可卧床休息，仰卧与侧卧交替（健侧在下），早期可在床上做上肢伸展运动、下肢肌肉收缩运动以及足踝活动；②伤后1周后练习半卧及坐位，并做髋关节、膝关节的伸屈运动；③伤后2～3周，如全身情况尚好，可下床站立并缓慢行走，逐日加大活动量；④伤后3～4周，不限制活动，练习正常行走及下蹲。

2）影响骨盆环完整的骨折：①伤后无并发症者，卧硬板床休息，并进行上肢活动；②伤后第2周可半坐位，进行下肢肌肉收缩锻炼，如股四头肌收缩、踝关节背伸和跖屈、足趾伸屈等活动；③伤后3周床上进行髋关节、膝关节活动，从被动到主动；④伤后6～8周扶拐行走；⑤伤后12周弃拐负重步行。

2. 出院指导

（1）轻症无移位骨折回家疗养者，要告知患者卧床休息的重要性，禁止早期下床活动，防止骨折发生移位。

（2）对耻骨联合分离而要求回家休养患者，应告知禁止侧卧，并教会其家属如何正确使用骨盆兜，以及皮肤护理、会阴清洁的方法，预防压力性损伤和泌尿系感染。

（3）对骨盆内固定术后出院患者，嘱患者出院后第1个月、3个月定期复查，检查内固定有无移位及骨折愈合等情况。

（4）嘱患者按康复计划进行功能锻炼。

（5）生活规律，合理安排饮食；保持心情愉快和充足睡眠；提高体质，促进骨折愈合。

（黄雪琳）

第五节 股骨干骨折

一、概述

股骨干是指股骨小转子下 2 ～ 5 cm 到股骨髁上 2 ～ 4 cm 的部分。股骨体略弓向前，上段呈圆柱形，中段呈三角形，下段前后略扁。体后面有纵行间嵴，为粗线。此线上端分叉，向上外延续为粗糙的臀肌粗隆，向上内侧延续为耻骨肌线。粗线下端也分为内、外两线，两线间的骨面为腘面。粗线中点附近有口朝下的滋养孔。

（一）病因

股骨干骨折多属强大暴力所致。直接暴力引起者，如碰撞、挤压、重物打砸等，多引起横行、短斜行和粉碎性骨折。间接暴力引起者，如高处坠落、扭转和杠杆外力的骨折，多为斜行或螺旋形骨折，均属不稳定性骨折，儿童则可为稳定性或青枝骨折。

（二）分类

股骨骨折按部位分为以下 3 类。

（1）股骨上中 1/3 骨折：因受髂腰肌、臀中肌、臀小肌及外旋肌的牵拉而产生屈曲、外展移位。骨折远端因内收肌群的作用向内、上方移位。

（2）股骨中 1/3 骨折：除重叠外，移位无一定规律，骨折断端多向前外成角。

（3）股骨下 1/3 骨折：因膝后方关节囊及腓肠肌的牵拉，骨折远端常向后移位，严重移位骨折有损伤腘动脉、静脉及坐骨神经的危险。

（三）临床表现

有明显外伤，局部肿胀、皮下淤血、压痛或有畸形，畸形处可触到移位的骨折断端，并出现成角、功能丧失，异常活动且有骨摩擦音。下 1/3 骨折时应根据足背、胫后动脉搏动及运动情况判定有无神经、血管损伤。

（四）治疗

股骨骨折的治疗方法很多，主要分为非手术和手术治疗。治疗原则以最大程度地恢复其解剖形态为主，同时亦应兼顾局部的美学要求。

1. 非手术治疗

非手术治疗主要是手法复位加外固定。具有创伤小、操作简单、安全等优点。

（1）对于儿童或成人无移位锁骨骨折的情况。

1）婴幼儿的无移位骨折或青枝骨折：可给予弹性绷带固定以限制活动，能使患儿无痛地伸展膝关节。制动期间尽可能保持复位姿势，使骨折端尽可能减少短缩。固定 2 ～ 3 周后拍摄 X 线片，骨折愈合可去除外固定。

2）成年人无移位的骨折：石膏绷带固定 4 ~ 6 周。

（2）对于儿童或成人骨折有重叠、移位或成角畸形的情况：应予纵向拔伸牵引类手法复位后给予绷带固定 4 ~ 6 周，并定期调整或更换绷带，达到临床愈合后方可解除固定。固定后应注意观察有无血管、神经压迫症状。

2. 手术治疗

骨折经复位固定后即使仍有较大的分离移位，也能很快愈合。鲜见不愈合者，因而通常无须手术，但近年来手术治疗日趋增多，其目的是尽可能缩短外固定的时间。

（1）手术适应证：①严重的成角畸形以致威胁皮肤完整性，采用非手术方法无法获得良好的骨折复位；②严重移位、粉碎、不稳定的股骨骨折；合并有神经、血管损伤；③骨折端较宽分离并有软组织嵌入阻碍骨折的复位；④骨不连、开放性骨折或陈旧性骨折不愈合；⑤股骨粉碎性骨折，骨块间夹有软组织，影响骨愈合；⑥并发有神经系统或神经、血管病变，如帕金森病等，不能忍受长期非手术制动时；⑦患者不能接受外观畸形，出于美观的原因，要求手术的患者等。

（2）手术方式：适当体位，腰椎麻醉，以骨折处为中心，沿股骨切开暴露断端。股骨骨折内固定方法有多种，在手术方式及内固定物的选择上各有优缺点，临床常根据患者年龄、骨折部位、骨折类型、程度、患者经济状况及医师的经验和熟练程度等多方权衡，找到适合患者的最佳固定方式。

1）钢板固定：适用于各类型的股骨中段骨折。钢板固定具有固定牢靠稳定、并发症少、功能恢复早等优点。目前大部分患者都选择钢板固定，特别是解剖型钢板。术中操作方便，但切口较大，需二次手术取出钢板。还有股骨钢板，该材料虽然在临床应用时间短，但在股骨陈旧性骨折、严重粉碎性骨折、漂浮肩患者中应用该材料，在起内支架作用方面固定更可靠。

2）形状记忆合金环抱器固定：适用于股骨中段 1/3 段骨折。该固定材料是一种良好的骨折固定材料，具有良好的抗弯和抗扭作用，具有操作简便、快捷等优点，维持骨折稳定的同时，对骨应力遮挡小，对骨内血管、髓内膜无损伤，有利于骨折愈合，缩短了骨愈合时间。

二、护理

（一）护理评估

（1）一般情况评估：一般入院患者评估。

（2）风险因素评估：患者的日常生活活动能力（ADL）评估（Barthel 指数），Braden 评估，患者跌倒、坠床风险评估。

（3）评估患者对疾病的心理反应：骨折患者的应激性心理反应包括疼痛、焦虑或恐惧、陌生感、自我形象紊乱、疾病预后的担忧和失落感。

（4）评估患者受伤史：青壮年和儿童是否有撞伤、跌倒史，从而估计伤情。

（5）评估下肢骨、胯及膝关节情况。①股骨及相关部位。望诊：股骨区是否有明显肿胀和（或）有无皮下瘀斑，股骨中段是否有隆起畸形；触诊：在患处是否可摸到移位的骨折端，患肢的屈伸和旋内、旋外是否受限。②足部血液循环。观察甲床的颜色、毛细血管回流时间是否迟缓以判断是否有血管受压、损伤等并发症。③下肢感觉是否正常。以判断是否伴有胫神经、腓总神经损伤。

（6）X线摄片及CT检查结果：以明确骨折的部位、类型和移位情况。

（7）评估患者既往健康状况：是否存在影响活动和康复的慢性疾病。

（8）评估患者生活自理能力和心理—社会状况。

（二）常见护理诊断／问题

（1）自理能力缺陷：与骨折肢体固定后活动或功能受限有关。

（2）疼痛：与创伤有关。

（3）知识缺乏：缺乏骨折后预防并发症和康复锻炼的相关知识。

（4）焦虑：与疼痛、疾病预后等因素有关。

（5）肢体肿胀：与骨折有关。

（6）潜在并发症：有周围血管神经功能障碍、感染的危险。

（三）护理计划

（1）疼痛能耐受。

（2）心理状态良好，配合治疗。

（3）肢体肿胀减轻。

（4）切口无感染。

（5）无周围神经损伤，无并发症发生。

（6）X线显示：骨折端对位、对线佳。

（7）患者及其家属掌握功能锻炼知识，并按计划进行，髋、膝关节无僵直。

（四）护理措施

1. 术前护理与非手术治疗

（1）心理护理：股骨骨折后，因担心畸形，影响美观和功能，会产生心理障碍。讲解疾病相关知识，增强患者信心。剧烈疼痛会导致患者情绪危机，使其产生焦虑、紧张、烦躁等心理变化。护理人员要经常巡视病房，多与患者交谈，帮助患者正确面对现实，尽快进入患者角色。耐心细致地为患者讲解手术过程及术前、术中、术后注意事项。讲解手术后相关功能锻炼，增强患者战胜疾病的信心，建立信任感和安全感，以最佳心态接受治疗。

（2）饮食护理：加强饮食营养，宜选择高蛋白、高维生素、高钙、高铁、粗纤维及果胶成分丰富的食物，如适当进食鱼类、肉类以及新鲜水果、蔬菜。有消瘦、贫血等患者，可选择静脉输入营养物质，如 20% 脂肪乳剂、复方氨基酸等。

（3）体位：局部固定后，宜卧硬板床，取半卧位或平卧位，避免侧卧位，以防外固定松动。

（4）功能锻炼：早、中期，骨折急性损伤处理后 2 ~ 3 d，损伤反应开始消退，肿胀和疼痛开始消退，即可开始功能锻炼，如屈髋、旋内、旋外、屈伸膝，并逐渐增加幅度；晚期，骨折基本愈合，外固定去除后，锻炼目的为恢复髋、膝关节活动，常用方法为主动运动、被动运动、助力运动和关节牵伸运动。

2. 术后护理

（1）休息与体位：保持仰卧位，下肢在无痛下伸直，必要时采取适当体位。

（2）症状护理：具体如下。①疼痛：向患者解释手术后疼痛的规律，指导缓解疼痛的方法，如听音乐、看报纸、与家属聊天等，以分散对疼痛的注意力；给予伤口周围的按摩，缓解肌紧张；正确评估患者疼痛的程度，对疼痛明显者可适当给予止痛剂；采用止痛泵止痛法，利用止痛泵缓慢从静脉内给药，以减轻疼痛。②肿胀：伤口局部肿胀，术后用冰袋冷敷；患肢肢体的肿胀，如患有血液循环障碍时应检查外固定物是否过紧；患肢给予抬高。③伤口：观察有无渗血、渗液情况。

（3）一般护理：协助洗漱、进食，并鼓励、指导患者做些力所能及的自理活动。

（4）功能锻炼：在术后固定期间，主动进行运动。

3. 出院指导

（1）心理指导：讲述疾病相关知识及介绍成功病例，帮助患者树立战胜病魔的信心。

（2）休息与体位：早期卧床休息为主，可间断下床活动。

（3）用药：出院带药时，应将药物的名称、剂量、用法、注意事项告知患者，按时用药。

（4）饮食：鼓励患者多食高蛋白、高热量、高维生素、含钙丰富、刺激性小的易消化食物，多食蔬菜、水果，避免辛辣刺激食物，预防便秘。

（5）功能锻炼：出院后指导患者患肢保持功能位，做到"三不"（不盘腿、不负重、不侧卧）。不宜过早提携重物，防止骨间隙增大，引起骨不连。外固定者，避免前屈、内收动作。解除外固定后，加强功能锻炼。

（6）复查时间及指征：定期到医院复查，术后 1 个月、3 个月、6 个月需行 X 线复查，了解骨折愈合情况。手法复位外固定者如出现骨折处疼痛加剧、患肢麻木、足趾颜色改变、温度低于或高于正常等情况须随时复查。

（五）护理评价

（1）疼痛能耐受。

（2）心理状态良好，配合治疗。

（3）肢体肿胀减轻。

（4）切口无感染。

（5）无周围神经损伤，无并发症发生。

（6）X线检查显示：骨折端对位、对线佳。

（7）患者及其家属掌握功能锻炼知识，并按计划进行，髋、膝关节无僵直。

（李　敏）

第六节　股骨颈骨折

一、概述

股骨颈骨折多发生在中老年人，以女性多见。常出现骨折不愈合和股骨头缺血性坏死。

（一）病因与分类

患者多在走路时滑倒，身体发生扭转倒地，间接暴力传导致股骨颈发生骨折。青少年股骨颈骨折较少见，常需较大暴力才会引起，且多为不稳定性骨折。

按骨折线部位分类：股骨头下骨折、经股骨颈骨折和股骨颈基底骨折。

按 X 线表现分类：内收骨折、外展骨折。

按移位程度分类：常采用 Garden 分型，可分为不完全骨折、完全骨折但不移位、完全骨折部分移位且股骨头与股骨颈有接触、完全移位的骨折。

（二）病理生理

股骨颈骨折的发生常与骨质疏松导致骨质量下降有关，使患者在遭受轻微扭转暴力时即发生骨折。

（三）临床表现

1. 症状

中老年人有摔倒受伤史，伤后感髋部疼痛，下肢活动受限，不能站立和行走。嵌插骨折患者受伤后仍能行走，但是数日后髋部疼痛逐渐加强，活动后更痛，甚至完全不能行走，提示可能由受伤时的稳定骨折发展为不稳定性骨折。

2. 体征

患肢缩短，出现外旋畸形，一般在 45°～ 60°。患侧大转子突出，局部压痛和轴向叩击痛。患者较少出现髋部肿胀和瘀斑。

（四）辅助检查

髋部正、侧位 X 线检查可见明确骨折的部位、类型、移位情况，是选择治疗方法的重要依据。

（五）治疗

1. 非手术治疗

无明显移位的骨折、外展型或嵌插型等稳定性骨折者，年龄过大、全身情况差或合并有严重心、肺、肾、肝等功能障碍者，可选择非手术治疗。患者可穿防旋鞋，下肢30°外展中立位皮肤牵引，卧床 6～8 周。对全身情况很差的高龄患者应以挽救生命和治疗并发症为主，骨折可不进行特殊治疗。尽管可能发生骨折不愈合，但患者仍能扶拐行走。

2. 手术治疗

对内收型骨折和有移位的骨折，65 岁以上老年人的股骨头下型骨折、青少年股骨颈骨折、股骨陈旧性骨折不愈合及影响功能的畸形愈合等，应采用手术治疗。

（1）闭合复位内固定：对所有类型股骨颈骨折患者均可进行闭合复位内固定术。闭合复位成功后，在股骨外侧打入多根空心加压螺钉内固定或动力髋钉板固定。

（2）切开复位内固定：对闭合复位困难或复位失败者可行切开复位内固定术。经切口在直视下复位，用加压螺钉。

（3）人工关节置换术：对全身情况尚好的高龄患者股骨头下骨折，已合并骨关节炎或股骨头坏死者，可选择单纯人工股骨头置换术或全髋关节置换术。

二、护理

（一）护理评估

1. 一般评估

（1）健康史。

1）一般情况：了解患者的年龄、职业特点、运动爱好、日常饮食结构、有无酗酒等。

2）受伤史：有摔倒受伤后感髋部疼痛，下肢活动受限，不能站立和行走。

3）既往史：重点了解与骨折愈合有关的因素，如患者有无骨折史，有无药物滥用、服用特殊药物及药物过敏史，有无手术史等。

（2）生命体征：根据病情定时监测生命体征（体温。脉搏、呼吸、血压）。

（3）患者主诉：受伤的原因、时间、外力方式与性质，骨折轻重程度及有无合并桡神经损伤、受伤时的体位和环境、急救处理的过程等。

（4）相关记录：外伤情况及既往史，X 线及实验室检查等结果记录。

2. 身体评估

（1）术前评估。

1）视诊：患肢出现外旋畸形，股骨大转子突出。

2）触诊：患肢局部压痛。

3）叩诊：患肢局部纵向压痛。

4）动诊：患肢活动受限。

5）量诊：患肢有无短缩、双侧下肢周径大小、关节活动度。

（2）术后评估。

1）视诊：患肢保持外展中立位；外固定清洁、干燥，保持有效固定。

2）触诊：患肢局部压痛减轻或消退。

3）叩诊：患肢局部纵向压痛减轻或消退。

4）动诊：患肢根据愈合情况进行相应活动。

5）量诊：患肢无短缩，双侧下肢周径大小相等，关节活动度无差异。

3. 心理—社会评估

患者受伤骨折，患侧肢体活动障碍，生活自理能力下降，疼痛刺激及外固定的使用，易产生焦虑、紧张及自身形象紊乱等心理变化。

4. 辅助检查阳性结果评估

髋部正、侧位 X 线摄片结果确定骨折的部位、类型、移位方向。

5. 治疗效果的评估

（1）局部无压痛及叩击痛。

（2）局部无反常活动。

（3）内固定治疗者，X 线检查显示骨折处有连续骨痂通过，骨折线已模糊。

（4）X 线检查证实骨折愈合后可正常行走或负重行走。

（二）常见护理诊断／问题

（1）躯体活动障碍：与骨折、牵引或石膏固定有关。

（2）失用综合征的危险：与骨折、软组织损伤或长期卧床有关。

（3）潜在并发症：下肢深静脉血栓、肺部感染、压力性损伤、股骨头缺血坏死、骨折不愈合、关节脱位、关节感染等。

（三）护理措施

1. 病情观察与并发症预防

（1）搬运与移动：尽量避免搬运和移动患者。搬运时将髋关节与患肢整体托起，防止关节脱位或骨折断端移位造成新的损伤。在病情允许的情况下，指导患者借助吊架或床栏更换体位、坐起、转移到轮椅上及使用助行器、拐杖行走的方法。

（2）疼痛护理：及时评估患者疼痛程度，遵医嘱给予止痛药物。人工关节置换术后患者有中度至重度疼痛，术后用患者自控性止痛治疗、静脉或硬膜外止痛治疗可以控制疼痛。疼痛将逐渐减轻，到术后第 3 日，口服止痛药就可以充分缓解疼痛。口服止痛药在运动或体位改变前 1.5 h 服用为宜。

（3）下肢深静脉血栓的预防：指导患者卧床时多做踝关节运动，鼓励患者术后早期运动和行走。人工关节置换术后患者要穿抗血栓长袜或充气压力长袜，术后第1日鼓励患者下床取坐位。

（4）压力性损伤的预防：保持床单的清洁、干燥，定时翻身并按摩受压的骨突部位，避免剪切力、摩擦力等损伤。

（5）肺部感染的预防：鼓励患者进行主动咳嗽，可指导患者使用刺激性肺活量测定器来逐步增加患者的呼吸深度，调节深呼吸和咳嗽过程，防止肺炎。

（6）关节感染的预防：保持关节腔内有效的负压吸引，引流管留置不应超过72 h，24 h引流量少于20 mL后才可拔管。若手术后关节持续肿胀疼痛、伤口有异常体液溢出、皮肤发红、局部皮温较高，应警惕是否为关节感染。关节感染虽然少见，但这是最严重的并发症。

2．饮食护理

指导患者进食高蛋白、高维生素、高热量、高钙和高铁的食物。对于手术或进食困难者，予以静脉营养支持。

3．生活护理

指导患者进行力所能及的活动，必要时为其提供帮助，如协助进食、进水、排便和翻身等。

4．心理护理

向患者及其家属解释骨折的愈合是一个循序渐进的过程，充分固定能为骨折断端连接提供良好的条件。正确的功能锻炼可以促进断端生长愈合和患肢功能恢复。对可能遗留残疾的患者，应鼓励其表达自己的想法，减轻患者及其家属的心理负担。

（四）健康教育

1．非手术治疗

卧床期间保持患肢外展中立位，即平卧时两腿分开30°，腿间放枕头，脚尖向上或穿"丁"字鞋。不可使患肢内收或外旋，坐起时不能交叉盘腿，以免发生骨折移位。翻身过程应由护士或家属协助，使患肢在上且始终保持外展中立位，然后在两大腿之间放1个枕头以防内收。指导患肢股四头肌等长收缩、踝关节和足趾屈伸旋转运动，在非睡眠状态下每小时练习1次，每次5~20 min，以防止下肢深静脉血栓、肌萎缩和关节僵硬。在锻炼患肢的同时，指导患者进行双上肢及健侧下肢全范围关节活动和功能锻炼。

一般8周后复查X线，若无异常，可去除牵引后在床上坐起；3个月后骨折基本愈合，可先扶双拐患肢不负重活动，后逐渐使用单拐行部分负重活动；6个月后复查X线检查显示骨折愈合牢固后，可完全负重行走。

2．内固定治疗

卧床期间不可使患肢内收，坐起不能交叉盘腿。若骨折复位良好，术后早期即可扶双拐下床活动，逐渐增加负重重量，X 线检查证实骨折愈合后可弃拐负重行走。

3. 人工关节置换术

卧床期间两腿间垫枕，保持患肢外展中立位，同时进行患肢股四头肌等长收缩、踝关节和足趾屈伸旋转运动。骨水泥型假体置换术后第 1 日后，即可遵医嘱进行床旁坐、站及扶双拐行走练习。生物型假体置换者一般于术后 1 周开始逐步进行行走练习。根据患者个体情况不同，制订具体康复计划，如果活动后感觉到关节持续疼痛和肿胀，说明练习强度过大。

在术后 3 个月内，关节周围软组织没有充分愈合，为避免关节脱位，应尽量避免屈髋大于 90°和下肢内收超过身体中线。因此，避免下蹲、坐矮凳、坐沙发、跪姿、盘腿、过度内收或外旋、交叉腿站立、跷二郎腿或过度弯腰拾物等动作；侧卧时应健侧在下，患肢在上，两腿间夹枕头；排便时使用坐便器。可以坐高椅、散步、骑车、跳舞和游泳等，上楼时健肢先上，下楼时患肢先下。另外，嘱患者尽量不做或少做有损人工关节的活动，如爬山、爬楼梯和跑步等；避免在负重状态下反复做髋关节屈伸运动，或做剧烈跳跃和急转急停运动。肥胖患者应控制体重，预防骨质疏松，避免过多负重。

警惕术后关节感染的发生。人工关节置换多年后关节松动或磨损，可在活动时出现关节疼痛、跛行、髋关节功能减退。患者摔倒或髋关节扭伤后髋部不能活动，伴有疼痛，双下肢不等长，可能是出现了关节脱位。嘱患者出现以上情况应尽快就诊。

严格定期随诊，术后 1 个月、2 个月、3 个月、6 个月、12 个月及以后每年随诊，以便指导锻炼和了解康复情况。

4. 安全指导

指导患者及其家属评估家庭环境的安全性，妥善放置可能影响患者活动的障碍物。指导患者安全使用步行辅助器械或轮椅。行走练习时需有人陪伴，以防摔倒。

（五）护理评价

（1）患者是否主诉骨折部位疼痛减轻或消失，感觉舒适。

（2）患侧肢端能否维持正常的组织灌注，皮肤温度和颜色正常，末梢动脉搏动有力。

（3）能否避免下肢深静脉血栓、肺部感染、压力性损伤、股骨头缺血坏死、骨折不愈合、关节脱位、关节感染等并发症的发生。一旦发生，能否及时发现和处理。

（4）患者在指导下能否按计划进行有效的功能锻炼，患肢功能恢复情况及有无活动障碍。

（李 敏）

第七节　跟骨骨折

一、概述

正常足底是三点负重，在跟骨、第 1 跖骨头和第 5 跖骨头 3 点组成的负重面上。跟骨和距骨组成纵弓的后臂，负担 60% 的重量。通过跟距关节还可使足内收、内翻或外展、外翻，以适应在凹凸不平的道路上行走。跟骨结节为跟腱附着处，腓肠肌、比目鱼肌收缩，可做强有力的跖屈动作。跟骨结节上缘与跟距关节面成 30° ~ 45° 的结节关节角，为跟距关系的一个重要标志，跟骨前面与骰骨构成跟骰关节。跟骨载距突承受距骨颈，也是跟舟韧带的附着处，跟舟韧带很坚强，支持距骨头，并承担体重。

跟骨骨折多由传达暴力造成。从高处坠下或跳下时，足跟先着地，身体重力从距骨下传至跟骨，地面的反作用力从跟骨负重点上传至跟骨体，使跟骨被压缩或劈开；亦有少数因跟腱牵拉而致撕脱骨折。跟骨骨折后常有足纵弓塌陷，结节关节角减小，甚至变成负角，从而减弱了跖屈的力量和足纵弓的弹簧作用。

根据骨折线的走向可分为不波及跟距关节面骨折和波及跟距关节面骨折两类。前者预后较好，后者预后较差。

（一）不波及跟距关节面的骨折

1. 跟骨结节纵行骨折

从高处坠下，跟骨在足外翻位时，结节底部触地引起。骨骺未闭合前，结节部触地，则形成跟骨结节骨骺分离。

2. 跟骨结节横行骨折

又称"鸟嘴形"骨折，是跟骨撕脱骨折的一种，撕脱骨块小，可不影响或较少影响跟腱功能；骨折块较大且向上倾斜移位时，则严重影响跟腱功能。

3. 载距突骨折

由于足处于内翻位，载距突受距骨内侧下方的冲击而致，一般少见。

4. 跟骨前端骨折

由前足强力扭转所致，极少见。

5. 接近跟距关节的骨折

为跟骨体骨折，骨折线斜行，从正面观骨折线由内后斜向外前，但不通过跟距外侧的关节面，可有跟骨体增宽及跟骨结节角减少。

（二）波及跟距关节面的骨折

（1）跟骨外侧跟距关节面塌陷骨折与接近跟距关节的骨折相似，只是骨折线通过跟距关节外侧，亦因重力使跟骨外侧跟距关节面塌陷。因关节面塌陷严重而关节面粉碎，跟骨结节上移和跟骨体增宽。

（2）跟骨全部跟距关节面塌陷骨折此型最常见，跟骨体部因受挤压完全粉碎塌陷，跟骨体增宽，跟距关节面中心塌陷，跟骨结节上移，体部外翻，跟骨前端亦可能骨折，骨折线波及跟骰关节。

（三）临床表现

1. 气滞血瘀

足跟疼痛难忍，足跟部及足底可出现肿胀及瘀斑，足跟部畸形，或者触及骨擦音，可伴有舌红、苔黄，脉弦紧。

2. 肝肾不足

足跟疼痛难忍，足跟部及足底可出现肿胀及瘀斑，足跟部畸形，或者触及骨擦音。可伴有舌红、少苔，脉细弱。

（四）治疗

1. 不波及跟距关节面的骨折

跟骨结节纵行骨折的骨折块一般移位不大，早期采用祛瘀活血药物外敷，局部制动，扶拐不负重步行锻炼 3 ~ 4 周即可。跟骨结节骨骺未闭合前，骨折块有明显向上移位者，如不予以整复，则跟骨底不平，影响日后步行和站立，故应在适当麻醉下，以骨圆针穿过结节骨块中部，将膝关节屈曲，由两助手分别把住患足及小腿，术者握紧牵引弓，先向后牵引，松解骨折面的交锁，然后向下牵引，直至骨折片复位为止。复位后采用外固定患肢于膝微屈、足跖屈位 4 周。4 周后拔去钢针，再固定 2 ~ 3 周。跟骨结节横行骨折是一种跟腱撕脱骨折。若撕脱骨块移位不大，可外固定患肢于跖屈位 4 周即可。若骨折块较大，且向上移位者，可在适当麻醉下，患者取俯卧位，屈膝，助手尽量使足跖屈，术者以两拇指在跟腱两侧用力向下推挤骨折块，使其复位。复位后外固定患肢于屈膝、足跖屈 30° 位 4 ~ 6 周。

骨折线不通过关节面的跟骨体骨折，从侧位看，若跟骨体后部同跟骨结节向后、向上移位，减弱了腓肠肌的紧张力，影响足的纵弓，从而妨碍了站立和步行，应充分矫正。可在适当麻醉下，屈膝 90°，一助手固定其小腿，术者两手指相叉于足底，手掌紧扣跟骨两侧，矫正骨折的侧方和跟骨体的增宽，同时尽量向下牵引以恢复正常的结节关节角。若复位仍有困难，可在跟骨上进行骨牵引，复位后用长腿石膏靴固定。

2. 波及跟距关节面的骨折

跟骨外侧跟距关节面塌陷骨折或全部跟距关节面塌陷骨折，治疗较为困难。年老而骨折移位不明显者，不必复位，仅作适当固定，6 周后逐渐下地负重。年轻而骨折移位较明显者，可在适当麻醉下予以手法复位，尽可能地矫正跟骨体的增宽和恢复结节关节角，2周后进行不负重步行锻炼，在夹板固定下进行足部活动，关节面可自行模造而恢复部分关节功能。陈旧性骨折已形成创伤性关节炎者，常因疼痛而步履艰难，可考虑做关节融合术。

二、护理

（一）病情观察，做好记录

严密观察患者骨折局部情况及患肢足背静脉搏动、足趾活动、毛细血管反应、皮肤颜色、皮肤感觉等情况。

（二）给药护理

（1）淤血肿胀明显者，可用伤科红药涂抹或中药外敷，如局部发痒出现皮瘢时停用，同时可口服红元及马骨续筋胶囊。

（2）疼痛时遵医嘱使用止疼剂或针刺止痛。

（三）饮食护理

（1）患者宜食高热量、高蛋白质、高纤维素及富含钙质的食物，如鸡蛋、牛奶、瘦肉、鱼等，以促进骨折愈合和组织修复。多饮水，多食新鲜蔬菜、水果等，保持大便通畅。

（2）气滞血瘀者给予理气通络、活血化瘀之品代茶饮，如佛手、柠檬片。

（四）生活护理

（1）病室应保持安静、整洁、空气流通、阳光充足、温湿度适宜，定时开门窗通风，但避免受凉。

（2）不要长时间处于一种姿势，鼓励患者早期循序渐进地进行功能锻炼。

（五）情志护理

做好精神护理，一方面使患者树立战胜疾病的信心，解除顾虑，另一方面热情帮助劝导，帮助患者放松心情，调节情志，消除紧张等不良情绪，在患处肿胀疼痛时，可教授患者采用听音乐、看书、交谈等转移注意力的方式缓解疼痛。

（六）辨证施护

（1）手术患者，按骨伤科手术护理常规护理。

（2）保持踝背伸90°，关节处于功能位。

（3）淤血内蓄者，急性期应绝对卧床，痛剧者可服用止痛片。

（4）淤血凝滞者，宜和营止痛，中药要温热后服用，剧痛者可服用止痛片。

（5）寒湿凝滞者，室温宜偏暖，可利用艾灸或中药熏蒸等方法温通经络，注意保暖，避免寒凉刺激。

（6）气血两虚者，应尽量少活动，卧床静养，可利用气垫床、家属勤按摩等方法预防压力性损伤发生。保证患者睡眠质量。同时进补红枣、木耳等补血食物。

（7）肝肾不足者，饮食宜多食动物肝、肾及核桃、枸杞子等食物。

（8）术后抬高伤肢，以促进血液回流，减轻肿胀，48 h之内采用冰敷，以减轻局部水肿。

（七）健康教育

（1）注意安全，防止发生意外骨折。

（2）指导患者进行合理有效、循序渐进的功能锻炼。

（3）患处肿胀者，患肢垫高，高于心脏水平，以利消肿；如出现伤口红、肿、热、痛，伤口有渗出液时，请及时就医。

（4）如有石膏固定，保持石膏干燥、清洁，避免接触水分，以防石膏软化、变形、折断。

（5）术后抬高患肢，48 h之内采用冰敷，以减轻局部水肿。

（6）患者宜食高热量、高蛋白质、高纤维素及富含钙质的食物，多饮水，多食新鲜蔬菜、水果等。

（7）定期复查。

（黄雪琳）

第八节　踝部骨折

一、概述

踝关节由胫、腓骨下端和距骨组成。外踝比较窄而长，位于内踝的稍后方。内踝的三角韧带较外踝的腓距、腓跟韧带坚强。故阻止外翻的力量大，阻止内翻的力量小。内、外、后三踝构成踝穴。而距骨居于其中，形成屈戌关节。胫腓骨下端之间被坚强而有弹性的下胫腓韧带连接在一起。距骨分体、颈、头3部分，其体前宽后窄，其上面为鞍状关节面，当作背伸运动时，距骨体之宽部进入踝穴，腓骨外踝稍向外后侧分开，而踝穴较跖屈时能增宽 1.5 ~ 2.0 mm，以容纳距骨体。当下胫腓韧带紧张时，关节面之间紧贴，关节稳定，不容易扭伤，但当暴力太猛时仍可造成骨折。而踝关节处于跖屈位时，下胫腓韧带松弛，关节不稳定，容易发生扭伤。从高处坠下、下楼梯、下斜坡、走崎岖不平的道路，容易引起踝关节损伤。《世医得效方》已将踝关节损伤分为内翻与外翻两大类型。踝关节呈内翻姿势损伤者为内翻损伤，呈外翻姿势损伤者为外翻损伤。

（一）病因

踝部损伤原因复杂，类型很多。韧带损伤、骨折、脱位可单独或同时发生。根据受伤的姿势可有内翻、外翻、外旋、纵向挤压、侧方挤压、跖屈和背伸等多种暴力，其中以内翻暴力最多见，外翻暴力次之。

1. 内翻暴力

由于足踝强力内翻，内踝侧受挤迫，内踝多为斜行骨折，外踝受牵拉多为撕脱性横断骨折或腓侧副韧带、下胫腓韧带撕裂，距骨向内脱位。

2. 外翻暴力

由于足踝强力外翻，外踝侧受挤迫，外踝多为斜行骨折，内踝受牵拉多为撕脱性横断骨折或三角韧带、下胫腓韧带撕裂，距骨向外脱位。

在上述暴力作用时，若踝关节处于跖屈位，距骨可向后撞击胫骨后踝，引起三踝骨折并向后脱位；若此时踝关节处于背伸位，可引起胫骨前唇骨折。

根据骨折脱位的程度，损伤又可分为3度：单踝骨折为一度，双踝骨折、距骨轻度脱位为二度，三踝骨折、距骨脱位为三度。

伤后局部瘀肿、疼痛和压痛、功能障碍，可闻及骨擦音。外翻骨折多呈外翻畸形，内翻骨折多呈内翻畸形，距骨脱位时，则畸形更加明显。踝关节 X 线正、侧位摄片可显示骨折脱位程度和损伤类型。根据骨折线的走向，分析骨折脱位发生的机制，有助于正确地复位和固定。

（二）临床表现

1. 症状、体征

踝部受伤后，局部肿胀明显，瘀斑，出现内翻或外翻畸形，活动障碍。

2. 常见证型

（1）气滞血瘀：创伤早期，骨断之初，血瘀气滞，瘀结骨内，筋脉骨骼受损，血逸脉外，离经之血失去濡养作用而成为淤血，患者舌质红、苔薄黄，脉弦涩。

（2）气血不和：骨折中后期，外伤筋骨、内伤气血及长期卧床等耗伤气血，患者面黄，倦怠无力，舌质淡、苔白，脉细数。

（3）肝肾亏虚：骨折晚期，损伤日久，久病体虚，筋肉痿弱无力，舌质淡、苔薄白，脉细弱。

（三）治疗

踝部骨折是关节内骨折，无移位骨折仅将踝关节固定在 0° 中立位 3 ~ 4 周即可，有移位骨折，要求准确复位、有效固定及早期合理的功能锻炼。

1. 整复方法

患者平卧屈膝，助手抱住其大腿，术者握其足跟和足背作顺势拔伸，外翻损伤使踝部内翻。内翻损伤使踝部外翻。如有下胫腓关节分离，可以对内、外踝部加以挤压；如后踝骨折并距骨后脱位，可用一手握胫骨下段向后推，另一手握前足向前提，并徐徐将踝关节背伸。利用紧张的关节囊将后踝拉下，或利用长袜袜套，套住整个下肢，下端超过足尖 20 cm，用绳结扎，作悬吊滑动牵引，利用肢体重量，使后踝逐渐复位。若手法整复失败或系开放性骨折脱位，可考虑切开复位内固定，陈旧性骨折脱位则可考虑切开复位植骨术或关节融合术。

2. 固定方法

先在内、外两踝的上方各放一塔形垫，下方各放一梯形垫，或放置一个空心垫，防止夹板直接压在两踝骨突处。用 5 块夹板进行固定，其中内、外、后侧板上自小腿上 1/3，下平足跟，前内侧及前外侧板较窄，其长度上起胫骨结节，下至踝关节上方。夹板必须塑形，使内翻骨折固定在外翻位，外翻骨折固定在内翻位。最后可加用踝关节活动夹板（铝制或术制），将踝关节固定于 90° 位置 4～6 周。兼有胫骨后唇骨折者，还应固定踝关节于稍背伸位；胫骨前唇骨折者，则固定在跖屈位，并抬高患肢，以利消肿。施行关节融合术者，应固定 3 个月。

3. 功能锻炼

整复固定后，鼓励患者主动背伸踝部和足趾。双踝骨折从第 2 周起，可在保持夹板固定的情况下加大踝关节的主动活动范围，并辅以被动活动。被动活动时，术者一手握紧内、外侧夹板，另一手握前足，只做背伸和跖屈，但不做旋转和翻转活动，3 周后可将外固定打开，对踝关节周围的软组织（尤其是肌腱经过处）进行按摩，理顺筋络，点按商丘、解溪、丘墟、昆仑、太溪等穴，并配合中药熏洗。若采用袜套悬吊牵引法，亦应多做踝关节的主动伸屈活动。

4. 药物治疗

除按骨折三期辨证用药外，中期以后应注意舒筋活络、通利关节；后期若局部肿胀难消者，宜行气活血、健脾利湿；关节融合术后则须补肾壮骨，以促进骨折愈合。

二、护理

（一）护理评估

（1）按中医整体观念，运用望、闻、问、切的方法评估病证、舌象、脉象及情志状态。

（2）评估患肢的血运、温度、感觉、皮肤的完整性。

（3）对患者受伤史、骨骼病病史、生活自理能力及心理社会状态进行评估。

（4）应用 VAS 疼痛评分法评估患者的疼痛程度：0 分示无痛；3 分以下示轻微疼痛；4～6 分示疼痛并影响睡眠，尚能忍受；7～10 分示渐强烈的疼痛，疼痛难忍。

（二）术前护理

（1）患肢抬高 30°，有利于静脉回流，减轻患肢肿胀。

（2）疼痛剧烈，遵医嘱给予止痛剂，以减轻痛苦。

（3）完善术前准备。

（三）术后护理

（1）平卧位，抬高患肢。

（2）严密观察生命体征的变化，观察伤口有无渗血、渗液，有异常应及时通知医师处理，观察患肢末梢血运、温度、感觉及运动情况，观察患肢足背动脉及胫后动脉搏动。

（3）伤口疼痛时，遵医嘱给予镇痛剂。

（4）鼓励进食高蛋白、高维生素、高纤维素食物，多饮水，忌辛辣刺激食物。

（四）辨证施护

1. 气滞血瘀

（1）病室应保持安静、整洁，空气流通，阳光充足，温湿度适宜，定时开门窗通风，但应避免患者受凉。

（2）新伤、肿痛较剧或有感染发热者，饮食宜清淡。待病情稳定，再进清补之品，忌辛辣、肥甘厚腻之品。

（3）加强情志调护，使其保持良好的精神状态，进行有效的肢体功能锻炼，增强治疗信心，促进早日康复。

（4）患肢疼痛影响睡眠及休息时，除抬高患肢、消肿外，局部可外敷消瘀膏，遵医嘱可临时服用止痛药治疗。

（5）淤血、肿痛明显者，可用中药外敷，如局部发痒，出现皮疹时，停用。

（6）针刺止痛宜选足三里、阳陵泉、解溪、内庭等穴。

（7）本证宜选服活血化瘀、消肿止痛的中药方剂。中药汤剂宜温服。

（8）加强功能锻炼，防止发生肌肉萎缩、骨质疏松和关节僵硬等并发症，以促进功能尽快恢复。

2. 气血不和

（1）此期应温通经络，促进骨折修复，外敷何氏续断接骨散、止痛壮骨散，内服接骨续筋丹。

（2）调理饮食，加强营养，鼓励多进食高蛋白、易消化的食物，脾胃虚弱者，鼓励多吃粥、骨头汤、鸡汤、鱼及动物肝、肾等。

（3）加强功能锻炼。

3. 肝肾亏虚

（1）病室环境宜安静，室温宜偏暖，注意气候变化，避免六淫侵袭。

（2）饮食宜用补益肝肾的食品，如枸杞、山药、桑葚、芝麻等。忌辛辣、肥甘厚腻之品，如韭菜、生姜，戒烟酒。

（3）加强情志调护，必要时配合疏肝理气佐以补益肝肾的中药治疗。

（4）功能锻炼以骨关节为主，逐渐恢复关节的正常活动。

（五）健康教育

（1）向患者讲解踝部骨折的相关知识。

（2）功能锻炼：骨折早期主要应指导跖趾关节屈曲和踝内翻的静力收缩练习，以预防这些肌肉萎缩而引起扁平足。固定第2周起可加大踝关节主动屈伸活动度练习，但应禁止做旋转及内外翻运动。3周后开始扶双拐部分负重活动，4周后解除固定，逐渐增加负重，并做踝关节主动、被动活动度练习及踝部肌力练习。

（3）做好卫生宣教和出院指导。嘱患者加强饮食调养。定期复查。

（六）药膳食疗方

1. 早期

饮食宜选活血化瘀、清淡易消化之品。

（1）猪血汤：猪血250 g，已成血块，切成小块，加葱、姜，少许精盐，隔水蒸熟，分次食用。

（2）桃仁粥：将粳米淘净，与捣烂的桃仁一并放入砂锅内，加水适量，煮至粥熟，再将化好的少量红糖汁加入，拌均匀，温热内服，每日2次。

2. 中期

饮食宜选补气和血、接骨续筋之品。

（1）四物菜鸭汤：先将鸭子去毛剖腹，去内脏，洗净，切成小块，加水煮沸，去掉浮沫，煮半小时，然后加入四物（当归、川芎、白芍、熟地黄各10 g）。煮成汤服用。

（2）木瓜粥：鲜木瓜剖切四半，去瓜瓤，加水煎汁，去渣；入粳米、砂糖，再加水，同煮成稀粥服用。

3. 后期

饮食宜选补益肝肾、强壮筋骨之品。

（1）冬虫夏草炖瘦肉：将猪瘦肉洗净切片；猪肉片用开水焯1次，放入锅内；锅内加虫草、盐，适量清水，用武火煮沸；改用文火炖煮至肉烂汤浓为度。

（2）龙眼红枣粥：将粳米淘净，与龙眼肉一并放入砂锅内，加水适量，煮至粥熟，再将化好的少量红糖汁加入，拌均匀，即可食用。

（黄雪琳）

第九节 骨肉瘤

一、概述

骨肉瘤是发生于骨组织的最常见的有肿瘤性成骨的恶性肿瘤。骨肉瘤多发于 10～25 岁，欧美国家在中老年阶段还有第二个发病高峰，主要与佩吉特病继发骨肉瘤有关。骨肉瘤的病因目前还不清楚，有研究显示，可能与遗传学因素、病毒感染、放射线损伤相关。骨肉瘤好发于长骨的干骺端，最常见的部位是远端股骨、近端胫骨和肱骨，这些都是青少年生长发育最快的部位。扁骨较少累及。肿瘤的好发部位与发病患者的年龄提示肿瘤病理与骨的生长发育紧密相关。

高度恶性骨肉瘤是一种全身性疾病，大多数患者在就诊时已有微小转移灶的存在，应用胸部 CT 和全身骨扫描等方法，可以发现有 10%～20% 的初诊患者存在明确的转移灶，这类患者根据肌肉骨骼系统肿瘤协会的分期标准（MSTS）归为 Ⅲ 期骨肉瘤，肺转移最为常见，其次是骨，更为少见的部位包括其他一些内脏器官，如胸膜、心包、肾、肾上腺、淋巴结和脑，转移造成的死亡多为肺部病灶控制的失败，如肺内的广泛转移、气胸或腔静脉阻塞等。

（一）肿瘤分期

骨肉瘤外科分期系统的建立对提高患者生存率和降低局部复发率起到了重要作用。准确的外科分期需要进行细致的组织学和全身检查，血液学检查包括监测乳酸脱氢酶和碱性磷酸酶水平，此外需行包括病变骨和胸部在内的平片检查，而全身骨扫描、胸部 CT、局部 MRI 等检查对于了解病变范围和远处转移情况有所帮助。MRI 检查是决定可否施行保肢术的重要指标。

（二）临床表现

1. 症状、体征

骨肉瘤患者的临床症状主要是疼痛和局部的软组织肿块。症状可以存在 3 个月以上。虽然许多的研究者试图证明创伤后的微小骨折可以诱导肿瘤的形成，但并不认为创伤是肿瘤的诱发因素。疼痛可以在休息时或夜间存在，并且与活动无关。常常没有全身性的症状。最重要的体检发现是软组织肿块，肿块大小差别很大，但通常相当大，并且可以触及。可以有关节腔渗出或病理性骨折。实验室检查常有碱性磷酸酶或乳酸脱氢酶升高，其中乳酸脱氢酶的异常提示预后不良。

2. 影像学表现

X 线、CT、MRI 和骨扫描是诊断和评估骨肉瘤的重要手段。骨肉瘤典型的 X 线表现为长骨干骺端侵袭性病损，肿瘤破坏正常的骨小梁结构，边界不清，高密度的成骨区和低密度的溶骨区混合存在，骨膜新生骨突出于皮质表面，形成 Codman 三角和"日光放射状"表现。软组织肿块内也有不同程度的骨化。CT 是检测肺部转移灶最为常用的手段。MRI 冠状位 T_1 加权像可以显示肿瘤髓腔内侵犯的范围，而 T_2 加权像可显示软组织肿块的侵及范围。骨扫描可以用于排除骨内的跳跃和转移灶。

3. 病理学表现

目前病理学上经典的骨肉瘤被定义为由高度恶性肉瘤样基质和恶性成骨细胞直接产生肿瘤性骨样组织或骨的一类肿瘤。肿瘤常出现中心矿化，周围为不成熟且缺乏矿化的骨组织，肿瘤细胞常出现间变，伴有异型细胞核和双着丝点。肿瘤可以有向成软骨细胞或成纤维细胞分化的区域，但只要存在小片区域的肿瘤骨样基质区域就可以诊断为骨肉瘤。

（三）治疗

1. 化疗

骨肉瘤患者的治疗包括对于原发肿瘤局部广泛性的切除和全身的辅助化疗。系统性全身辅助化疗的应用使骨肉瘤患者的预后得到了很大的改善。早期的研究认为，化疗对于消灭微小转移灶非常有效，所以在截肢术后对患者实施辅助化疗，方案包括阿霉素、大剂量甲氨蝶呤、顺铂和其他一些药物，多项研究表明患者无病生存率从原来的 10% 提高到 50% ~ 65%。近年来的研究集中在术前化疗的应用。新辅助化疗有以下优点：①可以根据获得的组织反应率确定预后；②杀灭可能存在的微小转移灶；③缩小原发肿瘤，使保肢手术更易于实施；④使外科医生有充裕的时间设计保肢手术方案。由于这些原因，新辅助化疗已经成为多数肿瘤中心的标准化疗方案。尽管如此，新辅助化疗也存在一些潜在的缺点：部分化疗反应不良的患者可能在此期间出现转移，同时残存耐药肿瘤细胞的增加使复发转移病灶难以控制。美国儿科肿瘤研究的一项研究表明，在总的生存率和无病生存率方面术前化疗并不比术后化疗有优势，但更多的研究认为新辅助化疗（术前）有助于提高骨肉瘤患者的生存率。儿科肿瘤研究组的另一项研究指出，在应用阿霉素、大剂量 MrIX 和顺铂的方案中增加异环磷酰胺和（或）免疫刺激剂（MTP-PE）可以有效地提高疗效。不管化疗方案如何改进，仍有 20% ~ 40% 的患者最终死于转移，这主要与化疗药物的耐药有关。

2. 手术治疗

研究证实，术前化疗增加了保肢手术的可能性和安全性，通常情况下，经过大剂量化疗，肿瘤内会出现明显矿化，虽然肿瘤体积缩小大多不明显，但手术边界更加清晰。现在，大约 80% 的肢体骨肉瘤患者接受保肢手术。因此，截肢术和保肢术的选择应该以无病生存率和总体生存率相同为准则。一部分不宜保肢患者仍需要采用截肢术。

（1）高位截肢术：股骨下端、胫骨上端的恶性肿瘤多行大腿部位的截肢。

（2）髋关节离断术：股骨中上端恶性骨肿瘤，应从关节部位截除肢体。

（3）半骨盆切除术：股骨颈、髋臼、坐骨和耻骨部位的恶性肿瘤行半骨盆切除术。

保肢手术适应证的选择十分重要。保留肢体的瘤段切除术适用于骨肿瘤范围局限、无远处转移，即外科分期ⅡA和ⅡB者。保肢术有瘤骨截除术加人工关节修复、瘤段截下灭活后再植。灭活方法有高温煮沸、低温冷冻、乙醇灭活等。

二、护理

（一）非手术治疗及术前护理

1. 心理护理

一旦确诊为骨肉瘤，患者即产生否认，进而出现愤怒、恐惧、焦虑、抑郁、敌意等心理反应，而面临的手术、化疗又是一个极为严重的心理刺激，加之本能的求生心理，导致患者恐惧。患者心理极为矛盾，顾虑重重，渴望得到心理支持。对此，护士应通过交谈、观察其言行举止，了解其心理活动，有的放矢地疏导，详细讲解化疗、手术的目的、作用、效果等，并介绍一些治疗成功的病例，说明只要积极配合治疗，可达到提高生活质量、延长生命甚至治愈的目的，使其放下思想包袱，主动配合治疗。

2. 饮食护理

由于手术、化疗都需要足够的营养支持，保证充足的营养供给尤为重要。鼓励患者定时进餐，多食高蛋白、高热量、高维生素、易消化的食物，增加纤维素的摄入，多饮水，预防便秘。

3. 体位护理

由于肿瘤对骨质破坏大，易发生病理性骨折，故应卧硬板床，避免下地负重；脊柱肿瘤患者翻身时，应保持头、肩、腰、臀在一条直线上，防止脊柱扭曲和屈曲，造成或加重截瘫。

4. 症状护理

（1）肿瘤局部护理：肿瘤局部不能用力按摩挤压，不能热敷和理疗，不能涂药油和刺激性药膏，不能随便使用中药外敷，以免刺激肿瘤，造成过度生长或导致破溃。

（2）疼痛护理：患者常伴有疼痛，尤以夜间为甚。为了减轻疼痛，应保持病房安静，护理操作时动作轻柔，制订适宜的止痛计划，按医嘱给予止痛药。

5. 化疗护理

在术前、术中使用化疗，可杀灭手术中进入血液循环的癌细胞，减少局部复发与远处转移；术后长期化疗既可灭杀手术野之外的亚临床肿瘤，也可作为放疗前用药，以缩小肿瘤，减少照射范围，增加放疗敏感性；同时在放疗之后用药可消除在放射野之外的亚临床肿瘤。

（1）做好化疗前的准备工作。

1）向患者解释化疗的目的、化疗时和化疗后可能出现的反应及预防措施，取得患者配合。

2）测量体重，由于化疗药物大多是按体重计算的，应严格、准确地测量体重。患者必须在清晨、空腹、排空大小便后，只穿贴身衣裤，不穿鞋称量。

3）准备化疗药物要做到3个严格：严格执行"三查八对"，严格按医嘱剂量给药，严格执行无菌技术操作。

（2）化疗并发症的观察与护理。

1）胃肠道反应：剧烈呕吐是化疗中最常见和难以忍受的并发症，可遵医嘱采取预防性用药。化疗药前30 min常规给予止吐药物，如昂丹司琼8 mg缓慢静脉注射，在化疗药注射后4 h、8 h各给药1次，即化疗当日给药3次。化疗结束后改为8 mg口服，每日2次，共5 d。告知患者注意饮食的调节，根据口味给予清淡、易消化的食物，少食多餐，多饮清水，多吃薄荷类食物及冷食，进食面包、脆饼干、啤酒、新鲜水果或烤、蒸土豆，忌食加有香料、肉类或油腻的食物。

2）心脏毒性：阿霉素对心脏的毒性较大，遵医嘱限制阿霉素总量在550 mg/m^{2}以下，采用低浓度、长时间静脉滴注法，一般30 mg/m^{2}滴注4 h（40滴/分），用药过程中多巡视，同时配备西地兰等抢救药品。用药前常规进行心电图检查，有条件者可行心电监护，观察心率、脉搏、血压变化。

3）肾毒性：化疗药物，尤其是顺铂和甲氨蝶呤对肾的毒性最大，异环磷酰胺还可引起出血性膀胱炎。因此，在化疗前和化疗过程中应进行水化和必要的碱化。嘱患者多饮水，每日输液量3 000 mL，使尿量维持在2 000～3 000 mL/d，即尿量维持在100 mL/h以上；适当补充钾盐，应用碳酸氢钠碱化尿液，保持pH＞8；另外采用生理盐水稀释药液可抑制顺铂在肾小管水解，使肝脏得以保护。

4）骨髓抑制：骨髓抑制是化疗的另一严重的并发症，大多数患者在使用化疗药物后出现发热、泌尿道感染、皮肤黏膜感染、腹泻、贫血、全身多处的出血倾向，2周左右出现白细胞减少，特别是粒细胞减少最为严重。化疗前检查血常规，化疗期间每隔1 d查血常规。如白细胞＜4×10^9/L时暂停化疗，并给予升高白细胞药或适当减少化疗药剂量；血小板＜15×10^9/L时，需输血小板；血红蛋白＜80 g/L需输血。患者需住隔离病房，加强消毒，减少探视，严密监测体温，必要时预防性给予抗生素，并做血培养。接受大剂量强化化疗者，应尽量安置于洁净室；当白细胞＜1×10^9/L时，应安置于空气层流室，采取严密的保护性隔离措施。

5）皮肤毒性反应：化疗药物有强烈的局部刺激性，一旦外渗，可引起周围组织的损伤，出现水肿、疼痛，甚至局部坏死和溃疡。根据化疗药物对机体的刺激程度采用不同的静脉给药方法，一般刺激性药物采用静脉注射法（静脉推注）；强刺激性药物采用静脉冲入法（静冲），方法：首先选择弹性好、较粗大的静脉建立输液通道，待静脉滴注通畅后将稀释好的化疗药液，由莫菲滴管侧孔冲入，随即冲入葡萄糖注射液2～3 min，待药冲入体内后，再恢复至原滴速；还有相当一部分药物采用静脉滴注法。静脉化疗药物使用过程中，若发生药物渗漏或局部有烧灼感，应立即停止给药，在无菌操作下用原针头接注射器进行多方向穿刺、抽吸，尽可能将渗出液吸净，然后局部封闭，冰敷 24 h，以使局部血管收缩，减缓药物的扩散。

6）脱发：化疗后的脱发带给患者，尤其是女患者很大心理负担，它使患者始终感到肿瘤存在。脱发导致外貌有明显的变化，患者自我形象紊乱，应做好心理安慰。告知患者停止化疗后头发可再生，建议暂时佩带假发，使用睡帽以免头发掉在床上加重心理不适。预防：可在头部扎止血带，止血带在前额打结，于双颞动脉处的止血带下垫一块厚 10 cm 的纱布垫加压，止血带的松紧度以颞动脉远端搏动消失为准。静脉注射药物时，扎带在注药 30 min 后解开；静脉滴注＜ 2 h，滴完后即去带；静脉滴注＞ 2 h 者，每小时放松止血带 1 ～ 2 min，同时减慢输液速度。还可用海绵冷敷枕持续头枕部冷敷法。化疗前将冷冻的海绵冷敷枕置于患者头枕部（内垫治疗巾）5 ～ 10 min，使枕后皮温降为 21 ～ 27℃再化疗；治疗结束后继续冷敷 15 ～ 30 min。这两种方法均可降低头部器官对化疗的敏感度，减少对药物的吸收和降低组织细胞代谢，减少脱发。

6. 放疗的护理

（1）放疗前的准备工作。

1）向患者及其家属介绍有关放疗的目的、治疗中可能出现的不良反应及需要配合的事项。尽管骨肉瘤对放疗不敏感，但在某些情况下，放疗可以用来扩大充分的外科边界，对骨肉瘤的肺转移可发挥一定作用。

2）有切口的患者，必须待其愈合后方可进行放疗，若全身或局部有感染时，也需控制感染后再行放疗。

（2）放疗并发症的观察与护理。

1）皮肤反应：以放射性皮炎为特征。应穿全棉柔软内衣，保持照射部位的清洁，局部可用温水和柔软毛巾轻轻擦拭；避免冷热刺激，如热敷、冷敷等；禁用肥皂擦洗或热水浸浴；禁用碘酊、乙醇等刺激性消毒剂；禁止使用剃毛剂，以防止损伤皮肤，造成感染；禁止在照射区皮肤进行注射操作。

2）骨髓抑制：以白细胞及血小板减少为常见。应每周进行白细胞及血小板计数检查 1 ～ 2 次，如白细胞＜ 4×10^9/L，血小板＜ 10×10^9/L，应暂停放疗，并服用维生素、利生血、沙肝醇、肌苷、维生素 E 等药物以升高白细胞；采取保护性隔离，反复输血以增强抵抗力，应用抗生素以预防感染。

3）口腔黏膜反应表现为充血、水肿、唾液分泌减少、疼痛、吞咽困难。在进食前可用 2% 利多卡因喷雾；还可含维生素 B_{12} 漱口液。

4）营养相对不足：由于放疗在杀伤肿瘤细胞的同时，对正常组织也有不同程度的损害，故需加强营养以促进组织的修复，提高治疗效果，这对减轻不良反应有重要作用。在放疗间歇期间，给予浓缩优质蛋白质和其他必须的营养素，如牛奶中加鲜橘汁，以迅速补足患者的营养消耗。放疗期间多饮水，维持尿量在 3 000 mL/d 以上，使毒素迅速排出体外，减轻全身放疗反应。

7. 术前准备

手术通常在术前化疗结束后 2 周进行。术前除皮试、配血外，应严格备皮，严禁刮破皮肤，减少感染因素。进行实验室和影像学检查。对需要重建的病例术前 30 min 常规给予预防性抗生素。指导患者做主动直腿抬高训练。

（二）术后处理

1. 生命体征的观察

骨肉瘤手术创面大，尤其是骶骨切除术、半盆骨切除术、髋关节离断术等，易致切口处出血，有可能发生低血容量性休克。术后应观察血压、脉搏、呼吸、尿量，每小时 1 次，及时补充血容量，预防和控制休克。

2. 切口引流的观察

观察切口引流的量、性状以及伤口敷料渗血情况。保持负压引流的通畅，每 3 ~ 4 h 抽吸 1 次。应避免负压过大，使管腔粘连而不利于引流。观察引流液的颜色、量，并准确记录。禁食 3 d，留置导尿管 7 d，以避免大小便污染伤口。

3. 患肢血运的观察

石膏固定后，密切观察患肢末端血运、感觉及运动情况。术后 6 ~ 8 周拍摄 X 线片，无异常者可拆除石膏，活动关节及下床活动，但要避免过早负重；拆除石膏后用弹力绷带包扎植骨固定部位，防止肢体发生水肿，待功能适应后逐渐去除弹力绷带。

4. 体位护理

保肢术后抬高患肢，促进静脉回流，减轻肿胀。骶骨肿瘤切除术后的患者，俯卧、侧卧交替，避免压迫伤口。

（三）健康教育

1. 功能锻炼

术后功能锻炼是改善重建关节功能的关键。手术结束后即开始进行持续被动运动（CPM）和主动肌肉收缩。具体步骤为术后麻醉未清醒即开始接受 CPM 锻炼，术后 3 d 内膝关节控制在 45°内活动，术后第 4 天开始逐渐加大幅度至 90°范围。6 h/d，持续 7 ~ 10 d 后停 CPM，行主动锻炼。置入人工关节的患者术后 3 周开始练习关节活动，进行负重锻炼；异体骨和瘤骨灭活重建者待连接端愈合之后开始逐渐负重行走。通过术前的训练，多数患者在术后 2 周左右就能轻松地做直腿抬高动作。术后 2 ~ 3 周进行扶双拐、患肢不负重行走。

2. 出院指导

（1）预防骨折：植入骨骨折多发生于死骨替代的早、中期，即术后 1 年半至 3 年，此时的骨牢固度仅为正常骨的 50% 左右，由于骨的连接端往往已愈合，多数患者已恢复行走，易产生麻痹思想。因此，要了解肿瘤切除部位骨修复情况，严防过早负重导致病理性骨折。

（2）指导患者制订活动计划，逐步达到生活自立，提高生活质量。

（3）定期复查：嘱咐患者术后1年内每月复查1次患肢局部正侧位片和胸片，术后1~2年每2个月复查1次，以后每3个月复查1次，发现异常及时就诊。

（4）对需要继续放疗、化疗者，不要轻易中止疗程。

（朱　雁）

下肢骨折

【案例介绍】

（一）一般资料

患者男，28岁。因"跌伤致右踝肿痛，活动受限3小时"急诊轮椅推送入院。

既往史：否认高血压、心脏病、糖尿病、脑血管疾病史，预防接种随当地进行，否认手术、输血史，否认食物、药物过敏史。

个人史：生于原籍，久住本地，否认吸烟史，否认饮酒史。

婚育史：未婚未育。

家族史：父母体健，否认家族遗传史。

（二）医护过程

入院时患者意识清楚，痛苦面容。体温36.5℃，脉搏80次/分，血压95/72 mmHg。查体见患者右小腿及踝部肿胀、压痛，可闻及骨擦音，触及骨擦感，右踝关节活动明显受限，右足背动脉搏动良好。右足各趾感觉、运动可，末梢血液循环正常。X线检查示右腓骨远端骨折并踝关节脱位。患者入院时骨折部位明显肿胀，不宜早期手术，给予石膏外固定，10 d后在腰硬联合麻醉下接受右踝部骨折切开复位内固定术，术后给予内、外双重固定。

【护理】

（一）治疗护理

1. 骨折护理

考虑患者为急性损伤，按照医嘱积极给予右踝部冷敷、磁疗、电子脉冲治疗等物理治疗消肿，右足及小腿行石膏外固定以避免骨折处有相对运动而导致疼痛加重。

2. 病情观察及石膏固定护理

观察患肢肿胀情况，定时观察患肢末梢血液循环情况（患肢皮温、末梢颜色、足背动脉搏动等）。患者术前出现右踝肿胀加重，诉有明显疼痛加剧。经与医师沟通后予部分松解外固定绷带，另嘱患者作右足各趾的主动屈伸运动、右下肢肌肉静态收缩运动、右侧股四头肌静态收缩运动。并在能力允许的范围内行右下肢直腿抬高运动，以防止下肢深静脉血栓发生。制订锻炼计划，保证锻炼效果。主任查房时拆开石膏发现患者右小腿及右踝肿胀更加明显，皮纹消失，内、外踝散在张力性水疱。考虑患者有踝关节脱位及骨折，仍须以石膏托外固定，予适当松弛包扎固定，为保护水疱，予无菌敷料覆盖保护。2 d后再次查房见右踝部张力性水疱部分已破溃，创面渗出较多，水疱周围轻度红肿，经过与主管医师沟通后，根据医嘱静脉滴注抗生素预防感染，并采取创面换药处理。经过有效治疗及积极的护理干预，患者右踝肿胀逐步消退，创面恢复干燥。患者术后早期（24～72 h）因手术因素再次出现右足肿胀及疼痛明显，按照术后疼痛治疗预案为患者行镇痛治疗，减轻不适感。使用磁疗等物理治疗手段，促进患肢血液循环，防止下肢静脉血栓形成。术毕第4日开始使用太阳灯持续照射，提高局部温度，促进伤口血液循环，减少渗出。

（二）心理护理

1. 护患沟通

向患者做好宣教，告知骨折后可能出现的各种不适、将要采取的治疗方案、可能的各项并发症及应对措施，重点告知如何适应下肢活动受限的角色转换，调整心态，积极面对挫折并接受治疗。患者疼痛不适及生活习惯发生改变，不愿进行肢体功能锻炼。建议患者卧床时取半坐位，尽量抬高患肢，以促进血液循环。

2. 医患纽带

积极与主管医师沟通患者的病情和治疗方案，做好医患间的桥梁纽带。在诊疗过程中配合医生及时向患者说明病情进展情况和目前治疗的方案，获得患者的理解与信任。

（三）饮食护理

嘱患者多食蔬菜、杂粮等粗纤维饮食，多饮水。在护理可干预的范围内给予患者最大的帮助。

（四）健康教育

术后3 d，指导患者拐杖使用方法，为出院后的生活、工作做准备。患者术后恢复良好，出院前告知患者伤口注意事项，每2～3 d到社区康复中心换药，愈合后可逐步间断拆线。另外需要继续石膏固定3～4周，每隔两周到门诊复查。

【小结】

下肢骨折的患者容易出现肢端肿胀，严重者有发生骨筋膜室综合征的风险，患者因下肢骨折不能下床活动存在深静脉血栓的风险。在床上解决大小便问题以及今后生活是否存在功能障碍将会影响患者的心理状况。经过心理护理、宣教指导及观察处理，使患者提前对病情的进展有所了解，且治疗效果良好，患者对本次住院体验十分满意。此个案在护理处理过程中得到的经验是不能按照书本照本宣科进行护理工作，这是因为患者的疾病和发展情况是千差万别的，必须有个体化处理的观念。对于下肢骨折患者的治疗，早期消肿至关重要，护理工作者需要做到的是对疾病的观察和判断。外固定的患者需要积极与医生沟通，通过局部开窗可以加强观察，及早发现问题并及早处理，尽量缩短患者受伤后的手术等候时间。心理护理对于骨折后生活习惯改变的患者也是非常重要的，可解决患者的烦恼，减少医患矛盾，营造和谐的就医环境。

（李 敏）

腰椎爆裂性骨折伴骨盆多发骨折

【案例介绍】

（一）一般资料

患者男，62岁，以"重物砸伤致全身多处疼痛7 d"为主诉入院。于入院前7 d，因不慎被重物砸伤，感疼痛难忍，髋部活动受限，急诊行CT检查，拟"腰3椎体爆裂性骨折伴不全瘫、骨盆多发骨折"收入院。

既往史：平素体健。否认肝炎、结核、疟疾等传染病史，否认高血压、心脏病等病史，否认手术史，否认外伤史，否认输血史，否认药物、食物过敏史。预防接种随当地进行。

个人史：生于原籍，无外地长期居留，无疫区居住史，无疫水、疫源接触史，无放射物、毒物接触史，无毒品接触史，无吸烟史，无饮酒史。否认冶游史。

婚育史：已婚，已育。

家族史：家人均体健，家族中无传染病及遗传病史。

（二）医护过程

入院时，体温36.7℃，脉搏75次/分，呼吸75次/分，血压123/85 mmHg。正常面容，表情痛苦，被迫体位，意识清楚，精神尚可。术前床上排便训练、有效咳嗽，指导患者床上行功能锻炼，做踝泵运动。完善相关检查，予股骨髁骨牵引及消肿、止痛等对症处理。完善术前检查，于 2023-06-13 在全身麻醉下行腰椎管减压、植骨、钉棒内固定术 + 骨盆骨折闭合复位内固定术，术程顺利安返病房，遵医嘱予一级护理，按全身麻醉术后护理，普食（禁食 2 h），心电监测及中心吸氧 24 h，予预防感染、消肿、止痛、营养神经等对症治疗，患者无胃部不适主诉，可少量多次饮水，观察患者生命体征平稳，双下肢肌张力减低，肌力 2 ~ 4 级，双膝关节平面以下感觉减退，腰背部及骨盆手术切口敷料均干燥，切口引流管均在位、通畅，引流液色、量均正常，留置尿管在位、通畅，引流出尿液色、量均正常，指导患者卧床行踝泵功能锻炼，预防血栓形成。术毕第 3 日，腰背部及骨盆手术切口敷料均干燥，留置引流管在位、通畅，分别引流出血性液体 40 mL、10 mL，予切口换药，拔出引流管，遵医嘱拔出留置尿管，自行解出淡黄色尿液，尿液清亮、无浑浊。2023-06-26 患者术后病情稳定，行高压氧治疗促进神经功能恢复。双下肢肌张力减低，肌力 3 ~ 4 级，双膝关节平面以下感觉减退。嘱患者加强功能锻炼。

【护理】

（一）治疗护理

1. 牵引的护理

（1）床尾抬高 20° ~ 30°，形成反牵引力，身体长轴与牵引方向一致，避免歪斜。

（2）用钢针固定牢固，避免左右移位，定时检查并调整。

（3）牵引绳上不放东西，如避免搭被子、毛巾等。

（4）牵引期间要注意观察牵引力线与治疗目的是否一致。

（5）避免过度牵引：每日测量牵引肢体的长度，以免牵引过度。嘱患者及其家属不能随意改变体位及牵引重量，保持牵引秤砣悬空，离地 20 cm。

（6）所需的牵引重量大致为患者体重的 1/10 ~ 1/7，而股骨髁上牵引最高可以施加高达 15% 的体重，不能随意增加、减少重量。

2. 疼痛护理

（1）护理人员通过视觉分散、触觉分散的方式转移患者对疼痛的注意力，视觉分散主要运用游戏、阅读、看剧等方式开展，触觉分散则通过触摸患者身体，如按摩、冰敷疼痛部位，可指导家属对患者进行触觉分散。

（2）根据患者的疼痛程度实施精准化疼痛护理措施，患者疼痛严重时，采用多模式镇痛，以非甾体抗炎药为基础用药，加用盐酸乙哌立松和中枢性镇痛药，注意掌握药物的使用剂量，同时将药物镇痛的原理告知患者及其家属。

3. 骨钉护理

严格无菌操作，对患者穿刺点周围的皮肤使用乙醇棉球消毒，每日 3 次，保持穿刺处清洁、干燥，及时处理穿刺处的渗血、渗液。

（二）观察护理

（1）术前对患者的身体状况、病情、基础疾病等进行全面评估，制订相应护理干预对策以降低患者术后感染风险。

（2）密切观察意识、四肢温度、皮肤黏膜、血压、脉搏、呼吸等，并做好记录。

（3）观察伤口引流液的量、颜色、性状，尤其注意观察引流液的量，密切观察腰椎切口、骨盆内固定切口部位情况，注意有无红肿或流脓，有异常时应立即上报医生；严格遵医嘱使用抗感染药物。

（4）严密观察尿量情况，根据尿量对输液量、速度进行合理调节，确保排尿量保持在 25 mL/h 左右。

1）对患者进行常规导尿管留置时，判断患者是否伴有尿道损伤。

2）对伴有肛门内出血的患者，判断其是否伴有直肠损伤。

3）对伴有血压升高，且瞳孔呈散大的患者，判断其是否伴有颅内损伤。

4）对伴有下肢运动功能障碍的患者，判断其是否伴有脊髓神经损伤。

（5）观察患肢血液循环：维持有效血液循环，加强肢端皮肤颜色、皮肤温度、足背动脉搏动及活动度的观察，重视患者主诉。

（三）生活护理

1. 饮食护理

（1）术后加强营养支持，指导患者以高蛋白质、高维生素饮食为主，如蔬菜、水果、鸡蛋、瘦肉等，根据患者实际情况制订个性化饮食方案，以提高患者的免疫力与抵抗力。

（2）适当增加奶制品、肉类、蔬菜、水果、海产品的摄入量，多食富含维生素与高蛋白食物，忌酒、茶、咖啡及辛辣刺激性食物，保证膳食营养，提高免疫力，促进机体恢复。

2. 皮肤护理

取仰卧位，下肢仍抬高 15° ~ 30° ，头部可适当抬高。

（1）由于牵引重量的压迫，足后跟处容易出现压力性损伤，指导患者在患肢垫一软枕，对受压部位经常给予按摩，勤活动患侧肢体。

（2）用气垫床，在常见皮肤受压部位（骶尾部、足跟部）垫软枕，以减轻局部压力，侧身时，牵引不能放松，指导患者利用枕部及健侧足部蹬床，牵引不能放松，保持牵引力线与肢体长轴相一致。

（3）给予患者着宽松、棉质的衣服和袜子，保护皮肤的完整性，勤翻身、勤擦洗、勤更换，保持床单位的整洁；指导患者家属在患者大小便后予温水清洁臀部，保持臀部皮肤干爽。

（四）心理护理

患者会因心理冲击、疼痛等因素影响，表现出明显的生理、心理应激反应。护士要对患者进行耐心地倾听、安慰和疏导，让患者的痛苦得以宣泄。通过讲解疾病的治疗方法、骨骼牵引治疗的必要性，消除患者对骨折后需要骨牵引的恐惧心理，配合骨骼牵引术。

（五）健康教育

功能锻炼指导：制订康复锻炼方案，使用防旋鞋可调节宽松度，保持足部于功能位，提升患者术后康复锻炼的依从性，从而促进患者术后康复，降低并发症发生率。

（1）锻炼前、后对手术部位局部冷、热敷 0.5 h。

（2）术毕当日：麻醉恢复后，卧床行上肢肌肉与远端关节康复锻炼，股四头肌、腓肠肌的等长收缩训练，关节的被动按摩等，观察患侧肢体血运情况。

（3）术后 1 ~ 5 d：患者生命体征稳定后，抬高术侧肢体 30°，抬高床头 15°，协助患者进行平卧位、患侧位、健侧位等翻身活动，翻身时保持轴立翻身，动作轻柔，切勿用力推、拖，每 2 h 翻身 1 次。

（4）术后第 2 周：抬高床头 25°，协助指导患者行跖屈、足趾伸屈、股四头肌收缩、踝关节屈伸等下肢肌肉锻炼。

（5）术后第 3 ~ 5 周：指导患者取坐位，协助其行术侧肢体髋、膝关节的被动活动。

【小结】

因骨盆各骨主要为松质骨，盆壁肌肉多，邻近又有许多动脉丛和静脉丛，骨折后引起的广泛出血是最常见的致死原因。骨牵引是通过克氏针直接牵引骨骼，利用作用力与反作用力的原理，使骨折或者脱位得到整复，达到有效的复位和固定的治疗目的。外固定架具有操作简单的优势，能够纠正骨折畸形，有效地控制出血，避免休克，且患者腰椎骨折活动受限，多种原因使患者需绝对卧床，容易引发并发症。个性化的疼痛管理、并发症的预防及个性化功能锻炼，提高了患者的满意度。

（黄雪琳）

腰椎管狭窄术后并发胃肠功能障碍

【案例介绍】

（一）一般资料

患者男，52 岁，以"间歇性跛行、左下肢放射痛 1 年加重 1 个月"为主诉入院。1 年前无明显诱因出现间歇性跛行，行走约 200 m 出现左下肢放射痛，站立或坐下休息几分钟后可再继续行走 200 m，口服消炎止痛药及卧床休息等对症治疗稍好转，可勉强行走。于 1 个月前感间歇性跛行加重，距离不到 100 m，经药物治疗后症状无缓解，左侧臀部、大腿后侧放射痛，双下肢肌力正常。现患者为求进一步治疗就诊我院，门诊拟"腰椎管狭窄症"收入院。

既往史：否认肝炎、结核、疟疾等传染病史，否认高血压、心脏病等病史，否认手术史，否认外伤史，否认输血史，否认药物、食物过敏史，预防接种随当地进行。

个人史：生于原籍，无外地长期居留，无疫区居住史，无疫水、疫源接触史，无放射物、毒物接触史，无毒品接触史，无吸烟史，无饮酒史。无冶游史。

婚育史：已婚，已育。

家族史：父母已故，子女身体健康，家族中无传染病及遗传病史。

（二）医护过程

入院时，体温 36.5℃，脉搏 64 次／分，呼吸 20 次／分，血压 127/74 mmHg。正常面容，表情自然，自主体位，意识清楚，精神好。术前练习床上排便、有效咳嗽，指导进行踝泵运动及股四头肌收缩运动。完善术前检查后，于 2023-07-22 行后路腰椎髓核摘除、椎间融合器植入、钉棒内固定术，术程顺利，安返病房，遵医嘱予一级护理，按全身麻醉术后护理，普食（禁食 2 h），心电监护及中心吸氧 12 h，给予止痛、预防感染等对症治疗，患者无胃部不适主诉，嘱少量多次饮水，患者生命体征平稳，双下肢感觉活动正常，切口敷料干燥及留置切口引流管、尿管均在位通畅，引流物色、量均正常，指导患者卧床行踝泵功能锻炼。于手术当日 22：09 患者诉腹胀，报告医生后，遵医嘱给予厚朴排气合剂 100 mL 分两次服用，指导患者进行腹部按摩后患者腹胀有所缓解。术毕第 1 日，患者再次诉腹胀，经管医生给予注射用甲硫酸新斯的明 1 mg 足三里穴注射后患者腹胀缓解。术毕第 2 日，患者下肢放射痛消失，腰背部切口敷料干燥，引流管引流出血性液体 10 mL，予拔出引流管、尿管，自解出淡黄色尿液，尿液清亮、无浑浊，指导患者行双下肢功能锻炼，予抗凝预防血栓治疗，嘱多饮水，指导患者在支具保护下下地锻炼。嘱患者注意休息，避免受凉。

【护理】

（一）治疗护理

1. 用药护理

（1）术后使用镇痛泵静脉持续镇痛可抑制肠蠕动，造成明显腹胀，尽量避免使用，遵医嘱根据疼痛评分指数给予其他对胃肠刺激性小的药物。于术后 6 h、10 h 予厚朴排气合剂 50 mL 口服，改善机体胃肠蠕动，促进患者胃肠功能恢复，减轻术后腹胀。

（2）穴位注射：新斯的明注射足三里穴可增强胃肠平滑肌收缩，增加胃肠蠕动，减轻腹胀情况。

2. 腹部按摩护理

在患者三餐进食后 1 h 左右进行，护士站立在患者右侧，以患者肚脐为中点，4 个手指并拢，小鱼际肌轻轻施压于脐周，按结肠走向顺时针方向按摩，穴位按摩以右手拇指局部按压足三里、气海、天枢、胃俞，关元等穴，以患者感觉穴位局部酸胀为适宜，腹部局部按摩与穴位按摩交替实施，每次按摩 15 min，每日 3 次，以促进肠蠕动，减轻肠胀气，增进患者食欲。

3. 疼痛护理

（1）告知患者术后疼痛的原因、如何判断疼痛的程度和镇痛的相关方法，让患者意识到术后疼痛的普遍性及可愈性，减少患者的心理负担和焦虑，增加其接受度。

（2）倾听患者疼痛的主诉，轻度疼痛时给予放松指导，例如听音乐、看小说等方式转移注意力；中、重度疼痛时给予镇痛药物治疗，镇痛药以非甾体抗炎药为基础，选择性 COX-2 抑制剂可发挥止痛及保护胃黏膜的作用，密切观察患者用药后的效果。

4. 功能指导护理

术毕当日在床上进行功能锻炼，进行四肢舒展屈曲运动，并进行适度的深呼吸、咳嗽，促进胃肠功能恢复。

（二）观察护理

（1）观察患者术后伤口敷料情况，保持伤口处干燥、清洁，加强对手术伤口的观察护理。

（2）注意观察患者的下肢皮肤颜色、温度等情况，若患者下肢皮肤的温度出现下降情况，或出现皮下瘀点、发绀、肿胀等症状时，需立即通知医生进行针对性处理。

（3）密切观察患者意识、尿量、伤口引流情况并听取患者主诉等，准确了解腹胀的原因，进行针对性的干预。

（三）生活护理

饮食指导：避免食用产气食物，如豆制品、牛奶等，避免食用过量高纤维食物，如杂粮、玉米等，每日饮水量＞2 000 mL。

（四）心理护理

护理人员依据心理量表对患者围手术期心理状态进行规范的流程管理，以改善其焦虑、抑郁等不良心理情绪，避免发生腹胀。

（五）健康教育

1. 运动功能护理

患者尚未恢复运动功能，需要帮助患者按摩，加快其血液循环速度，同时需要指导患者实施正确的康复训练，如屈伸运动、被动运动、足内外翻运动等，预防肌肉萎缩。

2. 加强腰背肌功能锻炼

双下肢直腿抬高训练，下肢交替伸直抬起，每次 5 ~ 10 min，每日 2 ~ 3 次；飞燕式功能训练，患者俯卧于硬板床上，双上肢、下肢和头部后伸，尽量减少腹部接触床的面积，维持飞燕状姿势 5 ~ 10 s，休息 5 ~ 10 s 后重复上述动作，每次 10 min，每日 3 次。

【小结】

腹胀主要表现为部分或全腹胀满，主要是因为肠道内积聚过量的气体，导致腹部出现胀痛感或饱胀感、压迫感，出现腹部膨隆，偶尔也会伴随胃肠道表现，轻者可表现为腹部轻微饱胀感，重者可表现为全腹膨胀，会直接影响患者的呼吸功能，甚至影响其工作状态和生活质量。腹胀已成为脊柱术后患者常见并且严重影响患者康复和生活质量的问题，有文献报道胸腰椎患者术后出现腹胀、便秘的概率达 90.47%。该患者由于术中手术器械刺激、麻醉抑制，术后胃肠蠕动减弱、运动量减少、疼痛、饮食等原因引起的胃肠道运动功能障碍导致患者腹胀。常规护理对于解决该患者术后腹胀只是暂时缓解腹胀不适，采用新斯的明足三里穴位注射后，治疗效果较好，提高了患者满意度。

（黄雪琳）

腰椎滑脱术后并发肺部感染

【案例介绍】

（一）一般资料

患者女，42 岁，以"腰痛 3 年，加重伴右下肢放射痛 2 周"为主诉入院。于 3 年前无明显诱因下出现腰痛，劳累或久走后症状明显，口服消炎止痛药等治疗，症状反复。于 2 周前感腰痛加重，伴右下肢放射痛，不能平卧，只能左侧卧，行走困难，外院行 CT 检查示"腰 5 椎弓峡部裂伴向前滑脱"。今患者来我院就诊，门诊拟"腰椎滑脱症"收入院。

既往史：平素体健。否认肝炎、结核、疟疾等传染病史，否认高血压、心脏病等病史，否认手术史，否认外伤史，否认输血史，否认药物、食物过敏史，预防接种随当地进行。

个人史：生于原籍，无外地长期居留，无疫区居住史，无疫水、疫源接触史，无放射物、毒物接触史，无毒品接触史，无吸烟史，无饮酒史。否认冶游史。

婚育史：已婚，已育。

家族史：父母已故，子女身体健康，家族中无传染病及遗传病史。

（二）医护过程

入院时，体温 36.6℃，脉搏 80 次 / 分，呼吸 20 次 / 分，血压 128/80 mmHg。正常面容，表情自然，自主体位，意识清楚，精神尚可。右臀部及小腿外侧皮肤感觉麻木，左下肢皮肤感觉正常，右胫骨前肌及趾长伸肌肌力减弱，左下肢肌力基本正常；直腿抬高试验：右侧 40°（+），左侧 70°（−）。术前训练床上排便、有效咳嗽，指导进行踝泵运动及股四头肌收缩运动。完善术前检查准备后，于 2023-06-05 在全身麻醉下行腰后路椎管减压、滑脱复位、椎间植骨融合器植入、钉棒内固定术，术程顺利，安返病房，遵医嘱予一级护理，按全身麻醉术后护理，普食（禁食 2 h），心电监护及中心吸氧 6 h，予止痛、预防感染等对症治疗，患者无胃部不适主诉，嘱少量多次饮水，患者生命体征平稳，双下肢感觉活动正常，切口少许渗血及留置切口引流管、尿管均在位通畅，引流物色、量均正常，指导患者卧床行踝泵功能锻炼。术毕第 2 日，患者诉腰背部切口疼痛较前缓解，无红肿，引流管在位通畅，引流出血性液体 15 mL，双下肢感觉、活动良好，予拔出切口引流管及导尿管，自解出淡黄色尿液，尿液清亮、无浑浊，继续止痛治疗，指导患者在支具保护下下地锻炼，患者因顾忌影响切口恢复，拒绝早期下床，术毕第 4 日，晨起体温 38.3℃，少许咳嗽咳痰，痰不易咳出，予强力枇杷露止咳化痰，症状改善不明显，复查血常规 +C 反应蛋白：C 反应蛋白 108.00 mg/L、白细胞计数 11.80×10^9/L、中性粒细胞计数 9.26×10^9/L、降钙素原 0.058 ng/mL。CT 检查提示：左肺上叶及右肺下叶斑片影，考虑炎症。诊断：肺部感染，予静脉滴注左氧氟沙星氯化钠注射液抗感染治疗。2023-06-12 查体：体温 36.4℃，复查血常规 +C 反应蛋白：C 反应蛋白 37.20 mg/L、白细胞计数 11.81×10^9/L、中性粒细胞计数 8.53×10^9/L，咳嗽咳痰缓解，肺部感染情况好转，予停静脉滴注左氧氟沙星，改为口服盐酸莫西沙星片、头孢克洛缓释片抗感染治疗。嘱患者注意休息，避免受凉。

【护理】

（一）治疗护理

1. 体温护理

测量体温并记录，体温 ≥ 38.1℃，遵医嘱给予物理降温、补液处理，降温后 30 min 复测体温。

2. 用药护理

根据患者病情选择合适的抗生素治疗，并严格监测患者服用抗生素后是否发生不良反应，严格控制抗生素的用量。

3. 雾化吸入

遵医嘱行雾化治疗，指导患者尽量放松，将管口含于口中，嘴唇将管口裹严，用口慢慢深吸气之后用鼻呼气，吸入药物时应深且慢，吸入气雾之后应屏气 10 s 效果更佳；雾化治疗应避开餐前、餐后 30 min，每次 15 ~ 20 min，注意观察患者是否有恶心、呼吸困难等不适。

4. 体位护理

对于长期卧床患者，协助患者定期轴线翻身，翻身时避免拖、拉、拽等动作，在常见皮肤受压部位（骶尾部、脚踝及足跟部）垫软枕，减轻局部压力。病情许可的情况下，抬高床头 20° ~ 30° 。保持床单位整洁、干燥，衣服和盖被要适中，出汗后及时更换衣物，避免影响机体散热。

5. 口腔护理

叮嘱患者餐后和雾化后及时漱口，确保口腔清洁，定期检测患者是否有口腔溃疡和感染。

6. 肺部感染护理

指导患者正确咳嗽：患者在咳嗽时，使用腹带，并让家属轻轻保护伤口，患者进行 4 次深呼吸后，再深吸一口气后屏气 3 ~ 5 s，身体侧卧位，从胸腔进行 2 ~ 3 次短促有力的咳嗽，张口咳出痰液，避免剧烈咳嗽牵拉伤口引起疼痛。

（二）观察护理

密切关注患者的生命体征、意识变化，观察患者咳嗽咳痰情况，评估痰液的颜色、性状、量、气味等；听诊肺部呼吸音情况。

（三）生活护理

1. 饮食护理

选择高能量、充足的蛋白、充足的维生素、适宜的矿物质、易消化的食物，少量多餐，多摄入新鲜的蔬菜和水果，每日饮水量需在 1 500 mL 以上，以利于湿化痰液。禁忌进食油腻、坚硬及有刺激性的食物，以免加重咳嗽等肺部不适。

2. 病房管理

保持病室内空气新鲜，定时通风，环境整洁、安静。温度维持在 18 ~ 22℃，相对湿度维持在 50% ~ 60%。严格控制病房的探视人数，做到一人一陪护，减少交叉感染。

3. 皮肤护理

给予患者穿着宽松、棉质的衣服和袜子，保护皮肤的完整性，勤翻身、勤擦洗、勤更换，保持床单位的整洁。

（四）心理护理

护理人员主动了解患者的心理状态，同其进行有效交流沟通，向其讲解疾病相关知识、治疗方法、具体措施等内容，以消除其紧张、焦虑情绪。

（五）健康教育

1. 早期功能锻炼

鼓励患者早期进行功能锻炼，术后即可在床上进行踝泵运动，拔管后开始直腿抬高训练，拆线后开始腰背肌功能锻炼，循序渐进，早期下床活动，增强体质，提高免疫力。

2．呼吸功能锻炼

鼓励并指导患者加强肺功能锻炼，指导患者有效应用腹式深呼吸、缩唇式呼吸、有效咳嗽训练等相关的呼吸功能锻炼方法。

【小结】

肺部感染是肺实质和肺间质的感染性疾病，临床上主要以肺炎形式出现。肺部感染是骨科手术患者术后常见并发症，因患者术后需长时间卧床休息，加上手术气管插管全身麻醉会对咽喉部、气管壁造成机械损害，污染呼吸通路、瘀积分泌物，导致肺部感染发生。术后肺部感染患者伴随不同程度的发热、咳嗽、咳痰等，不仅对伤口愈合、脊柱固定或植骨效果产生影响，延长住院时间，造成的牵拉疼痛也会使患者对于疾病治愈情况产生焦虑的情绪，影响患者的生活质量。实施针对性的干预措施，是提升患者恢复健康的有效手段。

（黄雪琳）

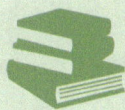

第六章　儿科护理

第一节　先天性心脏病

一、概述

先天性心脏病（简称先心病）是小儿最常见的心脏病，是胎儿时期心脏血管发育异常所致的畸形，发病率占活产婴儿的 7‰ ~ 8‰，早产儿为足月儿的 2 ~ 3 倍。根据血流动力学变化分为 3 类：左向右分流型、右向左分流型、无分流型。

先天性心脏病的病因至今仍未完全明了，大致可分为内因和外因两类。内因为遗传因素，如染色体畸变（唐氏综合征）、基因突变和先天性代谢疾病；外因主要为宫内感染，如妊娠早期感染风疹、流感、流行性腮腺炎及柯萨奇病毒感染等。孕母接受大剂量放射线、孕母糖尿病、孕母高钙血症等代谢性疾病，某些药物如抗肿瘤药、甲苯磺丁脲以及子宫缺氧等均可导致心脏发育异常。

（一）临床表现

1. 心力衰竭

新生儿心力衰竭被视为一种急症，通常大多数是由于患儿有较严重的心脏缺损。其临床表现是由于肺循环、体循环充血，心排血量减少所致。患儿面色苍白、憋气、呼吸困难和心动过速，心率每分钟可达 160 ~ 190 次，血压常偏低。可听到奔马律。肝大，但外周水肿较少见。

2. 发绀

其产生是由于右向左分流而使动静脉血混合。在鼻尖、口唇、指（趾）甲床最明显。

3. 蹲踞

患有发绀型先天性心脏病的患儿，特别是法洛四联症的患儿，常在活动后出现蹲踞体征，这样可增加体循环血管阻力，从而减少心隔缺损产生的右向左分流，同时也增加静脉血回流到右心，从而改善肺血流。

4. 杵状指（趾）和红细胞增多症

发绀型先天性心脏病几乎都伴杵状指（趾）和红细胞增多症。杵状指（趾）的机制尚不明确，但红细胞增多症是机体对动脉低血氧的一种生理反应。

5. 肺动脉高压

当间隔缺损或动脉导管未闭的患者出现严重的肺动脉高压和发绀等综合征时，被称为艾森曼格综合征。临床表现为发绀、红细胞增多症、杵状指（趾）及右心衰竭征象，如颈静脉怒张、肝大、周围组织水肿，这时患者已丧失了手术的机会，唯一的治疗方法是心肺移植。患者大多数在 40 岁以前死亡。

6. 发育障碍

先天性心脏病的患儿往往发育不正常，表现为瘦弱、营养不良、发育迟缓等。

7. 其他

胸痛、晕厥、猝死。部分患儿则有体循环方面的症状，如排汗量异常（通常表现为大大超出正常同龄人的量）。

（二）辅助检查

1. 体格检查

体检发现有心脏典型的器质性杂音、心音低钝、心脏增大、心律失常、肝大时，应进一步检查以排除先天性心脏病。

2. 特殊检查

（1）胸部 X 线检查：可有肺纹理增加或减少、心脏增大。但是肺纹理正常，心脏大小正常，并不能排除先天性心脏病。

（2）超声检查：对心脏各腔室和血管大小进行定量测定，用于诊断心脏解剖上的异常及其严重程度，是目前最常用的先天性心脏病的诊断方法之一。

（3）心电图检查：能反映心脏位置，心房、心室有无肥厚及心脏传导系统的情况。

（4）心脏导管检查：是先天性心脏病进一步明确诊断和决定手术前的重要检查方法之一。通过导管检查，了解心腔及大血管不同部位的血氧含量和压力变化，明确有无分流及分流的部位。

（5）心血管造影：通过导管检查仍不能明确诊断而又需考虑手术治疗的患者，可进行心血管造影。将含碘对比剂通过心导管在机械的高压下，迅速地注入心脏或大血管，同时进行连续快速摄片或拍摄电影，观察对比剂所示心房、心室及大血管的形态、大小、位置以及有无异常通道或狭窄、闭锁不全等。

（6）色素稀释曲线测定：将各种染料（如伊文思蓝、亚甲蓝等），通过心导管注入循环系统的不同部位，然后测定指示剂在动脉或静脉血中稀释过程形成的浓度曲线变化，根据此曲线的变化可判断分流的方向和位置，进一步计算出心排血量和肺血容量等。根据以上的病史、体检及特殊检查得出的阳性体征，加以综合分析判断，以明确先天性心脏病的诊断。

（三）治疗

1. 手术治疗

先天性心脏病一般是无法自行愈合的，均需通过手术或者介入的方法根治。但是对于缺损口径小于 0.5 cm 的室间隔缺损或房间隔缺损，可以无须治疗，不会对患儿心脏功能及生长发育产生不良影响。

2. 介入治疗

介入治疗主要用于先天性心脏病房间隔缺损、动脉导管未闭、肺动脉瓣狭窄、体动脉至肺动脉瘘和室间隔缺损等的根治性治疗。对于一些暂时无法手术或是已丧失手术矫治时机的先天性心脏病经此方法治疗后，可较好地等待手术矫治或改善临床症状，延缓病情进展；此外，还有一些手术矫治不彻底或不完全的先天性心脏病也可采用此方法进行补救性治疗，如室间隔缺损、房间隔缺损手术后残余漏、心脏瓣膜置换术后瓣周漏等，均可采用介入治疗加以补救。

3. 微创治疗

简单的先天性心脏病患者，如动脉导管未闭、房间隔缺损、室间隔缺损和肺动脉瓣狭窄的患者，可以采用胸腔镜辅助小切口房间隔缺损修补术、经胸微创房间隔缺损 / 室间隔缺损封堵术等先天性心脏病微创手术，从而达到减少创伤、美容、节约费用等目的。

二、护理

（一）常见护理诊断 / 问题

1. 活动无耐力

与患儿的心排血量减少、活动后引起氧气不足有关。

2. 营养失调：低于机体需要量

与喂养困难、摄入不足有关。

3. 生长发育障碍

与营养失调有关。

4. 潜在并发症

充血性心力衰竭、脑血栓、感染性心内膜炎。

5. 有感染的危险

与肺部淤血有关。

6. 焦虑

与知识缺乏、经济压力、手术风险有关。

（二）护理措施

1. 常规护理

（1）休息：①先天性心脏病患儿应获得充分休息，因休息可减轻心脏负担，降低组织耗氧量，预防或延缓心力衰竭发生或控制心力衰竭的进展；②创造安静、舒适的休息环境，最好独居一室，室内光线柔和，减少噪声，护理活动注意"四轻"（走路轻、说话轻、操作轻、开关门轻），适当减少探视，保证患儿的休息和睡眠；③护理操作集中进行，提高技术，强调一次性静脉穿刺的成功率，尽可能减少对患儿的刺激；④避免患儿剧烈哭闹，可使用安抚奶嘴，避免不必要的活动如沐浴等，适当控制活动量；⑤患儿烦躁不安时可适当给予镇静剂。

（2）饮食：①给患儿提供充足的营养以提高其对手术的耐受力，给予高热量、高蛋白和富含维生素、易消化的饮食；②小儿喂养困难者要慢喂，宜少食多餐，避免吃奶时呛咳和加重呼吸困难；③合并心功能不全的患儿防止喂食过饱，人工喂养儿奶嘴出奶孔不可太细，以免增加吸吮时体力消耗，喂养过程中，应拔出奶嘴驱气后再喂，如出现发绀加重，应暂停喂养，并给予氧气吸入，待缺氧症状改善后再行喂养；④有水、钠潴留时按情况给予低盐或无盐饮食；⑤保持大便通畅，防止便秘。

2. 专科护理

（1）预防及控制感染：①患儿适当增加户外活动，多晒太阳，增强体质，预防维生素D缺乏病；②住院患儿减少亲友探视，防止交叉感染，家长中有呼吸道感染者禁止陪护患儿；③护理患儿时应严格执行消毒隔离制度，避免到人群密集的场所，预防呼吸道疾病的交叉感染；④气候变化时，夏季室内外温差较大时，注意及时增减衣服，避免忽热忽冷；⑤冬、春季呼吸道疾病流行时，室内每日食醋熏蒸消毒，定时开窗通风；⑥观察体温变化及患儿有无咳嗽、打喷嚏等症状，出现后及时治疗；⑦患儿在做牙科手术前应使用抗感染药物；⑧按计划实施预防接种。

（2）心理护理：①关爱患儿，对患儿及家长在护理工作中显示足够的耐心，态度亲切温和；②详细解释先天性心脏病的诊断检查和治疗手段以取得患儿家长的配合；③主动满足患儿以及家长的各种需要，及时反馈家长的意见并给予适当的解释；④与患儿家长多进行沟通，了解其担心的问题并积极寻求解决的方法。

3. 病情观察

（1）脑缺氧发作：观察患儿的呼吸次数及幅度，发绀是否加重，法洛四联症患儿一旦出现脑缺氧发作，应立即将患儿置于膝胸卧位，并给予面罩吸氧，必要时配合医师给予吗啡和普萘洛尔抢救。

（2）脑血栓：法洛四联症患儿因长期缺氧、红细胞代偿性增多致使血液黏稠，血流缓慢，易致血栓形成，如血栓形成在脑部，即为脑血栓。注意补充液体，尤其是脱水患儿需静脉补充液体，稀释血液。注意观察患儿有无脑血栓形成表现，如肢体移动障碍、偏瘫、失语、颅内压增高表现等，一旦发现，立即通知医师并给予处理。

（3）心力衰竭：注意患儿的心率、心律、呼吸、血压和尿量改变，注意患儿有无突发极度烦躁不安、呼吸增快、心率增快超过180次/分、奔马律、心音低钝、血压下降、肝脏迅速增大、颈静脉怒张等心力衰竭表现。一旦发生，立即配合医师进行抢救。

4. 健康指导

（1）讲解先天性心脏病的病因、临床特点、治疗和护理方法，合理安排好生活与休息。

（2）传授预防呼吸道感染的知识，预防感染及并发症的发生。

（3）有出院带药者，向他们讲解药物的服用方法及注意事项。

（4）定期复诊。

（夏沪露）

第二节　心律失常

一、概述

各种原因使心脏激动的起源、频率或传导发生异常而出现不正常心律，称为心律失常。心律失常多发生在心脏病变患儿，但也可见于健康小儿。小儿心律失常以窦性心动过速最为常见，婴儿心率＞140次/分、1～6岁＞120次/分、6岁以上＞100次/分，称为窦性心动过速；婴儿心率＜100次/分、1～6岁＜80次/分、6岁以上＜60次/分，称为窦性心动过缓；心率于吸气时增快、呼气时减慢，称窦性心律不齐。心律失常多反映在脉搏频率和节律上的变化。

（一）临床表现

1. 期前收缩

多数小儿无自觉症状，常在体检时偶然发现，年长儿可有心悸、乏力、头晕、心前区不适，听诊发现提前搏动及搏动后间歇，偶可呈联律；脉搏不均匀。

2. 心动过速

呈阵发性，每次持续数秒钟至数日，突然发作、突然终止。心率多在200次/分以上。婴儿表现面色苍白、拒食、呕吐、呼吸增快、烦躁。年长儿诉心悸、胸闷、头晕、乏力。发作时间长者可诱发心力衰竭和心源性休克。

3. 房室传导阻滞

房室传导阻滞（AVB）是由于窦房结激动向心室传导受阻。根据程度分为3度：一度房室传导阻滞多无症状；二度Ⅰ型房室传导阻滞偶有心悸；二度Ⅱ型和三度房室传导阻滞可有心悸、乏力、头晕，活动后气促，严重者发生心力衰竭、阿—斯综合征，甚至猝死。

（二）辅助检查

视引发心律失常的病因不同而不同，应常规检查电解质和酸碱平衡情况；检查甲状腺功能、肾功能情况；检查红细胞沉降率、抗链球菌溶血素O和免疫功能。

1. 心电图

心电图是诊断心律失常的主要方法。

2. 24 h 动态心电图

24 h 动态心电图又称 Holter 监测，是一种在活动情况下连续 24 ~ 72 h 记录心电图的方法，可提高心律失常的检出率。目前已广泛应用于心律失常的诊断及观察药物治疗效果。

3. 经食管心房调搏检查

食管下端贴近左房，故该方法为间接左房调搏。近年儿科已广泛应用于心脏电生理检查。

4. 希氏束电图及心内电生理检查

此为创伤性检查。希氏束电图是房室束激动产生的电位图。采用电极导管经静脉插入右心腔，直接接触房室束，记录其激动电波，即为希氏束电图。

5. 心内电生理检查

采用电极导管插入心腔内记录和（或）刺激心脏不同部位，进行电生理研究，可判断传导阻滞的精确位置和心动过速的发生机制。目前多用于结合心动过速的射频消融治疗与其发生机制的确切诊断。

（三）治疗

首先要了解心律失常的性质及发生心律失常的原因，在治疗上方能有的放矢。同一性质的心律失常可由不同病因引起，对血流动力学的影响因患者具体情况而不同，而且病情发展的趋势个体差异大，绝不能单纯根据心律失常的心电图来诊断和治疗。

二、护理

（一）常见护理诊断／问题

1. 活动无耐力

与心排血量减少有关。

2. 潜在并发症

心排血量减少。

（二）护理措施

1. 休息

给予适当体位，保证充足睡眠。

2. 饮食

给予低盐、高蛋白、高热量、富含维生素、易消化的饮食，一次进食不可过饱。

（夏沪露）

第三节　病毒性心肌炎

一、概述

病毒性心肌炎（VMC）较为常见。各报道资料不一，因此，其发病率与流行病学无确切资料，其发病率大致为（1～10）/10万。

（一）病因

VMC的病因已明确是病毒。几乎所有病毒都可引起心肌炎，但不同病毒感染心肌炎的发生率有很大差别。即使是引起心肌炎最多的柯萨奇病毒B组（CVB）和近年来发生心肌炎增多且已超过CVB的腺病毒（ADV）感染，发生心肌炎的概率也是很低的。很多研究证明，只有病毒的某些病毒型中的某些病毒株才可以引起心肌炎，如ADV中的C型、CVB中的B型。即使是同一种病毒、同一个病毒型、同一个病毒株对人体心肌是否受累、受累轻重也不相同。因此，引起VMC不但有病毒的不同，还有受累机体的因素。如我们每次做CVB3小鼠VMC模型，虽都是用CVB3Nancy株，但都要做预实验，即找出一个适当病毒的量，使多数小鼠患心肌炎，同时只有少数小鼠死亡，此量每批动物实验都不同，说明每只小鼠对CVB3Nancy的耐受性是不同的。以上资料说明，虽都是病毒感染，但人体是否发生心肌炎和心肌炎病情的轻重与病毒的种类、型别和株别有关，同时也和感染的人体的状况等因素有关。研究引起VMC病毒的特性和感染人体的特性是VMC防治的重要措施。

（二）临床表现

1. 急性病毒性心肌炎

（1）轻型：最常见，可无明显自觉症状，感冒时或感冒后偶然发现心律失常或一过性心电图有多个导联的ST段及T波改变，有症状者表现为疲乏无力、精神差、食欲缺乏等，或有轻微的心悸、胸闷、憋气、气短。病情较轻，经过休息，综合治疗数月后多数可痊愈。

（2）中型：较轻型者少，除有轻型心肌炎所表现的临床症状外，多有充血性心力衰竭。起病较急，疲劳无力较突出，头晕、心悸、胸闷及气短、多汗、面色苍白明显，年长儿可诉胸骨后痛，类似成年人的心肌梗死样疼痛，少数有腹痛、腹泻。患儿可有烦躁不安，有时呼吸急促、手足发凉、面色发绀。患儿如能得到及时诊断与治疗，多数病例经过积极治疗后可痊愈，部分病例可迁延不愈，转为慢性心肌炎或死于充血性心力衰竭。

（3）重型：更少见，多呈暴发型，起病急骤，数小时至 2 d 出现心功能不全的表现或很快发生心源性休克。患儿极度疲乏无力、头晕、腹痛、呕吐，年长儿诉心前区痛或压迫感，有的有烦躁不安、气喘、咳嗽或咳血性泡沫样痰，呼吸急促或端坐呼吸。病情发展迅速，可在数小时至数日内死于急性心力衰竭、心源性休克或严重心律失常。经及时、正确的综合治疗，多数预后良好，数日至数十日后痊愈，部分患儿治疗不及时可能危及生命或演变为慢性心肌炎或扩张型心肌病。

2. 慢性活动性心肌炎

进行性心脏增大或反复的心力衰竭，病程在 1 年以上。部分是急性心肌炎后经过多次反复而转为慢性心肌炎；部分隐匿起病，发现时已经呈慢性心肌炎。临床以慢性充血性心力衰竭为主，其表现类似扩张型心肌病。临床症状主要有明显乏力、多汗、心悸、胸闷、气短、头晕，可有心前区不适或心前区疼痛，有的出现晕厥。

3. 慢性迁延性心肌炎

部分患儿病程拖长 1 年以上，常在感冒后出现症状及体征反复或心电图改变，或超声心动图或 X 线检查心脏长期不缩小，或实验室检查心肌酶升高等有疾病活动表现，病情迁延不愈，但临床心功能尚正常。慢性心肌炎常因感冒或过度劳累导致病情反复或加重，致使心脏进行性增大，迁延数年，最后因心力衰竭难以控制或并发感染而死亡。有的可因严重心律失常经常发作而猝死，亦可因心室附壁血栓脱落发生栓塞或猝死。

（三）辅助检查

VMC 的实验室检查指标很多，概括起来包括：病因，病原的检查；发病机制的检测；病情轻重的检测。虽然 VMC 的病原是病毒，但临床上确诊是否为病毒感染以及是哪种病毒感染较困难。了解 VMC 的发病机制，对指导治疗措施有很大帮助。掌握病情轻重指标对 VMC 患儿应采取的治疗措施和预后的估计有重要作用。与 VMC 的病情估计和预后估计有关的化验指标很多，有些指标需一定设备条件，并且有些指标不是每例患者都需要检测。因此，下面介绍的指标并非每例 VMC 患儿都需要检测，应根据患儿的病情和医院的设备条件做必要的化验检测。根据化验结果和患儿具体情况，对患儿的诊断、病情、治疗措施和预后的估计作出正确的决定。

1. 血常规检查

对 VMC 患儿进行血常规检查可起到 3 个作用。

（1）注意是否合并其他疾病，如贫血。

（2）对有些疾病的鉴别起辅助作用，如血小板显著升高，对与川崎病相鉴别有帮助。

（3）对是否是病毒感染的判断起辅助作用，这一条最重要。虽然很多医师认为白细胞总数增高是细菌感染，白细胞计数正常或降低是病毒感染，实际上并非完全如此，有些病毒感染白细胞是增多的，如传染性单核细胞增多症、传染性淋巴细胞增多症等；有些病毒感染严重时白细胞总数增高，如肠道病毒 71 型引起的手足口病，白细胞高于 $12 \times 10^9/L$，表示疾病严重；有些病毒感染白细胞总数变化不一。因此，根据血常规来判断是否为病毒感染可靠性差。

2. 碱性磷酸酶积分

用外周血涂片以碱性磷酸酶染色，根据其碱性磷酸酶颗粒多少评分，数 100 个多形核细胞，计算其阳性率和积分。化脓性细菌感染则碱性磷酸酶百分数＞50%，积分＞100 分；病毒或结核杆菌感染则碱性磷酸酶百分数＜50%，积分＜100 分。这一检查方法的敏感性与特异性均不是很高。

3. 红细胞沉降率（ESR）

在 VMC 为中正常或轻微增高，在结缔组织病，如风湿性心肌炎、川崎病等中 ESR 显著加快，多数＞40 cm/h。ESR 检测对 VMC 鉴别诊断有帮助。

4. C 反应蛋白（CRP）

VMC 患儿 CRP 正常或轻度增高。在风湿性心肌炎和川崎病显著增高。CRP 有助于VMC 和结缔组织病所致继发性心肌病的鉴别。2000 年 Kancako 报道 VMC 患儿 CRP 增高且有助于判断预后。

5. 心内膜心肌活检（EMB）

1984 年制订的 VMC 病理诊断标准一直被认为是"金标准"，近年来发现与临床诊断符合率不高，2000 年 Hufnagel 认为 EMB 检测中包含免疫组化和 PCR 技术可增加病毒基因的检出率。2002 年 Calalmese 报道 26 例 VMC 患者，EMB 加 PCR 技术检测到病毒基因者 12 例，占 46%。

6. 气管插管吸取物检测病毒

EMB 设备和技术要求较高且有一定危险性，因而一直在研究是否有替代方法。近年来发现，气管插管吸出物与 EMB 标本 PCR 检测病毒结果有高度一致性。因此，可通过检测气管插管吸出物的病毒病原代替 EMB。

7. 外周血检测病毒病原

有文献报道，对 VMC 患儿外周血用 PCR 可检测出病毒的 RNA 片段，但阳性率和特异性均不高，因此较少使用。

8. 抗病毒抗体检测

这是目前多数医疗单位最常用的检测 VMC 病毒病原的方法。虽然可引起 VMC 的病毒很多，但最常见的是 CVB 和 ADV。因此，通常检测 CVB 和 ADV 的 IgM 抗体即可。

9. 多肽代替 CVB 以检测患儿病毒抗体

近年来用多肽代替 CVB IgM 抗体取得成功，这样可避免应用活病毒。

（四）治疗

1. 一般治疗

卧床休息；急性期卧床休息 3 ~ 4 周，心脏功能不全者卧床 3 个月。

2. 增强心肌营养改善心肌代谢

（1）大剂量维生素 C 静脉输注，每日 1 次，疗程 3 ~ 4 周。

（2）1, 6- 二磷酸果糖静脉滴注，每日 1 次，疗程 1 ~ 3 周。

3. 抗心力衰竭治疗

必须及时控制心力衰竭，洋地黄类药物选起效快、排泄快的地高辛或西地兰。

4. 抗心律失常治疗

（1）室性心动过速：首选利多卡因静脉注射，有效后加葡萄糖溶液 100 ~ 200 mL 稀释后滴注维持。

（2）三度房室传导阻滞：首选异丙肾上腺素葡萄糖滴注。出现阿—斯综合征者需安装起搏器。

5. 免疫调节剂

静脉注射免疫球蛋白、干扰素、胸腺肽。

二、护理

（一）护理措施

（1）急性期或重症患儿绝对卧床休息，护理时动作轻快，避免患儿受到各种不良刺激，待心脏功能基本恢复后再逐渐（3 ~ 6 个月）增加活动量。

（2）给予易消化、高维生素、高蛋白饮食，适当增加水果，少量多餐，切忌饱餐。心功能不全伴水肿者适当限制钠盐和水分的摄入。

（3）呼吸困难者取半卧位，有心前区不适、频繁期前收缩、胸闷等症状时，应给予氧气吸入 2 L/min，注意观察患儿缺氧状况有无改善。

（4）患儿易出汗，应保持皮肤清洁，及时更换衣物，防止受凉，做好保护性隔离，防止交叉感染。

（5）静脉输液时严格控制输液速度，以防发生心力衰竭，对心功能不全者，详细记录出入量，水肿患儿每周测量体重 2 次。

（6）做好患儿心理护理，避免情绪激动、烦躁，保持患儿安静，告知家长患儿治疗及护理重点，取得理解与配合。

（二）病情观察及症状护理

（1）密切观察病情及生命体征变化，如发现突然面色苍白、烦躁不安、呼吸困难、咳嗽、脉搏异常、血压下降、水肿、末梢循环不良等心力衰竭的表现，立即通知医师，进行抢救。

（2）观察患儿面色、呼吸及心率，每 4 小时测 1 次心率，数足 1 min，注意脉率和脉律。

（3）配合医师治疗原发病，如败血症和肺炎等，预防和观察其他并发症。

（三）用药护理

（1）洋地黄类药物注意给药方法及剂量，给药前测量脉搏，必要时听心率，婴儿低于 100 次 / 分、幼儿低于 80 次 / 分、儿童低于 60 次 / 分应暂停用药并告知医师。若出现心率过慢、心律失常、恶心、呕吐、食欲减退、黄绿视、视物模糊、嗜睡、头晕等洋地黄毒性反应时应停止用药。洋地黄类药物使用过程中可同时服用氯化钾以减少不良反应，不宜与钙剂同时应用，以免引起洋地黄中毒。

（2）使用利尿剂时应注意观察有无低钾等电解质紊乱表现，如四肢无力、腹胀、心音低钝、心律失常等。

（3）使用大剂量维生素 C 和能量合剂可加强心肌营养，促进心肌恢复，需长期使用时注意保护血管，防止药物外渗。

（4）使用抗心律失常药物时注意监测心率、心律、呼吸、血压，判断疗效和有无不良反应。

（四）健康教育

（1）指导患儿及其家长遵医嘱给予营养心肌药物，强调药物治疗的重要性，不可擅自停药，按时复查。

（2）强调休息对心肌炎恢复的重要性，鼓励患儿及其家长面对现实，消除不良情绪，积极配合治疗及护理，受损的心脏在半年内可逐渐恢复。

（3）告知预防呼吸道感染和消化道感染的常识，疾病流行期间尽量避免去公共场所。

（五）护理质量评价标准

（1）护士掌握疾病护理措施，掌握疾病健康教育知识。

（2）护士观察病情及时准确，掌握疾病并发症的预防及处理。

（3）遵医嘱准确用药，详细进行用药指导，家长对药品注意事项知晓。

（4）出院指导措施有效，家长按时复查随访。

（夏沪露）

第四节　心力衰竭

一、概述

心力衰竭简称心衰，是指心脏工作能力（泵功能）下降，心排血量绝对或相对不足，不能满足全身组织代谢需要的病理状态。小儿各年龄均可发病，1 岁以内发病率最高。

（一）病因

1. 心源性心衰

以先天性心脏病引起者最多见。心肌炎、心包炎、风湿性心脏病、心糖原贮积症亦为重要原因。

2. 肺源性心衰

常见支气管炎、毛细血管炎及哮喘持续状态。

3. 肾源性心衰

如急性肾炎所致的急性期严重循环充血。

4. 其他心衰

重度贫血、甲状腺功能亢进、维生素 B_6 缺乏、电解质紊乱和缺氧等均可以引起心力衰竭。

（二）病理生理

心脏功能从正常发展到心力衰竭，经过一段代偿过程，出现心肌肥厚、心脏扩大和心率增快。由于心肌纤维伸长和增厚使收缩力增强，心排血量增多。如基本病因持续存在，则代偿性改变相应发展，心肌能量消耗增多，冠状动脉血供相对不足，心肌收缩速度减慢和收缩力减弱。心率增快超过一定限度时，舒张期缩短，心排血量反而减少。心排血量通过代偿不能满足身体代谢需要时，即出现心力衰竭。

（三）临床表现

年长儿心衰的症状与成人相似，主要表现为乏力、劳累后气促、食欲减低、腹痛和尿少、水肿。气促为左心功能不全的主要表现，重症者表现为咳大量粉红色泡沫痰、呼吸极度困难、发绀、皮肤湿冷、极度烦躁等。肝大及水肿、肝颈静脉回流征阳性为右心功能不全的主要表现。体检发现患儿面色苍白，颈静脉怒张，心脏扩大，心动过速，心音减低、有奔马律，端坐呼吸，肺底部听到湿啰音。

婴幼儿心衰不同于成人，临床上常表现为呼吸快浅，频率达到 50～100 次／分，面色苍白、鼻翼三角区发绀，可见吸气"三凹征"；喂养困难、哺乳停顿、烦躁多汗、哭声低弱等；心率增快，达 150 ~ 200 次 / 分。多能听到奔马律，心脏增大，肝脏增大达肋下 3 cm 以上。

小儿心功能状态分为 4 级。Ⅰ级：仅有心脏病体征，无症状，活动不受限，心功能代偿。Ⅱ级：活动量较大时出现症状，活动轻度受限。Ⅲ级：活动稍多即出现症状，活动明显受限。Ⅳ级：安静休息即有症状，完全丧失劳动力。后 3 级相当于心功能不全的Ⅰ度、Ⅱ度、Ⅲ度或轻、中、重度。

心衰临床诊断指标：安静时心率增快，婴儿 180 次 / 分，幼儿 > 160 次 / 分，不能用发热或缺氧解释；呼吸困难，青紫突然加重，安静时呼吸达每分钟 60 次以上；肝大达肋下 3 cm 以上，或在密切观察下短时间内较前增大，不能以横膈下移等原因解释；心音明显低顿或出现奔马律；突然出现烦躁不安、面色苍白或发灰，不能用原发病解释；尿少、下肢水肿，除外营养不良、肾炎、维生素 B_6 缺乏等原因所致。以上前 4 项为主要指征，尚可结合其他几项以及 1 ~ 2 项辅助检查进行综合分析。

（四）辅助检查

1. X 线检查

心影增大，搏动减弱，肺纹理增多，肺淤血。

2. 超声心动图检查

心室和心房腔扩大，心脏收缩间期延长，射血分数降低。

3. 心电图检查

对心律失常及心肌缺血引起的心力衰竭有诊断及指导意义。

（五）治疗

主要是去除病因，增强心功能，降低氧耗和纠正代谢紊乱。

1. 一般治疗

卧床休息，镇静，限制钠盐及液体摄入量，气促、发绀者及时吸氧。

2. 洋地黄类药物的应用

洋地黄能加强心肌收缩力、减慢心率。小儿时期常用洋地黄类药物为地高辛；如需迅速洋地黄化，可应用西地兰。首剂用总量的 1/2，余量分两次，每隔 4 ~ 6 h 1 次。静脉用量为口服的 1/3 ~ 1/2。洋地黄化后 12 h 开始给予维持量，按 1/2 洋地黄化量分两次口服，使用时间视病情而定。

3. 利尿剂

可选用快速、强效的利尿剂。慢性心衰一般联合使用噻嗪类与保钾利尿剂，采用长期间歇疗法，以防止电解质紊乱。

4. 血管扩张剂

应用小静脉、小动脉扩张剂，减轻心脏前后负荷，从而增加心搏出量，心室充盈压下降，肺充血的症状可得到缓解。常用药物有卡托普利、硝普钠及酚妥拉明（苄胺唑啉）。

二、护理

（一）常见护理诊断 / 问题

1. 心排血量减少

与心肌收缩力降低有关。

2. 体液过多

与体内水、钠潴留有关。

3. 气体交换受损

与肺循环淤血有关。

4. 潜在并发症

肺水肿、药物不良反应、洋地黄中毒、低钾血症。

5. 焦虑

与疾病的危险程度及环境改变有关。

6. 知识缺乏

患儿和家长缺乏本病的护理知识。

（二）护理措施

1. 休息

卧床休息可减轻心脏负担，患儿宜取半卧位或侧卧位，治疗、护理集中进行，尽量避免患儿烦躁、哭闹及不良刺激，必要时可适当应用镇静剂。根据心衰不同程度予以不同的休息，心功能不全Ⅰ度可起床在室内轻微活动；心功能不全Ⅱ度限制活动，延长卧床时间；心功能不全Ⅲ度绝对卧床，以后随着心功能恢复逐渐增加活动量。

2. 保持大便通畅

鼓励患儿多进食蔬菜、水果，避免用力大便，必要时给予开塞露通便。

3. 合理营养，限制水钠摄入

低盐饮食，每日不超过 1.0 g。每日液体量宜控制在 60 ~ 80 mL/kg 以下，输入速度宜慢，以每小时 < 5 mL/kg 为宜。少量多餐，防止过饱。

4. 吸氧

呼吸困难、发绀、低氧血症者给予吸氧。急性肺水肿患儿吸氧时，湿化瓶内加入 20% ~ 30% 乙醇，每次 10 ~ 20 min，间歇吸入，必要时重复 1 ~ 2 次，以降低肺泡表面张力，改善气体交换。

5. 病情观察

定时测量呼吸、血压、脉搏，注意心律、心率的变化，必要时进行心电监护和监测电解质，详细记录出入量，病情变化时及时报告医师。

6. 用药护理

（1）应用洋地黄类药物的护理：洋地黄中毒量和治疗量接近，容易发生洋地黄中毒，因此应用时要特别注意给药方法和药物剂量。密切观察洋地黄的中毒症状是药物护理的重点。用药前需了解患儿心、肾功能，是否使用利尿剂，有无电解质紊乱。注意按时服药，剂量应准确。当新生儿心率 < 120 次 / 分，婴儿 < 100 次 / 分，幼儿 < 80 次 / 分，学龄儿 < 60 次 / 分时，应立即停药，并报告医师。达到疗效的主要指标是心率减慢、肝脏缩小、气促改善、尿量增加、安静、情绪好转、食欲好转。使用洋地黄后，心力衰竭未见减轻反而加重时，应仔细寻找原因，并与医师联系，及时采取相应措施。记录用药时间、剂量、患儿反应及全身情况，观察药物不良反应。小儿洋地黄中毒最常见的表现是心律失常，如房室传导阻滞、期前收缩、阵发性心动过速、心动过缓；其次是胃肠道反应，有食欲缺乏、恶心、呕吐；神经系统症状如嗜睡、头晕、色视等则较少见。如出现不良反应，应先停服洋地黄，通知医师采取相应措施。钙剂与洋地黄制剂有协同作用，应避免同时使用，如需要使用，至少间隔 4 h。

（2）利尿药的应用：应掌握用药的时间，尽量在早晨及上午给药，避免夜间尿量过多而影响休息。观察水肿体征的变化，每日测量体重，记录出入量，长期应用者注意心音、心律及电解质变化，尤其是低钾表现。用药期间鼓励患儿进食含钾丰富的食物，如牛奶、豆类、柑橘等，以免低血钾加重洋地黄的不良反应。

7. 健康教育

向患儿和家长介绍心衰的有关知识、诱发因素及防治措施，根据不同病情制订适当的休息、饮食及生活计划，减少焦虑及恐惧。教会年长患儿自我监测脉搏的方法。使家长了解所用药物的名称、剂量、给药时间、方法、常见不良反应及家庭护理方法和应急措施。

（夏沪露）

第五节 小儿腹泻

一、概述

小儿腹泻是一组由病原体等多因素引起的以大便次数增多和大便性状改变为特点的儿科常见病。大便次数增多，便下稀薄，或如水样，多由于饮食不当或肠道内感染所致。6 个月至 2 岁小儿发病率高，是造成小儿营养不良、生长发育障碍和死亡的主要原因之一。小儿腹泻四季皆可发生，尤以夏、秋季为多见。

小儿腹泻病分为感染性和非感染性两大类。感染性腹泻包括食物性、症状性、过敏性以及其他因素引起的腹泻。约 80% 的小儿腹泻病由病毒感染引起，主要病原体为轮状病毒，其次为细菌感染。常见的病原菌有致病性大肠埃希菌、沙门菌、志贺菌、弯曲菌、耶尔森菌、金黄色葡萄球菌等。

（一）临床表现

几种常见病原体所致肠炎的临床表现如下。

1. 大肠埃希菌肠炎

以气温较高的 5 ~ 8 月发病率最高，其中产毒性大肠埃希菌肠炎与致病性大肠埃希菌肠炎的粪便均呈水样，混有黏液，侵袭性大肠埃希菌肠炎与细菌性痢疾相似，需做大便培养才能鉴别。

2. 空肠弯曲菌肠炎

多发生在夏季，症状与细菌性痢疾相似，但较轻。

3. 鼠伤寒沙门菌小肠炎

全年散发，夏、秋季为多，主要症状为发热和腹泻，大便有腥臭味，严重者每日大便可达 30 次以上，伴恶心、呕吐、腹痛、腹胀等。腹泻频繁者迅速出现脱水和酸中毒，甚至发生感染性休克、弥散性血管内凝血或败血症。年龄越小，病情越重。一般病程 2 ~ 4 周。

（二）辅助检查

1. 实验室检查

（1）大便常规：可以初步确定病因。①水样泻，白细胞无或偶见都为病毒感染；②大便腥臭，暗绿色似海水样，黏液多，镜检见较多的白细胞、脓细胞，多为金黄色葡萄球菌性肠炎；③黏液脓血便，镜检见较多的脓细胞、红细胞和吞噬细胞者，常由各种侵袭性细菌感染所致；④大便呈蛋花样，见乳凝块，多为消化不良引起的腹泻。

（2）粪便细菌培养：腹泻粪便培养是病因诊断的主要手段，可明确是何种细菌感染，并可做药敏试验，指导临床个体化治疗。

（3）轮状病毒抗原检测：病毒性肠炎以轮状病毒感染为主，酶联免疫吸附试验（ELISA）可检测到粪便中的轮状病毒抗原。粪便中病毒抗原的检测具有明确诊断、指导治疗的重要意义。

（4）血电解质及血气分析：①急性腹泻患儿可伴有等渗性脱水，表现为血钠正常，血钾下降明显；②营养不良患儿往往表现为低渗性脱水，表现为血钠下降，血钾下降更明显；③重症腹泻患儿可出现代谢性酸中毒，表现为血 pH 降低，二氧化碳结合力下降；④腹泻患儿，尤其是补液后可出现低血钙，甚至低血镁；⑤在治疗过程中应动态监测以上指标，以指导临床合理治疗。

（5）肾功能：由于重症腹泻患儿有脱水、电解质紊乱、酸中毒，故可出现一过性尿素氮、肌酐轻度升高，待脱水和电解质紊乱纠正后即可恢复正常。

（6）血常规检查：血白细胞计数增高，中性粒细胞增多，提示细菌感染；血白细胞计数正常或降低，淋巴细胞增多，提示病毒感染；嗜酸性粒细胞增多，提示寄生虫感染或过敏性疾病。

2. 特殊检查

如为坏死性小肠结肠炎，腹部 X 线平片可见肠壁气囊肿和门静脉积气。低钾血症者心电图可见 U 波。

（三）治疗

调整饮食，预防和纠正脱水，合理应用抗生素，给予肠黏膜保护剂、助消化与调节肠道微生态制剂，防治并发症。

二、护理

（一）常见护理诊断／问题

1. 腹泻

与喂养不当、感染有关。

2. 体液不足

与呕吐、腹泻丢失体液过多有关。

3. 体温过高

与肠道感染有关。

4. 臀部皮肤发红及糜烂

与大便次数增多有关。

5. 知识缺乏

家长缺乏饮食卫生及腹泻患儿护理的相关知识。

（二）护理措施

1. 常规护理

（1）控制腹泻次数，预防继续失水调整饮食、继续进食是必要的治疗与护理措施。根据患儿病情适当调整饮食，达到减轻胃肠道负担、恢复消化功能的目的。需由少到多，逐渐过渡到正常饮食。对乳糖不耐受者，应限制糖量。对少数严重病例应加强支持疗法，必要时用全静脉营养。严格无菌观念，严格消毒隔离，食具、衣物、尿布应专用，护理患儿前后认真洗手，防止交叉感染。

（2）纠正体液不足的护理：按医嘱静脉补液纠正脱水。轻、中度脱水而无呕吐者，可口服补液盐，服用期间让患儿多饮水，防止高钠血症的发生。如患儿出现眼睑水肿，应当停止服用补液盐。严重脱水者遵医嘱静脉补液。补液原则是先快后慢、先浓后淡、见尿补钾。补液中密切观察患儿皮肤弹性、前囟、眼窝凹陷情况及尿量，注意补液速度不可过快或过慢。

（3）发热的护理：密切观察患儿体温变化，鼓励多饮水，做好口腔护理。体温过高者可给予物理降温或药物降温。

（4）维持皮肤的完整性：勤换患儿的尿布，每次排便后以清水彻底清洁会阴部，并用较柔软纸巾沾拭，保持干燥，禁用不透气的塑料布或橡皮布，防止尿布皮炎的发生。同时予以经常改变姿势和进行良好的皮肤护理，以预防可能因脱水而产生的损伤。

2. 病情观察

注意大便的变化，观察、记录大便次数、颜色、性状、量，及时送检，并注意采集黏液脓血部位，准确记录 24 h 出入液量。

3. 健康教育

（1）宣传母乳喂养的优点，指导合理喂养，避免在夏季断奶。

（2）告知家长婴幼儿腹泻的病因及预防方法。

（3）示范清洁口腔、更换尿布、保持臀部皮肤的方法。

（4）指导家长配制和使用口服补液盐溶液。

（5）注意饮食卫生，食物要新鲜，食具、奶具应定时煮沸消毒。培养儿童饭前便后洗手、勤剪指甲的良好卫生习惯。增强体质，适当户外活动，防止受凉或过热。

（夏沪露）

第六节　急性坏死性小肠结肠炎

一、概述

急性坏死性小肠结肠炎以小肠呈节段性出血、坏死为主要病变。临床以急性腹痛、腹泻、便血和中毒性休克为主要特征。多发生在夏、秋季，3 ~ 12 岁儿童多见，亦可见于新生儿及婴儿期。

（一）病因

病因尚未完全明确，可能与肠道非特异性感染及机体变态反应有关。大便培养多数无致病菌，有时培养出产气性芽孢荚膜杆菌及致病性大肠埃希菌等。多数人认为与 C 型产气荚膜梭状芽孢杆菌及所产生的肠毒素有关，此毒素可引起组织坏死。

（二）临床表现

1．一般表现

以急性腹痛、便血为主症。腹痛呈持续性，伴阵发性加剧，腹上中区压痛明显，可有反跳痛和腹肌紧张，病情好转后，腹痛仍可延续数日。便血多在腹痛当日或第 2 日出现，大便呈棕褐色或似赤豆汤状，有特殊腐败腥臭味，多数患儿有发热、呕吐和腹泻。

2．重型症状

迅速出现面色苍白、出冷汗、四肢厥冷、指端发绀、脉搏微弱、血压下降、全身皮肤呈网状花纹等休克表现。严重者可出现麻痹性肠梗阻，部分并发肠穿孔及腹膜炎。

（三）辅助检查

1．血常规

外周血白细胞计数或中性粒细胞数增高，核左移，多有中毒颗粒。

2．大便检查

镜检见大量红细胞，少量白细胞。隐血试验强阳性。

3．X 线检查

腹部平片可见小肠积气，肠管外形僵硬、肠壁增厚，轮廓模糊，黏膜皱襞变粗（锯齿样变化），肠间隙增宽，部分病例可见肠壁气囊肿及门静脉积气，肠梗阻者可见液平面，肠穿孔者可见气腹。

（四）治疗

急性坏死性小肠结肠炎治疗原则为支持疗法，纠正水、电解质紊乱，防治休克及控制感染。常选用第三代头孢菌素、半合成青霉素及氨基糖苷类等抗生素治疗。维持水和电解质平衡与补充营养。治疗措施包括对症治疗、抗休克及手术疗法。

二、护理

（一）常见护理诊断／问题

1．疼痛

与肠壁组织坏死有关。

2．组织灌注量减少

与过多的体液丢失有关。

3．体液不足

与腹泻、呕吐及摄入减少有关。

4．营养失调：低于机体需要量

与腹泻、禁食有关。

5. 潜在并发症

休克，与血容量下降、微循环障碍有关。

（二）护理措施

1. 常规护理

（1）饮食：立即禁食，直至大便潜血阴性3次，腹胀消失和腹痛减轻后试行进食，从流质、半流质、少渣软食逐步过渡到正常饮食。在恢复饮食过程中，要密切观察病情，若症状较重，需再禁食。

（2）胃肠减压：有腹胀者要及早胃肠减压，保持引流通畅，观察引流物的性质、颜色，并记录引流量。

（3）保证休息：尽量满足患儿生理需要，操作尽量集中进行，避免外界刺激，保证患儿休息。

（4）监测生命体征：观察意识、周围循环、腹腔积液程度，记录呕吐、大便量及性质。

（5）遵医嘱按时准确补充水和电解质溶液，适当给予扩容液体、输血或血浆，维持有效循环，积极配合抗休克抢救。

（6）加强口腔、臀部护理，预防口腔炎和红臀。

2. 专科护理

（1）新生儿禁食后恢复喂养从喂水开始，再用母乳或稀释奶，逐渐增加奶量及浓度。

（2）认真观察腹部情况，如腹胀程度，腹痛部位、程度、性质，有无肌紧张等，若发生严重腹膜炎、肠梗阻、肠穿孔等外科急腹症，需送外科手术治疗，做好手术准备。

3. 病情观察

观察腹痛、腹泻的性质、次数等变化。观察体温、精神状态及腹部体征。注意有无肠麻痹、肠穿孔、广泛性肠坏死、腹膜炎及中毒性休克的发生。

4. 健康教育

（1）讲解本病的病因及临床表现，使家长了解病情的转归，取得家长的配合。

（2）指导家长给予患儿合理饮食，注意患儿口腔、皮肤卫生及家庭卫生等。

（夏沪露）

第七节　急性胃炎

一、概述

急性胃炎是指由物理性、化学性或生物性有害因子引起的胃黏膜急性炎症性疾病。其病变可仅局限于胃底、胃体或胃窦，也可弥漫分布于全胃。病变深度大多局限于黏膜层，严重时则可累及黏膜下层或肌层，甚至达到浆膜层。常见的急性胃炎有药物及饮食性胃炎、应激性胃炎、腐蚀性胃炎、感染性胃炎、蛋白过敏性胃炎。

（一）临床表现

（1）有不洁饮食史或误服毒物史。

（2）伴有严重呕吐，腹上区不适，重者出现呕血、黑便、脱水、电解质紊乱，甚至休克。

（3）细菌感染者伴全身中毒症状、发热等。

（二）辅助检查

1. 胃镜检查

为胃炎最可靠的诊断手段。可见黏膜广泛充血、水肿、糜烂、出血，有时可见黏膜表面的黏液斑或反流的胆汁。幽门螺杆菌感染胃炎时，还可见胃黏膜微小结节形成。

2. X线钡餐造影

多数胃炎病变在黏膜表层，钡餐造影难有阳性发现，气、钡双重造影效果较好。

3. 幽门螺杆菌检测

核素标记尿素呼吸试验是患儿口服一定量放射性核素 ^{13}C 标记的尿素，如果患儿消化道内含有幽门螺杆菌，则其产生的尿素酶可将尿素分解产生 CO_2，由肺呼出。通过测定呼出气体中 ^{13}C 含量即可判断胃内幽门螺杆菌感染程度，其特异性和敏感度达90%以上。

也可通过胃黏膜组织切片染色与培养、尿素酶试验、血清学检测抗幽门螺杆菌抗体等方法检测。

（三）治疗

避免服用一切刺激性食物和药物，去除病因，积极治疗原发病，抑制胃酸分泌，保护胃黏膜，及时纠正水、电解质紊乱和酸碱平衡失调。

二、护理

(一) 常见护理诊断 / 问题

1. 舒适的改变

与胃炎引起的疼痛有关。

2. 营养缺乏：低于机体需要量

与腹痛进食减少及呕吐有关。

3. 潜在并发症

消化道大出血、电解质紊乱及酸碱平衡失调、休克。

4. 恐惧

与病情急重有关。

(二) 护理措施

1. 常规护理

(1) 保证患儿休息。

(2) 饮食：暂停原饮食，给予清淡、易消化的流质或半流质饮食，少食多餐，必要时可停食 1～2 餐。停服刺激性药物。

(3) 心理护理：剧烈腹痛和呕血使患儿和家长紧张，耐心解释症状与疾病的关系，减轻患儿和家长的恐慌，同时给予心理支持。

2. 专科护理

(1) 呕吐后做好口腔清洁护理。腹痛时给予心理支持，手握患儿手，轻轻按摩腹部或给患儿放音乐，以分散其注意力，减轻疼痛。有脱水者纠正水、电解质紊乱。出血严重时按上消化道出血护理。

(2) 根据不同病因采取相应的护理措施。

3. 病情观察

注意观察腹痛程度、部位，有无呕血、便血，有消化道出血者应严密监测血压、脉搏、呼吸、末梢循环，注意观察出血量，警惕失血性休克的发生。

4. 健康教育

(1) 指导家长按时逐步添加饮食，防止过食、偏食及饮食结构突然变动。

(2) 指导患儿家长，注意饮食卫生，避免暴饮暴食，禁忌刺激性及生冷食物。幽门螺杆菌性胃炎要按时、按疗程服药，保证治疗效果。

(3) 告知家长注意食物要新鲜、清洁，并做好食具消毒，避免肠道内感染。

(4) 教育儿童饭前便后洗手，勤剪指甲。

(5) 气候变化时注意给患儿增减衣物，防止受寒或过热。

(夏沪露)

第八节　急性阑尾炎

一、概述

急性阑尾炎主要是由于阑尾腔梗阻和细菌入侵引起的一种儿童常见的急腹症，临床上分为单纯性、化脓性及坏疽性阑尾炎 3 类。

（一）临床表现

1. 症状

（1）转移性右下腹疼痛持续数小时以上的腹痛，阵发性加剧，从腹上区转移至右下腹。不同类型阑尾炎的腹痛性质不同。单纯性阑尾炎仅轻微疼痛，化脓性阑尾炎表现为胀痛和剧痛，坏疽性阑尾炎为持续性剧烈腹痛，穿孔性阑尾炎因阑尾腔压力骤减，腹痛可暂时减轻，出现腹膜炎后腹痛又加剧。不同位置的阑尾炎腹痛部位也有差异。盲肠后阑尾炎表现为右侧腰部痛，盆腔位阑尾炎疼痛在耻骨上区，肝下区阑尾炎可引起右上腹痛，极少数内脏反位者的阑尾炎呈左下腹痛。

（2）胃肠道反应，如畏食、恶心、呕吐。盆腔位阑尾炎可发生腹泻和便秘。炎性反应刺激直肠和膀胱时可引起排便次数增多、里急后重等症状。

（3）全身表现，如乏力、脉速、发热，阑尾穿孔形成腹膜炎者可有寒战、体温明显升高。若发生门静脉炎，则可出现寒战、高热、轻度黄疸。

2. 体征

（1）右下腹固定压痛、麦氏点压痛、反跳痛。

（2）腹膜刺激征：腹肌紧张、压痛反跳痛。

（3）右下腹包块边界不清、固定。

（二）辅助检查

1. 实验室检查

外周血白细胞增多，中性粒细胞百分比升高。

2. 影像学检查

（1）X 线腹部平片：可见盲肠扩张和气液平面。

（2）B 超检查：有时可发现肿大的阑尾或脓肿。

（3）CT 扫描：可获得与 B 超检查相似的结果。

3. 大便常规和尿常规

基本正常。

（三）治疗

1. 非手术治疗

症状、体征不明显者，可进行非手术治疗观察。

2. 手术治疗

如有手术指征，可行阑尾切除术、阑尾脓肿引流术。

二、护理

（一）常见护理诊断／问题

1. 疼痛

与炎性反应刺激腹膜及术后切口未愈合有关。

2. 恐惧

与病情急重及手术、麻醉风险有关。

3. 潜在并发症

阑尾穿孔、腹膜炎、切口感染、肠粘连等。

（二）护理措施

1. 非手术治疗及术前护理

（1）按小儿外科疾病术前护理常规。

（2）全面评估患者，包括健康史及其相关因素、身体状况、生命体征以及意识、精神状态、行动能力等。

（3）观察血常规的变化，如白细胞计数、C反应蛋白。

（4）禁食、禁服泻药及灌肠。

（5）晚期阑尾穿孔、腹膜炎应及时补液，积极进行抗感染治疗。

2. 术后护理

（1）按小儿外科一般护理常规及全身麻醉手术后护理常规护理。

（2）如意识未完全清醒，应去枕平卧，头偏向一侧，防止误吸。给予低流量吸氧，监测体温、脉搏、呼吸、血压，有异常及时处理。禁食、水期间准确记录出入量。

（3）输注管的各连接处紧密衔接，并注意保护补液肢体，避免患儿完全清醒时躁动不安而拔脱留置针管。

（4）肠蠕动恢复后遵医嘱给予流质饮食到半流质饮食及普食。

（5）如阑尾穿孔后行腹腔引流，做好引流管的护理。

（6）鼓励患儿早期起床活动，促进肠蠕动恢复。

（7）阑尾穿孔患儿术后6h后给予头高位。

3. 病情观察

（1）严密观察患者生命体征的变化，检查患儿意识、瞳孔。

（2）观察腹部体征变化，腹痛部位、性质、程度，有无压痛、反跳痛和腹肌紧张。

（3）观察呕吐和大便情况。

（4）观察切口有无渗血、渗液，如有潮湿，及时更换。

（5）观察肠蠕动恢复情况，排气、排便及腹部体征。

4．健康教育

（1）嘱患儿保持伤口敷料清洁、干燥，勿碰撞伤口。

（2）嘱患儿饮食要有规律，要进食易消化、少刺激、富含纤维素的食物，少食多餐。

（3）告知家长患儿如有呕吐、腹痛等肠梗阻、肠粘连症状时应及时就诊。

（4）预防上呼吸道感染。

（5）告知家长及患儿注意伤口卫生，半个月内禁泡浴，加强营养，3个月内禁剧烈活动，如有不适应随时就诊。

（夏沪露）

支原体肺炎并发肺外并发症

【案例介绍】

（一）一般资料

患儿女，7岁3个月，以发热伴咳嗽2 d为主诉于2023-12-11入院。患儿于2 d前无明显诱因出现发热，热峰40℃，口服美林后体温可降至正常，无畏寒、寒战，伴咳嗽，为阵发性连声咳，伴咳黄痰，晨起较频繁，伴流黄脓涕，无鼻塞，无气喘、气促，无发绀、呼吸困难，无呕吐、腹泻，无皮疹。2023-12-10到我院急诊就诊，予静脉滴注"头孢曲松"治疗。为求进一步治疗，遂于今天到我院急诊复诊，门诊拟"支气管肺炎"收入院。起病以来患儿精神、睡眠可，胃纳一般，大小便正常，入科时，患儿精神、睡眠、胃纳可，大小便正常。生命体征：体温36.6℃，脉搏96次/分，呼吸20次/分，血压98/60 mmHg，体重24.4 kg。

入院诊断：支气管肺炎。出院诊断：肺炎支原体肺炎（重度），肺炎链球菌感染，溶血性贫血（轻度）。

既往史：1个月前曾因"肺炎支原体肺炎"多次至我院急诊就诊，予口服阿奇霉素（3个疗程，共9 d，最后1次为2023-11-23）、静脉滴注红霉素（2023-11-07至2023-11-13）

治疗。否认先天性心脏病、肾脏疾病等慢性疾病。否认肝炎、结核等传染病史。否认手术史、外伤史、输血史。按时接种疫苗。否认过敏史。

（二）医护过程

1. 体格检查

患儿意识清晰，精神可。无皮疹及皮下出血，浅表淋巴结无肿大。头颅大小正常，眼睑无水肿，睑球结膜无充血，患儿皮肤稍黄染，巩膜黄染，双侧瞳孔等大等圆、对光反射灵敏。口唇无发绀，口腔黏膜无溃疡，咽部充血，扁桃体 I 度肿大。颈软，无抵抗，胸廓对称、无畸形，双肺呼吸运动对称，听诊呼吸音粗，双肺未闻及明显干、湿啰音。心率 96 次/分，心律齐，心音有力，各瓣膜区未闻及心脏杂音。腹部平软，无腹壁静脉曲张，未见肠型及蠕动波，未触及包块。肝、脾肋下未触及肿大，肠鸣音正常。四肢肌力、肌张力未见异常。

2. 辅助检查

2023-12-10 当地社区康复医院血常规：白细胞计数 13.7×10^9/L，血红蛋白 134 g/L，血小板计数 271×10^9/L，中性粒细胞百分比 74.3%，淋巴细胞百分比 19.1%，C 反应蛋白 12.38 mg/L。甲流、乙流抗体：阴性。

2023-12-10 胸部 X 线检查：左下肺野可见斑片状模糊影，较之前胸片局部增多、密度增高。

2023-12-11 葡萄糖测定（干化学法）+ 急诊肝功能五项 + 急诊蛋白二项 + 急诊电解质五项 + 急诊心肌酶三项 + 急诊肾功能四项：总胆红素 73.9 μmol/L，非结合胆红素 60.3 μmol/L，谷丙转氨酶 13.0 U/L，谷草转氨酶 27.0 U/L，肌酸激酶 MB 同工酶 12.0 U/L，肌酐 27.4 μmol/L。铁蛋白 541.0 ng/mL。

2023-12-12 呼吸道病原菌核酸：肺炎链球菌阳性，余均阴性；肺炎支原体核酸检测：肺炎支原体核酸检测阳性。急诊尿常规加化学分析：尿白细胞酯酶 1+，尿酮体 1+。急诊血常规（五分类）：白细胞计数 4.81×10^9/L，红细胞计数 2.96×10^{12}/L，血红蛋白 101.0 g/L，血小板计数 318.0×10^9/L。

2023-12-13 肝胆脾胰：脾脏偏大。脾门处异常实质性回声，考虑副脾。肝、胆囊、胰、门静脉：未见明显异常。

2023-12-16 急诊血常规（五分类）：白细胞计数 18.69×10^9/L，红细胞计数 2.96×10^{12}/L，血红蛋白 114.0 g/L，血小板计数 561.0×10^9/L。急诊肝功能五项：总胆红素 28.7 μmol/L。肺炎支原体抗体阳性，肺炎链球菌阳性；其他异常检验结果曲线见图 6-1。

δ-胆红素变化曲线
参考值：0～7.7μmol/L

总胆红素变化曲线
参考值：3.0～22μmol/L

平均红细胞血红蛋白含量变化曲线
参考值：25～34g/L

白细胞计数变化曲线
参考值：（4.3～11.3）×10⁹/L

中性粒细胞百分比变化曲线
参考值：31%～70%

血红蛋白变化曲线
参考值：118～156g/L

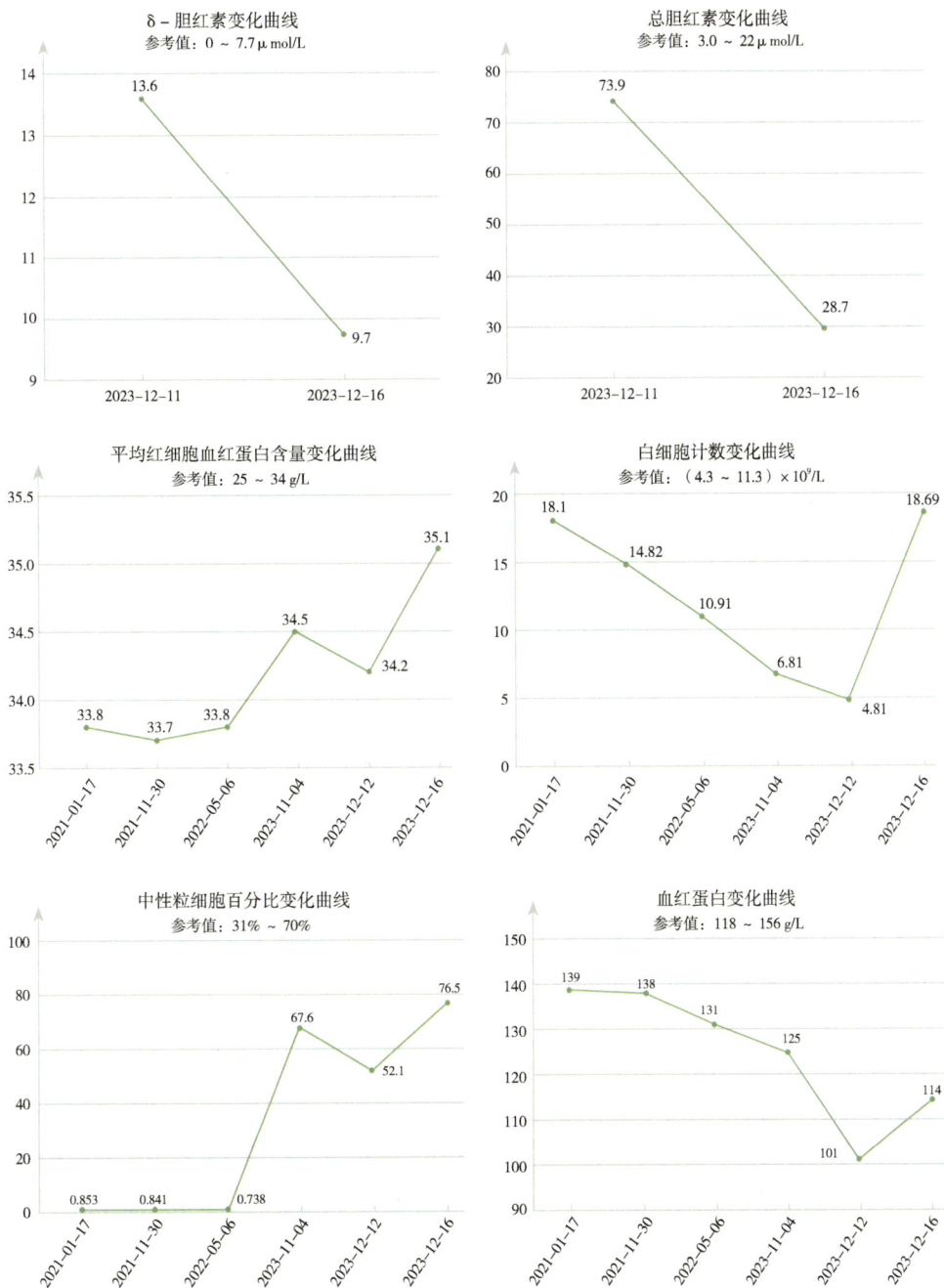

图 6-1　异常检验结果曲线

3. 治疗

入院后予头孢曲松静脉滴注（2023-12-11 至 2023-12-17）、异丙托溴铵 + 布地奈德（2023-12-11 至 2023-12-17）高压泵雾化吸入、机械辅助排痰（2023-12-11 至 2023-12-17）辅助排痰、盐酸多西环素（2023-12-12 至 2023-12-17）口服抗感染、布拉氏酵母菌散剂（2023-12-12 至 2023-12-17）、注射用甲泼尼龙静脉滴注（2023-12-13 至 2023-12-16）抗炎等对症治疗，于 2023-12-18 患儿带药（氨溴特罗口服溶液 + 盐酸多西环素）出院。

【护理】

（一）生活护理

1. 环境护理

病房需保持整洁干净，调整室内适宜的温度和湿度，患儿需避免强光与有害气体。为了提供给患儿更多的休息时间，保证其充足的睡眠，护理工作尽量集中安排。

2. 饮食护理

增加含铁丰富食物的摄取：食物中的铁有血红素铁和非血红素铁，其中血红素铁来源于红肉等动物性食物，其吸收率可达 15% ~ 35%。植物性食物中的铁为非血红素铁，其吸收率低，通常在 10% 以下，因此应鼓励患者多吃含铁丰富且吸收率较高的食物（如动物肉类、肝脏、血、蛋黄、海带与黑木耳等）或铁强化食物。

3. 休息与活动

患儿脾大，应尽量卧床休息，减少活动，避免碰撞引起脾脏破裂。

（二）治疗护理

1. 用药护理

多西环素片需要在饭后 30 min 服用，服药时用约 240 mL 的水送服，服药后 30 min 之内不要平躺，避免药物黏附在食管或者发生食管溃疡。避免与以下药物同时服用：含铝、镁、锌的药物，如磷酸铝、硫酸镁等，如需要合用，需间隔至少 2 h。多西环素有抗菌作用，可降低含活性菌成分的保健品（如益生菌制剂）的疗效。如需要合用，需间隔至少 2 h。多西环素可以与食品、牛奶或含碳酸饮料同服。

多西环素常见不良反应：多西环素属于四环素类药物，8 岁以下儿童使用较长疗程的四环素类药物可引起永久性牙变色，因此多西环素药品说明书中建议 8 岁以下儿童禁用，但与其他四环素相比，多西环素不太容易与钙结合，如果短疗程使用（≤ 21 d），多西环素引起牙齿染色的风险较低。

消化系统：本品口服可引起恶心、呕吐、腹痛、腹泻等不良反应，偶可引起食管炎和食管溃疡，多发生于服药后马上卧床的患儿。

过敏反应：某些使用该药的患儿日晒可有光敏现象，所以建议服用本品期间不要直接暴露于阳光或紫外线下，一旦皮肤有红斑，应立即停药。

长期用药时建议定期监测血常规、肝功能、肾功能，如果突然出现视力障碍，还需立即进行眼科检查。

2. 肺部感染护理

护理人员协助患儿保持利于呼吸通畅的体位，针对痰液较多的患儿可采用雾化吸入法，促进呼吸道快速排出分泌物；指导患儿家属掌握拍背方法：沿支气管走向用空心掌的方式有规律地进行拍打，拍打顺序由外向内，拍打时间不少于 1 min；遵医嘱给予患儿实施机械排痰，有助于痰液的排出。

（三）观察的护理

（1）严密观察意识和生命体征（体温、脉搏、呼吸、血压）。

（2）早期识别重症和危重症及发生后遗症的高危人群，有利于指导个体化治疗。

在发热后 5 ~ 7 d 内（绝大多数患儿在此期间病情发展达高峰）、全身性糖皮质激素使用之前进行判断为宜。轻症：不符合重症表现者，病程多在 7 ~ 10 d，一般预后良好，不遗留后遗症。重症：持续高热（39℃以上）≥ 5 d 或发热 ≥ 7 d，体温高峰无下降趋势；出现喘息、气促、呼吸困难、胸痛、咯血等症状之一。这些表现与病变重、合并塑形性支气管炎、哮喘发作、胸腔积液和肺栓塞等有关；出现肺外并发症，但未达到危重症标准；静息状态下，吸空气时指脉氧饱和度 ≤ 93% 等表现。危重症：指存在呼吸衰竭和（或）危及生命的严重肺外并发症，需行机械通气等生命支持者。发现以上症状及时报告医生，并给予相应的护理措施。

（四）消毒隔离措施

严格执行消毒隔离制度，患儿单独安置于一间房，早晚开窗通风，限制探视，减少人员流动。每日用含氯消毒液擦拭、消毒房间地板、桌椅，用紫外线灯进行空气消毒，接触患儿前后必须洗手，并指导家属做好手卫生。

（五）心理护理

护理人员采用亲切的语言与患儿交流，通过一些互动，减少与患儿之间的距离感，如一起做游戏，讲故事，唱儿歌等，展开患儿喜欢的话题，鼓励和肯定患儿，使患儿的积极性得到提高，并鼓励家属树立战胜疾病的信心，保持乐观的态度去照顾患儿。主动与家长交谈，与医生进行有效沟通，及时反馈患儿的各项检查结果，讲解病情相关知识，减轻家长焦虑。

（六）健康教育

1. 疾病相关知识

护理人员根据患儿的年龄及家属的认知水平有针对性地介绍支原体肺炎合并肺外并发症疾病的有关知识、治疗过程，并强调积极配合治疗的意义。鼓励患儿家属积极参与到患儿的治疗中，多关心患儿，尽量满足患儿需求。

2. 出院指导

出院时护理人员向患儿家属发放健康手册，登记患儿的基本资料，出院后每周进行

1 次随访，及时解答家属疑问。

【小结】

患儿入院后生命体征平稳，但检验及检查结果示：脾脏偏大。总胆红素 73.9 μmol/L，非结合胆红素 60.3 μmol/L，血红蛋白 101.0 g/L，血小板计数 318.0×10^9/L，患儿已出现肺炎支原体肺外脾增大表现，除予以常规轻症肺炎支原体的护理措施外，必须针对肺外并发症进行精细化护理，早期识别其他重症和危重症的并发症，并采取有效的护理措施。

结合该患儿病史：1 个月前曾因"肺炎支原体肺炎"多次至我院急诊就诊，从诊疗指南可以看出支原体肺炎患儿的治疗过程所需时间较长，给患儿及家属的学习、生活造成困扰，护理过程中应向家属及患儿强调按疗程治疗的重要性，做好心理护理，关注其感受和情绪，减轻其焦虑，帮助其树立战胜疾病的信心。

（夏沪露）

急性肠系膜淋巴结炎

【案例介绍】

（一）一般资料

患儿男，7 岁，以"低热 2 d，呕吐 0.5 d"为主诉于 2023-12-26 入院。患儿于 2 d 前接触"感冒父亲"出现低热，伴头晕、头痛，偶有咳嗽，无咳痰，伴鼻塞，伴阵发性腹部隐痛，程度不剧，可自行缓解。2023-12-26 晨出现持续性腹部隐痛，疼痛几乎不能缓解，伴呕吐 7 ~ 8 次，呈非喷射性，呕吐物为胃内容物及黄色液体，未见血样及咖啡渣样物质，排黄绿色稀便 2 次，无气喘、气促，无发绀、呼吸困难，无皮疹、关节肿痛。曾自行口服"氨酚黄那敏（2023-12-25）、奥司他韦（2023-12-26）"治疗，效果欠佳。为进一步治疗，遂到我院就诊，发现患儿反应差，心率快，门诊拟"全身炎症反应综合征，呕吐"收入院。起病以来患儿睡眠多，神清，反应、胃纳差，排 2 次黄绿色稀便，小便稍少。

既往史：患儿既往有过敏性鼻炎病史。

个人史：无特殊。

婚育史：未婚未育。

家族史：无特殊。

（二）医护过程

1. 体格检查

体温36.9℃，脉搏140次/分，呼吸18次/分，血压91/56 mmHg，体重23 kg。意识清晰，能对答，精神差，睡眠多。皮肤无黄染、皮疹及皮下出血，左侧颈后可触及数枚黄豆大小淋巴结，质软，无触痛，活动性可。头颅大小正常，眼睑无水肿，睑球结膜无充血，巩膜无黄染，双侧瞳孔等大等圆、对光反射灵敏。口唇无发绀，口腔黏膜无溃疡，咽部充血，咽后壁可见脓涕倒流，扁桃体Ⅱ度肿大。颈软，无抵抗，胸廓对称、无畸形，双肺呼吸运动对称，听诊呼吸音粗，双肺未闻及干、湿啰音。心率140次/分，心律齐，心音有力，各瓣膜区未闻及心脏杂音。腹部平软，无腹壁静脉曲张，未见肠型及蠕动波，未触及包块，有压痛，无肌紧张、反跳痛。肝、脾肋下未触及肿大，肠鸣音活跃。四肢肌力、肌张力未见异常，双侧肱二、三头肌腱反射正常，双侧膝、跟腱反射正常。

2. 辅助检查

2023-12-26（门诊）：血钠133 mmol/L。

2023-12-27：腺病毒核酸检测阳性、肺炎支原体抗体阳性（1∶320）；淀粉酶86 U/L，脂肪酶13 U/L。

其他检验结果见表6-1。

表6-1 其他检验结果

日期	白细胞	C反应蛋白	降钙素原
2023-12-26（门诊）	24.10×10^9/L	19.34 mg/L	—
2023-12-27	—	—	0.59 ng/mL
2023-12-29	8.69×10^9/L	17.82 mg/L	0.18 ng/mL
2023-12-31	4.38×10^9/L	6.60 mg/L	—

2023-12-26心电图：窦性心动过速。腹腔超声：脐周肠系膜间低回声团，考虑反应性增生淋巴结。

2023-12-27 DR腹部正位片（图6-2）：腹部肠管积气较多，可见散在内容物分布，未见明显肠管扩张或液平，两肋下未见游离气体。双侧腹脂线清晰。

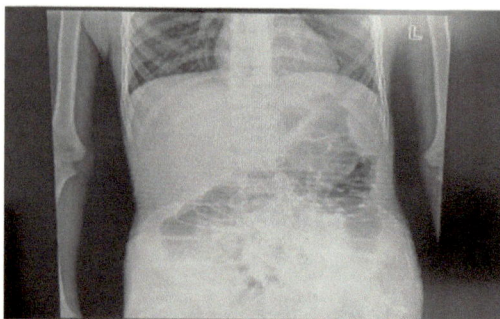

图 6-2　DR 腹部正位片

3. 入院诊断

①呕吐查因，心肌炎？急性胃肠炎？肠梗阻；②急性上呼吸道感染；③全身炎症反应综合征；④变应性鼻炎。

4. 最后诊断

①急性肠系膜淋巴结炎；②急性上呼吸道感染；③全身炎症反应综合征；④腺病毒感染；⑤变应性鼻炎。

5. 治疗经过

2023-12-26 告病重，予以心电监测，血氧饱和度监测，低流量给氧，记录 24 h 出入量，测血压每 6 h 1 次，禁食、禁水。头孢曲松 1.7 g，静脉滴注，每日 1 次；维生素 B$_6$ 即刻静脉滴注；电解质组静脉滴注（患儿入院后呕吐黄绿色胃内容物 2 次）。

2023-12-27 干扰素 300 万 U，雾化吸入，每日 2 次；奥美拉唑 20 mg，静脉滴注，每日 1 次。

2023-12-28 停告病重，予以心电监测，血氧饱和度监测，低流量给氧及测血压，予改流质饮食。停奥美拉唑 20 mg，静脉滴注。西替利嗪 5 mL，口服，每日 2 次；磷酸铝凝胶 20 g，口服，每日 2 次（患儿当日无再呕吐，未诉腹痛）。

2023-12-29 予停计 24 h 出入量，改普食。

2023-12-30 停头孢曲松 1.7 g，静脉滴注。

2023-12-31 完善辅助检查，无明显异常，予当日办理出院。

【护理】

（一）常见护理诊断／问题

1. 体温过高

与病毒、细菌感染有关。

2. 腹痛

与肠道淋巴结炎症有关。

3．有体液不足的危险

与呕吐、禁食有关。

4．知识缺乏

缺乏有关疾病治疗、预防的知识。

5．潜在并发症

感染扩散、肠穿孔、肠道出血、肠梗阻等。

（二）护理措施

1．一般护理

保持病房安静、舒适、室内空气新鲜，温度、湿度适宜。急性期应卧床休息，禁饮、禁食，监测生命体征，遵医嘱予吸氧，保持呼吸道通畅，注意观察病情变化，及时发现和处理并发症。

2．体温过高

（1）密切观察体温变化，体温高于38.5℃时，给予温水擦浴、冰敷降温或遵医嘱应用退热药，并观察、记录降温效果。

（2）出汗后及时给患儿更换被褥、衣服，用温水为其擦洗身体，并注意保暖。

（3）根据病情及医嘱，患儿可进食后给予清淡、易消化的高热量、高蛋白的流质或半流质饮食。

（4）协助口腔护理，鼓励多漱口，多饮温开水，保持口腔清洁。

3．呕吐

（1）予患儿采取适当的体位，以防窒息。

（2）及时清除残留在口腔内的呕吐物、异味，及时更换衣物、被褥，开窗通风，避免加重呕吐，且可增进舒适。

（3）对呕吐患儿予以同情并进行安慰，及时提供热情帮助，以减轻患儿的心理压力。

（4）根据病情及医嘱给予止吐剂、解痉剂等。

（5）密切观察患儿呕吐的方式，呕吐物的性质、量、色、气味等并记录。

（6）严重呕吐者禁食，根据医嘱予静脉补液，以防水、电解质紊乱。

4．腹痛

（1）环境优化：营造和谐舒适的环境，减轻心理压力，增强抗病信心，增加对疼痛的耐受性。

（2）饮食宜清淡，忌食辛辣刺激食物，避免暴饮暴食，少食易产气食物，忌食酸奶，因为酸奶有刺激肠道的作用，可以加重腹痛的发生。

（3）积极治疗原发疾病，如伴发上感，可以加用抗生素治疗。

（4）根据医嘱使用解痉药物，或者热水热敷脐周围，提供个性化服务，与患儿做游戏、听音乐等转移注意力，以减轻疼痛的刺激。

5．知识缺乏的护理

（1）评估患儿及其家长的文化程度，对知识的接受能力，选择合适的教育方案。

（2）帮助家属了解病情，取得合作，针对患儿及其家长的顾虑给予解释或指导。

（3）向家长介绍用药的重要性及患儿所用药物的作用和不良反应。

（4）治疗和护理中对患儿热情、耐心、态度和蔼。

（5）恢复期适当锻炼身体，以增强抵抗力，注意预防呼吸道感染。

【小结】

肠系膜淋巴结炎是一种由病原体感染引起的肠系膜淋巴结炎症性疾病，常见于儿童和青少年。以发热、腹痛、呕吐为主要症状。急性期应禁食，待病情好转后缓慢恢复饮食。患儿在日常活动中应合理饮食，适当锻炼，增强体质，提高免疫力，避免过度劳累、情绪激动等诱发因素。同时注意气候变化，避免腹部受凉是预防的有效措施。

1．急性肠系膜淋巴结炎

此为小儿腹痛的常见病因之一，临床上易与急性阑尾炎相混淆，多见于 7 岁以下的小儿，多属病毒感染，好发于冬、春季，常在急性上呼吸道感染病程中并发，或继发于肠道炎症之后。典型症状：发热、腹痛（腹痛以脐周、右下腹多见，痛点不固定）、呕吐，有时伴有腹泻或便秘。一般病例药物治疗有效，少数肠系膜淋巴结炎化脓后形成脓肿，则需外科治疗。

2．腺病毒感染

（1）腺病毒是一种 DNA 病毒，自然界广泛分布，一般把能感染人类的腺病毒称为人腺病毒。

（2）腺病毒能引起呼吸系统、消化系统、泌尿系统等多个系统的感染，以儿童的呼吸系统感染和黏膜感染最为常见。

（3）症状以发热、干咳、咽痛等上呼吸道症状为主，部分伴有头痛、乏力、恶心、食欲不振等不适感，大便每日 2～4 次，呈稀水样或糊状。

（4）患儿和隐形感染者是主要的传染源，主要通过呼吸道飞沫近距离传播，在相对密闭、通风不畅的场所容易发生传播。

（5）冬、春季容易出现暴发流行。

（夏沪露）

心肌炎

【案例介绍】

（一）一般资料

患儿于 2 d 前无明显诱因出现发热，最高体温 38℃以上，口服退热药后可退热，发热时伴头痛，热退后头痛可减轻，1 d 前（2023-12-11 17：00 左右）开始出现左侧胸背痛，闷痛为主，无放射痛，无明显加重及缓解因素，不随体位变化改变，1 d 前出现咳嗽，为阵发性咳，干咳为主，伴咽痛，有恶心、鼻塞，今日到我院急诊就诊，完善急诊心肌三项提示超敏肌钙蛋白 I 4.492 ng/mL，肌红蛋白 36.8 ng/mL，肌酸激酶同工酶 27.98 ng/mL，急诊拟"急性心肌炎；急性支气管炎"收入院。起病以来患儿精神、睡眠、胃纳一般，小便正常，排黄色稀便 1 次。

既往史：患儿对红霉素、头孢替安过敏。

个人史：无特殊。

婚育史：未婚未育。

家族史：无特殊。

（二）医护过程

1. 辅助检查

辅助检查见表 6-2。

表 6-2　辅助检查

检查日期	肌红蛋白	肌钙蛋白 I	肌酸激酶同工酶	尿蛋白	肺炎支原体抗体
2023-12-12	—	—	—	弱阳性	阳性（1：80）
2023-12-13	110.9 ng/mL	正常范围	36.84 ng/mL	—	—
2023-12-15	7.9 ng/mL	0.852 ng/mL	0.852 ng/mL	—	—
2023-12-16	9.9 ng/mL	0.092 ng/mL	0.092 ng/mL	弱阳性	—
2023-12-18	9.7 ng/mL	0.024 ng/mL	0.88 ng/mL	—	—

心电图：窦性心动过缓伴不齐。Holter 报告：窦性心律伴部分不齐，偶发房性期前收缩，部分时间 ST 段呈 J 点上抬型改变，心率变异性增高。胸部 X 线检查结果见图 6-3。

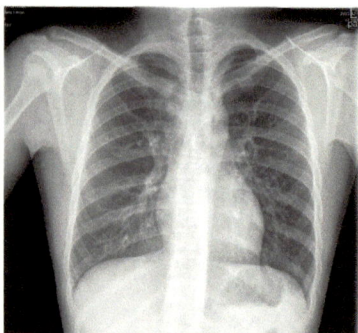

图 6-3　胸部 X 线检查结果

2. 治疗

2023-12-12 立即予告病重、心电监测、血氧饱和度监测，给予低流量吸氧、维生素 C 静脉滴注营养心肌、头孢曲松静脉滴注抗感染及对症支持治疗。自备辅酶 Q_{10}、果糖二磷酸钠口服溶液营养心肌治疗。

2023-12-13 患儿有胸闷、胸痛，予维生素 C 静脉滴注、口服磷酸铝等治疗后症状有改善，复查肌钙蛋白较前明显升高，继续予以维生素 C 营养心肌等治疗，密切观察患儿病情变化。予加用丙种球蛋白免疫支持治疗。

2023-12-15 患儿有阵发性咳嗽，予加用复方愈创木酚磺酸钾口服溶液口服。

2023-12-18 患儿查肌钙蛋白 I 0.024 ng/mL，肌红蛋白 9.7 ng/mL，肌酸激酶同工酶 0.88 ng/mL，N-末端脑钠肽前体 22 pg/mL，较前明显下降，治疗有效，予停病重，动态观察；继续目前维生素 C 静脉滴注、辅酶 Q_{10} 胶囊（自备）、果糖二磷酸钠口服液（自备）口服营养心肌，予加用依那普利口服改善心室重构治疗，患儿头孢曲松静脉滴注第 7 日，复查感染指标正常，今日予停用头孢曲松静脉滴注。

2023-12-20 患儿未诉胸痛、胸闷等情况，咳嗽较前好转，一般情况可，今日予办理出院，出院后继续口服依那普利、辅酶 Q_{10} 胶囊、果糖二磷酸钠口服液，嘱患儿半年内避免剧烈运动，避免熬夜，门诊随诊。

【护理】

（一）常见护理诊断／问题

1. 活动无耐力

与心肌收缩力下降、组织供氧不足有关。

2. 潜在并发症

心律失常、心力衰竭、心源性休克等。

（二）治疗护理

1. 用药护理

（1）大剂量维生素 C 和能量合剂：维生素 C 有清除自由基的作用，可改善心肌代谢及促进心肌恢复，对心肌炎有一定疗效。剂量为每日 100 ~ 200 mg/kg，以葡萄糖稀释成 10% ~ 25% 的溶液静脉注射，每日 1 次，疗程为 3 ~ 4 周。病情好转后改为维生素 C 口服。

（2）辅酶 Q_{10}：有保护心肌和清除自由基的作用，1 mg/（kg·d），分两次服，疗程在 3 个月以上。

（3）1, 6-二磷酸果糖（FDP）：可改善心肌细胞代谢，150 ~ 250 mg/（kg·d）静脉滴注，疗程为 1 ~ 3 周。

（4）静脉滴注免疫球蛋白，控制输液速度，必要时需用输液泵。

2. 高热护理

降低体温，常采用的有物理降温，如温水擦浴等，若腋表温度＞38.5℃遵医嘱给予药物降温，如布洛芬片等。30 min 后复测体温。

3. 卧床护理

（1）休息，减轻心脏负担：急性期卧床休息，至体温稳定后 3 ~ 4 周，基本恢复正常时逐渐增加活动量。恢复期继续限制活动量，一般总休息时间不少于 6 个月。

（2）严密观察病情，及时发现和处理并发症。

4. 肺部感染护理

保持呼吸道通畅，采取有利于呼吸的体位，鼓励患儿多咳嗽排痰，必要时给予雾化吸入。做好痰液的细菌培养。嘱患儿保持良好的心情，大便通畅。

（三）观察护理

严密观察和记录患儿精神状态、面色、心率、心律、呼吸、体温和血压变化。有明显心律失常者应进行连续心电监护，发现多源性期前收缩、频发室性期前收缩、高度或完全性房室传导阻滞、心动过速、心动过缓时应立即报告医师，采取紧急处理措施。

（四）生活护理

1. 饮食护理

给予患儿维生素饮食，含维生素丰富的蔬菜以及水果。营养心肌，予清淡、优质蛋白饮食，避免辛辣刺激的食物，以防加重感染，但同时又要补充机体抗感染所需的能量，所以应食用优质蛋白的食物，如鸡蛋、牛奶等。

2. 皮肤护理

患儿大便为黄色稀便，保持臀部清爽干洁，防止逆行感染，勤换洗。

（五）心理护理

向患儿及其家长介绍本病的治疗过程和预后，减轻其焦虑和恐惧心理。

（六）健康教育

强调休息对心肌炎恢复的重要性，使其能自觉配合治疗。告知他们预防呼吸道感染和消化道感染的常识，疾病流行期间尽量避免去公共场所。带抗心律失常药物出院的患儿，应让患儿及其家长了解药物的名称、剂量、用法及其不良反应。嘱患儿出院后定期到门诊复查。

（夏沪露）

第七章　静脉治疗护理

第一节　静脉输液器及输液过滤系统

一、静脉输液器的种类

（1）按治疗需要输液方式分为泵用输液器、非泵用输液器。

（2）按输入液体的物理性质分为避光式输液器、非避光式输液器。

（3）按输液器外形分为直型输液器、Y形输液器、袋式输液器等。

（4）按输入液体的种类分为输血器、输液器。

（5）按输液控速模式分为微量输液器（带滴管）、精密输液器等。

二、静脉输液器的选择原则

（1）必须使用符合国家标准的一次性输液器。

（2）选择密闭式输液系统，只有不需要排气的软包装输液才是真正的密闭式输液。

（3）根据患者的病情、用药情况，正确选择输液器的种类，如输注需避光的药物，可使用避光输液器；输注某些化疗药时，不能使用聚氯乙烯（PVC）材料的输液器。

三、静脉输液过滤系统

静脉输液过滤系统已在临床上广泛使用，并取得了良好的效果，但在输全血及血液制品方面仍有不足，主要表现为无法滤除感染源，如细菌、病毒、真菌及其他病原体。

1. 静脉输液过滤系统的种类

静脉输液过滤系统的种类包括注射过滤器、脂肪乳过滤器、输液过滤器、输血过滤器和化疗过滤器（不含 PVC 材料）。

2. 静脉输液过滤系统的材质和孔径

（1）材质：亲水性材质能去除微生物及微粒，疏水性材质能去除气泡。

（2）孔径：孔径为 $0.2\,\mu m$ 的滤器，仅用于输液滤器，可滤除所含微粒及细菌等微生物，减少内毒素及其致热原反应；孔径为 $0.5\,\mu m$ 的滤器，用于脂肪乳过滤器；孔径为 $20\,\mu m$ 或 $40\,\mu m$ 的滤器，用于全血过滤器。

3. 静脉输液过滤系统的作用原理

（1）直接阻隔：把微生物、微粒和病毒挡在滤膜上流面。

（2）电荷吸附：内毒素带负电荷，尼龙过滤器带正电荷，正、负电荷结合而达到吸附内毒素的作用。

4. 静脉输液过滤系统的作用

清除输液中的微粒、细菌和气泡，降低静脉炎、感染和空气栓塞的发生率。

5. 应用静脉输液过滤系统的适应证

所有静脉输液都应该适用，特别是新生儿/早产儿，免疫缺陷患者，接受静脉营养患者，器官移植患者，白血病患者，烧伤患者，输液中须多次加药或更换输液袋时。

6. 使用静脉输液过滤系统的注意事项

（1）输液中的杂质较多时，过滤器孔径可能被阻塞，影响输液速度。

（2）部分药物的有效成分可能被吸附在过滤膜上，影响药物效能。

（3）使用输液泵输液时，应考虑滤器的耐压情况，输液装置产生的压力不能超过滤器的耐压能力。

（4）为达到最佳过滤效果，过滤器应尽量靠近输液管与患者的连接端。

（5）过滤器应与输液器一起更换。

（朱　雁）

第二节　静脉输液的护理

一、护理评估和输液计划的制订

根据患者输液的目的、药物性质、血管情况、皮肤情况等检查结果进行输液前评估，从而制订输液方案。

（一）护理评估

静脉输液前应评估患者的病史，询问患者过去和现在的用药情况，包括诊断、病情、目前情况、危险因素、年龄、过敏史、输液史、药物治疗史、手术史、深静脉穿刺史等。

（二）临床评估

1. 生理评估

根据体格检查、身高、体重、水和电解质平衡、生长发育、营养状况、出入量、皮肤、外周血管及血压、临床症状、主诉等资料进行评估。

2. 心理评估

根据患者的文化背景（对疾病和输液知识的了解程度）及焦虑、恐惧等进行评估。

3. 临床检验结果评估

根据出凝血指标、电解质、血清蛋白、肝肾功能、其他相关的实验室指标及X线检查等进行评估。

4. 输液治疗方案评估

根据患者的病情、年龄、药物特性、用药方式、既往输液史、皮肤及静脉状况、心理准备、特殊药物的使用方法、治疗方案及疗程等进行评估。

5. 社会及经济状况评估

根据患者经济收入、工种、宗教信仰、生活习惯、文化水平、家庭情况等进行评估。

（三）静脉输液过程中的监测

静脉输液要求快捷、准确、安全、有效。因此，静脉输液过程中应做好各项指标的监测。

1. 精神状态

烦躁、嗜睡、乏力等症状。

2. 脱水征象

口干、皮肤缺乏弹性、眼窝内陷等。

3. 生命体征

体温、血压、心率、呼吸等监测。

4. 有创压力指标的监测

右心房压、肺动脉压、肺动脉楔压、每搏量、心排血量、心脏指数、中心静脉压等监测。

5. 其他

监测尿量、末梢循环、血及尿生化等，准确记录每小时出入量。

二、制订输液计划

根据医嘱开出的输液量、输液种类、输液方法、输液时间、输液顺序制订输液计划。护士在临床输液过程中，根据患者的病情、年龄、所用的药物等情况调节输液速度和输液顺序，并做好相应的观察记录，为医师制订输液方案提供依据，从而达到应有的输液治疗效果。

（一）输液

输液量包括生理需要量、已丢失体液量、继续丢失量。

1. 生理需要量

生理需要量是人体正常代谢所需的液体量。一般成年人需 2 000 ~ 2 500 mL/d，儿童需 80 ~ 100 mL/（kg·d）。一般用 5% 或 10% 葡萄糖注射液、生理盐水、5% 葡萄糖盐溶液等补充。

2. 已丢失体液量

已丢失体液量是从发病到就诊已经累积损失的体液量，纠正患者现存的脱水、缺盐、酸中毒等需要的水分和电解质含量，临床上根据患者的脱水程度来判断。

3. 继续丢失量

继续丢失量是治疗过程中继续丢失的体液量，临床上应按实际丢失量来补充。

临床上要做到具体问题具体分析，根据实际情况补充上述液体量。明确输液目的，输液不足则达不到治疗目的，输液过多会增加患者心脏的负担。一般遵循"缺多少补多少""量出为入"的原则，这对有明显外源性丢失的患者尤为适用。液体量补足的临床观察指标：患者精神好转；皮肤弹性恢复，血管充盈；舌面由干燥变为湿润；血压趋向正常，脉搏有力，呼吸均匀；尿量增加至正常范围。

（二）输液的顺序和原则

遵循先晶后胶、先盐后糖、定时定量、计划输液的输液原则。但是，随着患者的病理生理的演变和病情的不断变化，要具体问题具体分析，不能一成不变地使用这些原则。

1. 输液顺序

（1）先晶后胶：无论治疗何种脱水，只要患者存在血容量不足，首先要迅速恢复血容量，改善周围循环和肾功能；其次是纠正电解质及酸碱平衡。一般是先输入一定量的晶体液进行扩容，既可改善血液浓缩状态，又有利于微循环。常首选平衡盐液，然后输入适量胶体液（羧甲淀粉、成分血）等，以维持血浆的胶体渗透压，稳定血容量。对于大失血所致的低血容量休克，在抢救时尽早地补给胶体液，如成分血。护士应根据病情按医嘱输液。

（2）先盐后糖：一般先输入无机盐溶液，再输葡萄糖溶液，因为糖进入体内迅速被细胞利用，对维持体液渗透压意义不大。先输入盐类则有利于稳定细胞外液渗透压和恢复细胞外液容量。

2. 输液快慢的原则

（1）补充已丢失体液量：包括抢救休克所用的液体量在内，在 6 ~ 8 h 内补完。休克患者，为迅速补充血容量，恢复有效循环，小儿开始按体重计算（30 mL/kg），成年人可给 500 ~ 1 000 mL 的溶液，快速静脉滴注，于 30 ~ 60 min 内输完，如病情好转，继续输液，以补足已丢失的体液量。这就是"先快后慢"的原则。为快速补充血容量，临床上常采用加压输液法或同时开通多条静脉输液通路，但"先快"这一原则对心力衰竭、肺水肿、脑水肿患者不适用。

（2）生理需要量和继续丢失液体量：在补充完已丢失量之后的16 h内以一般速度补完。只需要补充生理需要液体的患者，或需要由静脉滴入某种药物的输液，可以用均匀的速度在8 ~ 12 h内输完。

3．补钾"四不宜"原则

（1）补钾不宜过早：即临床上所说的"见尿补钾"。钾的主要排泄器官是肾，而且排泄特点是"入多多排，入少少排，不入也排"。在没有尿排出的情况下补钾，有导致高钾血症的危险，因此，无尿时一般不宜补钾。当患者补液后，有尿排出时，钾亦随之排出，此时如不注意补钾，可能会出现低钾血症。患者尿量每小时20 ~ 40 mL才补钾，否则有高血钾及急性肾衰竭的危险。

（2）补钾量不宜过浓：钾浓度一般不超过0.3%。这一浓度仅对一般缺钾而言，对严重缺钾者而言，在监测下钾盐的浓度可提高到0.5% ~ 1.0%，待病情稳定后再按0.1% ~ 0.3%浓度滴注。

（3）补钾量不宜过多：每日补钾量成年人一般不超过6 g，小儿不超过每千克体重0.2 g。

（4）补钾速度不宜过快：钾离子输入人体后，约需15 h才能于细胞内达到平衡。如补钾速度过快，可引起细胞外液钾浓度急剧升高，导致高血钾的危险。补钾速度不宜过快，是指每小时滴注的氯化钾不超过1 g。但对周期性瘫痪和特发性低钾血症等严重缺钾的患者而言，钾的滴入速度达2 g/h仍然是安全的。

（朱　雁）

胸壁式输液港导管脱落

【案例介绍】

（一）基本资料

患者女，37岁，诊断：急性白血病。患者2年前（2020年6月）因急性白血病于我院血液科住院，为行静脉化疗，请介入科会诊后行右颈内静脉输液港置入术，术后顺利，输液港管道通畅。现因2022-10-21门诊胸片提示输液港导管脱落，现为取出输液港，门诊收入介入科。

既往史：否认高血压、心脏病、糖尿病、脑血管疾病史，预防接种随当地进行，否认手术、外伤、输血史，否认食物、药物过敏史。

个人史：生于原籍，久住本地，公司职工，否认吸烟史，否认饮酒史。

婚育史：已婚已育。

家族史：父母体健，1个哥哥，体健。家族中无类似疾病发生，否认家族遗传史。

（二）医护过程

入院体格检查：体温 36 ℃，脉搏 64 次 / 分，呼吸 17 次 / 分，血压 93/41 mmHg。2020-06-12 置入胸壁式输液港（图 7-1）。2022-10-22 15：00 患者在导管门诊行输液港冲管，蝶形针推注冲管液不畅，15：30 赴邀会诊，查体可见右侧胸壁皮下可触到输液港的注射座，皮肤周围无红肿，触之无疼痛，全身皮肤无异常，回抽输液港未见回血，查阅病历及既往胸片导管位置良好，给予尿激酶溶栓 15 min 未见好转，建议拍摄胸片查看导管位置。16：00 胸片提示：输液港管道脱落（图 7-2），并请介入科主任会诊，拟收入院择期手术。

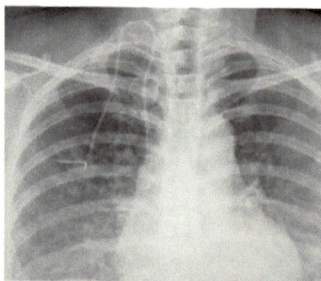

图 7-1　置入胸壁式输液港　　　图 7-2　输液港管道脱落

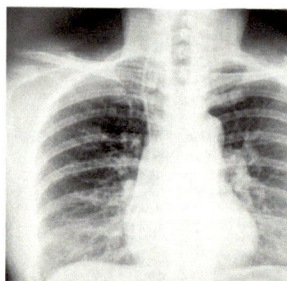

2022-10-24 上午 9：00，于介入科办理住院手续。2022-10-25 上午 11：00，于介入科门诊手术室行输液港及血管内异物取出术。

1. 术前准备

与患者及其家属进行充分的沟通，安抚患者及其家属情绪，讲解处理方案及需要配合的要点。急查心电图、出凝血时间、术前四项等，患者双侧腹股备皮，通知介入室护士准备抢救药物及手术器械，护送患者至数字减影血管造影（DSA）。

2. 术中操作

患者于 DSA 室行输液港更换 + 血管内异物取出术。患者仰卧位，透视下见输液港基座位置正常，见导管盘旋于肺动脉内。双侧腹股沟区、右颈部、右前胸壁区常规消毒铺巾，1% 利多卡因局部浸润麻醉，Seldinger 技术穿刺左股静脉，插入 5 F 血管鞘，将导丝通过右心房、右心室，送入 5 F 猪尾巴导管将脱落输液港导管勾至下腔静脉远段再穿刺右侧股静脉，插入 6 F 血管鞘，置入异物抓捕器于下腔静脉后，配合猪尾巴导管取出输液港导管一根；再于右前胸壁沿原切口瘢痕切开皮肤，分离皮下组织，游离并取出输液港基座，检查输液港完整，复查胸部透视示无可视异物残留。再以 Seldinger 技术穿刺右侧颈静脉，置入输液港一个，导管远端置于上腔静脉内，造影见输液港通畅，位置满意，手术经过顺利，患者生命体征平稳，缝合、包扎创口，局部包扎双侧腹股沟穿刺点，患者安返病房。手术过程见图 7-3。

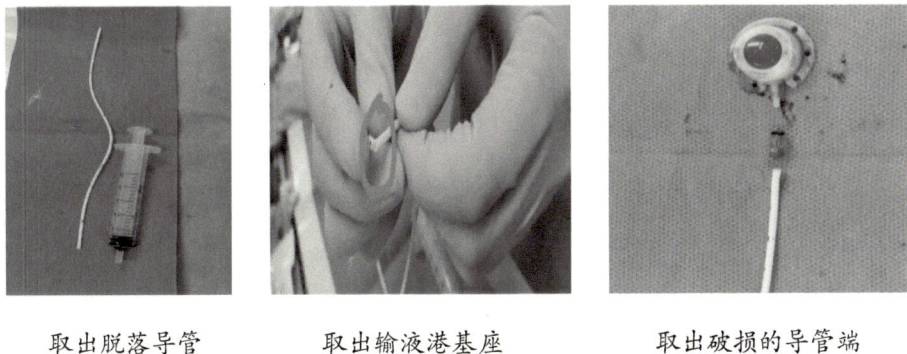

取出脱落导管　　　　　取出输液港基座　　　　　取出破损的导管端

图 7-3　手术过程

【护理】

（1）术后双侧腹股沟穿刺点局部绷带加压包扎 24 h、绝对卧床 24 h，双下肢制动 8 h。

（2）监测生命体征正常，无胸闷、胸痛、呼吸困难等不适，腹股沟静脉穿刺处加压包扎，24 h 后观察无渗血、血肿等并发症，予揭除敷料。

（3）2022-10-26 右侧腹股沟区伤口敷料固定、干结（图 7-4），伤口愈合良好，无渗血、渗液，予办理出院。

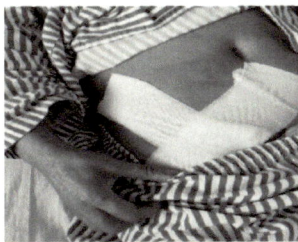

图 7-4　患者恢复情况

【小结】

1. 总结断管发生的原因

（1）在手术过程中，皮肤缝合之前，应用无损伤针抽取回血，确认导管在血管内，同时检查导管和注射座连接处是否漏液，如有漏液，说明衔接不紧，应重新固定。

（2）在治疗间歇期，输液港维护应先抽回血，用 20 mL 注射器冲洗导管，因较小注射器会产生较大的压力，增加导管脱落或者破裂的危险。如注射座周围皮肤肿胀或疼痛，应立即进行 X 线检查，排除导管脱落的可能。一旦发现导管脱落，应立即嘱患者静卧，减少活动，避免发生心血管意外，尽早手术取出或重新连接导管。

（3）术者在进行输液港置入术时操作不当，如术中插管时刀片、镊子、导丝等对导管造成损伤，或者反复扭曲、旋转导管而导致管体受到损伤。

（4）输液港置入时间较长，导管发生老化、脆性增加时易发生导管断裂。

（5）患者化疗后呕吐，上腔静脉压力突然增加，导致导管随血流不断反折，从而易导致断管的发生。

2. 如何判断导管脱落或断裂（表 7-1）

表 7-1　判断导管脱落或断裂

导管脱落或断裂	症状、信号	解决方法
导管长期受到挤压	肩部、颈部疼痛、麻木	立刻与主治医生联系，安排断裂导管取出手术
Pinch-off 综合征	可以冲管，但不能抽回血	安抚患者
外科植入时	穿刺点处可见漏液	视具体情况采取不同取出方法

3. 护理体会

（1）输液港连接器是专门用于加强导管输液港结合的装置，因而导管脱落是一种罕见的并发症，冲管时应该用 10 mL 以上的注射器缓慢进行，因为较小的注射器会产生较大的压力，增加导管脱落或破裂的危险，当确认注射针头位于输液港座内，在盐水冲管后或输液后注射部位出现伴疼痛、肿胀时，需要拍摄胸片排除导管脱落的可能。

（2）置入蝶型针无回血，推注生理盐水顺利，应查明原因后再输液，确诊导管脱落后患者卧床制动，DSA 下取出导管。

（3）按时对患者的输液港进行维护，目前输液港的使用多集中在三级甲等医院，并且需要专用的无损伤针进行维护，大部分医院及医护人员并不具备维护输液港的相关技术，这给出院患者输液港的定期维护带来了极大的不便。因此，临床上需要进一步普及输液港的使用并注重下级医院输液港维护的相关技术培训，完善输液港全程追踪管理制度。

（朱　雁）

胸壁式输液港植入术后皮下淤血

【案例介绍】

（一）一般资料

患者男，67 岁，2022-12-08 因腹右侧疼痛来我院急诊就诊，我院胃肠外科以"急性腹膜炎"收入院，肠镜检查示：结肠癌变。2022-12-21 于胃肠外科行结肠癌根治术＋右半结肠切除术，现为进一步化疗，入肿瘤科住院。2023-01-17 因化疗需要，在 DSA 室行置港术；2023-01-19 予换药，无异常，使用输液港行静脉化疗。2023-01-21 查血正常，出院，予输液港拔针，见穿刺点渗血，延长按压穿刺点时间后换药，向患者进行详细的健康宣教。

既往史：否认高血压史、冠心病史、糖尿病、哮喘等慢性病史，否认肝炎、结核等传染病史，否认外伤史、输血史，否认药物、食物过敏史，预防接种史不详。

个人史：原籍出生长大，否认疫区疫水接触史，否认嗜酒史、吸烟史。否认冶游史。

婚育史：已婚已育，家人体健。

家族史：否认家族类似疾病史，否认家族中有高血压、冠心病等病史，否认家族中有肝炎、结核等传染病病史，否认家族中有遗传病、精神病病史。

（二）医护过程

入院体格检查：体温 36.5℃，脉搏 85 次 / 分，呼吸 23 次 / 分，血压 100/55 mmHg。2023-01-28 患者感觉输液港处按压疼痛，至肿瘤科寻求帮助，病区护士长请伤口组会诊；伤口造口组会诊建议处理措施：消毒皮肤→挤压穿刺点淤血→消毒→贴水凝胶。

2023-01-31 换药，拆线，外观见皮下淤血加重，港座区域轻触诊有波动感，触痛，消毒淤血处后将无菌针头轻刺入皮下，挤压无淤血、渗液，继续使用水凝胶，暂停用输液港。

2023-02-01 需行化疗，患者及其家属心情焦虑。与患者及其家属沟通并进行了心理疏导与安抚，缓解患者及其家属的焦虑情绪；同时组织介入科医生及伤口护理小组联合会诊：同意肿瘤科处理意见，暂停输液港使用，采用外周静脉留置针输注化疗药，告知化疗外渗风险，详细解释并取得同意后签署知情同意书。加强巡视，密切观察留置针有无外渗，化疗结束后拔除留置针。前臂输液侧血管予喜疗妥药膏外涂，预防静脉炎的发生。

2023-02-02 再次联合会诊，请血管外科及介入科主任进行会诊，已见明显改善，处理同前，局部未感疼痛。

2023-02-04 患者出院，输液港处片状水凝胶及透明贴膜外敷，嘱其每 3 ~ 5 d 更换 1 次，出现异常及时来医院处理。

2023-02-10 换药情况：趋于正常状态，局部无疼痛。

2023-02-15 见输液港处无异常，患者未诉不适，予正常使用。

【护理】

（一）治疗护理

1. 用药护理

本例为老年癌症患者，老年人血管硬化、弹性差、脆性增加，凝血功能减退致凝血时间延长；其次老年人皮肤组织松弛，有利于局部出血、渗液的积聚且不利于止血；再则化疗药物致使凝血功能改变，增加出血的可能性。故老年人植入输液港要认真落实皮下淤血的预防护理工作，术前详细评估并提前 1 ~ 2 d 停用抗凝、抗血小板药物，术后要加强局部换药和观察，以及时发现问题并及早处理。

水凝胶使用：①禁止覆盖感染伤口；②必须外贴 3 M 贴膜，密闭的半透膜能保持局部低氧状态；③水胶体敷料可促进血液循环，加速炎症消退，目前临床也有很多使用水胶体敷料防治静脉炎的报道。

2. 深静脉血栓的预防

评估患者病情，床上主动活动，禁止双下肢穿刺及输液，踝泵运动 5 ~ 10 min/h；根据患者病情，适量饮水；指导家属均衡患者饮食，进食低脂、富含纤维素饮食，保持大便通畅；定期监测患者血脂，控制 BMI（正常值 18.5 ~ 24 kg/m^2）；遵医嘱予患者气压治疗，促进肢端血液循环。

（二）观察护理

观察患者相关阳性指标，向患者解释凝血功能等指标异常是否是造成皮下淤血的因素之一；在院期间按护理级别做好巡视，仔细观察患者情况，客观、如实且详细地书写护理记录；患者出院后，做好延续护理。

（三）营养支持

（1）肿瘤患者属于营养高消耗人群，营养状况差容易导致患者免疫力下降，使患者无法或难以完成化疗及创伤性的手术，从而致使患者未得到及时治疗，严重危害其生命。该患者存在营养风险，饮食中指导患者进食高蛋白、高热量食物，注意优质蛋白的摄入，以及维生素的补充，多饮水，每日 1 000 ~ 1 500 mL。

（2）调节肠道菌群：每日监测排便次数、颜色、形状以及排便量，遵医嘱予双歧杆菌 2 g，每日 3 次，饮食中增加益生菌的摄入。

（四）心理护理

做好肿瘤患者的心理护理：学会倾听，有针对性地进行心理疏导，及时解决引起患者焦虑、困扰、担心的问题，利用自己的专业知识帮助患者建立良好的信心，树立积极的心态正面面对疾病。

家属的心理护理：不要忽略家属的心理护理，家属与患者直接接触时间最长，其一言一行对患者的影响都不可忽略，应适当与家属进行沟通，宽慰其内心的忧愁或苦恼，使其得到排解，从而避免其向患者输入过多负面情绪，不利于患者病情康复。

（五）健康教育

（1）保持输液港通畅，若敷料浸汗、敷料潮湿，应及时予以换药处理。

（2）教会患者及其家属自我观察，如渗血、渗液、血肿、肢端麻木、疼痛等。

（3）每日评估植港港座情况，注意有无红、肿、热、痛等症状。

（4）保持局部干燥和贴膜完整，不要擅自撕拉贴膜，有异常时应及时告知护士。

【小结】

1. 护理自我排查

出现异常时首先进行自我排查，确保按照护理常规操作。

2. 及时反映情况

如有异常立即报告医生、责任组长和护士长，遵循医嘱和上级指示行事并及时留取影像学资料。

3. 查询患者相关阳性指标

向患者解释凝血功能等异常指标是否是造成皮下淤血的因素之一。

4. 在院期间按护理级别做好巡视

仔细观察患者情况，客观、如实且详细地书写护理记录；患者出院后，做好延续护理。

5. 查阅相关文献

文献指出，输液港植入术后局部皮下淤血的高发生率与患者年龄有密切关系，70岁以上患者比例高达25%；并指出输液港皮下淤血与皮肤松弛、凝血功能、抗凝药物使用、导管套件品牌相关。

（朱 雁）

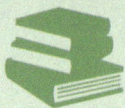

第八章 影像科护理

第一节 磁共振成像检查概述

一、概念

1. 磁共振（MR）

给处于主磁场中的人体组织一个射频脉冲，这个射频脉冲的频率与质子的进动频率相同，射频脉冲的能量将传递给处于低能级的质子，处于低能级的质子获得能量后将跃迁到高能级，这种现象称为磁共振现象。

2. 序列

在检查中一系列射频脉冲、梯度脉冲和信号采集时刻等相关各参数的设置及其在时序上的排列称为 MRI 的脉冲序列。常用的有自旋回波序列（SE）、快速自旋回波序列（FSE）、反转恢复序列（IR）、平面回波序列（EPI）。

3. 重复时间（TR）

MRI 的信号很弱，为提高 MRI 的信噪比，要求重复使用同一种脉冲序列，这个重复激发脉冲的间隔时间即为 TR。重复时间是指脉冲序列执行一次所需要的时间，也就是从第一个射频激励脉冲出现到下一周期同一脉冲再次出现时所经历的时间。

4. 回波时间（TE）

TE 指产生宏观横向磁化矢量的脉冲中点到回波中点的时间间隔。

5. 反转时间（TI）

在反转恢复脉冲序列中，$-180°$ 反转脉冲与 $90°$ 激励脉冲之间的时间间隔称为反转时间。两个 $-180°$ 脉冲之间的时间间隔为 TR，$90°$ 脉冲和 $180°$ 脉冲之间的间隔为 TE。当反转恢复序列以抑制某种信号为应用目的时，序列的 TI 时间根据不同组织的 TI 值进行选择。

6. 加权成像

通过成像脉冲序列的选择及成像参数的调整，使 MR 图像主要反映组织某方面特性，而抑制组织的其他特性对 MR 信号强度的影响，这就是加权成像。

7. 流空效应

心血管内的血液由于流动迅速，使发射 MR 信号的氢离子离开接收范围，测不到 MR 信号进而表现为"黑色"，这就是流空效应。在一定范围内，TE/2 越长，流空效应越明显。

8. 弛豫过程

在射频脉冲的激发下，人体组织内氢质子吸收能量处于激发状态。射频脉冲结束后，处于激发状态的氢离子恢复其原始状态，这个恢复过程称为弛豫过程。

9. 矩阵

MR 图像层面内行和列的数目，也就是频率编码和相位编码方向上的像素数目，可分为采集矩阵和显示矩阵。

10. 视野（FOV）

MR 成像的实际范围，即图像区域在频率编码方向和相位编码方向的实际尺寸。在矩阵不变的情况下，FOV 越大，成像体素越大，图像层面内的空间分辨率越低。

11. 信噪比（SNR）

SNR 是感兴趣区内组织信号强度与噪声强度的比值。它是衡量图像质量最主要的参数之一。信号强度是指某一感兴趣区内各像素的平均值；噪声是患者、环境和 MR 系统电子设备所产生的不需要的信号。

12. 对比噪声比（CNR）

MR 图像另一个重要的质量参数是对比，对比度是指两种组织信号强度的相对差别，差别越大则图像对比越好。在临床上对比度常用对比噪声比表示。

13. 图像均匀度

图像上均匀物质信号强度的偏差，偏差越大，说明均匀度越低。均匀度包括信号强度的均匀度、SNR 均匀度、CNR 均匀度。

14. 傅立叶空间（K 空间）

K 空间是带有空间定位编码信息的 MR 信号原始数据的填充空间。每一幅 MR 图像都有其相应的 K 空间数据点阵。

二、成像原理

磁共振成像（MRI）原理大致分为以下几个过程。

（1）人体置于磁场中，人体组织中的原子核（含奇数质子或中子，一般指氢质子）在强磁场中磁化。

（2）梯度场给予空间定位后，射频脉冲激励特定进动频率的氢质子产生共振。接受激励的氢离子在弛豫过程中释放能量，即 MR 信号。

（3）计算机将 MR 信号收集起来，按强度转换成黑、白、灰阶，按位置组成二维或三维的形态，最终组成 MR 图像。

总之，磁共振成像就是利用原子核在磁场内共振产生的信号经重建成像的成像技术。

三、检查方式

（一）平扫

MRI 特点是指不使用对比剂的 MRI 扫描。

（二）增强扫描

MRI 增强扫描是指血管内注射对比剂后的 MRI 扫描。目的是提高病变组织同正常组织的对比度，根据注射对比剂后扫描方法的不同，可分为常规增强扫描、动态增强扫描、延迟增强扫描或多期增强扫描等。

（三）特殊检查

1. 磁共振弥散加权成像（DWI）

弥散加权成像又称为扩散加权成像，是利用磁共振成像观察活体组织中水分子微观扩散运动的一种成像方法。与传统的 MRI 技术不同，它主要依赖于水分子的运动而非组织的自旋质子密度、T_1 值或 T_2 值，为组织成像对比提供了一种新的技术（图 8-1）。

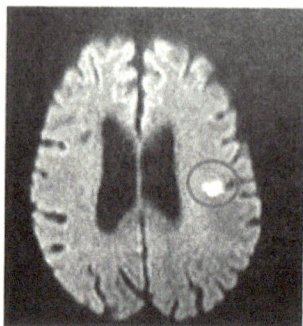

图 8-1　弥散加权横断位图像

2. 磁共振灌注成像（PWI）

磁共振灌注成像是用来反映组织微循环分布及其血流灌注情况、评估局部组织活力和功能的磁共振检查技术。磁共振反映灌注的方法主要有两种：一种是使用外源性示踪剂，常用的是动态磁敏感对比增强（DSC）；另一种是利用内源性示踪剂的动脉自旋标记技术（ASL）。目前灌注成像主要用于脑梗死的早期诊断，心、肝和肾功能灌注及良、恶性肿瘤鉴别诊断等方面。

3. 脑功能磁共振成像（fMRI）

基于血氧合水平依赖（BOLD）效应的 fMRI 技术，是利用在脑活动生理过程中，脑血流、脑血流容积、血液氧含量等微弱的能量代谢过程来成像。它主要借助超快速 MRI 扫描技术，测量人脑在思维、视觉、听觉或肢体活动时，相应脑区脑组织局部灌注状态的变化，并将这些变化显示于磁共振图像上。

4. 磁共振波谱（MRS）

磁共振波谱是利用 MRI 中的化学位移来测定分子组成及空间构型的一种检测方法。MRS 是目前唯一能无创性观察活体组织代谢及生化变化的技术（图 8-2）。

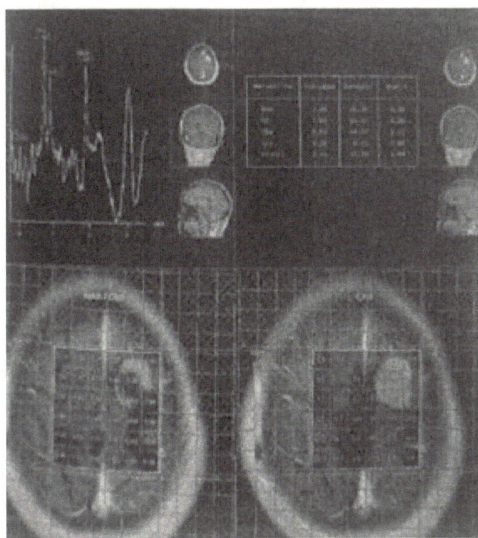

图 8-2　MRS 图

5. 磁敏感加权成像（SWI）

Siemens 机型称为 SWI，在 GE 机型称为重 T_2 加权血管成像，是检测不同类型脑出血包括微出血的敏感序列。最早可显示症状出现后 2 h 以内的出血，最小可显示直径 2 ~ 5 mm 的微出血。

6. 神经 3D 薄层扫描

近年来，随着磁共振技术的迅速发展，神经 MRI 技术日趋成熟，并且不断有新的技术出现，临床常用于三叉神经、面神经、听神经、臂丛神经及腰丛神经成像（图 8-3、图8-4）。

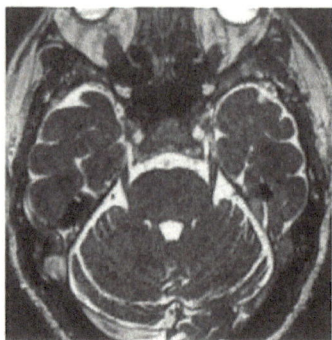

图 8-3　三叉神经 3D 薄层图像　　图 8-4　面神经、听神经 3D 薄层图像

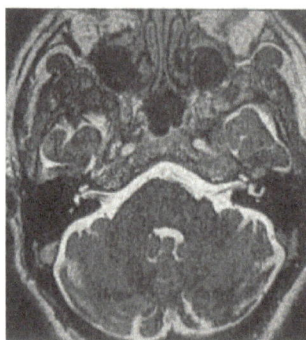

7. MRI 血管成像

有 3 种血管成像的模式，分别为时间飞跃法（TOF）、相位对比法（PC）及对比增强法（CE）。

（1）TOF：基于血流的流入增强效应，一般采用 TR 较短的快速扰相 GRE T_1WI 序列进行采集，是利用梯度运动相位重聚技术（GMR），突出流入性增强效应，减少相位移动对图像影响的血管成像方法。目前临床以 TOF 法应用较为广泛。

（2）PC：也是采用快速扫描技术，利用流动所致的宏观横向磁化矢量（Mxy）的相位发生变化来抑制背景、突出血管信号的一种方法。

（3）CE：对比增强 MRA 是利用顺磁性对比剂的超短 T_1 作用使血液的值明显缩短，短于周围其他组织，然后利用超快速且权重很重的 T_1WI 序列来记录这种弛豫差别的成像方法。

8. MRI 水成像

根据水的长 T_2 特性，采用重 T_2 加权序列，即选择很长的 TE，其他组织的横向磁化矢量几乎完全没有衰减，因而信号很低或者完全没有信号，而水样的结构由于 T_2 值很长，仍保持较大横向磁化矢量，所采集的图像信号主要来自水样结构。在水成像的图像中，流速慢或停滞的液体，如脑脊液、胆汁、尿液呈明显高信号，实质性组织及流速快的血液呈低信号或无信号，从而显示人体含水管腔。

9. 磁共振组织抑制技术

在 MRI 成像中，为了更好地显示感兴趣区，经常采用一些特殊的方法使某一局部组织的信号减小或消失，最常使用的方法就是饱和技术。

（1）局部饱和技术：是最常用的饱和技术，其原理是在成像脉冲施加前，在梯度场的配合下，利用 90° 脉冲对某一个或多个选定的区域进行选择性激发，使该选定区域的组织在成像脉冲射频施加时已经被饱和而不能产生 MRI 信号。这种技术常用于垂直于层面的流动信号的饱和。

（2）磁化传递饱和技术：是一种选择性的组织信号抑制技术，又称磁化传递抑制，由

MT 技术产生的图像对比称为磁化传递对比。

（3）幅度选择饱和技术：是一种选择性饱和技术，它是针对不同组织具有不同的纵向弛豫时间，在 180°磁化反转脉冲作用下，所有组织的纵向磁化都被转移至 Z 轴负向，脉冲停止后，各种组织的纵向磁化开始弛豫，负向磁化逐渐缩短，并向 0 值接近，通过 0 值后进一步向 Z 轴正向增长。

（4）化学位移频率选择饱和技术：同一元素的原子由于化学结构的差异，在相同强度的磁场中其拉莫频率不同，这种频率的差异称为化学位移。化学位移饱和技术就是利用这种频率的差异，在信号激发前，预先发射具有高度频率选择性的预饱和脉冲，使一种或几种单一频率的信号被饱和，而只留下感兴趣组织的纵向磁化，这是化学位移成像技术的基本原理，且广泛应用于脂肪抑制技术中。

（5）频率选择反转脉冲脂肪抑制技术：既考虑了脂肪的进动频率，又考虑了脂肪组织的短 T_1 值特性。其方法是在真正射频脉冲激发前，先对三维成像容积进行预脉冲激发，这种预脉冲的带宽很窄，中心频率为脂肪中质子的进动频率，因此仅有脂肪组织被激发。

频率选择反转脉冲脂肪抑制技术一般用于三维快速 GRE 序列。但如果在 SITR 技术中采用的 180°反转脉冲是针对脂肪中质子的进动频率，则该技术也可用于 T_1WI，这种技术可以增加 STIR 技术脂肪组织抑制的特异性。

（6）选择性水或脂肪激发技术：可以选用水激发或脂肪激发，水激励属于选择性水或脂肪激发技术的一方面。选择性激发技术通常采用频率和空间选择的一项脉冲，这种脉冲实际上是偏转角和偏转方向不同的多个脉冲的组合。

（7）化学位移水—脂反相位成像技术：由于化学位移效应，水质子较脂肪质子的进动频率稍快，若干时间水质子与脂肪质子进动相位就会出现在相反的方向上，这种状态称为水—脂反相位。水—脂反相位时采集的 MRI 信号，水信号与脂信号相互抵消，因此含有水和脂的组织信号被饱和，表现为低信号。这种技术常被用于诊断肝脏的脂肪浸润。

（8）Dixon 技术：是一种水脂分离成像技术，通过对自旋回波序列 TE 的调整，获得水脂相位一致（同相位）的图像和水脂相位相反（反相位）的图像。通过两组图像信息相加或相减，可得到水质子图像和脂肪质子图像。

（四）检查程序

（1）预约：频繁更换线圈容易导致设备待机时间过长，所以可以使相同部位集中检查，能够减少线圈更换次数，有效提高设备使用率，缩短待机时间。

（2）检查前准备：设置磁共振候诊室，配备专职人员接待患者及其家属，询问既往史，询问是否有禁忌证，并交代检查注意事项。

（3）根据检查部位不同摆好体位并开始检查。

（4）图像后处理。

（李　敏）

第二节 MRI 检查适应证和禁忌证

一、适应证

1. 中枢系统疾病

MRI 在中枢神经系统颅脑、脊髓中的应用最具优势。MRI 对于肿瘤、感染、血管病变、白质病变、发育畸形、退行性病变、脑室系统及蛛网膜下隙病变、出血性病变的检查均优于 CT，对颅后窝及颅颈交界处病变诊断具有独特优势。

2. 头颈、颌面部疾病

MRI 尤其适用于头颈部肿瘤和肿瘤样病变的诊断与鉴别诊断，是鼻咽癌、喉癌的首选影像学检查方法，在诊断口咽部肿瘤方面较其他检查方法具有独到的优势。

3. 胸部疾病

MRI 对纵隔及肺门淋巴结肿大、占位性病变的诊断有特殊价值，也是诊断乳腺疾病的重要方法，但是对肺部病变，如钙化及小病灶的检出不如 CT。

4. 心脏、大血管疾病

MRI 根据心脏具有周期波动的特点，运用心电门控触发技术，可对心肌梗死、心肌病、瓣膜病、心包病变、先天性心脏病及心脏肿瘤等作出准确诊断，且可进行定量分析。MRI 的流空效应，可直观显示主动脉瘤、主动脉夹层等大血管疾患。

5. 腹部和盆腔疾病

MRI 通过水成像技术可直观显示胆囊及胆管等结构，多参数的快速序列对肝脏病变提供了良好的显示效果，通过周围脂肪的衬托，可显示胰腺及胰腺导管。肾及周围脂肪囊在 MR 图像上有着优秀的天然对比，肾实质与肾盂内尿液形成良好对比，MRU 可不注射造影剂而显示泌尿系统影像，对输尿管梗阻及狭窄有重要诊断价值。多方位、大视野成像可清晰显示盆腔解剖结构。尤其对女性盆腔有着重要诊断价值，是盆腔肿瘤、炎症、子宫内膜异位症、转移癌等病变最佳影像学检查方法。

6. 骨关节和软组织病变

对于关节内软骨盘、肌腱、韧带、滑膜的损伤与病变，MRI 可清晰显示软骨、关节囊、关节液及关节韧带，对关节软骨损伤、半月板损伤、关节积液等病变，以及对关节疾病的诊断具有其他影像学检查无法比拟的价值，MRI 是首选的检查方法。在关节软骨的变性与坏死诊断中，早于其他影像学方法，因此也是股骨头缺血性坏死的首选检查方法。

二、禁忌证

（一）绝对禁忌证

绝对禁忌证指会导致受检者生命危险的情况。有下列情况者，一般不宜行 MRI 检查。

（1）体内装有心脏起搏器，除外起搏器为新型的 MRI 兼容性产品。

（2）体内置入电子耳蜗、磁性金属药物灌注泵、神经刺激器等电子装置。

（3）妊娠 3 个月内。

（4）眼眶内有磁性金属异物。

（二）相对禁忌证

相对禁忌证指有可能导致受检者生命危险或不同程度伤害的情况，通过解除金属器械后仍可进行检查的情况，但对影像质量可能有不利的情况，如下列情况者，在做好风险评估、成像效果预估的前提下，权衡病情与检查的利弊关系后，慎重考虑检查。

（1）体内有弱磁性植入物，如心脏金属瓣膜、血管金属支架、血管夹、螺旋圈、滤器、封堵物等，如病情需要，一般建议术后 6 ~ 8 周再检查，并且最好在 1.5T 以下场强设备进行。

（2）体内有金属弹片、金属人工关节、假肢、假体、固定钢板等，应视金属置入物距扫描区域（磁场中心）的距离情况，以确保人身安全为首要考虑因素，慎重选择检查，而且建议在 1.5T 以下场强设备进行。

（3）体内有骨关节固定钢钉、骨螺丝、固定义齿、避孕环等，一般不会造成严重的人身伤害，主要以产生的金属伪影是否影响检查目标的观察而考虑是否适宜检查。

（4）危重患者或可短时去除生命监护设备（磁性金属类、电子类）的危重患者。

（5）癫痫发作、神经刺激征、幽闭恐惧症者。

（6）高热患者。

（7）妊娠 3 个月以上者。

因此，MRI 检查具有绝对禁忌证及相对禁忌证。对 MRI 检查的安全性，操作者一定要引起重视。检查前必须详细询问，弄清楚是否在禁忌范围，以及禁止将金属物品带入扫描室，以确保人身安全及图像的质量。

三、检查流程

（1）门诊患者：检查申请单—交费—预约登记编号—按预约时间检查。

（2）住院患者：检查申请单—计费—预约登记编号—按预约时间检查。

（3）MRI 检查后取片和报告：凭取片条码，在自助机取片和报告。

四、注意事项

（1）患者携带预约单，按照预约时间提前 30 min 到达 MRI 检查室，并告知检查室工作人员。

（2）在候诊区等候期间，除去患者和家属（陪同患者一起进入检查室的）身上及衣物内的一切金属物品。

（3）尽量穿戴棉质、无任何金属配饰及宽松或穿脱方便的衣物。

（4）告知患者在进行检查时，要听从 MRI 室工作人员的吩咐。

（5）嘱患者在检查在过程中保持安静，不能有任何移动，否则影响图像质量。

（李　敏）

第三节　MRI 检查一般护理常规

MRI 检查作为一种可靠的影像检查手段，具有极高的软组织对比度以及物质分辨能力。目前而言，受成像原理制约，其扫描速度较低，因此在较长的扫描时间里，牢牢把握患者在磁体内的情况成为 MRI 专科护理的重点之一。

一、检查前的护理（临床科室）

（1）责任护士认真核对申请单，包括姓名、性别、年龄、住院号（ID）、检查部位、检查项目、既往病史及相关的病情，并与 MRI 登记室联系，进行预约，MRI 登记室工作人员将患者信息录入 PACS 系统。

（2）责任护士告知患者检查的预约时间、检查地点、检查的基本流程。

（3）告知患者和家属 MRI 检查的目的、注意事项；对于 MRI 增强检查的患者告知注射对比剂后可能出现的不良反应及增强前后水化的意义，使患者能在检查中配合。

（4）评估患者：外出检查前，责任护士应再次评估患者是否有 MRI 检查的禁忌证。

（5）必要时镇静：对小儿、昏迷、躁动、精神异常的受检者，如必须进行 MRI 检查时，要在医师指导下适当给予镇静处理后，方可进行 MRI 检查。

（6）对需要增强扫描的患者需指导患者或家属签署钆对比剂使用知情同意书。

（7）消化道准备：对于腹部 MRI 检查的患者，责任护士应告知检查前需禁食、禁水 6～8 h；对于尿路造影检查前 12 h 禁食、禁水，排便，禁服促进肠液分泌的药物，如泻药等。

（8）MRCP检查前准备：对需行MRCP检查的患者，责任护士应嘱咐患者禁食、禁水6 h。同时告知患者外出MRI检查前带300 mL左右温水。检查前15 min左右饮温开水300 mL加枸橼酸铁铵泡腾颗粒铁剂3 g或100 mL温开水中加1～2 mL静脉用钆喷酸葡胺口服。

（9）对于预约腹部MRI检查的患者，责任护士应提前指导呼吸训练，训练方式为深吸气—呼气—屏气。告知患者每次吸气幅度保持一致，屏气最长时间22 s。

（10）预约盆腔MRI检查的患者，责任护士告知患者需要憋适量小便进行检查。膀胱充盈有利于更好地显示盆腔脏器。女性在盆腔MRI检查前需去掉节育环。

二、检查前的护理（检查科室）

（1）患者报到：患者按照预约时间提前30 min到MRI检查室，凭检查预约单确认患者信息；正确记录患者身高、体重，并记录在申请单上，便于计算注射对比剂使用量。

（2）信息核对：仔细阅读检查申请单，核对患者信息（姓名、性别、年龄、检查部位、检查设备等），详细询问病史（既往史、检查史、用药史、过敏史），明确检查目的和要求。

（3）评估患者病情：根据患者病情和检查配合程度评估患者是否适合做MRI检查；对应用钆对比剂增强MRI检查的患者，护士要按照对比剂使用的适应证和禁忌证筛选高危人群，评估钆对比剂使用的风险，并签署钆对比剂使用知情同意书。

（4）心理护理和健康教育：在常规宣教的基础上重点告知检查的目的和注意事项；对于增强检查的患者，告知注射钆对比剂后可能出现的正常反应（口干、口苦、口腔金属味、全身发热）和不良反应（如恶心、呕吐、皮疹）等，以及合理水化的重要性。

（5）对小儿、昏迷、躁动、精神异常的受检者，应在医师指导下适当给予镇静处理后进行检查。

（6）确认患者和拟陪同进入检查室的家属，除去体表及随身的一切金属物件，并明确无体内金属植入物。对需要增强扫描的患者应指导患者或家属签署钆对比剂使用知情同意书。

（7）建立静脉通道：认真评估血管，安置22 G留置针；嘱患者等待中穿刺侧肢体制动，防止留置针脱出。

（8）备齐急救物品和药物：因MRI扫描设备的特殊性，应在MRI检查室操作间常备各种急救药品和仪器，固定放置，定期查对。

（9）消化道准备：腹部检查前需禁食、禁水6～8 h，尿路造影检查前12 h禁食、禁水，排便，禁服促进肠液分泌的药物，如泻药等。

（10）MRCP检查前准备：为使MRCP检查的图像清晰显示，患者需禁食、禁水6 h，方可使胆管充分扩张，管壁显示清晰。嘱咐患者检查前15 min左右饮温开水300 mL加枸橡酸铁铵泡腾颗粒铁剂 3 g，或 100 mL 温开水中加 1 ~ 2 mL 静脉用钆喷酸葡胺口服，目的在于抑制周围肠道水信号，使十二指肠充盈良好，从而使十二指肠壶腹及乳头显示清晰，能更准确地判断该处是否存在梗阻占位病变。必要时检查前 10 ~ 15 min 肌内注射山莨菪碱注射液 10 mg，以减少胃肠道的蠕动，避免出现运动性伪影。

（11）正确指导呼吸训练：对有憋气要求的扫描项目，耐心解释、说明屏气的重要性，训练方式为：深吸气—呼气—屏气，告知患者在扫描时需数次屏气，每次吸气幅度保持一致。另外，训练患者屏气最长时间 22 s，使患者在实际检查工作中适应憋气扫描。对一些屏气较差的患者，可采取加腹带及捏鼻的方法，使其被动屏气，也可获得很好的效果。

（12）盆腔检查者，检查前询问患者是否憋有适量小便，使膀胱充盈，以便更好地显示盆腔脏器。女性在盆腔 MRI 检查前，确认已经去掉节育环。

三、检查中的护理

（1）核对信息：再次查对患者姓名、性别、检查部位，协助患者上检查床，有引流管、引流袋等的患者，应帮助其妥善放置。注意患者安全，防止患者坠床。

（2）根据患者的检查部位协助患者摆好体位，选择正确线圈，安抚患者不要紧张、害怕，积极配合医技人员检查。

（3）腹部检查患者，需对患者进行呼吸训练，查看患者的配合度，指导正确吸气—呼气—屏气。

（4）检查前，要查看高压注射泵及管路系统是否能正常运行，连接留置针与高压注射器泵管路，预注射生理盐水，检查有无渗漏。

（5）检查过程中注意患者的保暖和隐私保护。

（6）密切观察检查中患者的病情变化及对比剂注射情况。

（7）对于对比剂外渗或者过敏做到早发现、早介入、早处理。

四、检查后的护理

（1）核对信息：再次查对患者姓名、性别、检查部位。

（2）检查完成后，询问患者有无不适，如无不适则协助患者下检查床。

（3）增强扫描后的患者完成检查后，安排患者在候诊区内等待 15 ~ 30 min，无任何不良反应后方可拔掉留置针，按压 5 min 以上。

（4）合理水化：MRI 对比剂的半衰期为 20 ~ 100 min，24 h 内约有 90% 以原形从尿液排出，若病情允许，指导患者检查后及时饮水（100 mL/h），利于对比剂的排出。

（5）健康教育：告知患者回病房后继续观察和水化，如有不适应及时通知主管医生。

（6）告知患者及其家属取检查报告的时间、地点。

（李　敏）

第四节　头颈部 MRI 检查基础知识及护理常规

　　头部 MRI 检查包括颅脑、鞍区、内听道、眼部、鼻旁窦、鼻咽、颅底、腮腺、内耳等部位。颈部 MRI 检查包括颈部软组织、颈部血管成像、喉及甲状腺。

一、颅脑 MRI 检查适应证

　　（1）颅脑外伤：尤其适用于 CT 检查阴性者。

　　（2）脑血管性疾病：脑梗死、脑出血、脑血管畸形。

　　（3）颅内占位性病变：良、恶性肿瘤，囊肿等。

　　（4）颅内感染与炎症。

　　（5）脑部退行性病变。

　　（6）脑白质病变。

　　（7）颅脑先天性发育异常、脑积水、脑萎缩。

　　（8）颅骨骨源性疾病。

二、颅脑正常 MRI 表现

　　1. 脑实质

　　脑髓质与脑皮质相比，含水量少而含脂量多，在 T_1WI 上脑髓质信号高于脑皮质，在 T_2WI 上则低于脑皮质。脑实质内有一些铁质沉积较多的核团，如苍白球、红核、黑质及齿状核等，在高场 T_1WI 上呈低信号。基底节区内靠侧脑室，外邻外囊，在豆状核与尾状核、丘脑之间有内囊走行，MRI 显示得非常清晰。由于 MRI 无骨伪影干扰，颅后窝显示清楚。

　　2. 脑室、脑池、脑沟

　　其内均含脑脊液，在 T_1WI 上为低信号，在 T_1WI 上为高信号。

　　3. 脑神经

　　高分辨率 MRI 多能够清晰地显示出各对脑神经，以 T_2WI 显示为佳，呈等信号强度。在颅底层面可以显示第 Ⅱ、第 Ⅵ、第 Ⅶ、第 Ⅷ、第 Ⅸ、第 Ⅹ、第 Ⅵ、第 Ⅶ 共 8 对脑神经；在蝶鞍层面能够显示第 Ⅴ 对脑神经；在鞍上池层面，可以显示第 Ⅲ、第 Ⅳ 对脑神经。

　　4. 脑血管

　　动脉因其血流迅速造成流空效应，为无信号区，静脉血流速度慢而在 T_1WI 上呈高信号。利用这种现象，MRA 和磁共振静脉成像（MRV）可以直接显示颅内血管的位置、分布与形态。

5. 颅骨与软组织

头皮和皮下组织含大量的脂肪，在 T_1WI 及 T_2WI 上均呈高信号；颅骨内外板、硬脑膜、乳突气房、含气鼻窦腔等结构几乎不含或少含质子，均无信号或呈低信号；颅骨板障内含脂肪较多，且其中的静脉血流较慢，亦在 T_1WI 上呈高信号。

三、颅脑异常 MRI 表现

1. 脑质信号异常

长 T_1、长 T_2 病灶，即在 T_1WI 上呈低信号，在 T_2WI 上呈高信号。主要见于绝大多数的脑肿瘤、梗死灶、脱髓鞘病变、脑脓肿及其他颅内炎性病变等。

2. 形态、结构异常

在分析观察病灶的形态、结构时，MRI 和 CT 相同，但 MRI 的软组织分辨力更高，且可以进行多方位成像和功能成像，有利于对颅内各种病变进行定位和定性诊断，以及显示病变与邻近解剖结构的关系。

3. 脑血管改变

MRI 在分析观察脑血管的异常变化时有其独特的优越性。一方面利用 MRI 的流空效应，能显示正常血管及脑血管畸形中的异常血管结构；另一方面能显示血管周围脑实质的病理性改变。

4. 对比增强改变

当 MRI 显示异常信号或其与周围正常组织和结构无大差别时，通常需行 MRI 增强检查。静脉注入的顺磁性对比剂，如 Gd-DTPA 可通过受损的血脑屏障进入脑内病变组织或滞留于病灶内缓慢的血流中。病灶是否强化以及强化的程度，与病变组织血供是否丰富以及血脑屏障被破坏的程度有关。

四、颈部 MRI 检查适应证

适用于喉与咽喉、气管、甲状腺、甲状旁腺、颈部淋巴结、上段食管及颈部血管、肿瘤性病变。

五、咽部正常 MRI 表现

MRI 所见与 CT 相似，组织分辨率明显优于 CT，有助于观察病变侵犯范围，利于肿瘤分期。MRI 能直接显示黏膜、肌肉、间隙、血管、神经等结构。

六、咽部异常影像学表现

1. 咽腔狭窄或闭塞

咽腔狭窄或闭塞常见于肿瘤、外伤等，X 线平片、CT、MRI 均可观察咽腔形态改变。

2. 咽壁增厚或不对称

咽壁增厚或不对称可见于炎症、肿瘤。

3. 咽旁间隙受累

正常咽旁间隙两侧对称，其位置和形态改变有助于肿瘤定位。

七、喉部正常 MRI 表现

喉软骨未钙化前在 T_1WI、T_2WI 上呈中等信号，钙化后呈不均匀低信号；喉肌 T_1WI 和 T_2WI 均呈偏低均匀信号；喉黏膜在 T_1WI 上呈中等信号，在 T_2WI 上呈明显高信号；喉旁间隙在 T_1WI 和 T_2WI 上均呈高信号影；喉前庭、喉室和声门下区、会厌谿和梨状窝含气则均呈极低信号。目前，喉部病变以 CT、MRI 为常用影像检查方法。

八、喉部异常影像学表现

1. 形态学改变

声门区结构可出现肿胀，也可出现破坏、消失或有真假声带分辨不清、软组织增厚或肿块，以及气道狭窄等。

2. 密度和信号改变

囊性病变表现为低密度或长 T_1、长 T_2 信号，实性病变表现为软组织密度或等 T_1、长或稍长 T_1 信号。

3. 对称性与位置变化

喉部左右不对称，真声带、假声带、喉室及声门下间隙的任何不对称、歪曲、变形均为病理征象。

4. 喉软骨的破坏

喉软骨破坏是诊断肿瘤的一个重要征象，表示肿瘤已广泛浸润。MRI 表现为在 T_1WI 上喉软骨中出现异常信号或高信号。

5. 功能改变

可以扩张、活动的正常部位变僵硬或不同呼吸相检查均不显示活动，表明肿瘤浸润、固定，是区别肿瘤性与非肿瘤性病变的重要征象。

6. 喉部周围脂肪间隙的改变

恶性肿瘤可侵犯喉旁间隙，MRI 表现为正常脂肪高信号中出现等信号软组织影。

九、颈部正常 MRI 表现

（1）颈部皮下脂肪在 T_1WI 和 T_2WI 上呈高信号，肌肉为中低信号，含气管道无信号。

（2）喉部软骨 T_1WI 和 T_2WI 一般呈均匀的等信号；但 30 岁以后，出现黄骨髓的中央部分则呈高信号，骨化部分呈低信号。

（3）甲状腺 T_1WI 较周围肌肉信号稍高，T_2WI 表现为高信号。

（4）颈血管鞘内血管，由于流空效应而呈低信号，颈内静脉由于慢血流，亦可呈高信号。

（5）颈深淋巴结 T_1WI 呈等信号，T_2WI 呈均匀的稍高信号，信号均匀，注射 Gd-DTPA 不强化。

十、颈部异常 MRI 表现

1. 颈部结构形态与大小的改变

许多病变可引起组织器官形态与大小的变化，如甲状腺腺瘤可出现局限性甲状腺增大，结节性甲状腺肿或甲状腺炎则表现为甲状腺弥漫性增大。

2. 异常肿块

颈部原发性肿瘤与转移性淋巴结增大，均可表现为颈部异常信号肿块。

3. 颈部脂肪间隙的受压与推移

组织器官的增大与异常肿块均可造成相邻脂肪间隙的受压与推移，脂肪组织在 MRI 图像上显示为高信号，通过脂肪间隙的变化，易于对病变的大小、形态与侵犯范围作出准确评价。

4. 病变的信号表现

良性肿瘤多信号均匀，恶性肿瘤常信号不均匀且与周围结构分界不清。囊性病变 T_1WI 为低信号，T_2WI 为高信号。肿瘤出血则常在 T_1WI 上出现高信号。

十一、头颈部 MRI 检查护理常规

1. 检查前的准备和护理（临床科室）

（1）责任护士认真核对检查申请单、检查部位及检查项目。

（2）了解患者既往病史及相关的病情，核实患者有无头部、颈部手术病史及手术内植物，以便确认患者是否适合做 MRI 检查。

（3）负责预约的相关人员与 MRI 登记室联系，进行预约，MRI 登记室工作人员将患者信息录入 PACS 系统，同时提供预约单给患者。

（4）责任护士告知患者检查的预约时间、检查地点、检查的基本流程。

（5）告知患者及其家属，此次做 MRI 检查的目的、注意事项。

（6）对于头颈部 MRI 增强检查的患者，告知注射钆对比剂的意义及可能出现的不良反应，使患者能在检查中配合，并签署钆对比剂使用知情同意书。

（7）嘱患者 MRI 增强检查前后水化的重要性。

（8）外出检查前，责任护士应再次评估患者是否有 MRI 检查的禁忌证，以防意外发生。

（9）对小儿、昏迷、躁动、精神异常的患者，必须进行头颈部 MRI 检查时，要在临床医师指导下适当给予镇静处理后，方可进行 MRI 检查。

2．检查前的护理（检查科室）

（1）患者持检查预约单，按预约时间提前 30 min 到 MRI 检查室。凭检查预约单确认患者信息；正确记录患者身高、体重，并记录在申请单上，便于计算注射对比剂使用量。

（2）信息核对：护士提前 30 min，按照预约顺序，确认患者是否到位。仔细阅读检查申请单，核对患者信息、详细询问患者病史（既往史、过敏史），明确检查目的和要求。

（3）健康教育和指导：告知患者在头颈部 MRI 检查中配合检查对疾病诊断的重要性，根据患者病情，评估检查配合程度，并给予配合指导，进一步确定患者是否适合做 MRI 检查。

（4）对应用钆对比剂头颈部增强 MRI 检查的患者，护士要按照对比剂使用的适应证和禁忌证筛选高危人群，评估钆对比剂使用的风险，并签署钆对比剂使用知情同意书，留置静脉留置针。

（5）心理护理和健康教育：在常规健康教育的基础上重点告知检查的目的和注意事项。对于增强检查的患者，告知注射钆对比剂后可能会出现口干、口苦、口腔金属味、全身发热等，说明这些为正常现象。

（6）对小儿、昏迷、躁动、精神异常的患者，应在医师指导下给予镇静后方可进行检查。

（7）核对：在进入磁体间前与患者和拟陪同进入检查室的家属核对，除去体表及随身的一切金属物件，并明确无体内金属植入物。

（8）备好各种急救药品和仪器，固定放置在工作人员操作间。

3．检查中的护理

（1）核对信息：再次查对患者姓名、性别、检查部位。

（2）协助患者上检查床，有引流管、引流袋等的患者，应帮助其妥善放置。注意患者安全，防止患者坠床。

（3）线圈选择：选择头部专用线圈或颈部专用线圈。

（4）体位设计：患者仰卧在检查床上，头先进，头置于线圈内／颈部置于线圈内，人体长轴与床面长轴一致，双手置于身体两旁或胸前。头颅正中矢状面尽可能与线圈纵轴保持一致，并垂直于床面。

（5）颅脑 MRI 检查成像中心：颅脑、鞍区 MRI 以眉间线位于线圈横轴中心；内听道、鼻旁窦、鼻咽、颅底、腮腺、内耳 MRI 以鼻根部位于线圈横轴中心；眼部 MRI 以眶间线位于线圈横轴中心，即以线圈中心为采集中心，锁定位置，并送至磁场中心。

（6）颅脑 MRI 检查制动并保护眼部：嘱患者保持头部不动，平静呼吸，眼球检查时嘱患者闭眼，双眼球不能转动，避免产生运动伪影。对于眼睑闭合不全的患者，可用纱布遮盖患者双眼。

（7）颈部 MRI 检查成像中心：颈部 MRI 成像线圈中心对准甲状软骨，移动床面位置，使十字定位灯的纵横交点对准线圈纵横轴中点，即以线圈中心为采集中心，锁定位置，并送至磁场中心。

（8）颈部 MRI 检查嘱患者保持安静，平静呼吸，嘱患者尽可能避免咳嗽或吞咽，以免产生伪影而影响图像质量。确实无法控制咳嗽时，可在扫描间隙期进行咳嗽或相关动作（即机器没有声音时）。

（9）安抚患者不要紧张、害怕，积极配合医技人员检查。

（10）增强检查患者，要保持高压注射泵及管路系统处于备用状态，连接留置针与高压注射器泵管路，预注射生理盐水，检查有无渗漏。

（11）检查过程中注意患者的保暖和隐私保护。

（12）密切观察检查中患者的病情变化及对比剂注射情况。

（13）对于对比剂外渗或者过敏要做到早发现、早介入、早处理。

4. 检查后的护理

（1）查对信息：再次查对患者姓名、性别、检查部位与检查申请单是否一致。

（2）检查完成后，协助患者下检查床，观察并询问有无不适感。嘱患者在候诊区休息 30 min 左右后离开。

（3）MRI 增强扫描完成检查后，需要患者在候诊区内休息 15 ~ 30 min，无任何不良反应后方可拔掉留置针，按压穿刺部位 5 min 以上。

（4）合理水化：MRI 对比剂的半衰期为 20 ~ 100 min，24 h 内约有 90% 以原形从尿液排出，若病情允许，指导患者检查后及时饮水 500 ~ 1 000 mL，以后至少 100 mL/h，共饮水 2 000 ~ 3 000 mL，促进对比剂的排出。

（5）健康教育：告知患者回病房后继续观察和水化，如有不适，及时通知主管医生。

（6）告知患者及其家属取检查报告的时间、地点。

（李　敏）

第五节　胸部 MRI 检查基础知识及护理常规

胸部 MRI 检查主要包括心脏及大血管。

一、心脏、大血管 MRI 检查适应证

（1）观察心肌形态。

（2）心肌运动功能、心输出功能分析。

（3）心脏瓣膜功能状态。

（4）心脏大血管解剖形态、结构及血流分析。

（5）心肌活性评价分析。

二、正常心脏、血管 MRI 表现

1. 心脏

MRI 为多方位成像，可获得任意平面断层的图像，能清晰显示心脏、大血管的解剖结构，常用扫描体位及正常表现有以下几点。

（1）横轴位为最基本的心脏切层，呈不典型的四腔心断面，并为其他的心脏 MRI 检查体位提供定位图像。左心室平均直径为 45 mm，室壁及室间隔厚度约为 10 mm，右心室平均直径为 35 mm，室壁厚度约为 5 mm。

（2）冠状位可较好地显示左心室腔及左心室流出道、主动脉窦和升主动脉的形态、走行，并能显示左心房、右心房后部的上腔静脉入口形态。

（3）矢状位不同心型的心脏矢状切面心腔及心壁的形态结构变异较大，因此矢状位主要用于心脏 MRI 扫描的定位。

2. 心包

心包因其壁层纤维组织的质子密度低，致 T_1 值长、T_2 值短，因此无论 T_1WI、T_2WI 均表现为低信号，正常心包厚度为 1 ~ 2 mm。

3. 血管

应用磁共振血管造影技术，除用于观察血管的形态、内径、走行等，还可用于测量血流速度和观察血流特征。磁共振血管成像是基于血管内血液的流动，其信号强弱取决于血液的流速及方向。MRA 的基本技术包括 TOF 和 PC。

MRA 与传统血管造影相比，具有无创伤性、无射线辐射、经济有效等特点，在周围血管性疾病的检查方面（介入治疗除外），MRA 已基本取代 DSA，成为可靠的常规检查方法。

三、异常心脏、血管 MRI 表现

1. 心脏

（1）心肌的异常表现。

1）厚度的改变：MRI 可直接显示心壁的厚度，如陈旧性心肌梗死，可见局部心肌变薄，而在肥厚性心肌病时，可见心室壁增厚。

2）信号的改变：即信号强度的改变，不同原因导致心肌缺血时的 MRI 信号主要与心肌局部的含水量和供血动脉的完整性有关。局部缺血心肌在心肌灌注首过图像上表现为信号正常或降低；心肌梗死时在心肌灌注延迟期坏死心肌呈高信号表现。原发性心肌病时，MRI增强扫描心肌内可见一个或多个异常信号区。

3）运动的异常：电影MRI可动态显示心壁运动的情况，如心肌梗死时，局部室壁变薄，甚至形成室壁瘤，表现为无运动或伴有反向运动。此外，可应用心肌标记技术准确评估局部心肌的运动情况。

4）占位性改变：心肌肿瘤在T_1WI、T_2WI上多呈异常信号肿块。

（2）心腔的异常表现。

1）大小的改变：MRI在获取标准的心脏长、短轴位像后可准确测量心腔径线的改变。

2）信号的改变：心腔内异常信号可见于左心房黏液瘤，在SE序列T_1WI上多呈均匀或不均匀的中等信号，在T_2WI上为不均匀的较高信号，其形态随心动周期而改变。

2．心包

（1）缺损：多为局限性缺损，常发现于左侧心包，无明显临床症状。MRI可见心包壁层缺如，心包外脂肪局限性消失。

（2）渗出：多为渗出性心包炎所致，心包内液体异常增多，使得心包脏、壁层间距增大。MRI少量积液时主要位于右心房侧壁及左心室后侧壁的外方，在SE序列T_1WI上呈低信号，而在出现血性积液或心包积血时，亦表现为中、高信号，在T_2WI上呈均匀高信号。

（3）增厚及钙化：常见于缩窄性心包炎，MRI显示心包脏、壁层界限不清，心包腔闭塞，呈不规则增厚，以右心侧多见，且增厚明显，其厚度大于4 mm，甚至超过20 mm。增厚的心包在SE序列T_1WI上呈中等或低信号，其中少数斑块状极低信号影为心包钙化。少数增厚心包呈高信号，提示为肉芽组织。除心包增厚、钙化外，还可见右心房、上下腔静脉和肝静脉扩张，左右心腔缩小、变形及室间隔变平、僵直。

（4）肿块：心包原发肿瘤少见，以心包间皮瘤最多，在心脏肿瘤的发病率中仅次于黏液瘤和肉瘤。MRI见心包腔内异常信号团块影，SE序列T_1WI表现为混杂信号，T_2WI呈高信号，另外可见心包腔扩大，常合并有血性心包积液。

3．血管

（1）管径的改变：病理状态下血管管径的变化常表现为局限性的管腔扩张或缩小，MRI可获得沿血管走行方向的断层图像，可观察到血管全程管径的变化及主要分支受累的情况。

（2）腔内信号的改变：血流信号的改变直接原因是血流速度的变化，在大血管近瓣膜处的信号改变主要提示局部有反流，GRE序列电影MRI表现为高信号的血池内的条索状低信号影。SE序列则可见血管内流空信号的改变。

（3）管壁改变：SE序列显示血流为流空的无或低信号，因此可以清晰地显示血管壁的变化，如增厚、斑块形成等。利用专用线圈，还可以分析粥样硬化斑块的性质。然而磁共振成像对管壁的钙化显示欠佳。

四、心脏、血管 MRI 检查护理常规

1. 检查前的护理（临床科室）

（1）接到医嘱，责任护士认真核对患者姓名、性别、年龄、住院号（ID）、检查项目及检查部位。

（2）了解患者既往病史及相关的病情，根据 MRI 检查要求和注意事项，评估患者是否能配合完成 MRI 检查，并与 MRI 登记室联系，进行预约。

（3）责任护士按照预约时间和地点，告知患者检查的预约时间、检查地点、检查的基本流程。

（4）嘱咐患者和家属该检查需要提前 30 min 到达检查地点等候。

（5）告知患者和家属 MRI 检查的目的、注意事项，以便患者能在检查中配合。

（6）外出检查前，责任护士应再次评估患者情况，体内是否有金属植入物，能否适合 MRI 检查。

（7）对小儿、昏迷、躁动、精神异常者，在外出 MRI 检查前，要在医师指导下给予镇静处理或等待患者病情好转后再行检查。

（8）外出检查前护士要提醒患者及其家属，要将随身的所有金属物品、手机磁卡等交给其他家人暂时保管，不能带进检查磁体间。

（9）对于心脏、血管 MRI 检查的患者，责任护士告知注射钆对比剂的意义及可能出现的不良反应，并告知检查前需签署钆对比剂使用知情同意书。

（10）嘱患者心脏、血管 MRI 检查前后水化的重要性。

2. 检查前的护理（检查科室）

（1）预约：MRI 登记室护士接到预约检查申请单，核对患者姓名、性别、年龄、检查项目，将患者信息录入 PACS 系统，确认预约登记。

（2）正确记录患者身高、体重，并记录在申请单上，便于计算注射对比剂使用量。

（3）操作间护士，按患者预约时间先后顺序，提前 30 min 安排患者准备。凭检查预约单确认患者信息；核对患者身高、体重，与记录在申请单上的信息是否一致。详细询问患者病史（既往史、过敏史），明确检查目的和要求。

（4）健康教育和指导：告知患者心脏、血管 MRI 检查中配合检查对疾病诊断的重要性，根据患者病情，评估检查配合程度，并给予配合训练指导。

（5）护士要按照对比剂使用的适应证和禁忌证筛选高危人群，评估钆对比剂使用的风险，并签署钆对比剂使用知情同意书，留置静脉留置针。

（6）对小儿、昏迷、躁动、精神异常的患者，不建议进行心脏、血管 MRI 检查。可进行其他替代检查。

（7）确认：明确告知患者和家属不能将任何金属物品等带入检查室，随身物品可交给其他家人暂为保管，并明确患者无体内金属植入物。

（8）呼吸训练：正确指导患者呼吸训练，耐心解释、说明屏气的重要性，使患者在实际检查过程中适应憋气扫描。

（9）备好各种急救药品和仪器，固定放置在工作人员操作间。

3．检查中的护理

（1）查对：再次查对患者信息，包括姓名、性别、检查部位。协助患者上检查床，注意患者安全，防止患者坠床。

（2）线圈选择：根据患者的检查部位协助患者摆好体位，选择体表线圈或者专用心脏线圈，并告知患者该检查没有痛苦，不要害怕和紧张，听从工作人员口令，配合检查。

（3）体位设计：仰卧，头先进或足先进。心电门控电极粘贴于胸前导联相应位置或外周门控感应器夹于手指或足趾。若使用呼吸门控感应器，将其绑于或用腹带加压于患者上腹部或胸部（女性胸式呼吸者）随呼吸动作起伏最明显的部位。线圈覆盖于胸前，前、后片线圈尽量对齐。定位中心对准线圈中心及两侧锁骨中线第 5 肋间水平连线。

（4）成像中心：胸部 MRI 成像线圈中心对准胸部中点（胸骨柄切迹与剑突连线中点和正中矢状面），移动床面位置，使十字定位灯的纵横交点对准线圈纵横轴交点，即以线圈中心为采集中心，锁定位置，并送至磁场中心。

（5）呼吸控制：呼吸门控放置于呼吸动度最大处，如呼吸活动度过大，可加用腹带捆绑以限制患者的呼吸。

（6）指导、训练患者平静呼吸下屏气。嘱患者在检查过程中保持安静，勿动，尽量避免咳嗽或吞咽，以免影响检查质量。

（7）保持高压注射泵及管路系统处于备用状态，连接留置针与高压注射器泵管路，预注射生理盐水，检查有无渗漏。

（8）告知患者在注射钆对比剂后可能出现口干、口苦、口腔金属味、全身发热等，此为药物正常反应，不要紧张。

（9）检查过程中注意患者的保暖和隐私保护，密切观察患者的病情变化。

4．检查后的护理

（1）信息核对：再次查对患者信息，包括姓名、性别、年龄及检查部位。

（2）分离高压注射管路与静脉留置针，询问患者，若无不适，则协助患者下检查床。嘱患者在候诊区休息 30 min。无不适，可拔掉留置针，按压穿刺部位 5 min 以上，可返回病房。

（3）水化：若病情允许，指导患者检查后及时饮水 500 ～ 1 000 mL，以后 100 mL/h，共饮水 2 000 ～ 3 000 mL，促进对比剂的排出。

（4）健康教育：嘱患者回病房后继续观察和水化，如有不适，及时通知主管医生。

（5）提醒患者及其家属取检查报告的时间、地点。

（李　敏）

第六节　对比剂过敏反应的预防和处理

一、碘对比剂过敏反应的预防及处理

1. 碘对比剂过敏反应的发生机制

碘对比剂引起过敏反应的发生机制尚不明确，主要可能与机体特异质反应和药物所致的物理—化学反应有关。

（1）机体特异质反应：特异质反应为类过敏反应及免疫反应，与个体的特异性有关，与剂量大小无相关性。可能会发生严重的低血压、支气管痉挛、荨麻疹、喉部水肿和突然死亡等；多数学者认为与以下因素有关：细胞释放介质、抗原—抗体反应、激活补体系统、精神因素—患者焦虑和恐惧心理可引起血管迷走神经反应。

（2）药物所致的物理—化学反应：物理—化学反应明确与剂量有关。不良反应的发生主要由药物本身的内在因素引起，包括：①对比剂的高渗性；②对比剂所致的低钙血症；③对比剂分子的化学毒性。

非离子型对比剂具有较高的亲水性，这些对比剂注入血液中时与水吸附在一起，人体会将它们作为"友好"的分子对待。因此，其安全性较好。

总之，对比剂的过敏反应，不是单一因素所致，而是免疫系统、循环—呼吸系统和神经系统等紊乱综合作用的结果。

2. 碘对比剂过敏反应的分类

（1）速发型过敏反应：一般在注射对比剂后 1 h 内发生的过敏反应，多数反应发生在注射后 5 ~ 10 min 内。70% 表现为瘙痒和轻度荨麻疹，大部分致命的重度反应也为速发型。

（2）迟发型过敏反应：多指发生在检查后 1 h 到 7 d 内发生的过敏反应。

对比剂引起的迟发过敏反应多数情况下为皮肤相关不良反应，一般以女性多见，多为轻、中度反应，症状多为头痛、头晕、恶心、呕吐以及皮疹、皮肤瘙痒等，一般多在 6 h 内出现。

迟发反应的判断标准如下。

1）检查前无任何不适症状。

2）检查后 30 min 到 2 d 出现症状。

3）排除药物、食物等其他因素。

3. 碘对比剂过敏反应的临床表现

（1）轻度反应：恶心、轻度呕吐，头痛、头晕，皮肤瘙痒、轻度荨麻疹等。

（2）中度反应：胸闷、气短、剧烈呕吐、大片皮疹、颜面部水肿、呼吸困难、声音嘶哑等。

（3）重度反应：循环衰竭，表现为血压下降、脉搏细速、意识模糊、知觉丧失、心搏骤停；呼吸衰竭，表现为喉与支气管痉挛、呼吸困难，并发肺水肿则吐大量泡沫样或粉红色痰；过敏性休克，表现为面色苍白、四肢青紫、发冷、呼吸困难、肌肉痉挛、血压下降、心搏停止、意识丧失、惊厥等。

（4）迟发型过敏反应：主要表现为颜面部肿胀，全身皮疹样改变。

4. 碘对比剂过敏反应发生的相关因素

（1）对比剂因素。

1）对比剂的种类、碘浓度、渗透压、黏滞度等。

2）用药剂量与途径：对比剂的用药方式和使用剂量对过敏反应发生率的影响目前尚不明确。非离子型对比剂使用说明书中指出，过敏试验不能预测和降低重度过敏样反应的发生率，有可能增加这些反应的发生率。

（2）患者的因素。

1）年龄因素：小儿发生对比剂过敏反应的概率极低，年龄≤20岁者对比剂过敏反应的发生率最低，中年人对比剂过敏反应的发生率较高；在老年时过敏反应的发生率再次下降。

2）心理因素：患者焦虑、紧张，注射对比剂时可能出现一过性的心悸、气短、低血压等血管迷走神经反应症状。

3）既往碘对比剂过敏反应史：既往有对比剂类过敏样反应病史与患者出现过敏反应相关，发生率甚至高达5倍。

4）过敏体质患者：对多种药物、食物过敏的患者，过敏性哮喘患者，过敏性鼻炎的患者，对比剂过敏反应发生率高于无过敏史患者的2～3倍。

（3）环境因素：常规情况下检查室为了保护设备，温度一般设置在18～22℃，而患者经常穿着单薄衣服检查，保暖不好，易导致患者受凉，特别是久病、体质虚弱、小儿等患者易出现全身发冷、寒战，诱导对比剂不良反应的发生。

（4）其他因素。

1）口服二甲双胍患者，若患者肾功能异常，使用碘对比剂后，易引起二甲双胍在体内蓄积过多，出现一些不良反应。

2）冠状动脉CTA检查前使用β受体阻滞药，引起的药物不良反应与对比剂不良反应不易鉴别。

5. 碘对比剂不良反应的预防

（1）建议使用非离子型碘对比剂。

（2）使用对比剂前，放置在恒温箱中保持至37℃左右使用。

（3）预防用药：不推荐预防性用药（目前尚无确切的证据表明，预防性用药可以降低过敏反应或不良反应的发生概率，故不推荐预防性用药）。

（4）检查前进行心理疏导，减轻患者焦虑，需家属陪同检查。

（5）评估患者：认真阅读申请单，询问、了解患者的现病史、既往史，评估对比剂使用的风险。

（6）患者检查前胃部的状态：检查前空腹，可饮水，但避免过度饥饿和饱餐。

（7）环境准备：环境温度要适宜，对于穿衣少的患者要加盖薄毯子。

（8）备好急救设施和药品。

（9）患者注射对比剂后需留观 30 min 才能离开检查室。

（10）高危患者应由医生、护士陪同检查，检查结束后，如无特殊不适，尽快回病房观察。

6. 碘对比剂不良反应的处理

（1）轻度反应：一般不需用药，如患者有恶心，嘱其深呼吸，症状可自行缓解。如出现皮疹、荨麻疹等，遵医嘱可静脉推注地塞米松 10 mg，肌内注射苯海拉明 25 mg，或服抗组胺药。安静休息，呼吸新鲜空气，大量饮水。严密观察 30 min 后方可让患者离去。

（2）中度反应：遵医嘱立即给予地塞米松 10 mg 静脉推注，同时给予生理盐水或 5% 葡萄糖注射液静脉滴注，密切监测呼吸、脉搏、血压，给予吸氧；如病情需要，立即皮下注射肾上腺素 1 mg，待病情稳定后，由医生和护士护送急诊科住院继续观察。

（3）重度反应：与医生配合进行心肺复苏，必要时协助医生行气管插管。严密监测呼吸、脉搏、血压，并立刻通知急诊科医师马上到场；建立第 2 条静脉通路，遵医嘱给予地塞米松 10 mg 静脉推注，肾上腺素 1 mg、多巴胺 100 mg 静脉推注并协助医生行气管插管，护送患者去急诊科继续抢救、治疗。

二、MRI 对比剂不良反应的预防和处理

1. MRI 对比剂不良反应的发生机制

MRI 对比剂 Gd–DTPA 不良反应的发生机制与水溶性碘对比剂的不良反应的发生机制一样。MRI 对比剂物理作用与高渗透造成血管和肾损害相关；化学作用与钆剂本身的化学毒性有关；不良反应还可能与对比剂的纯度有关。发生时间：大半患者出现不良反应的时间为静脉注射 Gd–DTPA 后 1 h 或更晚，与水溶性碘对比剂的不良反应大多出现在注射后 5 ~ 10 min 有差异。

2. MRI 对比剂不良反应的临床表现

MRI 对比剂不良反应很小，以轻度为主，远较水溶性碘对比剂安全。较为少见的不良反应有以下几点。

（1）非变态反应：头晕、头痛、恶心呕吐、味觉改变、静脉炎等，可自行缓解。

（2）轻度变态反应：皮肤潮红、皮疹等。

（3）中度变态反应：胸闷、呼吸急促等。

（4）重度变态反应：严重不良反应罕见，但也有个别出现呼吸抑制、血压下降、喉头水肿、休克等死亡的报道。

3. MRI 对比剂不良反应的预防

（1）检查前予以心理疏导，减轻患者焦虑，家属陪同，有利于减少不良反应的发生。

（2）评估患者：认真阅读申请单，询问、了解患者的现病史、既往史，评估对比剂使用的风险。

（3）肾功能评估：通过实验室检查指标估算肾小球滤过率；严重肾功能不全患者应慎用钆对比剂，如果不用增强，MRI 就可以提供足够的诊断信息，应避免增强。

（4）使用剂量不能超过对比剂产品说明书推荐的剂量。

（5）避免短期内重复使用。

（6）诊断或临床怀疑肾源性系统性纤维化患者，不主张使用任何钆类对比剂。

（7）用药结束后嘱患者在候诊室观察 30 min 方可离开。

（8）高危病例应由医生、护士陪同检查，检查结束后，如无特殊不适，尽快回病房观察。

4. MRI 对比剂不良反应的处理

（1）轻度反应：一般不需用药，如患者有恶心，嘱其深呼吸，症状可自行缓解。如出现皮疹、荨麻疹等，遵医嘱可静脉推注地塞米松 10 mg，肌内注射苯海拉明 25 mg，或服抗组胺药。安静休息，呼吸新鲜空气，或低流量给氧；大量饮水。严密观察 30 min 后方可让患者离去。

（2）中度反应：遵医嘱立即给予地塞米松 10 mg 静脉推注，同时给予生理盐水或 5% 葡萄糖注射液静脉滴注；或 5% ～ 10% 葡萄糖盐水 100 mL+ 氢化可的松 100 mg 静脉滴注；密切监测呼吸、脉搏、血压，给予吸氧；如病情需要，立即皮下注射肾上腺素 1 mg；疑有轻度喉头水肿者，加用地塞米松 5 mg、肾上腺素 1 mg 做喉头喷雾。待病情稳定后，由医生和护士护送急诊科住院继续观察。

（3）重度反应：首选 0.1% 肾上腺素 0.5 ～ 1.0 mg 立即肌内或皮下注射；心搏骤停者立即心脏按压，与医生配合进行心肺复苏；建立第 2 条静脉通路，遵医嘱给予地塞米松 10 mg 静脉推注，肾上腺素 1 mg、多巴胺 100 mg 静脉推注；严密监测呼吸、脉搏、血压，并立刻同时通知急诊科医师马上到场；必要时协助医生行气管插管、气管切开术，或辅助人工呼吸；待病情稳定后，护送患者去急诊科继续抢救、治疗。

三、钡剂检查不良反应发生机制和临床表现

医用纯净的硫酸钡不溶于水，化学性能稳定，本身不被胃肠吸收，不会产生不良反应。极少数因钡剂造影发生的过敏反应很可能是因钡制剂（特别是双对比钡剂）内添加剂

中的某种成分所致。

1. 过敏反应

（1）发生机制：与对羟基丙甲酸酯（防护剂）密切相关。

（2）临床表现：痒、风疹、荨麻疹、口唇和眼睑水肿、腹部不适。

2. 穿孔

（1）发生机制：胃肠腔壁由于病变或药物变薄弱，或钡剂检查时推压过重所致。

（2）临床表现：钡剂溢入腹腔、溢入腹膜外或腹膜后、溢入结肠壁内引起感染，还可进入静脉引起严重后果，甚至死亡。

3. 梗阻或堵塞

（1）发生机制：不少患者胃肠造影后钡剂在结肠内形成干燥硬结的固体块，难以排出，即为堵塞；若肠道内某处已发生狭窄，则可能在此处形成梗阻。

（2）临床表现：腹胀、腹痛、排气排便减少等。

4. 钡剂吸入气道

（1）发生机制：老年人吞咽功能紊乱、吞咽时体位不当（仰卧位或侧卧位）、咳嗽或哭闹、气管食管瘘等。

（2）临床表现：呼吸困难、咳嗽等，严重阻塞导致死亡。

5. 硫酸钡进入静脉系统

（1）发生机制：肠黏膜破损、灌肠压力过高、导管插入不当。

（2）临床表现：严重者钡微粒可经门脉系统进入心、肺等处，危及患者生命。

四、钡剂检查不良反应预防和处理

1. 过敏反应

（1）预防：有过敏史，尤其哮喘史者，检查前给抗组胺药物。

（2）处理：一般可自行消退，也可对症处理。

2. 穿孔

（1）预防：对胃肠壁因病变薄弱者，不要因内压过高而使胃肠腔扩张。

（2）处理：抗休克、抗感染、手术或需外科紧急救治。

3. 梗阻或堵塞

（1）预防：有明确肠道梗阻患者禁止吞钡或行钡灌肠检查。

（2）处理：清洁灌肠或轻泻剂。

4. 钡剂吸入气道

（1）预防：吞咽功能紊乱者应避免卧位吞钡；气管食管瘘者禁用钡餐，改用水溶性碘剂。

（2）处理：鼓励患者咳嗽，必要时协助患者将误吸的钡剂取出，严重时需积极进行抢救。

5．硫酸钡进入静脉系统

（1）预防：使用对比剂前认真评估，严格掌握适应证。

（2）处理：一旦发现，立即取右侧卧位、头高脚低位，以减少钡剂微粒进入心肺。

因此，在使用钡剂造影前应认真评估，严格掌握适应证。对于吞咽困难、老年患者特别注意防止误吸。对于食管气管瘘、近期内有食管静脉破裂大出血、有肠穿孔风险、有明确肠道梗阻等患者禁止吞钡或行钡灌肠、排粪造影检查。对于排泄功能障碍、长期便秘的患者，检查后鼓励患者多饮水，必要时遵医嘱给予缓泻药或灌肠，以促进钡剂的排泄。

五、超声对比剂不良反应的预防和处理

1．超声对比剂不良反应的临床表现

以声诺维为例，声诺维的不良反应轻微，主要有过敏反应和类过敏反应，不良反应发生时间多在 30 min 之内，短暂且多数可以自行恢复并无遗留效应。临床表现主要有以下几点。

（1）神经系统：烦躁不安、头晕、头痛、感觉异样、失眠、味觉异常等。

（2）消化系统：恶心、呕吐、腹痛等。

（3）呼吸系统：胸闷、气促、呼吸困难。

（4）其他过敏反应：瘙痒、皮疹、红斑。

（5）循环系统：血压下降、面色苍白、冷汗、脉搏细弱等。

2．超声对比剂不良反应的预防

（1）检查前详细询问病史，严格掌握禁忌证和适应证。

（2）签署超声对比剂使用知情书。

（3）检查室备好急救器械及物品。做好人员培训，随时做好急救准备。

（4）造影过程中除超声检查医师外，还应配有 1 名医师或护士对患者进行观察。

（5）检查完成后不宜急于拔出静脉留置针，需观察 30 min 后拔针，让患者离开。

3．超声对比剂不良反应的处理

（1）轻度不良反应可自行缓解。

（2）严重不良反应的处理原则如下。

1）立即停药，通知相关科室，如麻醉科、急诊科等。

2）将患者平卧，监测生命体征。

3）静脉或皮下注射肾上腺素。

4）保持呼吸道通畅，面罩吸氧 5 ~ 8 L/min。

5）快速静脉滴注生理盐水。

6）抗过敏治疗。

（李　敏）

第七节　对比剂外渗的预防和处理

一、碘对比剂外渗的预防和处理

1. 碘对比剂外渗的预防

（1）穿刺血管的选择：评估患者血管，一般选用粗、直、有弹性的表浅静脉，且穿刺部位易于固定，尽量避开关节、静脉血管分叉处，一般常用手背静脉、前臂浅静脉和肘正中静脉等部位。另外，在穿刺时力争一次穿刺成功，避免在同一部位反复穿刺。

（2）针头刺进血管有回血后，再将留置针全部送入血管，避免因高压注射器开始注药时产生的后坐力使针头滑出，从而保证穿刺的成功率。

（3）穿刺部位的固定：用宽 2.5 cm 的医用透明胶带以针板为中心粘贴，然后固定软管，最后固定针翼，以防止加压注射时针翼摆动。

（4）静脉预注射：在穿刺成功后，连接留置针与高压注射器管路系统，快速推注生理盐水约 20 mL，如果患者注射部位无疼痛，表明血管无损伤，如果患者注射局部疼痛或肿胀，就应立即更换注射部位。

2. 碘对比剂外渗的处理

（1）注药过程中一旦发现造影剂外渗，立即停止注射。等扫描停止后观察患者外渗处情况，结合扫描图像评估对比剂外渗量。

（2）拔除留置针，用敷贴按压穿刺部位，避免血液外渗加重局部肿胀。

（3）测量外渗面积，观察皮肤颜色、肿胀情况，询问患者感觉。

（4）轻度外渗者：多数无须处理，嘱患者注意观察，个别患者可给予冷敷。

（5）中、重度外渗者：患者局部明显肿胀、疼痛。立即给予冰块冷敷（可用薄布包裹冰块），不仅可以止痛，还可以防止外渗部位进一步肿胀和防止水疱形成。同时抬高患肢，高于心脏水平，有利于血液回流。方法：外渗 24 h 内采用冰块冷敷 2 h 间隔 20 min，再冰块冷敷 2 h 循环 24 h 的方法，一般 24 h 便可消退。冰块冷敷越早效果越好，恢复越快。切记不可热敷。24 h 后如果尚未完全恢复，可适当热敷。

（6）其他处理方法：早期使用 50% 硫酸镁湿敷；或者用黏多糖软膏等外敷；或者用0.05% 的地塞米松局部湿敷；外渗严重者口服地塞米松每次 5 mg，每日 3 次，连用 3 d。必要时，咨询临床医师用药。如局部出现水疱，给予消毒后用 1 mL 无菌注射器抽吸，并用无菌纱布包扎。

（7）如为住院患者，联系责任护士进一步密切观察。

（8）门诊患者定时做好电话随访工作，并做好记录。

二、MRI 对比剂外渗的预防和处理

1. MRI 对比剂外渗的预防

同碘对比剂外渗的预防。

2. MRI 对比剂外渗的处理

（1）同碘对比剂外渗的处理。

（2）测量外渗面积，观察皮肤颜色、肿胀情况，询问患者感觉。

（3）MRI 对比因注射量较少，用量一般为 15 ～ 20 mL（碘对比剂注射量一般为 80 ～ 100 mL，注射速度 5 mL/s），加之注射速度较慢（2 ～ 2.5 mL/s），因此发生外渗的概率少。一般为轻度外渗者，多数无须处理，嘱患者注意观察，个别患者可给予冷敷或给予 30% ～ 50% 的硫酸镁局部湿敷，或者用黏多糖软膏等外敷。

（李　敏）

第八节　对比剂肾毒性的预防和处理

一、碘对比剂肾病的预防和处理

1. 碘对比剂肾病的概述

对比剂肾病是指注射对比剂后引起的急性肾损伤，碘对比剂肾病是指排除其他引起血清肌酐升高原因，血管内途径应用碘对比剂后 2 ～ 3 d 内血清肌酐升高至少 44 mmol/L 或超过基础值 25%，或以血清肌酐比造影前升高 0.5 mg/dL 以上为诊断标准。

2. 碘对比剂肾病的发生机制

目前尚未十分清楚。一般认为碘对比剂肾毒性包括化学毒性、渗透毒性及黏滞度相关毒性。对比剂肾病可能与对比剂的直接毒性作用、继发肾血流动力学改变和肾小管阻塞及患者自身因素等相关。对比剂肾病的发生主要是离子型造影剂所致；大剂量的非离子型对比剂也可能对肾有一过性损伤，但这种损伤一般在短期内可以恢复。

3. 碘对比剂肾病的临床表现

对于较轻的对比剂肾病，往往表现的是尿检出现血尿和蛋白尿。对于严重的对比剂肾病，往往在注射对比剂 24 h 以后患者会出现少尿或者无尿，肾功能进行性减退，出现血肌酐、血尿素氮明显升高，甚至患者会出现水肿、恶心、呕吐等症状。

4．碘对比剂肾病易发的危险因素

（1）对比剂因素：使用高渗对比剂或短时间内多次血管内注射大剂量的碘对比剂。

（2）患者因素：主要有肾功能不全、血清肌酐水平高、有慢性肾病史、糖尿病、充血性心力衰竭、有效血容量不足等；而高血压、高龄（＞65岁）、蛋白尿（＞2 g/d）被视为次要危险因素，其中原有肾功能不全合并糖尿病是最主要的危险因素。

（3）与其他药物相关的因素：患者服用二甲双胍或其他肾毒性药物。

5．碘对比剂肾病的预防

（1）碘对比剂的合适选择。

1）使用非离子型低渗或等渗碘对比剂。

2）进行碘对比剂预处理：用碘对比剂前，建议将对比剂加热至37℃，并放置在恒温箱中，以降低碘对比剂的黏度，减少对肾的影响，同时提高患者的局部耐受性。

3）正确计算碘对比剂用量，避免短时间内重复使用。减少碘对比剂的用量可在一定程度上避免对比剂肾病的发生。

（2）评估患者。

1）在检查前临床医生根据患者病情充分评估患者肾功能。在注射对比剂前，放射医生、护士、技师需与患者交流，充分了解患者病情，结合临床医生的评估情况，评估对比剂应用与患者个人的风险和受益。签署患者知情同意书。

2）高危患者考虑是否能用其他检查方法替代，如超声、磁共振等。对于必须要造影的高危患者，应在造影前积极纠正诱因。

（3）水化治疗：充分水化是目前被广泛接受和可有效预防对比剂肾病发生的重要措施。建议在使用碘对比剂前6～12 h至使用后24 h内，对患者给予水化。具体方法如下。

1）口服水化方案：为在检查前2 h以100 mL/h的速度饮用温开水或矿泉水，检查后前3 h内每小时饮水500 mL，后每小时饮水100 mL，直到检查后6 h。

2）静脉水化方案：动脉内用药者补液方法推荐对比剂注射前6～12 h静脉内补充生理盐水，或5%葡萄糖注射液加154 mmol/L碳酸氢钠溶液，滴注液流率≥100 mL/h；注射对比剂后连续静脉补液≥100 mL/h，持续24 h；静脉内用药者推荐口服液方式，注射对比剂前4～6 h开始，持续到使用对比剂后24 h，口服清水或生理盐水，使用量100 mL/h；条件允许者，建议采用与动脉内用药相同的水化方法。

3）提倡联合应用：静脉补液与口服补液联合应用以提高预防对比剂肾病效果。

6．碘对比剂肾病的处理与预后

（1）一旦出现造影剂肾病引起的急性肾衰竭，应进行透析治疗。

（2）碘对比剂肾病预后。

1）通常为一过性，血清肌酐在给药后3 d达峰值，10 d左右回到基线水平。

2）如果给药后24 h内血清肌酐水平增加不超过0.5 mg/dL，发生可觉察的碘对比剂肾病倾向不大。

3）转归与原有肾功能减退程度及患者的状况有关，肾功能严重障碍者可造成不可逆性肾损害。

二、MRI 对比剂肾毒性的预防和处理

1. 含钆对比剂肾源性系统纤维化的概述

肾源性系统纤维化（NSF）是肾功能不全患者钆暴露后诱发的罕见、严重并发症，是一种系统性疾病，主要表现为皮肤纤维化，可伴其他器官纤维化，如肺、食管、心脏和骨骼肌。目前尚无标准治疗方法，主要在于预防。

2. 含钆对比剂肾源性系统纤维化的发生机制

钆离子（Gd^{3+}）诱发 NSF 机制并未完全明了，可能机制是：①Gd^{3+} 从螯合物复合体中游离出来，并在组织中沉积，比如在皮肤、肌肉、肺、肝和心脏等组织器官内沉积，导致其损伤；②诱发循环纤维细胞聚集，引起组织损伤；③在转化生长因子 $-\beta_1$ 等因子的作用下，心脏成纤维细胞转化为肌成纤维细胞，产生大量胶原纤维和弹性纤维，导致组织纤维化。

3. 含钆对比剂肾源性系统纤维化的临床特点

（1）仅发生在肾损害的患者身上。

（2）没有种族和性别差异，世界各地均有报道。

（3）病程为几日至几周，约有 5% 的患者呈现出快速进展的严重发病过程。

（4）若引起身体器官纤维化，可能会导致死亡、呼吸抑制或行动障碍。

4. 含钆对比剂肾源性系统纤维化的临床表现

（1）皮肤损害。

1）部位：踝关节至大腿之间，对称分布，疾病后期扩展到上肢和躯干，面部较少受累。

2）体征：皮肤发红伴丘疹，皮肤增厚、僵硬以及孤立性结节形成，皮肤增厚，可妨碍关节运动，最终导致关节挛缩、变形。

3）症状：皮肤瘙痒、刺痛或麻木感。

（2）体内器官（心脏、肺等）纤维化，可表现为呼吸困难，严重时威胁生命。

5. 含钆对比剂肾源性系统纤维化易发的危险因素

（1）患者因素：患者原有急、慢性肾功能不全，NSF 仅发生在肾功能原有损害的患者身上。

（2）对比剂因素：①超量或重复使用钆对比剂；②钆对比剂稳定性较差。

6. 含钆对比剂肾源性系统纤维化预防

（1）评估含钆对比剂肾源性系统纤维化的高危因素。

1）急、慢性肾功能不全。

2）肝肾综合征及肝移植围手术期导致的急性肾功能不全。

（2）禁用及慎用情况。

1）严重肾损害患者和肝移植患者禁用欧乃影。

2）临床诊断或怀疑肾源性系统纤维化患者，不主张使用任何钆对比剂。

3）孕妇慎用钆对比剂。

（3）严格掌握使用时剂量要求。

1）肾功能不全患者在确有必要时才能使用钆对比剂。

2）建议使用达到诊断需求的最低剂量。

3）不能超过对比剂产品说明书推荐的剂量。

4）避免短期内重复使用。

（4）选择稳定性高的含钆对比剂。

（5）充分水化：扫描结束后指导患者多饮水以促进造影剂的排泄。

（6）签署知情同意书。

1）向患者或其监护人详细告知对比剂使用的适应证、禁忌证、可能发生的不良反应和注意事项。

2）告知使用钆对比剂的价值、危险性和可能的替代检查方法。

3）如果出现异常反应，及时与相关医师联系。

（7）建议需要血液透析维持的患者，使用钆对比剂 3 h 内行血液透析，在临床安全允许条件下 24 h 内行第 2 次血液透析。

7. 肾源性系统纤维化的治疗原则和手段

（1）改善肾功能：肾源性系统纤维化尚无有效的治疗方法，改善肾功能可以减缓、阻止、逆转肾源性系统纤维化。

（2）对症处理。

1）疼痛明显时应适量使用止痛剂。

2）局部治疗包括使用隔离霜、润肤剂、抗炎霜等。

3）按摩和水疗法。

（3）其他治疗。

1）类固醇。

2）激素及免疫抑制剂。

3）血浆置换。

4）体外光敏。

5）静脉注射硫代硫酸盐和镇静药对某些患者的症状可能有改善作用。

（李　敏）

小肠CTE检查

【案例介绍】

（一）一般资料

患者男，33岁，因反复腹痛3年余入院。患者3年前开始间断出现脐上隐痛，呈阵发性，多发于晚餐前，与进食及排便无明显相关，无腹胀，无恶心、呕吐，无反酸、嗳气，无畏寒、发热。1年前曾至市中医院就诊，2021年10月完善肠镜示回肠末端多发溃疡，病理示：①回盲黏膜重度慢性炎，固有膜内见类上皮细胞增生，提示肉芽肿性结节，提示肉芽肿性炎改变；②（回盲瓣）黏膜重度慢性炎，局部表面上皮缺失，肉芽组织增生，溃疡形成。予口服中药治疗后稍好转，但仍间断脐上隐痛。4个月前复至市中医院完善肠镜，示回肠末端多发溃疡：可疑克罗恩病，可疑溃疡性肠结核。病理示肉芽肿性炎。胃镜示：浅表性胃炎（Ⅱ级）伴糜烂。2022-10-16予乌司奴单抗260 mg静脉滴注，2022-12-11行第2次乌司奴单抗治疗，患者无特殊不适。现为进一步诊治，门诊以"克罗恩病"收住院，自起病以来，患者睡眠可，食欲可，小便正常，大便不成形，每日1～2次，体重无明显变化。

（二）病史

既往史：7年前曾有"肛裂"病史，自诉予药物（具体不详）涂抹后痊愈；否认高血压、糖尿病、冠心病病史；否认肝炎、结核等传染病病史；无手术，输血史；否认过敏史；预防接种史不详。

个人史：生于本地，否认疫区居留史，否认特殊化学品及放射性物质接触史。无烟、酒等不良嗜好。

婚育史：未婚未育。

家族史：母亲有糖尿病病史，父亲有肺癌病史。否认家族性遗传病及类似病史。

【护理】

（一）检查护理

1. 检查前1日

检查前1日全流饮食，检查前一晚服泻药且大量饮水，排便以接近无固体为佳。

2. 检查当日

（1）患者检查前禁食（＞6 h）。

（2）检查前 1 h 开始口服医护人员配置的 2.5% 甘露醇溶液约 1 500 mL，以充盈肠道（相当于每 15 min 口服 500 mL）；为防止患者因饮用大量液体导致呕吐，500 mL 溶液应分次饮用；饮用过程中建议患者尽量多走动，少说话，防止饮入大量空气。

（3）喝完第 3 个 500 mL（即开始饮用溶液后 45 min），肌内注射山莨菪碱 10 mg，使胃肠道平滑肌处于低张状态（有心律不齐、青光眼和前列腺肥大伴尿潴留者禁用山莨菪碱）。

（4）继续饮用第 4 个 500 mL 甘露醇溶液将胃充盈饱满；至患者感到口干、视物模糊，即再喝清水约 300 mL，开始检查。

3. 检查时

告知患者呼吸配合的要点，即每次呼吸配合时应吸入大致等量空气，憋气时保持腹部不动；检查过程中注射对比剂时感全身发热是正常现象，个别人员在注射造影剂时会有恶心，可做深呼吸以缓解不适，但应尽可能憋气配合，以获取良好的检查影像；检查整个过程如有不适可招手示意，但要始终保持躯干及下肢不动。

4. 检查后

可马上至洗手间排便，并在 CT 室观察 20 min 左右无不适方可离开。

（二）用药

甘露醇为单糖，属于大分子物质，不能通过血脑屏障，在体内不能发生分解代谢，检查中主要是利用其高渗脱水作用使肠壁脱水，充盈肠管；注射山莨菪碱利用其抑制肠道蠕动的作用，使肠管内尽可能多地贮存更多液体，可令肠腔充盈，管壁更加舒展。

（三）心理支持及健康教育

小肠 CTE 检查准备较为烦琐，患者检查前晚开始服用泻药，大量饮水，整晚腹泻，休息质量差；检查当日又要求其短时间饮用大量甘露醇溶液，且需憋尿，不可如厕，患者感受十分不佳。这就要求我们在接待患者时热情友好，尽可能地告知患者各项准备的目的及目标达成的时限：①小肠充盈的时间为进水后 60 ～ 80 min，因此，过快或过慢饮用溶液均达不到充盈肠管的要求；②山莨菪碱注射后起效时间为 20 ～ 30 min 左右，因此在开始饮用溶液后需严格计时计量，并按时注射山莨菪碱，这样才能确保患者在最短时间内做好准备，完成检查。

（四）观察护理

检查结束后患者应留室观察至少 20 min，注意患者注射对比剂后是否发生过敏及其他不良反应，患者在小肠 CTE 检查中注射山莨菪碱，因此个别人员可感到排便不畅，症状约在注射后 1 h 慢慢消失。

【小结】

　　小肠 CTE 既能观察肠黏膜、肠壁的情况，也可以观察肠管周围的病变及肠外并发症等，利用各种后处理技术可以使图像更为清晰、直观，能全景式、多方位展示小肠肠壁、肠腔、肠系膜、系膜血管及邻近组织结构，为克罗恩病的诊断和评估提供更多信息，因此正逐渐成为临床诊断小肠疾病的常用检查手段。其成功的关键在于必须使肠腔内存在足够的液体充盈肠腔，以便清晰地显示肠壁、肠腔结构。如果肠内液体充盈不足、萎陷，容易导致假阴性结果。由于短时间内饮用大量液体，且要求患者憋尿，不可如厕，患者易感心身双重不适，这就需要护理人员参与到整个检查过程中，对患者进行心理疏导及健康教育，协助患者做好准备。

（李　敏）

增强对比剂外渗

【案例介绍】

（一）一般资料

　　患者女，55 岁，因脑膜炎在我院脑科中心神经内科综合病房住院，自患病后辗转多家医院求医。

（二）病史

　　既往史：否认高血压、心脏病、糖尿病、脑血管疾病史，预防接种史不详，否认手术、外伤史，否认食物、药物过敏史。

　　个人史：生于原籍，久住本地，否认吸烟、饮酒史。

　　婚育史：已婚已育，育 1 女。

　　家族史：父母体健，1 个哥哥 1 个妹妹，体健。家族中无类似疾病发生，否认家族遗传史。

【护理】

（一）检查护理

1. 检查前

患者由家属用轮椅推送至 CT 室拟行上腹平扫加增强检查，我科护士欲为患者进行静脉穿刺，留置耐高压 22 G 留置针，患者拒绝，强烈要求使用其右手背于前 1 日留置的 24 G 耐高压留置针注射增强对比剂。我科护士反复告知高压注射时可能因为留置针太小、管腔太窄，存在注射时无法耐受速率而导致肿痛风险，患者及其家属仍坚决拒绝再行穿刺。我科护士见沟通无效，遂将原有留置针连接 5 mL 注射器并回抽，回抽时可顺利抽出暗红色静脉血，再以 20 mL 生理盐水快速静脉注射，反复询问患者有无胀痛不适，得到明确无不适的答复后，安排患者上机进行增强扫描检查。

2. 检查中

指导患者检查过程中注意呼吸配合，每次吸气时尽量吸入同等量空气，憋气时保证口鼻均不漏气，告知检查时如感不适可招手示意，但要保持躯干及双下肢不动。

检查过程中以 2.5 mL/s 的速度遥控高压注射器团注碘对比剂 80 mL。

3. 检查后

检查结束查看检查影像发现图像欠佳，增强效果不明显。

查看患者见其右手背可见 3 cm×3 cm×1 cm 皮肤硬肿，按之无凹陷，皮纹变浅，皮温正常，右腕因疼痛无法进行屈伸及旋转运动。患者自述注射时感全身发热后突感右手背胀痛。

立即给予紧急处理。①将留置针连接注射器，尽可能地抽吸出局部外渗药液。②拔出该留置针，在肿胀处自基底部分 4 个点皮下各注射 1 mL 地塞米松注射液，注射后向上轻揉，至药液均匀散开。③处理后肿胀处变软，肿胀面积较前扩大，约 3.5 cm×5 cm×1 cm，指腹轻压后见凹陷，患者诉右腕活动时肿痛较前减轻。④给予莫米松软膏外涂，并嘱家属协助患者每小时外涂软膏 1 次，并局部冷敷，但注意防止冻伤。⑤嘱患者抬高患肢，右手用力握拳、伸展，右腕做旋转运动。

（二）观察护理

患者返回病房后，当日下午病房护士即电话联系我科请求协助处理患者肢体肿胀问题。随访时与病房护士交流患者情况，了解到患者因病四处求医，曾多次大剂量输注球蛋白等高渗药品。加之自身血管条件欠佳，几乎每日发生肿针事件，故心理负担很重。床边查看患者见其肢体肿胀面积较上午明显变大，约 4 cm×15 cm×1 cm，皮肤颜色暗红，皮温较对侧发凉，疼痛感较前加重，肿胀处按压见凹陷。此时患者情绪不安，痛苦面容，家属言辞激进，多加指责。首先安抚患者及其家属，告知对比剂外渗后肿胀特点，嘱其以软膏及冰土豆片继续交替外敷。并请院内输液小组及皮肤科分别会诊。次日上午我科护士再次同输液小组及皮肤科专家一同查看患者，发现肿胀面积未见增大，但皮肤颜色仍为暗红，肿胀表面见小水泡形成，输液小组建议予喜疗妥外敷，皮肤科建议对水泡进行无菌穿刺抽吸，我科建议仍继续抬高患肢、运动加外敷药物及冰土豆。患者选择采纳了我科意见，暂时保守外敷和运动处理。外渗发生后第 2 日下午再去病房进行随访，见水泡已基本吸收，皮纹明显，肿胀较前明显减轻，肢体温暖红润。患者反映患肢轻微麻痛，症状已经明显好转。

（三）心理护理

患者血管条件欠佳，多次发生肿针，本就对注射怀有恐惧，加之碘对比剂本身为高浓度、高黏滞性液体，外渗后周围水肿及炎性渗出增加，为患者增添了不适感，此时更应耐心、细致地为患者及其家属做解释，经常探视，多多关怀。2 日后患者及其家属情绪已明显改善，对我们的工作表示理解，并对我科及时、专业、有效的处理和认真负责的态度表示感谢。

【小结】

CT 增强利用碘对比剂在人体内的分布和 CT 扫描的特性，增加病变组织与正常组织之间的密度差，从而提高 CT 图像的分辨率和诊断准确性。检查过程中要求快速团注碘对比剂在血液中迅速分布到全身各器官和组织，并随着血液流动快速到达病变部位。为保证注射的安全性，在注射药物前，最好现场为患者进行静脉穿刺，选取粗、直、弹性好且活动度较小、易于固定的血管，如头静脉、肘正中静脉、贵要静脉等；尽量避开静脉瓣及有瘢痕、炎症及硬结等处的静脉；接受乳房根治术及腋下淋巴结清扫术的患者应选健侧上肢进行穿刺；在进行头颈 CTA 检查时，与左上臂相比，经右上臂静脉注射对比剂可减少对比剂残留与伪影的形成。输入工具建议使用 22 G 及以上留置针或耐高压注射型双腔 PICC 针头，在使用前者时应先抽回血，确定针头在血管内并用生理盐水溶液进行预冲后再注射药物；使用后者时要先检查 PICC 穿刺点刻度，防止高压注射时突然异位引起上腔静脉损伤，高压注射前先抽回血，以脉冲方式冲洗导管，再静脉团注。输注速率不宜超过 5 mL/s，高压注射器最大压强不超过 2 067 kPa。护士应判断患者血管情况，对于肿针风险较大的患者，向患者及其家属说明有可能发生的情况，提前取得理解。发生对比剂外渗情况后，一定要及时给予有效处理，并与病房积极沟通。对比剂外渗不同于一般静脉输液用药物，具有局部反应大、肿胀消除慢等特点，对这类肿胀的处理须与其他肿针情况有所不同，尽可能保守处理。另外，应用简洁朴实的语言、诚恳大方的态度取得患者及其家属的信任，对症处理与心理护理并重，缺一不可。

（李　敏）

可疑造影剂过敏性休克

【案例介绍】

患者女，55岁，因高血压在我院心内科住院治疗。为进一步检查冠脉状况，于2017-11-22 14：30来我科检查，患者步行到CT室，无家属陪伴。患者精神状态好，对答切题，活动自如。

既往史：有高血压病史，否认心脏病、糖尿病、脑血管疾病史，否认手术、外伤、输血史，否认食物、药物过敏史。预防接种史不详。

个人史：生于原籍，久居本地，否认吸烟、饮酒史。

婚育史：已婚，育1子。

家族史：父母体健，1兄，体健。家族中有高血压遗传史。

【护理】

（一）检查护理

1. 检查前

详细询问患者有无检查禁忌，向患者告知增强检查的目的及可能存在的风险，患者表示理解并自行签署"增强检查对比剂使用知情同意书"。

按操作规程为患者进行静脉穿刺，置入20 G留置针作为注射对比剂静脉通道。

向静脉内注入碘对比剂原液1 mL进行药敏试验，嘱患者在等候间休息候诊。20 min后观察过敏试验结果，患者无不适表现。

2. 检查时

患者于15：05开始进行冠脉CTA检查。

为扩张冠脉利于显像，检查开始前协助患者舌下含服硝酸甘油片5 mg。

检查开始前以高压注射器快速向留置针内注射生理盐水20 mL进行预冲，推注过程顺利，患者无疼痛不适。

开始正式检查，检查中以5 mL/s速度高压静脉团注碘对比剂60 mL加生理盐水注射液40 mL。

3. 检查后

约15：15注射结束，检查完成。

患者全身大汗，颜面及口唇苍白，自诉心前区憋闷感，四肢麻木，测量血压52/37 mmHg，脉搏 88 次 / 分。考虑患者发生过敏性休克，遂与其他工作人员一起将患者以平车转运至我科抢救观察室。给予平卧，头低脚高位，中流量吸氧，皮下注射肾上腺素 1 mg，静脉滴注 5% 葡萄糖注射液 250 mL 加氢化考地松 40 mg。电话通知急诊科及心内科病房。

15：25 复测血压 78/37 mmHg，脉搏 81 次 / 分，患者仍有心前区憋闷不适，即将患者平车转运至急诊抢救室作进一步抢救监护治疗。16：30 患者生命体征平稳，血压恢复正常，从急诊抢救室转送回心内科住院部。

次日早上打电话至心内科住院病房随访，此时患者已完全好转，无任何后遗症。

（二）观察护理

检查前注意观察患者有无不适，检查后注意患者有无其他不适，过敏性反应发生后严密观察患者的意识和生命体征（体温、脉搏、呼吸、血压）。

（三）心理护理与健康教育

与患者积极交流，充分告知检查配合要点及注意事项，告知药物使用过程中可能出现的不良反应，减轻患者紧张情绪。

【小结】

随着医学影像学的发展、诊断技术的广泛应用及介入诊疗的不断深入，碘对比剂的使用也越来越广泛，如何安全有效地使用碘对比剂，快速鉴别患者出现的不良反应类型，并给予及时有效的处理是广大影像科医、技、护人员需要熟练掌握的专业技能。在这例冠脉检查后发生不良反应的处理中，我们首先测量患者生命体征，及时区分患者发生的是过敏性休克，采取了积极有效的对症治疗措施，并将患者及时转运至抢救设施更完备及抢救技术更先进的急诊抢救室进行下一步治疗，为患者的良好预后赢得了时间。另外，为了提高患者检查舒适感，避免紧张因素导致迷走神经反应的发生，在行 CT 增强检查时最好有陪护陪同，70 岁以上老年人更需直系亲属陪同检查，急危重症患者由相关科室医务人员陪同。

（李　敏）

第九章　常见慢性病健康管理护理

第一节　高血压

一、概述

高血压可分为原发性高血压和继发性高血压。继发性高血压是指由某些确定的疾病或病因引起的血压升高，约占所有高血压的5%。继发性高血压常继发于原发性醛固酮增多症、嗜铬细胞瘤、肾血管性高血压、肾素分泌瘤等，可通过手术得到根治或改善。原发性高血压是以血压升高为主要临床表现伴或不伴多种心血管危险因素的综合征，简称为高血压。约占高血压总人数的95%，病因为多因素，可分为遗传和环境因素两个方面。高血压既是一种疾病，又是心脑血管疾病的主要危险因素。长期高血压引起的心脏改变主要是左心室肥厚和扩大；引起的全身小动脉病变主要是壁腔比值增加和管腔内径缩小，导致重要靶器官，如心、脑、肾组织缺血；长期高血压及伴随的危险因素可促进动脉粥样硬化的形成和发展，主要累及体循环大、中动脉。在大部分国家中约有20%的成年人受到影响，是全球范围内的重大公共卫生问题。其诊断标准为：在未使用抗高血压药的情况下，诊室血压 ≥ 140/90 mmHg；或家庭血压 ≥ 135/85 mmHg；或24 h动态血压 ≥ 130/80 mmHg；白天血压 ≥ 135/85 mmHg，夜间血压 ≥ 120/70 mmHg。根据诊室血压升高水平，将高血压分为1级、2级和3级（表9-1）。患者既往有高血压病史，目前正在用抗高血压药，血压虽然低于140/90 mmHg亦应该诊断为高血压。

（一）流行病学

在全球范围内，高血压的发病率约为31.1%。《中国心血管健康与疾病报告2023》显示，成人高血压患病率已达31.6%，患病人数约为2.45亿。高血压流行的一般规律如下。

表 9-1　高血压的定义和分类 [《中国高血压防治指南（2024 年修订版）》]

分类	收缩压（mmHg）	舒张压（mmHg）
正常血压	< 120 和	< 80
正常高值	120 ~ 139 和（或）	80 ~ 89
高血压	≥ 140 和（或）	≥ 90
1 级高血压（轻度）	140 ~ 159 和（或）	90 ~ 99
2 级高血压（中度）	160 ~ 179 和（或）	100 ~ 109
3 级高血压（重度）	≥ 180 和（或）	≥ 110
单纯收缩期高血压（ISH）	≥ 140 和	< 90
单纯舒张期高血压（IDH）	< 140 和	≥ 90

（1）高血压患病率与年龄成正比。

（2）女性更年期前患病率低于男性，更年期后高于男性。

（3）有地理分布差异。一般规律是高纬度（寒冷）地区高于低纬度（温暖）地区。高海拔地区高于低海拔地区。

（4）同一人群有季节差异，冬季患病率高于夏季。

（5）与饮食习惯有关。人均盐与饱和脂肪摄入量越高，平均血压水平越高。经常大量饮酒者，血压水平高于不饮或少饮者。

（6）与经济文化发展水平呈正相关。经济文化越发达，人均血压水平越高。

（7）患病率与人群肥胖程度和精神压力呈正相关，与体力活动水平呈负相关。

（8）高血压有一定的遗传基础。直系亲属（尤其是父母及亲生子女之间）血压有明显相关。

（9）不同种族和民族之间血压有一定的群体差异。

（二）相关检查

1. 常规检查

（1）尿常规：如果出现血尿、蛋白尿等，应考虑为肾性高血压，或者高血压导致了严重的肾功能损伤。

（2）血生化：如血钾、血钠、肝肾功能、血糖、血脂等。血钾低有继发性高血压的可能。肝肾功能的检查有利于医师根据患者的情况选择降压药物，血糖、血脂的检测可以了解有没有心脑血管疾病的其他危险因素。

（3）心电图：可了解高血压病患者有无高血压病所致的心肌肥厚、心律失常或心肌缺血。

（4）超声心动图：能够了解心脏结构和功能。

2. 进一步检查

（1）用检眼镜观察视网膜病变：视网膜动脉的变化可以反映高血压外周小动脉的病变程度，外周小动脉硬化程度越重，心脏的负荷越重。

（2）动态血压 24 h 监测：此检查不仅可以反映各时间点的血压状况，而且能揭示高血压患者血压波动特点及昼夜变化规律。

（3）有无颈部血管杂音、颈静脉怒张或甲状腺肿大、腹部血管杂音及肿块、周围动脉搏动等，以排除继发性高血压。

（4）心肺检查及神经系统检查等，了解有无高血压所致的心脑血管并发症。

（三）治疗

1. 治疗目标

主要目的是降低心、脑、肾与血管并发症和死亡的总危险。降压目标：普通高血压患者血压降至 < 140/90 mmHg，年轻人或糖尿病及肾病患者降至 < 130/80 mmHg，老年人收缩压降至 < 150 mmHg，如能耐受，还可以进一步降低。血压尽早达标，有利于减少心脑血管事件。大规模临床试验证明，收缩压下降 10 ~ 20 mmHg 或舒张压下降 5 ~ 6 mmHg，3 ~ 5 年内脑卒中、心脑血管疾病病死率与冠状动脉粥样硬化性心脏病事件分别减少 38%、20% 与 16%，心力衰竭减少 50% 以上。

2. 治疗原则

（1）早发现、早诊断、早治疗、终生治疗原则。
（2）使用长效、缓释制剂，平稳控制血压原则。
（3）小剂量联合用药原则。
（4）个体化、种族化治疗原则。
（5）中西医结合治疗原则。
（6）改善生活方式治疗原则。
（7）增加依从性原则。

二、健康管理护理

（一）生活方式管理

国际公认的高血压发病危险因素是：超重、高盐膳食及中度以上饮酒。我国流行病学研究也证实这三大因素与高血压发病显著相关，但又各自有其特点。因此，在日常生活中，高血压患者应该注意以下事项。

（1）合理控制体重。体重下降有利于血压的下降，体重减轻 5 ~ 10 kg，血压可以下降 5 ~ 20 mmHg。减重的方法一方面是减少总热量的摄入，强调低脂肪并限制过多碳水化合物的摄入，另一方面则需增加体育锻炼，运动强度必须因人而异，按科学锻炼的要求，常用于衡量运动强度的指标为运动时的最快心率，一般要达到每分钟 180（或 170）减去年龄,如50岁的人运动时心率达到120～130次/分。运动要求每周3～5次,每次持续20～60 min即可,可根据运动者身体状况和所选择的运动种类及气候条件等而定。

(2)合理膳食。减少钠盐摄入。WHO建议每人每日食盐量不超过6 g。我国膳食中约80%的钠来自烹调或含盐高的腌制品,因此,限盐首先要减少烹调用盐及含盐高的调料,少食各种咸菜及盐腌食品(表9-2)。

表9-2 常用食物中的钠含量(mg/100 g)

食物名称	钠含量	食物名称	钠含量	食物名称	钠含量
油饼	572.5	茼蒿	161.3	紫菜	710.5
油条	585.2	芹菜(叶)	276	蘑菇(干)	23.3
方便面	1 144	芹菜(茎)	159	红枣(干)	8.3
豆腐干	76.5	榨菜	4 252.6	松花蛋	54
豆瓣酱	2 201.5	辣椒(干)	110	墨鱼	165
黄酱(干)	3 606.1	芝麻酱	410	虾米(大、咸)	4892
甜面酱	2 097.2	腐乳(红)	3019.3	团粉	13.3
酱油(二级)	4 056	菠菜	85.2		
鸡蛋	125.7	雪里蕻	3304.2		

减少膳食中总热量摄入。饮食中要补充适量优质蛋白质,建议搭配好动物性食物结构,减少含脂肪高的猪肉,增加含蛋白质较高而脂肪较少的禽类及鱼类。多吃蔬菜和水果(表9-3)。

(3)戒酒戒烟。高血压患者最好是戒酒,如果戒酒确实有困难,也要限制一定的量,如葡萄酒一般是每日限制在100～150 g,啤酒限制在250～500 mL(250～500 g),白酒最好在25～50 g,这是针对男性,如果是女性就要减半,患有高血压的孕妇则不要喝酒。对高血压患者来说戒烟也很重要,虽然尼古丁只使血压一过性升高,但它会降低服药的依从性并增加降压药物的剂量。

(4)避免精神紧张和劳累,尽量减少生活、工作等各方面的压力。长期精神压力和心情抑郁是引起高血压和其他一些慢性病的重要原因之一,对于高血压患者,这种精神状态常使他们较少采用健康的生活方式,如酗酒、吸烟等,并降低对高血压治疗的依从性。对有精神压力和心理不平衡的人,应减轻其精神压力并使其改变心态,要正确对待自己、他人和社会,积极参加社会和集体活动。

表9-3 部分食物的脂肪含量

食物名称	脂肪含量(g/100 g)	食物名称	脂肪含量(g/100 g)
猪肉(肥)	90.4	鸡翅	11.8

续表

食物名称	脂肪含量（g/100 g）	食物名称	脂肪含量（g/100 g）
猪肉（肥瘦）	37.0	鸡腿	13.0
猪肉（里脊）	7.9	鸭	41.3
猪肉（瘦）	6.2	鳊鱼	6.3
猪蹄爪尖	20.0	草鱼	5.2
猪肝	3.5	带鱼	4.9
猪大肠	18.7	大马哈鱼	8.6
牛肉（瘦）	2.3	海鳗	5.0
牛肉（肥瘦）	13.4	鲤鱼	4.1
牛肝	3.9	鸡蛋	11.1
羊肉（瘦）	3.9	鸡蛋黄	28.2
羊肉（肥瘦）	14.1	鸭蛋	18.0

（5）注意心血管保健。注意"3 个 30 s"和"3 个 30 min"。"3 个 30 s"就是夜间醒来先静卧 30 s，再坐起 30 s，再双下肢下垂 30 s，然后下地活动，就可避免心肌缺血的危险。"3 个 30 min"是每天上午步行 30 min，晚餐后步行 30 min，午睡 30 min。

（二）用药管理

遵医嘱定时、定量服用降压药。自己不随意减量或停药，可在医师指导下调整用药，防止血压反跳。对无并发症的患者，要求使血压降至 140/90 mmHg 左右，过度降压可使脑、心、肾供血不足，导致进一步缺血，轻者头晕，重者导致缺血性脑卒中和心肌梗死。

目前治疗高血压的药物有 5 大类。

1. 利尿药

利尿降压药按其降压利尿作用强弱，可分为强降压利尿药（主要是袢利尿药）、中效降压利尿药（包括噻嗪类和噻嗪类类似药两类）及弱降压利尿药（包括保钾利尿药和碳酸酐酶抑制药两类）。临床上较常用的有以下几种。①噻嗪类：此类药为中效降压利尿药，适用于肾功能正常、50 岁以上以及有哮喘病、收缩期高血压、充血性心力衰竭的高血压患者。常用药物有氢氯噻嗪、氯噻酮、吲达帕胺，由于此类药具有降低血钾、降低血钠、升高血糖、升高血钙等不良反应，因此对于既往有室性期前收缩、明显的冠状动脉粥样硬化性心脏病、低钾血症、高胆固醇血症、糖尿病、高尿钙或有草酸钙肾结石及肥胖症、痛风、已使用洋地黄类药物者都应避免使用。②保钾利尿药：此为弱降压利尿药，常与其他利尿药合用，以防止丢失钾。常用药物有螺内酯、三氨蝶啶、阿米洛利。③袢利尿药：此为强降压利尿药，适用于高血压伴有肾功能不全者，或有钠潴留而噻嗪类利尿药作用不明显时。

常用药物有呋塞米、依他尼酸、布美他尼。

较长期使用利尿降压药可引起酸碱、电解质平衡紊乱，干扰糖与脂质代谢，因此使用时用药剂量从小剂量开始，根据病情逐渐加量。严格掌握所用药物的适应证与禁忌证。使用保钾利尿药时避免再服钾或同用转换酶抑制药，以免发生高钾血症危险，服药期间应避免高钠饮食，以防减低降压作用。

2. β受体阻滞药

常用药物有普萘洛尔、美托洛尔、比索洛尔等。这一类药物主要用于年轻人、舒张压较高者，或者高血压合并有冠状动脉粥样硬化性心脏病的人群。

3. 钙通道阻滞药

钙通道阻滞药分为两类：一类为二氢吡啶类钙通道阻滞药，可使心率增快，这类药物主要是通过扩张血管来降低血压的，如硝苯地平、氨氯地平、拉西地平等，主要用于老年人高血压，或者合并冠状动脉粥样硬化性心脏病的高血压；另一类为非二氢吡啶类钙通道阻滞药，不仅可以松弛支气管平滑肌，还可以降低心率，最宜用于哮喘或慢性阻塞性肺疾病的患者，如地尔硫䓬、维拉帕米等。

4. 血管紧张素转换酶抑制药（ACEI）

常用药物有卡托普利、依那普利、福辛普利、培多普利等，目前主要用于合并糖尿病的高血压人群或有蛋白尿的高血压人群。不良反应主要是刺激性干咳和血管性水肿，干咳发生率为10%～20%，可能与体内缓激肽增多有关，停用后可消失。高钾血症、妊娠妇女和双侧肾动脉狭窄患者禁用。

5. 血管紧张素Ⅱ受体阻滞药

常用药物有氯沙坦、缬沙坦、厄贝沙坦、替米沙坦等，降压作用起效缓慢，但持久而平稳。

6. 其他

包括交感神经抑制药，如利血平、可乐定；直接血管扩张药，如肼屈嗪；α受体阻滞药，如哌唑嗪、多沙唑嗪等。

（三）定期测量血压并做好记录

测量血压做到"四定"，即定部位、定血压计、定时间、定体位。可自备血压计及学会自测血压。正确的测量方法：安静休息15 min以上，取坐位或平卧位，使手臂与心脏位置保持在同一水平，掌心朝上，将气袖展平，气袖中部对着肱动脉（上臂的中上1/3内侧）缚于臂，气袖下缘距离肘窝2～3 cm，松紧度以能放下被测者1～2根手指为宜；健康人双侧肱动脉血压可不相等，两者之差可达10～20 mmHg，一般以右上肢肱动脉血压为准。正常人血压呈明显的昼夜波动性，即夜间血压最低，晨起活动后迅速上升，在6：00～10：00和14：00～20：00时段各有一高峰，继之缓慢下降。高血压患者的血压昼夜变化情况也和正常人相似，但总的水平较高，波动幅度较大。在活动、饱食、情绪激动、精神紧张或寒冷等状态下血压都会升高，日常生活中失眠、吸烟、饮酒和饮咖啡等也都会影响血压的变化。家庭自测血压可选择电子血压计。电子血压计采用传感器采集脉搏信号，测量高压、低压值，灵敏度高，且其工作不受外界声音等因素干扰。家庭常用的电子血压计主要有手腕式和手臂式电子血压计两种。手腕式血压计由于所测的压力值为腕动脉"脉搏压力值"，对于大多数中、老年人，特别是血液黏稠度高者、微循环不佳者、血管硬化症患者等较特殊的人群，用手腕式血压计与用臂式血压计多次测量的平均值之间，会有较大的差别，相差 ± 10 mmHg 以上是很常见的。

1. 使用注意事项

（1）测量前安静休息片刻，以消除紧张、劳累对血压的影响。

（2）被检查者手臂应与心脏位置同高。

（3）袖带放置平展，松紧度以插入 2 个手指为宜。

（4）一般连测 2 ~ 3 次，取其最低值作为本次血压的数据。手臂式电子血压计测量方法与传统水银血压计相近，测的是肱动脉，因其臂带放至臂，其测量稳定性优于腕式血压计，更适合年纪较大、心律失常、糖尿病引起末梢血管老化等患者使用，缺点是没有手腕式电子血压计方便。

2. 手臂式电子血压计的正确使用方法

（1）测前休息 5 min 左右，放松身心，腰伸直，呈放松状态，保持安静。

（2）将臂带打开，将臂带折成套状。如果臂带从金属环中滑出，应沿金属环牵拉其一端将其复原。

（3）将臂带套在左（右）臂上。臂带的底部应高于肘部 1 ~ 2 cm，绿色的标记应位于手臂内侧的动脉上，空气管应在中指（手掌方向）的延长线上，测量时应裸露手臂，如果穿有较厚的上衣时，测量时不要卷长袖，应将上衣脱去。测量时不要将臂带缠在肘关节上，应将臂带端部拿住，边拉边将臂带紧紧缠在手臂上。

（四）及时就医指征

（1）患者突然心悸气短，呈端坐呼吸状态，口唇发绀，肢体活动失灵，伴咳粉红泡沫样痰时，要考虑有急性左侧心力衰竭，应嘱患者双腿下垂，采取坐位，如备有氧气袋，应及时吸入氧气，并迅速通知急救中心。

（2）血压突然升高，伴有恶心、呕吐、剧烈头痛、心悸、尿频，甚至视物模糊，即已出现高血压脑病。家人要安慰患者别紧张，卧床休息，并及时服用降压药，还可另服利尿药、镇静药等，并迅速通知急救中心。

（3）若在劳累或兴奋后发生心绞痛，甚至心肌梗死或急性心力衰竭，心前区疼痛、胸闷，并延伸至颈部、左肩背或上肢，面色苍白、出冷汗，此时应安静休息，舌下含服硝酸甘油，及时就医。

（陈冬雅）

第二节　冠状动脉粥样硬化性心脏病

一、概述

冠状动脉粥样硬化性心脏病是指冠状动脉粥样硬化使血管腔狭窄或阻塞，和（或）因冠状动脉功能改变（痉挛）导致心肌缺血缺氧或坏死而引起的心脏病，统称为冠状动脉性心脏病，简称冠心病。随着人们生活水平的提高，冠心病的发病率越来越高。该病病程长，反复发作，严重影响患者的生活质量。本病发病因素与年龄、遗传、吸烟、饮酒、高脂血症、高血压、糖尿病、肥胖、久坐的生活方式及精神因素等有关。冠心病根据发病特点和治疗原则不同分为急性冠状动脉综合征（ACS）和慢性冠心病（CAD）两大类。前者包括不稳定型心绞痛、非 ST 段抬高型心肌梗死和 ST 段抬高型心肌梗死；后者包括稳定型心绞痛、冠状动脉正常的心绞痛、无症状性心肌缺血和缺血性心肌病。

（一）流行病学

全球每年有 720 万人死于冠心病，其中 2/3 发生在发展中国家，其死亡人数是发达国家的 2 倍。冠心病在欧美发达国家常见，美国约有 700 万人患本病，每年有 50 余万人死于本病，占人口死亡数的 1/3 ～ 1/2，占心脏病死亡数的 50% ～ 75%。在我国本病近年来呈增长趋势，住院心脏病患者中本病所占比例不断增加。冠心病的主要病因是冠状动脉粥样硬化，但动脉粥样硬化的原因尚不完全清楚，可能是多种因素综合作用的结果。本病发生的危险因素有：年龄和性别，本病出现症状或致残、致死后果多发生在 40 岁以后，各地调查结果显示，冠心病患者男女性别之间有显著差别，男女比例为（2 ～ 5）：1，女性出现冠心病临床表现一般较男性晚 10 年，冠状动脉造影发现有心绞痛症状者，女性只有 60% ～ 70% 有狭窄，而男性 90% 以上有狭窄，男女的性别差别主要在 50 岁以前，女性在绝经后发病率迅速增加，可能与更年期后失去女性激素的保护有关；家族史（父亲或兄弟在 55 岁以前，母亲或姐妹在 65 岁前死于心脏病）；血脂异常（低密度脂蛋白胆固醇 LDL-C 过高，高密度脂蛋白胆固醇 HDL-C 过低）；此外还有高血压、糖尿病、吸烟、超重、肥胖、痛风、不运动等。

（二）相关检查

1. 心电图检查

大部分冠心病患者没有症状发作时心电图正常或基本正常，所以心电图正常不能排除冠心病。冠心病患者出现心绞痛症状时，会发生暂时的 T 波倒置或 ST 段压低（下移）；症状消失后（经过休息或舌下含化硝酸甘油片），心电图恢复正常。少数情况下发生较严重的缺血（如时间超过 15 min），心电图异常可以持续较长时间（数日）。相反，患者没有明显的症状，而心电图长期的异常（多数为 T 波倒置或伴 ST 段压低），多数不是冠心病，可能为心肌病、高血压心脏病，也可见于正常人。

2. 平板运动试验（心电图运动试验）

此试验诊断冠状动脉粥样硬化性心脏病的准确率为 70% 左右。平板运动试验有一定风险，有严格的适应证和禁忌证。急性心肌梗死、不稳定性心绞痛、没有控制的高血压、心力衰竭、急性心肺疾病等属于平板运动试验的绝对禁忌证。

3. 心肌核素灌注扫描

此检查诊断冠状动脉粥样硬化性心脏病（心绞痛）的准确率也是 70%。但确诊心肌梗死的准确率接近 100%。

4. 冠状动脉 CTA

此检查诊断冠状动脉粥样硬化性心脏病的准确性达 90% 以上，可以检测出其他检查无法发现的早期动脉硬化。

5. 动态心电图（Holter）检查

（1）记录各种心律失常。

（2）十二导联 Holter：记录无痛性心肌缺血；比较胸痛时有无 S-T 段压低，以明确胸痛的性质。

（3）胸痛时伴 ST 段抬高，有助于确诊冠状动脉痉挛（变异型心绞痛）。

6. 超声心动图

超声心动图是诊断心脏疾病极其有价值的一项检查。

（1）确诊或排除多种器质性心脏病：先天性心脏病、风湿性心脏病、心肌病。

（2）冠状动脉粥样硬化性心脏病心绞痛：绝大多数患者超声心动图是正常的。

（3）急性心肌梗死、陈旧性心肌梗死：有明确的室壁运动异常，超声心动图可以确诊这两类疾病。

（三）治疗

1. 口服药物治疗

硝酸酯类，如硝酸甘油、异山梨酯、单硝酸异山梨酯缓释片、单硝酸异山梨酯；他汀类降血脂药，如阿托伐他汀钙片、辛伐他汀片、洛伐他丁，可延缓或阻止动脉硬化进展；抗血小板聚集药，阿司匹林 100 ~ 300 mg/d，终身服用，过敏时可服用盐酸噻氯匹定片或硫酸氢氯吡格雷片；β 受体阻滞药，常用的有美托洛尔、阿替乐尔、比索洛尔；钙通道阻滞药，冠状动脉痉挛的患者首选，如地尔硫䓬、硝苯地平。

2. 溶栓治疗

在冠状动脉粥样硬化基础上，血栓的急性形成引起血管的急性闭塞，导致冠状动脉的血流中断是急性心肌梗死（AMI）的病理基础。溶栓治疗是通过静脉滴注尿激酶、双链酶等溶解血栓药物，达到开通血管、恢复心肌血流灌注的目的。这种疗法适用于发病后 12 h

内到达医院的患者，以 6 h 内为佳，其成功率达 75% 左右。虽然近年来急性 ST 段抬高型心肌梗死（STEMI）急性期行直接 PCI 已成为首选方法，但由于能开展直接 PCI 的医院不多，当前尚难以普遍应用。溶栓治疗具有快速、简便、经济、易操作的特点，特别当各种原因使就诊至血管开通时间延长致获益降低时，静脉溶栓仍然是较好的选择。新型溶栓药物的研发提高了血管开通率和安全性。应积极推进规范的溶栓治疗，以提高再灌注治疗成功率。不具备 PCI 条件且不能在 90 min 内完成转运的医院，应立刻进行溶栓治疗（Ⅰ级推荐，A 级证据）。对怀疑心肌梗死的患者，不管是否接受直接 PCI，建议院前使用抗栓治疗，包括强化抗血小板聚集药物（水溶性阿司匹林 150 ~ 300 mg，氯吡格雷 300 mg）和抗凝药物（普通肝素或低分子量肝素）（Ⅰ级推荐，C 级证据）。对计划进行冠状动脉旁路移植术者，不用抗血小板药物。建立急诊科与心血管专科的密切协作，配备 24 h 待命的急诊 PCI 团队，力争在 STEMI 患者到达医院 10 min 内完成首份心电图，30 min 内开始溶栓治疗，90 min 内完成经皮腔内球囊扩张（即从就诊至经皮腔内球囊扩张时间 < 90 min）。通过与接收医院进行密切配合，形成住院前和院内紧密衔接的绿色通道；提前电话通知或经远程无线传输系统将 12 导联心电图传输到医院内，提前启动 STEMI 治疗措施。

3. 介入治疗

自 1977 年世界上第一例经皮腔内冠状动脉成形术（PTCA）之后，以 PTCA 为基础的冠状动脉粥样硬化性心脏病介入治疗技术迅速发展，新的介入手段不断应用于临床。介入治疗不是外科手术而是一种心脏导管技术，具体来讲是通过大腿根部的股动脉或手腕上的桡动脉，经过血管穿刺把支架或其他器械放入冠状动脉里面，达到解除冠状动脉狭窄、恢复冠状动脉血流的目的。介入治疗的创伤小，效果确切，风险小。最常用的是经皮腔内冠状动脉成形术和支架植入术。

支架分为金属裸支架和药物洗脱支架。金属支架多为合成金属材料，具有支撑回缩血管的作用，挤压血栓和贴附血管内膜，降低血管急性闭塞，有容易发生再狭窄的风险（15% ~ 35%）。药物涂层支架，被称为冠状动脉粥样硬化性心脏病介入治疗学上的又一次革命。其原理是在裸金属支架表面涂上微量药物，这些药物在血管壁组织中慢慢释放，阻止重新阻塞动脉的瘢痕组织生成，进一步降低了支架内再狭窄发生率，一般人群再狭窄率 3%，糖尿病或复杂病变约为 10%，其效果与冠状动脉旁路移植手术相似。

存在以下症状应考虑冠状动脉介入治疗。

（1）心绞痛经积极药物治疗后，病情仍不能稳定。

（2）虽然心绞痛症状较轻，但心肌缺血的客观证据明确，狭窄病变显著。

（3）介入治疗或冠状动脉旁路移植术后心绞痛复发，冠状动脉管腔再狭窄。

（4）急性心肌梗死 12 h 以内。

支架植入术只是针对冠状动脉狭窄最严重的地方采取措施，手术并不能从根本上抑制动脉粥样硬化进展，支架植入术后仍需对危险因素加强控制，如高血压、高血脂、糖尿病、吸烟、肥胖等。患者需要遵医嘱坚持服药、定期随访、合理饮食、适当运动及良好心态的调整。术后患者应遵医嘱服用抗血小板聚集药物，以防止支架内血栓形成。常规服药包括：①阿司匹林 100 ～ 300 mg，每日 1 次，1 个月后改为 100 mg，每日 1 次，长期经口服用；②氯吡格雷 75 mg，每日 1 次，经口服用 1 年以上。服抗栓药物期间要定期复查血常规、血小板及肝肾功能，减少或防止药物不良反应的发生。另外，在下述患者中，服药需个体化，如冠状动脉左主干病变、慢性闭塞性病变、复杂病变、急性冠状动脉综合征、多支严重病变者需适当增加氯吡格雷用量，由每日 75 mg 增加至 150 mg，每日 1 次，持续 1 ～ 2 周后改为 75 mg，每日 1 次；对 80 岁以上和非出血性胃部病变的患者 PCI 术后服用抗栓药物的维持剂量为：氯吡格雷 75 mg/d，阿司匹林 100 ～ 200 mg/d；对于因血管病变需植入普通裸金属支架的患者，其氯吡格雷 75 mg/d 经口服用时间在 1 个月以上；个别患者需较强的抗栓治疗，需加服西洛他唑 50 ～ 10 mg，经口服用 6 ～ 12 个月。有出血性胃部病变病史者 PCI 术后服用氯吡格雷维持量 75 mg/d，如不能应用阿司匹林，可联合使用西洛他唑 50 ～ 100 mg，每日 2 次，同时应用胃黏膜保护剂；心脏瓣膜置换术后患者可继续服华法林，维持国际标准化比值（INR）1.8 ～ 2.5。无论哪一类患者因故需提前停药或减药，一定要电话咨询相关医师，切勿仅听取非心内科医师或非介入医师意见或自行停药，以免发生不良后果。一旦术后发生心绞痛，应及时返回原介入治疗医院就诊，如在其他医院就诊，应告知冠状动脉支架植入术的情况，以便外院医师及时判定是否发生了支架内血栓，并相应给予及时处理。

随着冠状动脉介入技术的发展，急诊 PCI 是治疗急性心肌梗死的一种重要的方法。在一些大型综合医院均设有急诊 PCI 绿色通道，急诊 PCI 能使梗死相关血管很快再通，且再通率高，残余狭窄轻，是迅速挽救濒死心肌的直接治疗方法，能更有效地改善心肌梗死后的心脏功能，缩短住院时间，降低住院期间的病死率，特别是有溶栓禁忌证及心源性休克的患者将获益更大。

4. 手术治疗

冠状动脉旁路移植术（主动脉—冠状动脉旁路移植手术）是从患者自身部位取一段血管，然后将其分别接在狭窄或堵塞了的冠状动脉的两端，使血流可以通过"桥"绕道而行，从而使缺血的心肌得到氧供，而缓解心肌缺血的症状。这一手术属于心脏外科手术，创伤较大，但疗效确切。主要用于不适合支架术的严重冠心病患者（左主干病变、慢性闭塞性病变、糖尿病、多支血管病变）。

冠状动脉旁路移植术后护理措施如下。

（1）冠状动脉旁路移植术的患者早期血细胞比容保持在 30% 左右，不宜太高，由于旁路移植血管早期水肿，血液黏稠度不宜过高。

（2）早期注意高血压情况，血压过高会增加心脏的后负荷，适当应用扩血管药物。血压：术后 30 ～ 60 min 测 1 次。平均动脉压应保持在 70 ～ 80 mmHg。如果血压过低，可影响脑、肾血流量和移植血管的通畅。血压过高可引起出血、吻合口破裂。

（3）术后早期可适当用硝酸甘油，以防止冠状动脉血管痉挛，改善血供。

（4）凡心脏病患者在应用主动脉内球囊反搏机时，延长舒张期，使冠状动脉血管得到足够的血供和氧供，并应密切观察术侧下肢血供。

（5）鼓励患者早期活动。冠状动脉粥样硬化性心脏病患者的血液黏滞度高，易发生深静脉栓塞。可轮流抬高下肢，以利于静脉回流。用弹力绷带扎紧术侧肢体，减少下肢水肿。制订肺部锻炼计划，每2 h翻身、拍背1次。每小时鼓励患者有效咳嗽、做深呼吸各10次。咳嗽时压住胸部伤口，以减轻患者疼痛。制订个体详细的训练计划：轮流抬高、活动下肢，促进静脉回流，预防深静脉栓塞。鼓励患者早期活动。一般术后第1日可床上坐位，第2日即可坐于床边活动下肢，第3日可下床活动，活动时心率60 ~ 90次 / 分，血氧饱和度为96% ~ 99%。坐位时要抬高取血管的肢体。活动要注意循序渐进。

（6）少量饮用果酒类有助于降低血脂，减慢粥样硬化斑块形成，但是乙醇可导致血压升高等不良反应，因此应尽量减少饮酒量，不建议为了"预防粥样硬化"而饮酒。吸烟是冠状动脉粥样硬化性心脏病的病因之一，手术后应戒烟，保持口腔卫生。术后给予高蛋白、高维生素、高纤维素饮食。保持排便通畅。教育患者不可用力排便。指导患者坚持低盐、低糖、低脂饮食，戒烟酒。

（7）手术不可能解决所有的病变血管，仍需要规律服用抗冠状动脉粥样硬化性心脏病药物。冠状动脉扩张药物（异山梨酯、单硝酸异山梨酯）等仍需继续定期服用，在术后6个月左右可酌情减量。为防止并延缓血管桥的阻塞，患者需终生服用小剂量肠溶阿司匹林抗凝。

5. 其他治疗

运动锻炼疗法，谨慎安排进行适宜的运动锻炼有助于促进侧支循环的形成，提高体力活动的耐受量而改善症状。

6. 冠状动脉粥样硬化性心脏病二级预防的ABCDE

二级预防，指在有明确冠状动脉粥样硬化性心脏病的患者（包括支架植入术后和冠状动脉旁路移植入术后），进行药物和非药物干预，来延缓或阻止动脉硬化的进展。药物治疗总结为A、B、C、D、E 5个方面。

A：血管紧张素转换酶抑制药（ACEI）与阿司匹林。

B：β受体阻滞药与控制血压。

C：戒烟与降胆固醇。

D：合理饮食与控制糖尿病。

E：运动与教育。

阿司匹林有抗血小板聚集的作用。服用阿司匹林的患者心血管疾病发生率和病死率均显著下降。痛风患者不宜使用阿司匹林，因阿司匹林会抑制尿酸排泄。对痛风患者和其他各种原因确实不能耐受阿司匹林者，改为硫酸氢氯吡格雷片75 mg/d。阿司匹林75 ~ 150 mg/d用于冠状动脉粥样硬化性心脏病二级预防；对急性心肌梗死、急性缺血性脑卒中和不稳定型心绞痛急性发作期，剂量可增至150 ~ 300 mg/d。

二、健康管理护理

（一）生活方式管理

1. 饮食指导

冠状动脉粥样硬化性心脏病患者的饮食原则。

（1）控制总热量，目的就是使体重控制在理想范围，每餐控制在八分饱。

（2）控制脂肪和胆固醇，给予低盐、低脂、低胆固醇、高纤维素且清淡、易消化的饮食，避免进食肥肉、动物内脏等高胆固醇、高脂肪饮食。

（3）蛋白质的质和量要适宜，蛋白质占总热量的 12% 左右，其中优质蛋白占 40% ～ 50%，优质蛋白中动物蛋白和豆类蛋白各占一半。

（4）食用复合糖类，主要来源应以米、面、杂粮等含淀粉类食物为主。

（5）多吃新鲜蔬菜、水果。

（6）少量多餐，避免暴饮暴食，戒烟戒酒，因吸烟可损伤血管内皮细胞，并引起血清 HDL-C 降低，胆固醇升高，PGI_2 水平降低，从而引起周围血管及冠状动脉收缩、管壁变厚、管腔狭窄和血流减慢，造成心肌缺氧；长期大量饮酒可增加体重，影响体内糖代谢过程而使三酰甘油生成增加，而肥胖和高脂血症均是冠心病患病的危险因素，因此，长期大量饮酒可使冠心病的患病率增加，大量饮酒者的冠心病病死率亦增加。不吃刺激、辛辣、油炸食物及引起腹胀的食物，以减少便秘的发生。

2. 运动指导

告知患者患病后身体的恢复是一个渐进的过程。长期卧床会增加血栓形成、肌肉萎缩、肺部感染的机会，过早的运动又会加重心脏病的再次发作，因此运动要循序渐进，根据患者的病情，急性期患者的一切日常生活由护士协助，无并发症后可坐起在床上运动，要注意缓慢坐起，以免发生直立性低血压，待患者感觉无不适后，可床边站立并开始室内徒步行走，自理大小便，然后要求患者根据其病情确定活动的处方进行活动，既不能操之过急，也不能因担心病情复发而拒绝运动，如果运动中出现头晕、眼花、胸闷、气促等症状应立即停止活动，并告知医护人员。病情稳定的患者锻炼时心率不要超过最大安全心率（170-年龄），运动后不要用太冷或者太热的水淋浴，运动时间一般为餐后 1 ～ 2 h，动作简单，速度中等，不要用力屏气。

3. 家庭生活指导

（1）起床前应先做 5 min 准备活动，如果突然起床，有时可诱发心绞痛。

（2）不要用冷水洗脸，最好用温水洗脸。

（3）每日安排一定时间的户外活动，如散步、打太极拳等，户外活动时应携带保健盒。

（4）外出购物要量力而行，不能超过运动量，中途可以停下来休息几次。出发前要考虑到路程、用不用上下楼梯等问题，天气不好时最好不要外出。

（5）洗澡水过冷或过热对心脏都是不利的，应在温水里洗澡（37～39℃），洗澡时间不宜过长，每次不超过 30 min。

（6）冠心病的患者不要吹电风扇睡觉，冬季应注意保暖，睡前不要吃东西，不要多喝水，如果睡眠不好，可少量服用镇静催眠药。

（二）用药管理

药物是预防心血管意外事件发生的最主要手段，冠心病的药物治疗是综合性的、长期的。每一例患者，特别是那些已经接受支架植入术或冠状动脉旁路移植术的患者，都应该坚持认真用药。冠心病患者最常见的症状是心绞痛，大部分患者多在劳累或情绪激动时发作，而安静时并无症状。通常，硝酸甘油可减轻症状、改善缺血。因此，患者家中应常备硝酸甘油，在心绞痛发作时，首先要休息，然后舌下含服硝酸甘油或异山梨酯，咬碎药片舌下含服，起效更快，1～3 min 便能缓解疼痛。另外，速效救心丸等也可作为心绞痛急性发作的救急药物。预防心绞痛发作，最好选择长效制剂的药物，每日服用 1 次，还可以减少耐药性的产生。心绞痛的服药时间很有讲究，一般应在早上起床时服药，不宜在早饭后服用，因为心绞痛的高发时间多数在早上起床和洗漱这段时间，而且应在活动之前 0.5 h 服药，以预防心绞痛和心血管意外的发生。药品保存：硝酸甘油或异山梨酯应放在密封避光的瓶内，但不能贴身携带，外出时可放于随身的手袋中，因为药品对光线和温度敏感。一般药物放置半年应更换新药。

（陈冬雅）

第三节　脑卒中

一、概述

脑卒中是一种突然起病的脑血液循环障碍性疾病，又称脑血管意外，指脑血管疾病患者，因各种诱发因素引起脑内动脉狭窄、闭塞或破裂，而出现急性脑血液循环障碍，临床上表现为一过性或永久性脑功能障碍的症状和体征。脑卒中分为缺血性脑卒中和出血性脑卒中。

脑卒中是常见病、多发病，是目前人类的三大死因之一，是严重危害人类健康和生命安全的常见的难治性疾病，存在着明显"三高"（发病率高、致残率高、病死率高）现象。根据统计，中国每年新发脑卒中患者达 200 万例，发病率高达 120/10 万。现幸存脑卒中的患者有 700 万例，其中 450 万例患者不同程度地丧失劳动力和生活不能自理，致残率高达

75%。中国每年死于脑卒中的人数高达160万例，已是我国人口死因的第2位，且近年来呈年轻化趋势。已得过脑卒中的患者，容易再复发，每复发1次，加重1次。

（一）缺血性脑卒中

缺血性脑卒中即为广义的脑梗死，是指突然发生的脑组织局部供血、动脉血流灌注减少或血流完全中断，停止供血、供氧、供糖等，使该局部脑组织崩解破坏。缺血性脑卒中的主要原因为：①动脉粥样硬化所致血栓栓塞；②心脏来源的栓子所致脑栓塞；③各种原因引起的血管炎、血管损伤及外伤等。缺血性脑卒中一般在夜间睡眠中发病，常为次晨起床时发现肢体无力或偏瘫，多无意识障碍，血压可正常或偏高，可有动脉硬化史。缺血性脑卒中占脑卒中患者总数的60%～70%，主要包括脑血栓形成和脑栓塞。

1. 病因

颈内动脉或椎动脉狭窄和闭塞，其主要原因是动脉粥样硬化。另外，动脉内膜增生和肥厚、颈动脉外伤、肿瘤压迫、小儿颈部淋巴结炎和扁桃体炎伴发的颈动脉血栓及先天颈动脉扭曲等，均可引起颈内动脉狭窄和闭塞。颈椎病骨质增生或颅底陷入压迫椎动脉，也可造成椎动脉缺血。

2. 临床表现

根据脑动脉狭窄和闭塞后神经功能障碍的轻重和症状持续时间，分3种类型。

（1）短暂性脑缺血发作（TIA）：颈内动脉缺血表现为突然肢体运动和感觉障碍、失语、单眼短暂失明等，少有意识障碍；椎动脉缺血表现为眩晕、耳鸣、听力障碍、复视、步态不稳和吞咽困难等。症状持续时间短，可反复发作，甚至每日数次或数十次。可自行缓解，不留后遗症。脑内无明显梗死灶。

（2）可逆性缺血性神经功能障碍（RIND）：与TIA基本相同，但神经功能障碍持续时间超过24 h，有的患者可达数日或数十日，最后逐渐完全恢复。脑部可有小的梗死，大部分为可逆性病变。

（3）完全性卒中（CS）：症状较TIA和RIND严重，不断恶化，常有意识障碍。脑部出现明显的梗死。神经功能障碍长期不能恢复，完全性脑卒中又可分为轻、中、重3型。

3. 相关检查

（1）脑血管造影可显示不同部位脑动脉狭窄、闭塞或扭曲。

（2）急性脑缺血性发作24 h后可行头部CT和MRI，CT可显示缺血病灶。MRI可以提示动脉系统的狭窄和闭塞。

（3）颈动脉超声检查和经颅多普勒超声探测，可作为诊断颈内动脉起始段和颅内动脉狭窄、闭塞的筛选手段。

（4）脑血流量测定，氙（^{133}Xe）清除法局部脑血流测定，可显示不对称性脑灌注，提示局部脑缺血病变。

4. 治疗

各种治疗方法的根本目的是改善脑血液循环，控制脑水肿，防治并发症。

（1）外科治疗。①颈动脉内膜切除术，适用于颈内动脉严重狭窄（狭窄程度超过50%）。完全性闭塞24 h以内可考虑手术，闭塞超过24~48 h，已发生脑软化者，不宜手术。②颅外、颅内动脉吻合术，对预防TIA发作效果较好。

（2）药物治疗。

1）溶解血栓的药物（如尿激酶等）：应用此类药如果能达到溶解栓子的目的是最为理想的，可是全身静脉用药时往往需要大剂量，有时会造成出血的危险性。现在多推荐使用介入治疗，就是通过导管把药物直接注入梗死的部位来溶解栓子，要求在得病后6 h内进行。

2）改善微循环、扩充血容量的药物（如右旋糖酐等）：目前此类药用得较多，有心脏病的患者应慎用。

3）抗凝治疗（如肝素等）：这类药物能防止血液凝固，但使用时要每日检查凝血酶原时间和活动度。

4）钙通道阻滞药（如尼莫地平等）：这类药物可以防止钙离子从细胞外流入细胞内，起到轻微扩张脑血管、保护脑细胞、增加脑细胞利用氧和葡萄糖等作用。

5）抗血小板聚集药（如阿司匹林等）：血小板聚集往往是脑血栓形成的开端，如果能有效阻断血小板的聚集，也许能防止血栓进一步形成。目前这类药物在临床上应用十分广泛，主要是预防血小板聚集。

6）重构微循环、增加缺血区灌注，保护线粒体、减少神经细胞死亡的药（如丁苯酞）：丁苯酞是我国近期比较优秀的国家一类新药，从最早发现丁苯酞具有较强的抗缺血性脑损伤的药理活性，到目前的大范围临床应用，证明了丁苯酞对缺血性脑卒中的有效率高达78.2%。

7）中药：中药的主要作用是活血化瘀，现在在国内应用极其广泛，不仅有经口服用的药，还有静脉注射和肌内注射药，使用很方便。应根据脑卒中的辨证施治原则来用药。

（3）物理治疗：缺血性脑卒中的物理治疗手段主要是经颅超声溶栓治疗和脑卒中单元中的运动物理治疗。

超声波能溶解血栓的作用机制尚未完全阐明，一直是学者们研究的焦点，有的论点已经肯定，有的尚有争议，可归纳为以下几点：空化作用、微流作用、机械效应、热效应、声化学反应、超声透入作用、增强纤溶活性或增强纤溶药物效应、缩短血流再灌注时间和逆转酸中毒。

（二）出血性脑卒中

出血性脑卒中又称颅内出血，是脑卒中的常见形式。虽然其发病率低于缺血性脑卒中，但是预后差，其病死率和病残率均高于缺血性脑卒中。

1．病因

颅内出血占所有脑卒中的 10% ～ 15%（在亚洲占 30%）。最重要的病因是高血压，尤其是收缩期高血压。年龄、男性、低胆固醇血症、酗酒、使用违法药物等也是危险因素。脑微小动脉瘤破裂、脑血管淀粉样变性也是颅内出血的主要原因。

2．临床表现

（1）短时间内即出现头痛、呕吐、全身无力和（或）麻木、口角歪斜、讲话不清、嗜睡、烦躁，甚至昏迷。

（2）发病初期多有血压升高、心率快、呼吸急促，不同程度的意识障碍。

（3）眼底检查可见视网膜动脉硬化、视网膜出血，偶见视神经盘水肿。

（4）多数出血性脑卒中的患者脑膜刺激征阳性。

（5）肢体偏瘫、偏身感觉障碍、同向偏盲。出血量大或出血靠近丘脑者常有高热、瞳孔小、昏迷等表现。

（6）桥脑出血：交叉性瘫痪，即出血侧面神经和展神经麻痹，对侧肢体瘫痪；交叉性感觉障碍，即病源侧面部感觉障碍和对侧肢体的感觉障碍，双眼向患侧凝视；重症者双瞳孔缩小、昏迷、去皮质强直或四肢瘫痪、高热、中枢性呼吸困难等。

（7）小脑出血：表现为头晕、频繁呕吐、眼球震颤、共济失调等。出血量大者可出现突然昏迷及枕骨大孔疝等。

（8）脑室出血：重症者出现昏迷、双侧瞳孔缩小、中枢性高热等。

3．相关检查

（1）CT 检查：能及时发现出血性脑梗死，并明确出血部位与范围，是临床早期诊断、合理治疗、减少病死率与后遗症发生率的重要手段。表现特征为原有的闭塞血管供血区一致的扇形、楔形、椭圆形或不规则低密度梗死区内不均匀的点状、斑片状、条索状或团块状高密度出血影。

（2）MRI 检查：表现为在梗死区内有出血信号，由于出血时间不同，表现也不同。

4．治疗

（1）内科治疗：防止血肿扩大、控制血压、控制脑水肿和降低颅内压。

（2）外科治疗：对有动脉瘤、动静脉畸形或海绵状血管瘤的患者，如果病变为手术可及的部位且预后良好的可能性大，可行手术治疗。但推荐小脑出血直径＞3 cm 伴有神经功能恶化，或脑干受压和（或）脑积水的患者应尽快行手术治疗，移除血肿；颅内中等大小血肿、临床症状进行性加重或颅内压增高的患者可考虑手术治疗。

二、健康管理护理

（一）疾病预防

对脑卒中患者进行早期治疗，可降低致残程度，清除或治疗危险因素，预防其多发。

早期治疗则指患者发病数小时后的急性期的治疗，超早期治疗是指发病后数小时以内即实施的治疗，如缺血性脑卒中，发病后 6 h 即开始溶栓治疗。针对性治疗措施的介入越早，治疗效果就越好，病残程度就有可能越低。

（二）脑卒中的恢复

1. 脑卒中的恢复程序

脑卒中神经缺失症状的恢复分两个阶段：第一阶段是被破坏的、不可逆的脑组织所致周围部分脑水肿的可逆性病变逐步改善、消失，神经组织缺失的功能再次重新恢复到以前的功能，此阶段的修复过程称为自然治愈；第二阶段是进行病理学的治愈过程，此时残存的神经组织的功能得到修复，神经缺失症进一步修正，此阶段称为再学习。这两个阶段的修复时间为 2 ～ 3 个月。发病后 3 个月，神经学的异常几乎固定不变，即使有所恢复也是缓慢的，且限于小范围。

2. 脑卒中的功能评价

在脑卒中康复之前必须对患者做一系列检查，包括全身各脏器的检查，精神、神经障碍的检查，日常生活能力的检查等。这些检查对于康复适应性的判定，康复程序的设计，目标的制订，并发症的管理，功能障碍的评估，预后的估计及康复中的安全性都是很重要的。

（1）脑卒中运动功能评定：从康复角度对肢体运动障碍进行评价，包括肌力、关节活动度、Brunnstrom 试验、肌张力、运动精巧性、躯干平衡性、坐位、立位、步行功能等检查，然后进行综合评定（表 9-4）。

表 9-4　脑卒中肢体运动功能评定法（Brunnstrom 法）

分级	上肢	手	下肢
Ⅰ	弛缓、无随意运动	弛缓、无随意运动	弛缓、无随意运动
Ⅱ	开始出现共同运动的成分，不一定引起关节运动	无主动手指屈曲	最小限度的随意运动，开始出现共同运动或其成分
Ⅲ	痉挛加剧，可随意引起共同运动，并有一定的关节运动	能全指屈曲，勾状抓握，但不能伸展，有时可以由反射引起伸展	①随意引起共同运动或其成分；②坐位和立位时，髋、膝、踝可屈曲
Ⅳ	痉挛开始减弱，出现一些脱离共同运动模式的运动：①手能置于腰后部；②肘伸展，上肢前屈90°；③屈肘90°，前臂旋前旋后，痉挛减弱，基本脱离共同运动，出现分离运动	能侧方抓握及拇指带动松开，手指能伴随意地、小范围地伸展	开始脱离共同运动的运动：①坐位，足跟触地，踝能背屈；②坐位，足可向后滑动，使屈膝

续表

分级	上肢	手	下肢
Ⅴ	①上肢外展90°（肘伸展，前臂旋前）；②上肢前平举及上举过头（肘伸展）；③肘伸展位，前臂能旋前旋后	①用手掌抓握，能握圆柱及球形物，但不熟练；②能随意全指伸开，但范围大小不等	从共同运动到分离运动：①立位，髋伸展位，能屈膝；②立位，膝伸直，足稍向前踏出，踝能背屈
Ⅵ	正常或接近正常	①能进行各种抓握；②全范围的伸指；③可进行单个指活动	协调运动大致正常：①立位于髋外展超过骨盆上提的范围；②坐位，髋可交替地内、外旋，健侧稍差，并伴有踝内、外翻

Brunnstrom 检查能较客观地反映中枢性运动瘫痪恢复的全过程，是评价运动功能的试验。

（2）日常生活能力检查及评价：脑卒中康复的最终目标是使由于中枢神经细胞损伤引起的功能障碍得到恢复和改善，让患者能最大限度地独立生活，即提高日常生活的能力。因此，必须对患者的日常生活能力做检查、评价。其目的包括：①了解中枢神经细胞损害对日常生活能力的影响，考虑治疗、训练的方法；②根据日常生活能力来决定康复的适应性，做预后的评定，制订治疗目标；③根据日常生活能力发展情况，了解训练、治疗的效果，研究训练方案的有效性；④根据日常生活能力的评价对患者及其家属进行生活指导及今后日常生活环境的改进。

3. 脑卒中后下肢功能恢复预测

（1）让患者抬高患肢，如能屈伸膝关节，约90%能恢复步行，其中60%～70%能独立步行。

（2）患侧仰卧，主动直腿抬高，其中独立步行为45%～55%，辅助步行占35%～45%，约10%不能步行。

（3）患侧仰卧，屈髋屈膝，将病膝直立于床上，能独立步行的仅有25%～35%，55%～65%为辅助步行，10%不能步行。

（4）上述三项均不能完成，33%有可能独立步行，33%辅助步行，不能步行的有33%。

4. 脑卒中后手功能恢复预测

（1）患病当日就能完成屈伸运动者，几乎全部可恢复到正常。

（2）发病1个月内手指可进行屈伸运动者，大部分恢复为失用手，小部分为辅助手。

（3）发病1～3个月能屈伸运动者，大部分恢复为失用手，小部分恢复为辅助手。

（4）发病3个月以上仍未能运动或运动不能完成，则全部为失用手。

5. 脑卒中后康复治疗措施

脑卒中后的功能训练内容包括两部分，即患侧的恢复和健侧的代偿，重点在患侧的恢复。治疗开始时间为患者生命体征平稳、神经学症状不再发展后 48 h。

（1）弛缓阶段的康复治疗：主要目的在于预防关节挛缩和畸形，抑制异常的运动模式，诱发随意运动。①在床上正确的姿势摆放：急性期卧床阶段正确摆放姿势有利于预防压疮，预防关节变形和挛缩，同时预防异常痉挛模式。②在床上翻身：脑卒中患者患侧肢体无自主活动，翻身很困难，如果在床上固定一种姿势，容易出现压疮，也不利于排痰，久之可能造成肺部感染，所以应每 2 h 翻身 1 次，以防止并发症，如向健侧翻身及向患侧翻身等。③关节的被动活动：患者肢体瘫痪，关节不活动，将导致静脉淋巴回流不畅，如果制动超过 3 周，关节内周围组织发生粘连。加上关节囊韧带、肌肉等固定不动，就会发生挛缩，即引起关节强直和变形。因此，应早期进行关节的被动活动，以保持关节的活动和防止关节挛缩。④上肢随意运动诱发：仰卧位，让其上抬肩，手伸向天花板，让患者手能摸自己额头、枕头等。⑤下肢随意运动诱发：保持髋关节不外展、外旋，指导患者伸直下肢，使其主动负担下肢的体重，伸腿时应防止内收、内旋等。

（2）痉挛阶段的康复治疗：随着病情的进一步好转，脊髓下段中枢支配作用增强，患者运动功能进入痉挛阶段。此阶段治疗的主要目的为控制肌痉挛和异常运动的模式，促进正常运动模式的出现，并在此基础上加强实用性动作的训练。

（3）相对正常阶段的康复治疗：主要目的是促进选择性主动运动和促进速度运动的恢复，发展多种模式、多个肌群协调的组合运动，增大正常的运动感觉输入。

（陈冬雅）

第四节　帕金森病

一、概述

帕金森病（PD）又称震颤麻痹，是好发于中老年人的、以损害黑质纹状体通路为主的神经系统变性疾病。PD 的病因和发病机制迄今未明，可能是多种因素相互作用的结果。目前认为与年龄、遗传、环境因素、生活习惯（包括吸烟、饮茶等）有关。

（一）流行病学

该病男性略多于女性，45 岁以上人群中发病率为 0.4%，50 岁以上发病率为 500/10 万，60 岁以上发病率为 1 000/10 万，65 岁以上人群中帕金森病的发病率为 1%，平均发病年龄为 55 岁，是中老年人致残的主要原因之一。随着人口老龄化的进程，该病发病率有逐年增高的趋势。少数有家族遗传史，发病 10 ~ 20 年内均会完全丧失运动功能。

（二）分类

（1）原发性帕金森病。

（2）继发性帕金森综合征。①感染：昏睡性脑炎、脑脓肿等。②药物：抗精神病药物，利血平、桂利嗪等。③毒物：一氧化碳、锰等。④血管性：脑卒中等。⑤外伤：脑外伤、拳击性脑病。⑥其他：正常压力性脑积水、脑瘤。⑦遗传变性综合征：家族性基底节钙化等。⑧帕金森叠加综合征。⑨进行性核上性麻痹。⑩多系统萎缩：纹状体黑质变形、橄榄脑桥小脑变形、皮质基底节变形。

帕金森病是全脑的疾病，有多种神经递质受累，如乙酰胆碱、多巴胺、去甲肾上腺素、生长抑素等。其病理变化是大脑中黑质和其他含色素核（蓝斑、迷走运动背核）的色素细胞减少，空泡形成，细胞质内可有嗜酸性包涵体，并有胶质细胞增生。

（三）临床表现

通常由一个肢体或一侧肢体开始，逐渐波及四肢及躯干，呈全身性、对称性损害症状。震颤、肌强直、运动迟缓 3 个主要症状及非运动性症状（NMS）。

1. 震颤

多自一侧手部开始，然后发展到同侧下肢，最后累及对侧上、下肢。也可以口周、下颌开始，最后累及头部。上肢震颤比下肢严重。早期震颤出现于肢体处于静止状态，少数患者出现约每次 4 s 的拇指或手指搓丸样动作，做随意动作时停止，睡眠时完全停止，情绪激动时加重，严重时随意动作时也有震颤。

2. 肌强直

早期非典型肌强直主要表现为肢体的僵硬，手足动作笨拙、肩部酸痛、颈部及腰部发硬、转颈不灵活、面部表情减少、瞬目减少等。很多患者还同时表现为颈肩部疼痛、头痛、腰痛，出现较多的是手臂或下肢酸痛，引起疼痛的主要原因是局部肌强直。肌强直可以与疼痛伴随，肩部疼痛是 PD 初期表现中最经常出现的症状之一，而经常被误诊为关节炎、滑囊炎或回旋肌群损伤。

3. 运动迟缓

日常生活动作迟缓，如坐、翻身、脱衣服等，严重时需要别人帮助完成，书写困难，字写得越来越小，称为写字过小症。面部肌肉运动减少，表情僵硬，称为面具脸。咽、舌、喉运动减少，说话困难，流涎，吞咽困难。走路时上肢活动减少，容易摔倒。

4. 非运动性症状

（1）顽固性便秘：患者中有重度便秘仅占 7%，但大部分帕金森病患者均有轻、中度的便秘症状：排便间隔时间＞2 d，或每周至少 1 次出现排便不尽感，腹痛，每次排便时间超过 30 min，而手助排便及长期服用缓泻药在帕金森病患者中普遍存在。

（2）嗅觉障碍：PD 患者的嗅觉障碍是 1975 年由 Ansari 和 Johnson 根据经验首先提出的，嗅觉障碍大约影响到 90% 的 PD 患者，被认为是 PD 中一个十分重要的亚临床症状，是运动症状出现前的标志。嗅觉检测对亚临床期及临床早期诊断 PD 有一定的价值。

（3）睡眠障碍：日间睡眠过多（EDS）和不自主瞌睡影响了 50% 以上 PD 患者，被认为是临床前期的表现之一。快动眼睡眠障碍指快速眼球运动睡眠期间正常骨骼肌处于失迟缓的深睡眠状态，因此患者可以出现生动的梦境，睡眠中说话、喊叫或惊吓和异常的动作，如挥动肢体、滚落床下及暴力动作等。快动眼睡眠障碍可以出现在 PD 运动症状之前，数据表明，40% 的患者出现快动眼睡眠障碍预示着运动症状将要出现。

（4）抑郁：抑郁影响 40% ~ 50% 的 PD 患者，甚至比运动症状出现得更早。PD 患者并发的抑郁一般为轻到中度，发生自杀倾向的概率比较低。现在人们已经认识到丘脑底核不仅包括运动相关的神经核团，也包含与情绪和认知相关的结构。患者早期可以出现主动性的下降及自我尊重能力的减退。

（四）相关检查

1. 常规脑脊液检查

一般正常，脑脊液中多巴胺的代谢产物高香草酸含量降低，尿中多巴胺及其产物含量也降低。

2. 主要的诊断方法

（1）经颅多普勒超声成像：PD 患者在经颅多普勒超声成像中表现为黑质的回声信号增强。

（2）质子磁共振波谱技术：是一种无创性的检测手段，是从细胞代谢水平研究神经元的功能状况的技术。

（3）神经功能成像技术：目前用于神经功能成像的技术有单光子发射计算机体层扫描和正电子发射计算机体层扫描，两者是目前诊断 PD 最敏感的技术。

（五）治疗

目前临床常采用的药物治疗主要包括症状治疗和神经保护治疗。

1. 症状治疗

（1）多巴胺前体补充药：左旋多巴类药物是目前临床常用的多巴胺前体补充药，可以改善肌强直及运动困难，其对年轻患者和轻症患者效果好，但长期、高剂量用药后会导致运动并发症的出现。

（2）抗胆碱药：这类药物主要有苯海索，适用于症状轻微和伴震颤的早期患者。这类药物可抑制中枢神经系统的乙酰胆碱，使认知功能有所减退，尤其对老年人的使用会受限。研究发现，该类药物可能是通过损害了包括海马在内的内侧颞叶而引起认知功能受损。

（3）促多巴胺释放药：金刚烷胺是这类药物的代表，对 PD 患者的肌强直、震颤和运动障碍的缓解作用强，优于抗胆碱药，但弱于左旋多巴类药物。金刚烷胺的疗效持续时间较短，容易出现耐受，此药对约 2/3 的早期 PD 患者有效，是年轻患者理想的一线治疗药物。

（4）多巴胺受体激动药：可以改善 PD 患者的运动症状。多巴胺受体激动药主要有两种类型：麦角类和非麦角类。麦角类包括溴隐亭、培高利特、α-二氢麦角隐亭、卡麦角林和麦角乙脲，非麦角类包括普拉克索、盐酸罗匹尼罗、罗替戈汀、吡贝地尔和盐酸阿扑吗啡。麦角类 DA 受体激动药中的很多由于严重不良反应，已不主张使用，而非麦角类 DA 受体激动药的使用目前受到推崇。

盐酸普拉克索是一种新型非麦角类多巴胺能受体激动药，可以改善 PD 患者的运动症状、抑郁情绪，从而控制帕金森病的症状和预防此病运动并发症的发生。美国帕金森病研究小组曾进行过一项临床研究，比较 301 例早期帕金森病患者在给予普拉克索与左旋多巴治疗后运动并发症的发生率，结果发现，早期使用普拉克索治疗能减少 23% 的运动并发症的发生率。罗匹尼罗与左旋多巴相比，能显著降低运动并发症的发生。罗替戈汀能选择性激动多巴胺 $D_3/D_2/D_1$ 受体。罗替戈汀通过经皮给药不仅具有持久、稳定的血药浓度，还存在良好的安全性和耐受性。同时，罗替戈汀在控制早期 PD 患者运动障碍的同时还可以改善 PD 患者的睡眠障碍。

（5）单胺氧化酶抑制药：司来吉兰是一种选择性 MAO-B 抑制药，在 PD 患者进行左旋多巴类药物替代治疗的同时早期添加司来吉兰进行联合治疗是非常有益的。雷沙吉兰属于 MAO-B 不可逆选择性抑制药，疗效明显优于司来吉兰，具有更高的疗效，且安全性和耐受性好。

（6）COMT 抑制药：可延长单剂量左旋多巴的药效，加快起效时间并减少所需左旋多巴的总量。目前已经上市的主要包括托卡朋和恩他卡朋。托卡朋不单独使用，与左旋多巴类药物联合使用控制 PD 患者的运动障碍，同时还可以治疗 PD 患者的运动并发症，改善药末现象，增加"开"期时间，减少"关"期时间，但由于其有引起肝损害的可能性，需要定期监控肝功能。恩他卡朋同左旋多巴类药物合用同样可以更有效地控制 PD 的运动障碍，安全性和耐受性好，且不会引起严重的肝损害。另外，恩他卡朋可以阻止由左旋多巴引起的血中同型半胱氨酸水平的升高，从而降低 PD 患者患阿尔茨海默病和心脑血管疾病等的风险。

2. 神经保护治疗

目前临床上使用的有神经保护治疗作用的药物主要是 MAOB 抑制药和 DA 受体激动药。大剂量泛癸利酮可能有神经保护作用，但需进一步证实。司来吉兰保护多巴胺能神经元免受特定多巴胺能神经毒素 6-OH DA 的损害。雷沙吉兰具有抗凋亡作用。D_2/D_3 受体激动药如普拉克索、罗匹尼罗较 D_1/D_2 受体激动药有更为强大的神经保护作用，它们具有抗氧化、抗凋亡、稳定线粒体等作用。通过一些 PD 的动物实验已经证实了普拉克索等的神经保护作用。泛癸利酮 Q_{10} 也可以保护神经元。在百草枯诱导的 PD 大鼠模型中，应用一种水溶性的泛癸利酮进行治疗可发现有神经保护作用。

3. 帕金森病药物治疗的新靶点

（1）腺苷 A2A 受体拮抗药：作为基底神经节的非多巴胺靶点可能发展成为治疗 PD 的新策略。Preladenant 可以缩短患者无法控制其非随意性运动的时间。Preladenant 在一些 PD 动物模型中可以作为左旋多巴的辅助用药，可以改善 PD 患者的运动功能而不使运动障碍恶化。研究发现，每日 2 次口服 5～10 mg 的 Preladenant 可能会减少 PD 患者的"关"期和运动起伏的时间。

（2）α-突触核蛋白抑制药：研究显示，通过对影响 PD 的一种蛋白进行刺激可产生出两种环肽，这两种环肽可使在具有毒性浓度的 α-突触核蛋白中的酵母细胞复苏。在 PD 动物模型中也可以发现，这两种环肽对多巴胺能神经元具有保护性作用。

（3）抗炎症治疗：炎症是一把"双刃剑"，它是抵御损伤和感染的第一道屏障，但过分的炎症反应却也可以损害宿主细胞。脑内炎症的标志是胶质细胞（尤其是小胶质细胞）的激活。小胶质细胞一旦被激活，就释放大量对神经元有害的神经毒性物质。神经炎症在 PD 患者和 PD 模型中均促进慢性神经变性，那么可以推测抑制炎症将可能成为一种有效的神经保护策略。目前，几乎一致认为在帕金森病的初期应先使用各种抗 PD 的药物治疗，随着 PD 发病机制研究的深入，将会不断有新的治疗药物出现，对 PD 患者的药物治疗取得新的进展。

（4）外科治疗：术式主要有脑深部电刺激术（DBS）和核团毁损术。核团毁损术在帕金森病外科治疗的早期被广泛应用于临床，近 10 年，DBS 由于其损伤小及可调控而占据主流位置，随着 CT 与 MRI 等影像学技术的不断发展，特别是微电极导向技术在临床的成熟应用，临床医师能从解剖和功能两个角度对脑深部手术靶点进行定位，提高了手术治疗有效率、症状改善率和安全性。

二、健康管理护理

（一）饮食管理

对单纯 PD 患者提倡高糖、高脂饮食，能量主要来源于糖类，通常糖类与蛋白质供能比例应在（4～5）：1，与正常人基本相当。膳食中还要适量补充维生素和微量元素。需要强调的是，高糖、高脂饮食并非无节制地摄入糖、脂，而是有限制的。正常人（老年人）脂肪供能占总热量的 20%～25%，糖类占 55%，而 PD 患者脂肪供能约占总热量的 30%，糖类占 60%，较正常人稍高，一旦超出这一比例则会产生不良反应。

1. 糖类

葡萄糖是提供能量的主要物质。糖类摄入太少，必然会增加蛋白质的摄入，而高蛋白饮食会严重干扰抗 PD 药物的吸收。因此，PD 患者可多食用米、面等主食，粗粮、杂粮及薯类食物，如红薯、山药等。

2. 蛋白质

蛋白质的供给需维持正氮平衡，以补充优质蛋白为主，每日供给量应控制在 0.8 g/kg 体重。可选择蛋、鱼、虾、瘦肉类（如猪肉、牛肉、禽肉）、牛奶等。高蛋白质饮食不利于抗 PD 药物吸收，因此高蛋白质食物宜在晚餐供给。

3. 脂肪

脂肪应以不饱和脂肪酸为主，胆固醇摄入量应 < 300 mg/d，但无须过度限食。植物油中含有丰富的不饱和脂肪酸，但摄入过多植物油的同时未摄入足够的抗氧化药，可诱发脂质过氧化作用，造成组织细胞损害，可能会加快 PD 的进展。可根据情况选择茶籽油、花生油、豆油、橄榄油、葵花籽油等。

4. 维生素和矿物质

PD 患者易发生 B 族维生素缺乏。维生素 B_6 可增强外周脱羧酶的作用，降低左旋多巴的疗效。但目前加带 AADC 抑制药复合制药的出现使维生素 B_6 的使用不再受限。一些研究表明，某些维生素及微量元素在 PD 发病中具有重要的作用，尤其是近年来抗氧化应激学说及抗氧化饮食的提出。目前认为维生素 E、维生素 C、胡萝卜素及辅酶 Q_{10} 等是天然的抗氧化药物，大量的研究表明，长期使用维生素 E 以及辅酶 Q_{10} 可降低 PD 的发病率及提高疗效，而对于维生素 C 及胡萝卜素的保护作用还存在争议，需进一步研究。钙摄入量应在 1 000 ~ 1 500 mg/d，并应同时适量摄入维生素 D，可以减少骨质疏松症的发生。当由于某些原因不能从食物中摄取充足的维生素和微量元素时，可考虑适当补充多种维生素和微量元素复合制剂。

5. 蔬菜和水果

果蔬中含有丰富的维生素和微量元素，以及促进肠道蠕动的膳食纤维。PD 患者每日膳食纤维的推荐摄入量为 30 ~ 35 g。一些特殊蔬菜如蚕豆等可经常食用。早在 1913 年，瑞士药物化学家 Guggenhemi 就发现在蚕豆等荚果类植物中含有大量天然的左旋多巴。另外，瓜子、杏仁、黑芝麻等富含酪氨酸，对患者有益。

6. 绿茶和咖啡

研究发现，以茶多酚为代表的绿茶活性成分具有抗氧化应激和清除自由基的作用、抑制胆碱酯酶活性和多巴胺转运体再摄取、抗凋亡等作用。咖啡的主要成分咖啡因对人体也具有广泛的药理学作用。

（二）运动锻炼

做好运动前准备工作。①患者活动时要注意移开环境中的障碍物，运动前帮助其按摩下肢肌肉，同时鼓励患者自行按摩；鼓励训练使用拐杖，外出活动或沐浴时有人陪伴，指导患者穿合适的布鞋，衣裤不宜过于长、大，预防跌倒及碰伤。②嘱患者改变体位时动作要缓慢，注意不要突然起立，避免长时间站立，卧床时抬高床尾 7 ~ 10 cm，以促进下肢静脉回流。③步行步态的训练：步行训练，每日 2 次，每次 5 min。④用餐时防止呛咳或烫伤，无法进食者应协助其进食，嘱患者进餐时不说笑，细嚼慢咽，少量多餐，食物不要过冷或过热，不吃带有刺激性的调味品，餐后用淡盐水漱口，定时进行口腔护理，防止口腔内积存食物残渣、唾液等引起口腔及肺部感染，必要时给予留置鼻饲管。⑤对于大小便不正常、不能控制者帮助其建立规律的排便习惯。⑥安全用药：协助患者坚持按时、按量服药，发药到口，密切观察患者的血压、表情、步态等，及时发现药物不良反应，注意有无"开关"现象、便秘、尿潴留、失眠、谵妄等精神症状，发现有异常时，立即通知医师停药或减量，特别对有幻觉、谵妄的患者，要专人守护和定时巡视观察，确保患者安全。

1. 深部呼吸

目的是促进放松和自觉应用横膈进行呼吸。让患者将双手放于腹部，用鼻缓慢吸气，能感到横膈向下移动，继续用嘴缓慢吐气，共做 10 次。

2. 面部表情锻炼

共 15 个动作，每个动作做 10 次：①皱额眉动作；②张嘴动作；③伸舌动作；④纵鼻动作；⑤皱眉头动作；⑥舌尖往右偏动作；⑦舌尖往左偏动作；⑧下吹气动作；⑨上吹气动作；⑩闭左眼动作；⑪闭右眼动作；⑫左腮鼓起动作；⑬右腮鼓起动作；⑭嘴往左歪动作；⑮嘴往右歪动作。

3. 头部转动活动

目的是增加颈部活动度。头部缓慢向左和向右转动，共做 10 次。

4. 头部倾斜活动

目的是增加颈部的活动度。头部缓慢向左和向右倾斜共做 10 次。

5. 下颌向前和向后收缩

目的是使患者保持良好的头部姿势。减少患者头部向前倾的姿势，下颌向前和向后收缩分别做 10 次。

6. 耸肩活动

目的是促进颈、肩和上背部的活动度。将两肩向上耸，使肩部尽量靠近或碰及两耳垂，同时数 1 ~ 5，再放松，共做 10 次。如双肩活动困难，也可单肩锻炼。

7. 肩部向后活动

目的是促进颈、肩和上背部的活动度。使肩胛骨靠近肘关节向后同时数 1 ~ 5，再放松，共 10 次。

8. 躯体转动活动

目的是促进颈部、肩部和躯干上部的活动。将两手放于肩部，尽量将头部、颈部和躯体向一侧转动，共做 10 次。

9. 头部和躯干前倾动作

目的是保持优良的坐姿和促进躯干的屈曲活动。头部和躯干前倾共做 10 次。

10. 两手臂伸直活动

目的是促进肩部的活动度。先双上肢前举，肘关节保持伸直的姿势，然后双上肢左右分开，再向前恢复复位，共做 10 次。

11. 腕关节划圈运动

目的是促进腕关节的活动度。每个腕关节向每一方向各活动 10 次。

12. 手指、拇指对指活动

目的是促进手指的灵活性。缓慢将每个手指触及拇指，并保持圆形，起始可缓慢，以后逐渐加快速度，共做 10 次。

13. 踢腿活动

目的是促进膝关节的活动度和增加下肢伸直状态。每腿共做 10 次。

14. 股四头肌锻炼

目的是促进膝关节活动度和保持良好的站立姿势。将一腿放于小凳上，另一足平放于地面上，将双手放于膝部，躯干向前，应感到膝部有牵拉感。数 1 ~ 20，双下肢重复 5 次。

15. 踝部的活动

目的是促进踝关节的活动度。将一腿抬起，缓慢向一个方向进行划圈活动，每个方向做 10 次，然后换另一腿。

16. 膝部到腹部活动

目的是促进下背部和髋关节的活动度。将一腿的膝部上抬，尽量能靠近腹部。每腿各做 10 次。

17. 髋部转动活动

目的是促进髋部和躯干的活动度。平卧，膝部屈曲，将膝部向左或右转，每个方向各做 10 次。

18. 足部站立活动

目的是增强小腿肌力。两手扶椅子背，将两足并立，然后足跟上抬，共做 10 次。

19. 小腿肌牵引活动

目的是牵引小腿肌。双手扶于椅子背，一腿向前，将前面的膝部前屈，另一腿的足跟不能离开地面，即可感到后下肢的小腿有牵引感，同时数至 20，双腿各做 5 次。

20. 站起锻炼

将臀部先移至椅子前部。将双手放于椅子的扶手。上身前俯至鼻子在膝关节的前面。两足稍向后。试着站起。

21. 床上坐起锻炼

双腿屈曲，身体向一侧侧身，将上肢移至床外侧。双腿外移、下垂，同时双臂撑床坐起。以上动作做 2 次。

（三）预防跌倒

研究表明，约 27% 的帕金森病患者在发病后的 10 年内会因跌倒而发生髋部骨折。跌倒会导致伤残、死亡，增加经济负担及跌倒恐惧。因此，及时评估帕金森病患者跌倒的危险因素及发生跌倒风险高低，进行相应的干预，对于减少帕金森病患者跌倒的发生和提高患者的生活质量具有重要意义。预防跌倒的措施如下。

（1）避免常见的环境危害，如地面不平、湿滑，在浴室内放置防滑垫，浴缸、马桶处设有扶手，保证室内光线充足且不刺眼。在家属陪伴下可定期训练患者步态、平衡与运动功能。

（2）如果在服药过程中常会出现症状波动，如剂末现象、晨僵、异动症等，都易导致跌倒。严格监测用药效果及不良反应，及时调整药物剂量和用药时间，不可随意停药或增减药量。

（3）帕金森病患者以老年人居多，多存在不同程度的视力、听力和记忆力下降，易造成多服药、少服药或漏服药等问题。照顾者应解释用药的目的、时间、方法、该药的作用与不良反应、禁忌证、联合用药作用，必要时可写在小卡片上给患者，以保证药物治疗的有效性。对于易引发跌倒的药物，尤其应注意其不良反应，必要时应考虑调整或减少用药。

（4）其他护理干预，如建议患者衣着宽松，鞋子应合脚、平跟、防滑。有视觉障碍者应寻求眼科医师的帮助。合并糖尿病、脑卒中、关节炎等疾病的患者，应早期诊断，及时治疗。注意预防直立性低血压、低血糖、晕厥等。

（陈冬雅）

第五节 糖尿病

一、概述

糖尿病（DM）是一组以慢性血葡萄糖（简称血糖）水平增高为特征的代谢性疾病，是由于胰岛素分泌和（或）作用缺陷所引起。长期代谢紊乱可引起多器官损害，导致眼、肾、神经、心脏、血管等组织器官的慢性进行性病变、功能减退及衰竭。糖尿病分为1型糖尿病、2型糖尿病、妊娠糖尿病及其他特殊类型糖尿病。在我国患病人群中，以2型糖尿病为主，占90.0%以上，1型糖尿病约占5.0%，其他类型糖尿病仅占0.7%。

2型糖尿病又称成人发病型糖尿病，以胰岛素抵抗为主，伴胰岛素分泌不足。多在35岁之后发病。2型糖尿病患者体内产生胰岛素的能力并非完全丧失，有的患者体内胰岛素甚至产生过多，但胰岛素的作用效果却大打折扣，因此患者体内的胰岛素可能处于一种相对缺乏的状态。

（一）流行病学

随着经济的发展，人类生活方式的改变，如运动减少、热量摄入过高、生活压力大、节奏快等，使 2 型糖尿病患病率和患者数量急剧上升。根据国际糖尿病联盟统计，截至 2021 年，中国 20 ~ 79 岁人群中糖尿病的患病率为 10.6%，患病人数达到了 1.41 亿，是世界上糖尿病患者最多的国家。更为严重的是我国 56.7% 的糖尿病患者不知道自己患病而无法及早进行有效的治疗。糖尿病的慢性血管并发症对患者的生命和生活质量威胁极大，给人类健康和社会发展带来了严重的负担。

（二）相关检查

血糖升高是诊断糖尿病的主要依据。血糖值反映的是瞬间血糖状态。诊断糖尿病时必须采用静脉血浆测定血糖，治疗过程可以采用便携式血糖仪监测血糖。糖尿病诊断标准：糖尿病症状加任意时间血浆葡萄糖 ≥ 11.1 mmol/L，或空腹血糖（FPG）≥ 7.0 mmol/L，或口服葡萄糖耐量试验（OGTT）2 h ≥ 11.1 mmol/L。需重复 1 次确认，诊断才能成立。当血糖高于正常范围而又未达到诊断糖尿病标准时，须进行 OGTT。

（1）糖化血红蛋白（HbA1c）和糖化血浆白蛋白：糖化血红蛋白反映患者 8 ~ 12 周总的血糖水平，为糖尿病控制情况的主要检测指标之一。糖化血浆白蛋白反映患者近 2 ~ 3 周总的血糖水平，为糖尿病患者近期病情监测的指标。在中国，对于诊断糖尿病 HbA1c ≥ 6.5% 有相当不错的特异性，这与美国糖尿病协会的建议是一致的。胰岛素 B 细胞功能检查及并发症检查等。

（2）研究证实，血压升高作为一个独立于其他已为众所知的因素，可以加速青少年 1 型糖尿病患者中视网膜病变的早期发生，另外，研究表明，血压升高作为视网膜病变的预知影响因子较之血糖阈值的变化时是有线性规律的，在一个纵向结构里，收缩压每升高 10 mmHg，视网膜病变的发生率就增高 3% ~ 20%。因此，糖尿病患者需控制好血压。

二、健康管理护理

（一）饮食管理

控制每日摄入总量（表 9-5），均衡饮食，规律、定量饮食，少食多餐，戒烟、限酒，饮食治疗个体化，以严格遵守、长期坚持为原则。

表 9-5 不同劳动强度每千克体重每日所需热量（单位：kJ/kcal）

劳动强度	超重、肥胖	正常体重	体重不足、消瘦
休息状态	63/15	83/20	105/20
轻体力劳动	105/25	126/30	146/35
中体力劳动	126/30	146/35	168/40
重体力劳动	146/35	168/40	188/45

（1）标准体重：［身高（cm）-100］×0.9。实际体重在标准体重上下的10%范围为正常体重，超过10%为肥胖，低于10%为体重不足，低于20%为消瘦。

（2）体力劳动分型：轻体力劳动是指身体主要处于坐位或站立为主的工作，如办公室工作、教师讲课等；中体力劳动是指搬运东西、持续长距离行走、环卫工作等；重体力劳动是指重工业、室外建筑等。

饮食中糖类占总膳食热量的50%～55%，蛋白质占15%～20%，脂类＜30%，维生素、无机盐与微量元素充足，每日食盐＜6 g，膳食纤维20～30 g，戒烟、限酒（红酒＜150 mL/d，白酒＜30 mL/d）。

三餐能量一般可按1/5、2/5、2/5分配。

（二）运动管理

运动有利于增加组织对胰岛素的敏感性，调节糖代谢，有利于血糖控制，改善心肺功能，加速脂肪分解，促进心理健康，改善睡眠等。运动项目宜选择有氧运动，如步行、慢跑、骑车、太极拳、徒手体操、羽毛球、健身操等，运动强度以达到靶心率后维持20～30 min为好，（靶心率＝170-年龄）。运动时精力充沛，不感疲劳，心率常在运动后10 min内恢复至安静时心率数说明运动量比较合适。每周运动3～5次，累计时间150 min为好。

（三）药物管理

1. 口服降糖药物

主要分为胰岛素促泌药（磺酰脲类、格列奈类）和非促胰岛素分泌剂（α-糖苷酶抑制药、双胍类和噻唑烷二酮类）。常见不良反应有：轻度胃肠道反应，如恶心、腹胀等；药物过敏反应，如瘙痒、皮肤红疹等。服药期间按要求定期复查肝肾功能。其中餐前30 min服用的有格列齐特、格列喹酮、格列本脲、格列美脲、格列奈、那格列奈；阿卡波糖、伏格列波糖应在进食第一口食物后服用，该食物中应有一定量的糖类，否则药物不能发挥降糖作用；餐后即服的药物有二甲双胍。

2. 胰岛素使用管理

（1）胰岛素笔的使用：胰岛素注射笔分为胰岛素特充注射笔和笔芯可更换的胰岛素注射笔。胰岛素特充注射笔是一种预充3 mL（含300 U）胰岛素的一次性注射装置，无须更换笔芯，用完后废弃，如来得时特充注射笔。笔芯可更换的胰岛素注射笔由注射笔和胰岛素笔芯构成，笔芯中的胰岛素一旦用完，可更换新的笔芯，注射笔可重复使用。但目前同一品牌的胰岛素注射笔只能与同一品牌的胰岛素搭配，其使用方法也存在一定差异。

1）注射方法：注射前，为保证药液通畅并消除针头无效腔，可先推按注射笔按钮，确保至少1滴药液挂在针尖上。在完全按下拇指摁钮后，应在拔出针头前至少停留10 s，从而确保药物剂量全部被注入体内，同时防止药液渗漏。药物剂量较大时，有必要超过10 s；为防止空气或其他污染物进入笔芯和药液渗漏，注射笔的针头在使用后应套上外针帽后废弃，不得留在注射笔上；注射笔的针头只能一次性使用。人体不同组织对胰岛素的吸收存在差异。身材较瘦或选择四肢部位进行注射的患者，尤其当选用 5 mm 或 6 mm 的针头时，需捏起皮肤形成褶皱后再行注射。注射时应避免按压皮肤出现凹陷，以防止针头刺入过深而达到肌肉组织；选择臀部为注射部位时需捏皮注射。考虑到操作难度，患者自行注射时，除非使用短针头（4 mm、5 mm），否则不推荐在臀部注射。4 mm、5 mm 和 6 mm 针头适用于所有成人患者，包括肥胖患者，并且在注射时通常不需要捏起皮肤，特别是 4 mm 针头。

2）注射部位的选择：人体适合注射胰岛素的部位是腹部、大腿外侧、臂外侧和臀部外上侧。

3）注射部位的轮换：注射胰岛素后产生局部硬结和皮下脂肪增生是胰岛素治疗的常见并发症之一，注射部位的轮换是有效的预防方法，这种轮换包括不同注射部位之间的轮换和同一注射部位内的轮换。一种已经证实有效的注射部位轮换方案：将注射部位分为 4 个等分区域（大腿或臀区可等分为 2 个等分区域），每周使用 1 个等分区域并始终按顺时针方向进行轮换。在任何 1 个等分区域内注射时，每次的注射点都应间隔至少 1 cm，以避免重复的组织损伤。患者应于注射前检查注射部位，一旦发现注射部位出现皮下脂肪增生、炎症或感染，应更换注射部位。

4）注射注意事项：注射时，应保持注射部位的清洁，当注射部位不洁净或者患者处于感染易于传播的环境（如医院或疗养院）时，注射前应消毒注射部位；注射前，应逐一检查相应的注射部位，根据患者的体型、注射部位及针头的长度，以确定是否需要采用捏皮注射及注射角度。当皮肤表面到肌肉间的推测距离短于针头长度时，捏起皮肤可以使该部位的皮下组织深度变深，能够有效提升注射安全性。捏皮的正确手法是用拇指、示指和中指提起皮肤；捏皮时力度不得过大，以免导致皮肤发白或疼痛。

5）注射器材的规范废弃：使用后的注射器或注射笔用针头属于医疗污染锐器，不合理的处置不仅会伤及他人，也会对环境造成一定的污染。废弃针头或者注射器的最佳方法是，将注射器或注射笔用针头套上外针帽后放入专用废弃容器内再丢弃。如果没有专用废弃容器，也可使用加盖的硬壳容器等不会被针头刺穿的容器替代。

6）胰岛素的保存：胰岛素按说明书要求存放，避免受热、光照和冻结；若存放在冰箱内，注射前 1 h 取出升温后再用，因过冷的药物注射后不易吸收，并可致脂肪萎缩。若胰岛素笔芯已装入注射笔中，则不必放入冰箱，否则影响笔的使用，可保存在室温、阴凉、避光处；如胰岛素超过有效期或药液出现颗粒则不能使用；瓶装胰岛素一旦开封，在 2 ~ 8℃保存的条件下最多可以使用 3 个月，胰岛素笔芯一旦开封，在室温下储存最多可以使用 1 个月。已开封的瓶装胰岛素或胰岛素笔芯可在室温下保存（保存期为开启后 1 个月内，且不能超过保质期）。未开封的瓶装胰岛素或胰岛素笔芯应储藏在 2 ~ 8℃的环境中，切勿冷冻。避免受热或阳光照射，防止震荡。在抽取胰岛素之前，先确认是否存在结晶体、浮游物或者颜色变化等异常现象。

（2）胰岛素泵的使用：胰岛素泵是采用人工智能控制的胰岛素输入装置，通过持续皮下注射胰岛素的方式最大程度模拟胰岛素的生理性分泌模式，具有更好的药代动力学，从而达到更好地控制血糖的一种胰岛素治疗方法。

胰岛素泵分为两种：持续性皮下胰岛素输注（CS Ⅱ）泵和腹腔内植入性胰岛素输注泵。CS Ⅱ可模拟胰岛素基础分泌，并于进餐时显著增加胰岛素释放量；腹腔内植入性胰岛素输注泵较之 CS Ⅱ可以避免外周高胰岛素血症，但需手术植入，且费用较高。

3. 胰岛素泵治疗的作用

（1）胰岛素泵治疗更有利于血糖控制，减少胰岛素吸收的变异：多次皮下注射治疗需采用中长效胰岛素制剂，该类制剂在同一个体上吸收率差异很大，更易导致血糖波动；而胰岛素泵使用变异度较小的速效或短效胰岛素制剂，单一品种胰岛素在同一位置微量、多次输注，不易产生胰岛素池，吸收稳定，进一步降低了胰岛素吸收的变异度。

平稳控制血糖，减少血糖波动：胰岛素泵可根据患者的血糖、运动及进餐结构和时间情况灵活地调整餐前大剂量模式、基础输注量及分段基础率，更好地模拟生理分泌，有效地控制黎明现象和餐后高血糖等，减少血糖波动，降低糖化血红蛋白（HbA1c）水平。

明显减少低血糖发生的风险：胰岛素泵模拟生理性胰岛素分泌模式，根据血糖规律、患者个体情况，灵活设置分段基础剂量，特别是夜间和运动低血糖。

更少的体重增加：胰岛素泵可以减少胰岛素用量，避免大剂量使用胰岛素导致的体重增加。

改善糖尿病围手术期的血糖控制：由于胰岛素泵治疗患者的血糖控制时间短，缩短了糖尿病患者的围手术期时间，手术后禁食期间只给基础输注量，既有利于控制高血糖，又减少了低血糖发生的风险，促进了手术后机体的恢复。

（2）胰岛素泵治疗可提高患者生活质量及治疗依从性：减少多次皮下注射胰岛素给糖尿病患者带来的痛苦和不便，增加糖尿病患者进食、运动的自由度，提高患者自我血糖管理能力，减轻糖尿病患者心理负担。

提升患者满意度：有研究表明，糖尿病患者认为使用胰岛素泵时的生活质量比多次皮下注射治疗更高，患者发现所建议的治疗能保留多种生活方式，从而使他们考虑长期使用胰岛素泵。

胰岛素泵的工作原理：按照与进餐的关系，生理状态下胰岛素分泌大致分为两部分：一是不依赖于进餐的持续微量分泌，即基础胰岛素分泌，此时胰岛素以间隔 8 ~ 13 min 脉冲形式分泌；二是由进餐后高血糖刺激引起的大量胰岛素分泌。胰岛素泵通过人工智能控制，以可调节的脉冲式皮下输注方式，模拟体内基础胰岛素分泌；同时在进餐时，根据食物种类和总量设定餐前胰岛素及输注模式以控制餐后血糖。除此之外，胰岛素泵还可以根据活动量大小，随时调整胰岛素用量以应对高血糖和低血糖，而不是预先固定的某种模式。

胰岛素泵由 4 个部分构成：含有微电子芯片的人工智能控制系统、电池驱动的机械泵系统、储药器、与之相连的输液管和皮下输注装置。输液管前端可埋入患者的皮下。在工作状态下，泵机械系统接收控制系统的指令，驱动储药器内的活塞，最终将胰岛素通过输液管输入皮下。

植入部位：距离肚脐 5 cm 以上，距离其他注射部位 7.5 cm 以上，选择皮下脂肪比较丰富的地方（孕妇可适当选择其他部位，如后腰、大腿外侧及手臂）。

注意避开部位：经常活动的地方，弯腰的部位，系腰带的位置，汽车安全带可能压到的地方，瘢痕，紧身衣，腹白线。

短期胰岛素泵治疗的适应证：1 型糖尿病患者和需要长期胰岛素强化治疗的 2 型糖尿病患者住院期间，需要短期胰岛素强化治疗的新诊断或已诊断的 2 型糖尿病患者，2 型糖尿病患者伴应激状态，妊娠糖尿病、糖尿病合并妊娠及糖尿病患者妊娠前准备，糖尿病患者的围手术期血糖控制。

长期胰岛素泵治疗的适应证：① 1 型糖尿病患者；②需要长期胰岛素治疗的 2 型糖尿病患者，特别是血糖波动大，虽采用多次胰岛素皮下注射方案，血糖仍无法得到平稳控制者；黎明现象严重导致血糖总体控制不佳者；频发低血糖，尤其是夜间低血糖、无感知低血糖和严重低血糖者；作息时间不规律，不能按时就餐者；不愿接受胰岛素每日多次注射，要求提高生活质量者；胃轻瘫或进食时间长的患者；③需要长期胰岛素替代治疗的其他类型糖尿病（如胰腺切除术后等）。

胰岛素泵治疗的禁忌证：①不需要胰岛素治疗的糖尿病患者；②糖尿病酮症酸中毒急性期、高渗性昏迷急性期；③伴有严重循环障碍的高血糖患者；④对皮下输液管或胶布过敏的糖尿病患者；⑤不愿长期皮下埋置输液管或长期佩戴泵，心理不接受胰岛素泵治疗的患者；⑥患者及其家属缺乏相关知识，接受培训后仍无法正确掌握使用；⑦有严重的心理障碍或精神异常的糖尿病患者；⑧生活无法自理，且无监护人的年幼或年长的糖尿病患者。

植入胰岛素泵前准备工作：清洁植入部位皮肤。

植入胰岛素泵后的注意事项：每日监测并记录血糖（SMBG）至少 4 次，其中包括睡前血糖，必要时凌晨 2：00 ～ 3：00 时监测血糖或进行动态血糖监测。

定期检查储药器内胰岛素剩余量。

注射部位应经常轮换，建议 3 ～ 5 d 轮换 1 次，如有硬结或疼痛，要及时变更注射部位。

注意每次更换输液管时必须先清洗双手，再清洁、消毒皮肤，采用无菌操作并选择合适的注射部位。

观察局部皮肤有无感染或过敏，胰岛素泵需避免静电或水浸渍、撞击和磁场等损伤。

每日检查管道系统至少 3 次，避免注射部位在睡眠或运动中被摩擦或触及，观察胰岛素泵输液软管及在埋管部位有无移位或扭曲变形，导管内是否出现回血或气泡等，观察软管通畅情况。

探头植入后要经常注意观察植入局部有无发红、出血、疼痛及脱出的情况。

定期用软布清洁胰岛素泵。

根据要求，某些品牌胰岛素泵需定期回厂检测。

定期监测并记录患者体重变化。

保证有备用的胰岛素及耗材。

（3）胰岛素泵使用的胰岛素类型：速效人胰岛素类似物或短效人胰岛素。速效胰岛素效果更佳，常规浓度为 U-100（100 U/mL）。特殊情况可使用浓度为 U-40（40 U/mL）的低浓度胰岛素，但要注意换算和核实胰岛素泵有无与低浓度胰岛素相关的功能。选用胰岛素时，应遵循胰岛素说明书。中、长效及预混胰岛素不能用于胰岛素泵治疗。

个人胰岛素泵管理规范：患者及其家属或监护人需了解胰岛素泵工作原理和注意事项；做好用泵前的物品准备；保证有备用的胰岛素泵耗材；学习胰岛素泵等相关知识；学习程序和输液管操作；学习胰岛素泵报警处理流程；记录基础输注率和餐前大剂量数值；定期接受胰岛素泵工作状态随访；定期到医院与医务人员共同讨论血糖监测的结果和调整胰岛素剂量；注意个人清洁卫生与皮肤清洁，每日需自检输液管系统 1～2 次，有皮肤感染的症状或其他问题时应及时就医；胰岛素需提前从冰箱取出，与室温同温；使用与胰岛素泵匹配的储药器和输液管；长期用泵者，应定期接受胰岛素泵工作状态随访，到医院接受血糖检测和剂量调整。

胰岛素泵不良反应的原因如下。①停泵、电力异常、胰岛素量不足、管道输注系统堵塞和胰岛素渗漏，需要及时处理，进而预防严重事件的发生。②储药系统异常，包括胰岛素渗漏和胰岛素量不足；管道输注系统堵塞和渗漏，包括管道系统内气泡、管道打折、断裂和注射部位出现回血、过敏反应、针头脱落或断裂等。③长期带泵患者如果胰岛素剂量设置过量，可以表现为低血糖，但部分患者也可表现为体重明显增加。因此，定期记录体重变化，并根据体重情况调整胰岛素剂量尤其是基础率非常必要。

（四）血糖监测

自我血糖监测（SMBG）是最基本的评价血糖控制水平的手段，能反映实时血糖水平，评估餐前和餐后高血糖及生活事件（锻炼、用餐、运动及情绪应激等）和降糖药物对血糖的影响，发现低血糖，有助于为患者制订个体化生活方式干预和优化药物干预方案，提高治疗的有效性和安全性；另外，其作为糖尿病自我管理的一部分，可以帮助糖尿病患者更好地了解自己的疾病状态，并提供一种积极参与糖尿病管理、按需调整行为及药物干预、及时向医务工作者咨询的手段，从而提高治疗的依从性。SMBG 是糖尿病综合管理和教育的组成部分，建议所有糖尿病患者都进行 SMBG。

SMBG 的监测频率和时间要根据患者的病情来决定。SMBG 的监测可选择一日中不同的时间点，包括餐前、餐后 2 h、睡前及夜间（一般为凌晨 2：00～3：00）（表 9-6）。

1. 胰岛素治疗患者的 SMBG 方案

目前大多数指南均推荐，胰岛素治疗的患者需要每日至少 3 次的 SMBG，可根据不同的治疗制订个体化的监测方案，具体如下。

（1）胰岛素强化治疗患者的 SMBG 方案：胰岛素强化治疗（多次胰岛素注射或胰岛素泵治疗）的患者在治疗开始阶段应每天监测血糖 5 ~ 7 次，建议涵盖空腹、三餐前后、睡前。如有低血糖表现，需随时测血糖。如出现不可解释的空腹高血糖或夜间低血糖，应监测夜间血糖。达到治疗目标后每日监测血糖 2 ~ 4 次。

表 9-6　各时间点血糖的适用范围

时间	适用范围
餐前血糖	血糖水平很高或有低血糖风险时（老年人、血糖控制较好者）
餐后 2 h 血糖	空腹血糖已获良好控制，但 HbA1c 仍不能达标者；需要了解饮食和运动对血糖影响者
睡前血糖	注射胰岛素患者，特别是晚餐前注射胰岛素患者
夜间血糖	胰岛素治疗已接近达标，但空腹血糖仍高者；或疑有夜间低血糖者
其他	出现低血糖症状时应及时监测血糖，剧烈运动前后宜监测血糖

（2）基础胰岛素治疗患者的 SMBG 方案：使用基础胰岛素的患者在血糖达表 9-6 各时间点血糖的适用范围、时间。适用范围：餐前血糖水平很高，或有低血糖风险时（老年人、血糖控制较好者）餐后 2 h 血糖、空腹血糖已获良好控制，但 HbA1c 仍不能达标者；需要了解饮食和运动对血糖影响者睡前血糖注射胰岛素患者，特别是晚餐前注射胰岛素患者夜间血糖胰岛素治疗已接近达标，但空腹血糖仍高者；疑有夜间低血糖者出现其他低血糖症状时应及时监测血糖，剧烈运动前后宜监测血糖标前每周监测 3 d 空腹血糖，每 2 周复诊 1 次，复诊前 1 d 加测 5 个时间点血糖谱；在血糖达标后每周监测 3 次血糖，即空腹、早餐后和晚餐后，每个月复诊 1 次，复诊前 1 d 加测 5 个时间点血糖谱。

（3）每日 2 次预混胰岛素治疗患者的 SMBG 方案：使用预混胰岛素者，在血糖达标前每周监测 3 d 空腹血糖和 3 次晚餐前血糖，每 2 周复诊 1 次，复诊前 1 d 加测 5 个时间点血糖谱；在血糖达标后每周监测 3 次血糖，即空腹、晚餐前和晚餐后，每个月复诊 1 次，复诊前 1 d 加测 5 个时间点血糖谱。

2. 非胰岛素治疗患者的 SMBG 方案

非胰岛素治疗的 2 型糖尿病患者，应根据治疗方案和血糖控制水平决定 SMBG 频率和方案，一般可每周监测 3 d，在特殊情况下进行短期强化监测。

（1）非胰岛素治疗患者短期强化监测方案：短期强化 SMBG 适用于有低血糖症状，旅行、感染等应激状态，正在对用药、饮食或运动方案进行调整，HbA1c 水平升高，刚进入一个新的生活环境，如入学、开始新工作或改变工作时间，需要获得更多的血糖信息等情况。监测方案为每周 3 d，每日监测 5 ~ 7 个时间点血糖，包括餐前、餐后及睡前。在获得充分的血糖数据并采取了相应的治疗措施后，可以减少到交替 SMBG 方案。

（2）非胰岛素治疗患者的餐时配对方案：餐时配对方案建议每周 3 d，分别配对监测早餐、午餐和晚餐前后的血糖水平，帮助患者了解饮食和相关治疗措施对血糖水平的影响。

3. 生活方式治疗患者的 SMBG 方案

生活方式治疗患者建议每周测 5 ~ 7 点血糖谱，以指导营养和运动方案，并能在血糖持续不达标时尽早开始药物治疗。

4. SMBG 的准确性和影响因素

SMBG 的实施需要患者选择一款足够精准、操作简便、易学易用且有良好售后服务保障的血糖仪。血糖仪的主要功能是通过一定的化学反应将血液中的葡萄糖转化成可测量的物质，最终将测量结果显示在仪器屏幕上。目前，国内市场上的血糖仪品种繁多，按照血糖仪测量原理可以分成光化学血糖仪和电化学血糖仪，根据血糖试纸条中使用的酶又可以分为葡萄糖氧化酶和葡萄糖脱氢酶。

（1）血糖仪的准确性：通常所说的血糖仪的准确性包含了两个方面，即准确性和精确性。准确性是指血糖仪的测量结果与患者真实血糖值之间的一致程度，精确性是指同一样本多次重复测量后的一致程度。

准确性的标准：在空腹状态下，采集静脉血浆用生化仪进行血糖测试的同时，采用毛细血管全血使用血糖仪进行测试，血糖仪的测试结果和生化仪的测试结果之间的偏差应控制在如下范围：当血糖浓度 < 4.2 mmol/L 时，95% 的测试结果应在 ± 0.83 mmol/L 偏差范围内；当血糖浓度 ≥ 4.2 mmol/L 时，95% 的测试结果应在 ± 20% 范围内。

精确性的标准：血糖浓度 5.5 mmol/L 时，标准差 < 0.42 mmol/L；血糖浓度 ≥ 5.5 mmol/L，变异系数（CV）< 7.5%。

国际和国内标准还要求在 5 ~ 7 个不同的血糖浓度条件下，评价血糖仪产品在整个测试浓度范围内的准确性和精确性。

（2）SMBG 的影响因素：通常血糖仪采用毛细血管全血葡萄糖，而实验室检测的是静脉血清或血浆葡萄糖，采用血浆校准的血糖仪检测数值空腹时与实验室数值较接近，餐后或服糖后毛细血管葡萄糖浓度会略高于静脉血浆糖，若用全血校准的血糖仪，检测数值在空腹时较实验室数值低 12% 左右，餐后或服糖后毛细血管葡萄糖浓度与静脉血糖较接近。

血糖仪采用血样大多为全血，因此血细胞比容的影响较大，相同血浆糖水平时，随着血细胞比容的增加，全血葡萄糖检测值会逐步降低。若有血细胞比容校正的血糖仪可使这一差异值减到最小。

目前血糖仪核心技术主要采用生物酶法，主要有葡萄糖氧化酶（GOD）和葡萄糖脱氢酶（GDH）2 种。GOD 血糖仪对葡萄糖特异性高，无糖类物质干扰，易受高浓度氧影响。GDH 血糖仪反应不需要氧的参与，无氧浓度的干扰，但因联用不同辅酶，可能对非葡萄糖类物质有交叉反应。

内源性和外源性药物的干扰，如对乙酰氨基酚、维生素 C、水杨酸、尿酸、胆红素、三酰甘油、氧气、麦芽糖、木糖醇等。当血液中存在大量干扰物时，血糖值会有一定偏差。常见的可能使血糖测定值假性升高的干扰物质有非葡萄糖的其他糖类物质、维生素 C、高胆红素，常见的可能使血糖测定值假性降低的干扰物质为高尿酸。

pH、温度、湿度和海拔高度都是血糖仪最佳工作状态的必要条件。

操作不当，血量不足，局部挤压，更换试纸批号而校正码未换或试纸保存不当等都会影响血糖监测的准确性。

（3）24 h 动态血糖监测（CGMS）：CGMS 能够更全面、准确地反映血糖波动的特征，其主要的优势在于能发现不易被传统监测方法所探测到的高血糖和低血糖，尤其是餐后高血糖和夜间的无症状性低血糖。例如：可以发现与下列因素有关的血糖变化，如食物种类、运动类型、药物品种、压力、生活方式等；检测到传统血糖监测方法难以发现的餐后高血糖、夜间低血糖、黎明现象、Somogyi 现象等；协助制订个体化的治疗方案；提高治疗依从性；提供一种用于糖尿病教育的可视化手段。而 CGMS 在评估血糖波动及发现低血糖方面更具有独特的优势。因其测定的是皮下组织间液的葡萄糖浓度，而非血浆或血清中的葡萄糖浓度。组织间液葡萄糖浓度变化与血浆葡萄糖浓度变化常存在时间差异，一般滞后 4 ~ 10 min，特别是血糖急剧变化的时候。因此，CGMS 与传统血糖监测方法联合使用是全面了解血糖水平的最佳方法。CGMS 需要患者的积极配合，血糖检测每日 4 次并正确输入，详细地记录饮食、运动、治疗等事件，同时做好仪器保养等。

（五）健康教育

（1）SMBG 的患者教育包括规范化的血糖测试和记录、SMBG 结果的解读及如何通过糖尿病教育使糖尿病患者认识到，SMBG 结果本身对疾病的改善作用不大，只有医护人员和患者共同回顾讨论 SMBG 的结果并采取措施积极改变行为和调整治疗，才能使 SMBG 成为有效的糖尿病自我管理的工具。

医务人员应与患者充分讨论个体化的应用 SMBG 结果，并与医护人员一起调整治疗方案。

1）血糖测试和记录：在实际的患者自我监测过程中，使用者的操作技术也是影响血糖测量结果精准性的关键因素，可以通过以下 3 个步骤来规范患者的操作。①测试前的准备：准备采血工具、血糖仪和血糖试纸，应严格按照血糖仪操作说明书的要求进行操作，并在血糖仪产品适宜的操作温度范围内进行测量；清洁采血部位（如指腹侧面），可用肥皂和温水将手（尤其是采血部位）洗干净，并用干净的餐巾纸或棉球擦干；清洁后将采血部位所在的手臂自然下垂片刻，然后按摩采血部位并使用适当的采血器获得足量的血样，切勿以挤压采血部位的方式获得血样，否则组织间液进入会稀释血样而干扰血糖测试结果。②测试中的要求：建议一次性吸取足量的血样量，在测试中不要按压或移动血糖试纸、血糖仪等。③测试后的要求：记录血糖测试结果，如果测试结果可疑，则建议重新测试 1 次。若仍有疑问，则应咨询医护人员或与血糖仪产品厂家联系。在确定原因和咨询医护人员前，请务必不要更改当前的糖尿病治疗方案；取下测试用的血糖试纸，并与针头一起丢弃在适当的容器中；将血糖测试用品（血糖仪、血糖试纸、采血器等）存放在干燥清洁处。

2）质量控制：新买的血糖仪、启用新的试纸条及血糖仪更换电池后需要用随机所带的模拟液或质控液进行仪器校正，当 SMBG 结果与 HbA1c 或临床情况不符时，或怀疑血糖仪不准确时，应随时进行仪器校准。

3）SMBG 血糖数据管理：血糖日志应包含血糖、饮食、运动等多方面信息，有条件者可进行计算机化的数据管理，利用有线的 USB 或无线传输技术将血糖仪与电脑连接，借助血糖管理软件将血糖数据下载，可显示血糖记录册、血糖趋势图、14 d 图谱等。

4）指导患者将 SMBG 用于自我糖尿病管理：使患者了解血糖控制目标、监测的目的，指导患者如何解释监测结果，如何参考结果采取行动。同时，医务人员应认真审查血糖记录，并根据 SMBG 监测结果调整治疗方案。

（2）动态血糖监测的适应证。动态血糖监测主要适用于以下患者或情况。

1）1 型糖尿病。

2）需要胰岛素强化治疗（例如每日 3 次以上皮下胰岛素注射治疗或胰岛素泵强化治疗）的 2 型糖尿病患者。

3）在 SMBG 的指导下使用降糖治疗的 2 型糖尿病患者仍出现下列情况之一：无法解释的严重低血糖或反复低血糖、无症状性低血糖、夜间低血糖；无法解释的高血糖，特别是空腹高血糖；血糖波动大；出于对低血糖的恐惧，刻意保持高血糖状态。

4）妊娠期糖尿病或糖尿病合并妊娠。

5）患者教育：可以作为可视化的教育手段，促使患者选择健康的生活方式，提高患者依从性，促进医患双方更有效的沟通。

（六）低血糖

糖尿病低血糖是指糖尿病患者在药物治疗过程中发生的血糖过低现象，可导致患者不适甚至生命危险，也是血糖达标的主要障碍，应该引起特别注意和重视。一次低血糖的发生，可抵消终生血糖控制的获益。低血糖的诊断标准包括：正常人 < 2.8 mmol/L，糖尿病患者 < 3.9 mmol/L，临床症状与血糖水平及血糖的下降速度有关，可表现为交感神经兴奋（如心悸、焦虑、出汗、饥饿感等）和中枢神经症状（如意识改变、认知障碍、惊厥和昏迷）。但是老年患者发生低血糖时常可表现为行为异常或其他非典型症状。夜间低血糖常因难以发现而得不到及时处理。有些患者屡发低血糖后，可表现为无先兆症状的低血糖昏迷。

1. 低血糖的可能诱因和预防对策

（1）胰岛素或胰岛素促分泌药：应从小剂量开始，逐渐增加剂量，谨慎地调整剂量。

（2）未按时进食或进食过少：患者应定时、定量进餐，如果进餐量减少，应相应减少降糖药物剂量，有可能误餐时应提前做好准备。

（3）运动量增加：运动前应增加额外的糖类摄入。

（4）乙醇摄入，尤其是空腹饮酒：乙醇能直接导致低血糖，应避免酗酒和空腹饮酒。

（5）反复发生低血糖：应调整糖尿病的治疗方案或适当调高血糖控制目标。

2. 低血糖的治疗

糖尿病患者应常规备用糖类食品，以便及时食用。糖尿病患者血糖 ≤ 3.9 mmol/L，即需要补充葡萄糖或含糖食物。严重的低血糖需要根据患者的意识和血糖情况给予相应的治疗和监护。

（陈冬雅）

第六节　血脂代谢紊乱

一、概述

血脂是血浆中的胆固醇、三酰甘油（TG）和其他类脂的总称。血脂异常指血浆中脂质的质和量发生异常。长期血脂异常可导致动脉粥样硬化，增加心脑血管病的发病率和病死率。而血脂异常对人体的损害是隐匿、渐进和全身性的，常缺乏明显的临床症状，许多人在体检的时候才发现血脂的异常，所以它又被称为"无声的健康杀手"。根据《中国成人血脂异常防治指南（2016 年修订版）》，血脂异常的诊断标准见表 9-7。

表 9-7　血脂异常的诊断标准

指标	合适范围（mmol/L）	边缘升高（mmol/L）	升高（mmol/L）
总胆固醇（TC）	< 5.2	≥ 5.2，且 < 6.2	≥ 6.2
低密度脂蛋白胆固醇（LDL-C）	< 3.4	≥ 3.4，且 < 4.1	≥ 4.1
高密度脂蛋白 * 胆固醇（HDL-C）	≥ 1.0	—	—
三酰甘油（TG）	< 1.7	≥ 1.70，且 < 2.3	≥ 2.3

注　*HDL-C ≥ 1.55 mmol/L 为升高，< 1.0 mmol/L 为降低。

（一）流行病学

随着生活水平的提高和生活方式的改变，我国血脂异常的患病率已明显增高。根据

《中国居民营养与健康现状（2004年）》报道，我国成人血脂异常的患病率为18.6%，估计患病人数1.6亿。

（二）相关检查

血脂异常是通过实验室检查而发现、诊断及分型的。生化检查：测定空腹状态下（禁食12～14 h）血浆和血清TC、TG、LDL-C和HDL-C。

（三）治疗

继发性血脂异常应以治疗原发病为主，采用综合性的治疗措施，主要的目的是防止发生缺血性心血管疾病。

二、健康管理护理

（一）生活方式管理

建立良好的生活方式是基本治疗措施。

医学营养治疗为治疗血脂异常的基础，需长期坚持。增加有规律的体力活动，保持合适的体重指数。戒烟，限酒。

1. 膳食结构要合理

高脂血症的饮食原则是"四低一高"，即低热量、低脂肪、低胆固醇、低糖、高纤维膳食。

低热量：一般来说，每人每日的热量摄入应控制在80～120 kJ/kg（标准体重）。标准体重可用下列公式计算：男性＝身高（cm）-105，女性＝身高（cm）-107.5。

低脂肪、低胆固醇：胆固醇的摄入量每人每日不宜超过300 mg（一般1个鸡蛋黄的胆固醇含量为200 mg左右），尽量不吃或少吃动物内脏，应提倡使用植物油，不用或少用动物油。不宜选择点心、饼干等代替主食，少吃含蔗糖过多的食物。多选择新鲜的绿叶蔬菜、时令水果等，既可以补充维生素，又可以增加膳食纤维的摄入，有利于血脂的降低。在合理的饮食结构基础上，可以将一些具有调节血脂功能的食物纳入日常食谱当中。此类食物包括洋葱、大蒜、生姜、木耳、米醋、红枣、山楂，富含可溶性纤维的魔芋、海带、豆类及粗杂粮类的玉米、燕麦、荞麦等。

2. 科学的生活方式

生活要有规律，适当参加体育运动和文娱活动，不吸烟，不酗酒，避免精神紧张，并要保持良好的心态。定期体检。45岁以上者、肥胖者、高脂血症家族史者、经常参加应酬者、精神高度紧张者都属高发人群，建议每年检查1次血脂。

（二）用药管理

治疗药物主要有他汀类、贝特类、烟酸类、树脂类、依折麦布、普罗布考等。其中高胆固醇血症首选他汀类；高三酰甘油血症首选贝特类和烟酸类；混合型高脂血症，如以TC

与 LDL-C 增高为主，首选他汀类，如 TC 增高为主，首选贝特类，如均升高，则考虑联合用药。

（陈冬雅）

第七节　肥胖

一、概述

肥胖是指体内脂肪堆积过多和（或）分布异常、体重增加的异常状态。肥胖是一种常见的慢性代谢异常疾病，自 20 世纪 70 年代以来，大量流行病学、临床和实验研究的数据都表明，超重和肥胖不仅和 2 型糖尿病、血脂异常、冠状动脉粥样硬化性心脏病等疾病相关，而且增加了某些肿瘤的发病率和病死率。依照肥胖发生原因，可分为单纯性肥胖和继发性肥胖。单纯性肥胖与生活方式密切相关，是以营养过度、运动不足、心理行为偏差为特征的慢性疾病。此类肥胖约占肥胖人群的 94%。继发性肥胖是继发于某些疾病等引起的肥胖。肥胖测量标准有体重指数（BMI）法、身高标准体重法和肥胖度等。

体重指数是体重与身高平方的比值，即 BMI= 体重（kg）/ 身高（m^2）。国际肥胖特别工作组提出亚洲成年人体重指数正常范围为 18.5 ~ 22.9 kg/m^2，BMI < 18.5 kg/m^2 为体重过低；BMI ≥ 23.0 kg/m^2 为超重，23.0 ~ 24.9 kg/m^2 为肥胖前期，25.0 ~ 29.9 kg/m^2 为Ⅰ度肥胖，BMI ≥ 30.0 kg/m^2 为Ⅱ度肥胖。BMI 计算简便，比较客观，因此使用较多。

身高标准体重法（肥胖度）测量方法为：肥胖度 ＝［实际体重（kg）－标准体重（kg）］× 100%。标准体重（kg）= 身高（cm）–105。成年人理想体重在标准体重的 10%以内。肥胖度 10% ~ 20% 为超重，> 20% 为肥胖。肥胖度 20% ~ 30% 为轻度肥胖，30% ~ 50% 为中度肥胖，50% 以上为重度肥胖。

（一）病因

肥胖的病因很复杂，目前尚未完全了解。肥胖的发生有生理学和社会学两方面的原因。下面介绍几种较有影响的观点，它们之间并不相互独立，区别主要在于角度不同。

1. 摄食中枢的功能异常

人的食欲和饮食行为受神经系统控制。下丘脑中存在调节摄食的饱食中枢和饥饿中枢。刺激前者和或者破坏后者可产生饱胀感，引起摄食下降或拒绝进食，刺激后者或破坏前者则产生食欲亢进、进食量增多。肥胖的发生可能与摄食中枢的功能异常有关。

2. 高胰岛素血症

胰岛素的主要生理作用是促进脂肪细胞内中性脂肪的合成和抑制脂肪细胞内脂肪的分解、利用，促进葡萄糖进入脂肪细胞，促进糖原的合成。肥胖者的血浆胰岛素水平往往比正常人高，因此认为高胰岛素血症在肥胖形成中起重要作用。

3. 脂肪和脂肪细胞的变化

人体脂肪组织有两种形式：白色脂肪组织和棕色脂肪组织。白色脂肪组织是体内过剩能量以中性脂肪形式储存的组织。棕色脂肪组织又称褐色脂肪组织，是一种专职产热的组织。部分肥胖者进食量并不多，活动量也不少，但体重和体脂量并不下降，可能与棕色脂肪组织的产热能力下降有关。

4. 遗传因素

许多研究表明，遗传在肥胖发生中起重要作用。据报道，双亲中一方为肥胖者，其子女肥胖患病率约为50%；而双亲均为肥胖者，其子女肥胖患病率增至80%。从分子水平看，由于人体体重的相对稳定涉及很多功能活动的调节，因此体重调节是由一个相对庞大的基因组决定的。

（二）相关检查

（1）体重指数（BMI）：是较常用的指标，它与体内脂肪成正比。

（2）腰臀比（WHR）：分别测量两侧肋弓下缘到髂嵴上缘之中点水平周径（腰围）与股骨粗隆水平的径线（臀围），再计算其比值。正常成人WHR男性< 0.90，女性< 0.85，超过此值即为肥胖。

（3）标准体重测量。

（4）CT和MRI：是诊断内脏型肥胖最精准的方法。

（三）治疗

1. 饮食调整

即通过控制食物的摄入量来达到减肥的目的。控制饮食主要从摄入量及饮食成分两方面进行控制。饮食的控制非常关键，吃得太少，饥饿感强烈，如有既能增加饱腹感而且热量又不高的食物，以此来均衡减肥者的营养，是不错的选择，如魔芋等。较合理的节食进程应是每周减体重不超过2 kg为适宜。

2. 运动减肥

运动增加热量消耗：运动可使身体成分中瘦体重增加，使身体结实、健美，并对心血管功能有良好的改善作用、如走路、跑步、游泳、骑自行车、做健美操等。

3. 行为治疗

由内科医师、心理学家、营养师组成指导小组，在家庭的配合下，指导肥胖者制订饮食计划，并从饮食处方开始，逐步实施咨询，制订行为干预计划。

4．药物治疗

美国食品药品监督管理局（FDA）建议的药物应用指征是：BMI < 30 kg/m^2 或 BMI > 27 kg/m^2，合并 1 种以上并发症。最近，有学者对上述观点提出了质疑，认为肥胖症作为一种慢性病，同高血压、糖尿病一样，需要长期药物治疗，即使体重下降至正常后，仍需用药防止其回升；另外，早期（指肥胖前状态，即 BMI > 27 kg/m^2，且 < 30 kg/m^2）药物干预对防治其并发症发生、改善患者心理压力亦有所裨益。其主要用药有：①食欲抑制药，如芬特明和马吲哚等；②代谢增强药，如甲状腺激素制剂等；③血清素和去甲肾上腺素再摄取抑制药，如西布曲明等；④脂肪酶抑制药，如奥利司他等。

5．手术治疗

只限于严重肥胖（BMI > 35 kg/m^2）且疗效不佳的患者。方法有吸脂、切脂和空肠回肠分流术等。

6．其他

继发性肥胖应针对病因进行治疗。

二、健康管理护理

（1）改善不良生活方式，保持理想体重，适当运动，改变饮食结构以减少热量摄入，不吸烟和适度减少饮酒。膳食的选择首先应选含糖低和中的食物。减少烹调油用量，少吃盐。饮酒适量，建议天天运动，成人每日保持 6 000 步的运动量（6 km，能量消耗增加 2 倍）。并以千步为尺度量每日的活动量，中等速度走 1 000 步，大约需要 10 min 的活动量为基本单位，各种活动都可以换算为 1 000 步的活动量或能量消耗，不同活动完成相当 1 000 步活动量的时间不同，分别相当于骑自行车 7 min、拖地 8 min、太极拳 8 min。有氧耐力运动主要包括步行、慢跑、骑自行车、游泳等。

（2）对于肥胖者，单纯生活方式干预难以逆转者，遵医嘱选择药物治疗。食欲抑制药：某些精神兴奋药可刺激大脑皮质的内侧核，使食欲下降。例如，每日早、中饭前 30 min 口服苯丙胺 10 mg，或口服三氟甲基间苯丙乙基胺，每次 20 mg，每日 3 次，以后逐渐增至 100 ~ 120 mg/d。但这些药物易引起失眠、紧张等不良反应，应与镇静药合用。代谢亢进药：甲状腺制剂可提高脂肪细胞中线粒体内甘油磷酸氧化酶的活性，促进氧化率增强及蛋白质分解而减轻体重，口服每日 2 ~ 3 次，每次 0.06 g，或用三碘甲状腺原氨酸 20 mg，每日 3 次。这些药物有心悸、易激动、失眠等不良反应，对伴有心脏疾病者须慎用，且停药后患者体重易回升，因此其效果不能令人满意。

（陈冬雅）

第八节 痛风

一、概述

痛风是体内嘌呤代谢障碍和（或）尿酸排泄减少致单钠尿酸盐结晶在组织中（如关节）沉积引起的一组疾病。其特征性表现为高尿酸血症、反复发作性急性关节炎、痛风石形成及痛风性肾病。高尿酸血症是导致痛风发作的根本原因。人体尿酸来源为内源性和外源性。内源性尿酸从食物中分解而来，占体内尿酸总量的 20%；外源性尿酸由体内细胞代谢分解而来，占体内尿酸总量的 80%。体内血尿酸 75% 以游离尿酸钠盐形式由肾脏经尿液排泄。25% 血尿酸由肠道排出或被肠道内细菌分解。当生成尿酸代谢性的原因增加或肾源性排泄尿酸不良时，体内尿酸含量增加。在 37℃时，血中尿酸饱和度为 7 mg/dL，如果血尿酸长时间持续超过这个饱和点则称为高尿酸血症。过多的尿酸形成尿酸钠结晶，沉积于关节及附近软组织部位，引起全身关节，特别是指、趾、腕、踝、膝关节红肿疼痛。绝大多数人是在睡梦中被刀割般的疼痛所惊醒，痛风首发部位为跖趾，表现为关节疼痛、灼热发胀、疼痛难忍。

大量研究证实，痛风的发生与饮食及生活方式存在密切的相关性。部分居民痛风的发生与摄食大量贝类等海产品、低体力活动、肥胖等因素有关，且男性痛风还与饮酒过多有关。

痛风时常发生于关节软骨、滑囊、耳轮、腱鞘、关节周围组织、皮下组织、肾间质。关节软骨是最常见的尿酸盐沉积的部位，可引起软骨的退行性变，导致血管翳形成、滑囊增厚、软骨下骨质破坏及周围组织纤维化，严重时可发展为关节强直和关节畸形。本病的防治，不论原发性或继发性，除少数由于药物引起的可停用外，大多数缺乏病因治疗，因此不能根治。临床治疗的目的为：①尽快终止急性关节炎发作；②防治关节炎复发；③纠正高尿酸血症，防治并发症；④防治尿酸肾结石形成。

痛风可分为原发性和继发性两大类。原发性痛风患者有不到 1% 为次黄嘌呤—鸟嘌呤磷酸核苷转移酶完全缺乏所致。其余病因未明。继发性痛风可由肾病、血液病及药物等多种药物引发。

（一）流行病学

流行病学资料表明，全球痛风的患病率和发病率正在逐年增加。欧美地区高尿酸血症患病率为 2% ~ 18%，近期的一项全国调查表明，痛风的患病率为 0.15% ~ 0.67%，接近甚至高于常见的风湿性疾病，如类风湿关节炎、血清阴性脊柱关节病、系统性红斑狼疮等。高尿酸血症患病率男性为 16.85% ~ 18.32%，女性为 7.88% ~ 9.30%；痛风的患病率男性为 0.83% ~ 1.98%，女性为 0.07% ~ 0.72%。

（二）临床表现

痛风患者的自然病程及临床表现大致分为以下 4 期。

1. 无症状高尿酸血症

5% ~ 12% 的高尿酸血症患者表现为痛风发作。大多数为无症状高尿酸血症，可持续终生不发生症状。血清尿酸盐浓度随年龄而升高，有性别差异。在儿童期男女无差别，性成熟后男性高于女性，女性绝经后两者又接近。

2. 急性痛风性关节炎

这是原发性痛风最常见的首发症状，好发于下肢关节。血尿酸在某些诱发条件下，如局部温度降低、疲劳、酗酒等，使血尿酸析出到血管外，形成急性炎症，从而表现为关节及周围软组织红、肿、热、痛。可有发热、头痛等全身症状。春季多发，半夜起病者居多。

3. 痛风石及慢性关节炎

关节僵硬畸形、活动受限，可伴有破溃、形成瘘管。

4. 肾脏病变

痛风性肾病、急性肾衰竭、尿路结石。

（三）相关检查

1. 血清尿酸盐监测

国外男性正常值尿酸氧化酶法为 7 mg/dL，女性比男性低 1 mg/dL。

2. 尿液尿酸测定

正常 24 h 饮食尿酸排出 < 3.6 mmol/L。

3. 滑囊液检查

白细胞计数（1 ~ 7）× 10^9/L。

4. 痛风石特殊检查

活检组织检查、紫外线分光计测定、尿酸氧化酶分解测定。

（四）诊断

中年以上男性，突然发生趾、踝、膝等单处关节红、肿、热、痛，伴或不伴血尿酸盐增高，即可考虑痛风可能。如果秋水仙碱治疗有特效，可确诊为痛风。如果在滑囊液检查找到尿酸盐结晶即可确诊。

（五）治疗

大多数痛风由于原因不明，不能根治。其治疗的目的有：①尽快终止急性关节炎发作；②防治关节炎复发；③纠正高尿酸血症；④防止尿酸肾结石形成。

1. 急性发作期治疗

卧床休息，抬高患肢，一般休息至关节缓解 72 h 后可恢复活动，药物治疗越早越好。

常用药物如下。

（1）秋水仙碱。

（2）吲哚美辛、布洛芬、双氯芬酸、美洛昔康、糖皮质激素。

2. 间隙期及慢性期治疗

（1）一般处理：管理饮食、控制体重、舒畅心情。

（2）药物：丙磺舒、磺吡酮、苯溴马隆。

3. 无症状高尿酸血症治疗

血尿酸盐 8 ~ 9 mg/dL 不需药物治疗。注重自我健康管理。

4. 继发性痛风治疗

降低血尿酸以别嘌醇为首选。

二、健康管理护理

减少或预防痛风发作的关键是控制血尿酸水平。通过合理饮食控制、减少外源性尿酸来源、促进尿酸排泄、建立健康生活方式可以减少痛风的发作和并发症的出现。

1. 限制嘌呤摄入

嘌呤是细胞核中的一种成分，只要含有细胞的食物就含有嘌呤，动物性食品中嘌呤含量较多（表9-8）。患者应禁食各种动物内脏尤其是脑、肝、肾、心及沙丁鱼、凤尾鱼、肉汤、骨髓、海味、发酵食物、豆类等。糖类可促进尿酸排出，患者可食用糖类多的米饭、馒头、面食等。

2. 限制脂肪摄入量

脂肪有阻碍肾脏排泄尿酸的作用，每日脂肪摄入总量以 50 g/d 为宜，注意要以植物油为主，少吃动物脂肪。

3. 禁酒

乙醇容易使体内乳酸堆积，对尿酸排出有抑制作用，易诱发痛风。特别是在饥饿后同时大量饮酒和进食高蛋白、高嘌呤食物，常可引起痛风性关节炎的急性发作。乙醇在体内会代谢为乳酸，易使体内乳酸堆积，乳酸可抑制尿酸由肾排泄，同时乙醇还会促进腺嘌呤核苷酸转化，加速体内腺苷三磷酸分解，产生尿酸。因此，不管是啤酒还是白酒应一律禁饮。

表9-8　常见食物嘌呤含量表

分类	嘌呤含量（mg/100 g）	名称
1类	> 150	脑、心、肝、肾、胰、猪肚、牛肚、大肠、鳗鱼、芦笋、香菇、黄豆芽、紫菜、豆苗、肉汁、鸡肉汤、鸡精
2类	75 ~ 150	牛肉、羊肉、猪肉、火腿、香肠、鸡鸭鹅肉、兔肉、鸽肉、狗肉、驴肉、马肉、鹌鹑、豌豆、黑豆、花生、贝类、河蚌、罐头肉、腊肉、海参、海虾、蟹类

分类	嘌呤含量 （mg/100 g）	名称
3类	25 ~ 75	粗粮制品、玉米、蘑菇、豆角、芹菜、四季豆、大葱、洋葱、龙须菜、坚果类、糖果、肉松、鳝鱼、白鱼、河虾、龙虾、鲫鱼、菜花
4类	0 ~ 25	小米、藕粉、细挂面、牛奶、鸡蛋、白面包、饼干、奶粉、蜂蜜、南瓜、卷心菜、海带、紫菜、番茄、胡萝卜、青葱、土豆、果酱

4．大量喝水

喝水 2 000 ~ 3 000 mL/d，保证尿量在 2 000 mL/d 左右，促进尿酸排出及避免尿路结石的形成。但如果并发心功能不全、严重肾病者，不宜豪饮。

5．饮茶

痛风病患者可用饮茶代替饮白开水，但茶含有鞣酸，易和食物中的铁相结合，形成不溶性沉淀物影响铁的吸收。另外，茶中鞣酸尚可与某些蛋白质相结合，形成难以吸收的鞣酸蛋白，较好的方法是餐后 1 h 开始饮茶，且以淡茶为宜。

6．蔬菜和水果的摄取

蔬菜除含嘌呤高的黄豆、扁豆、香菇、紫菜、菠菜不要大量食用外，其他皆可食用。水果无禁忌，患者可饮用适量果汁、菜汁，可使尿酸变为碱盐，促使尿酸溶解而容易由尿中排出，同时含有丰富的维生素，有助于改善痛风的症状。

7．合理运动

一般不主张痛风患者参加跑步等较强的体育锻炼或进行长途步行旅游。

8．少吃盐

每日应限制在 5 g 以下。

9．蛋白质的摄取

可根据体重按比例摄取，1 kg 体重应摄取 0.8 ~ 1.0 g 的蛋白质，并以牛奶、鸡蛋为主。如果是瘦肉、鸡鸭肉等，应该煮沸后去汤食用，避免吃炖肉或卤肉。

10．保持理想体重

超重或肥胖就应该减轻体重。

11．妥善处理诱发因素

禁用或少用影响尿酸排泄的药物，如青霉素、四环素、大剂量噻嗪类及氨苯蝶啶等利尿药、维生素 B_1、维生素 B_2、胰岛素和小剂量（< 2 g/d）阿司匹林等。

12．常用食疗方法

（1）薏苡仁粥：取适量的薏苡仁和白米，两者的比例约为 3：1，薏苡仁先用水浸泡 4 ~ 5 h，白米浸泡 30 min，然后两者混合，加水一起熬煮成粥。薏苡仁具有利水渗湿、健脾、保肾补气的功效，对痛风患者很有益处。

（2）冬瓜汤：取去皮冬瓜 300 g，红枣 5 ~ 6 颗，姜丝少许。先用油将姜丝爆香，然后连同冬瓜切片和红枣一起放入锅中，加水及适量的调味料煮成汤。冬瓜有很好的利尿作用，可以使尿酸溶解排出。

（3）白茅根饮：鲜竹叶、白茅根各 10 g，洗净后放入保温杯中，以沸水冲泡 30 min，代茶饮。鲜竹叶、白茅根可以利尿，防止痛风性肾结石。

（4）玉米须饮：鲜玉米须 100 g，加水适量，煎煮 1 h 滤出药汁，小火浓缩至 100 mL，停火待冷，加白糖搅拌，吸尽药汁，冷却后晒干、压粉、装瓶。每日 3 次，每日 10 g，用开水冲服，具有利尿作用，可以防止肾结石。

（陈冬雅）

第九节　骨质疏松症

一、概述

骨质疏松症（OP）是以骨组织显微结构受损，骨基质和骨矿成分等比例地不断减少，骨小梁变细、断裂、数量减少，骨质多孔、变薄，骨脆性增加和骨折危险度升高的一种全身骨代谢障碍的疾病。其特点是骨基质和骨矿物质等比例减少，导致骨密度降低，引发骨折危险。骨质疏松症可分为三大类。①原发性，分为Ⅰ型（绝经妇女骨质疏松症）和Ⅱ型（老年性骨质疏松症）；②继发性，为继发于其他疾病，如内分泌代谢病、血液病、胃肠道疾病、长期卧床、制动等；③特发性，多见于 8 ~ 14 岁少年，女性多于男性，常有家族遗传史。

（一）流行病学

骨质疏松是普遍的医疗问题，它与性别有很大的关系。全世界约有 2 亿人受到骨质疏松的威胁，7 500 万人患骨质疏松症。美国 50 岁以上的男性和女性骨质疏松症患病率为 3% ~ 6% 和 13% ~ 18%；低骨量的男性和女性患病率为 28% ~ 47% 和 37% ~ 50%。加拿大一项关于骨质疏松症的研究结果显示，女性腰椎骨质疏松症和股骨颈骨质疏松症的患病率分别 12.1% 和 7.9%，总患病率为 15.8%；男性腰椎骨质疏松症和股骨颈骨质疏松症的患病率分别 2.9% ~ 4.8%，总患病率为 6.6%。骨质疏松症造成的严重后果是骨折，以腰椎、髋骨和腕骨骨折多见。我国 60 岁以上骨质疏松症患者约为 2 900 万人，低骨量患者为 1 700 万人。50 岁以上人群骨折总患病率为 26.6%，髋骨骨折患病率为 1.0%，前臂骨折为 4.0%，脊椎骨折为 13.3%。形成骨质疏松的相关因素如下。

1. 内分泌因素

与骨质疏松症发生相关的激素有性激素（雌激素、雄激素和孕激素）、甲状旁腺激素、降钙素、活性维生素 D、甲状腺素、皮质类固醇激素和生长激素等，前 4 种激素，特别是性激素在骨质疏松症的发生中起决定性作用，尤其对女性的影响更为显著。

2. 营养因素

在骨吸收和骨形成的动态平衡过程中，钙、磷两种元素对骨骼的影响较大，钙、磷代谢异常为骨质疏松症形成的主要原因。Wong 指出，吸烟能够导致骨丢失，是骨质疏松骨折的一个重要的危险因素。此外，过度饮酒能够抑制成骨细胞的增殖，影响骨的形成。

3. 性别及年龄因素

年龄是影响人体骨矿含量的主要因素之一。30 ~ 40 岁时骨量达到一生中的峰值，并维持相对稳定 5 ~ 10 年。女性 40 ~ 49 岁、男性 40 ~ 64 岁时骨量开始缓慢减少。女性 50 岁以后的 5 ~ 10 年，特别是绝经期后，由于血中雌激素等水平下降，骨量急剧流失，80 岁以上达流失高峰，女性骨质疏松患病率可达 100%。60 岁妇女每增龄 5 岁，骨折发生率增加 1 倍，80 岁亚洲妇女每年发生髋部骨折的危险性为 1%。而男性的骨量丢失始终是缓慢进行的，骨质的总丢失量较女性少，骨质疏松性骨折的发生率也较女性低。此外，有研究者指出，氧化应激也对老年骨质疏松产生影响。老年人活性氧水平增加，谷胱甘肽还原酶水平下降，骨细胞和成骨细胞的凋亡增加，加速了骨量丢失。

4. 疾病及药物因素

部分全身性疾病，如甲状旁腺功能亢进症、甲状腺功能亢进症、糖尿病、肝肾疾病、肠胃疾病、免疫性疾病等均可引发骨质疏松。

5. 遗传及免疫因素

相关家系调查发现，46% ~ 62% 的骨密度由遗传因素决定。

6. 失用及环境因素

老年人因行动不便，户外运动及日照减少，维生素 D 合成减少，从而使肠道钙、磷吸收下降，骨形成及骨矿化降低。气候的变化可影响人体的骨代谢及其营养状况；环境污染物中含有对骨骼有害的铅、铝、镉等重金属，通过呼吸或饮食进入人体后，可影响骨骼对钙、磷的吸收，成骨细胞少于破骨细胞，导致或加重骨质疏松。

（二）相关检查

1. 骨量的测定

骨矿含量（BMC）和（BMD）测量是判断低骨量、确定骨质疏松的重要手段，是判定骨丢失率和疗效的重要客观指标。

2. 骨转换的生化测定

（1）与骨吸收有关的生化指标：①空腹尿钙、尿羟脯氨酸及羟赖氨酸糖苷；②血浆抗酒石酸酸性磷酸酶（TRAP）；③尿中胶原吡啶交联。

（2）与骨形成有关的生化指标：①血清碱性磷酸酶（ALP），血清总 ALP 是检测骨形成的常用指标之一；②骨钙素（BGP），是骨形成的特异性指标；③血清 I 型前胶原羧基端前肽（PICP），血清 PICP 水平是反映成骨细胞活动、骨形成和 I 型胶原合成速率的特异指标。

（3）骨组织活检：用于疑难病例。

（4）血钙、磷多正常，尿钙、磷也多正常或偏高。

（5）骨微结构无创性检测：有超声成像、CT、磁共振检查等。

（三）临床表现

（1）疼痛是最常见、最主要的症状。

（2）身高减低或脊柱变形，以驼背为主的身材缩短、脊柱变形是原发性骨质疏松症最常见的体征。

（3）骨折。

（4）其他表现，部分患者因出现严重的脊柱畸形，可引发胸闷、通气障碍等症状，以及便秘、腹胀、上腹部不适等。另外，头发脱落、牙齿松动易折也不少见。

（四）治疗

治疗骨质疏松的方法是有很多的，可以根据患者的具体情况从不同的角度来治疗。

1. 饮食治疗

多食用含钙、磷高的食品，如鱼、虾、虾皮、海带、牛奶（250 mL 含钙 300 mg）、乳制品、骨头汤、鸡蛋、豆类、精杂粮、芝麻、瓜子、绿叶蔬菜等。尽量摆脱"危险因子"，坚持科学的生活方式，如坚持体育锻炼，多接受日光浴，不吸烟，不饮酒，少喝咖啡、浓茶及含碳酸饮料，少吃糖及食盐，动物蛋白也不宜过多。

2. 运动治疗

每日晒 1 h 的太阳，每日运动锻炼 0.5 h 或更长时间。对骨质疏松症比较有意义的锻炼方法是散步、打太极拳、做各种运动操，有条件的话可以进行游泳锻炼。晒太阳与运动锻炼最初时间可短一些，然后慢慢增加，延长锻炼时间。

3. 物理治疗

主要包括超声波、超短波、磁疗、热疗等，是将电、光、声等现代化理疗仪器作用于人体及骨骼之上，促进骨骼合成的治疗方法。

4. 药物治疗

针对骨质疏松患者的体内代谢异常，采用药物进行调整，其临床主要用药有雌激素、钙制剂、降钙素、双膦酸盐、异丙氧黄酮等。

5. 心理治疗

心理治疗对骨质疏松的治疗也具有较好的效果。骨质疏松的症状轻重与人的心理状态有着密切的关系，心胸广阔、心情愉快、性格豁达者症状往往较轻，治疗效果也好，所以心理状态的调整日益受到医学界的重视。

二、健康管理护理

1. 合理膳食

为了防止骨质疏松症的发生，首先应改变不良饮食习惯，注意合理膳食搭配。对骨质疏松症的患者强调补充足够的钙，特别是饮食钙。保证摄入钙的标准量＞1 000 mg/d。防止夜间骨质丢失，可嘱患者睡前饮牛奶，为防止便秘，酌情增加水果、蜂蜜等的摄入。指导患者选食含钙丰富的食品，如低脂或无脂牛奶、酸奶、深绿色蔬菜、豆类和豆制品、虾皮等。服用钙片时应避免同时食菠菜，因菠菜会与钙形成复合物而影响吸收。

2. 功能锻炼

体育锻炼和户外活动是防止骨质疏松症的有效措施，体育锻炼时要根据自己的实际情况，因人而异，顺其自然，劳逸结合，循序渐进，适可而止。一般采取简便易行、积极有效的活动方式，如散步、慢跑或健身操等户外活动。鼓励患者多晒太阳，以增加内源性维生素的生成，有效预防骨质疏松症。

3. 合理用药

目前用于治疗骨质疏松症的方法较多，主要包括激素替代疗法、钙剂、维生素D及衍生物、氰化物中药治疗等。在各种药物使用过程中，应严格遵医嘱，调整剂量，以防不良反应发生及药物中毒，并且不论使用何种药物，都必须补充钙剂。

4. 自我防护

骨质疏松患者骨骼松脆，易发生骨折，所以必须防止滑倒、摔倒。避免在雨雪天气外出，外出需有人陪伴、搀扶。浴室地面有防滑设施，并有足够的照明，跨越台阶应小心，乘坐汽车要扶稳，下蹲时腰背要挺直，避免提重物，上、下楼梯扶扶手，借助手杖。

（陈冬雅）

第十节　酒精性肝损害

一、概述

酒精性肝损害（ALD）是由乙醇引起的一系列临床综合征及肝脏病理改变。ALD包括酒精性脂肪肝、酒精性肝硬化、酒精性肝炎，少数人可以发生肝癌。其主要因素和饮酒的剂量、患者的营养状态、遗传和代谢特征有关。乙醇对肝脏的明显毒性作用表现：重度酗酒者中，60% ~ 100% 会发生脂肪肝，10% ~ 35% 发生酒精性肝炎，近 8% ~ 20% 出现肝硬化。

（一）流行病学

酒精性肝损害近年呈增长之势，其已经成为一个严重危害人民健康的重要医学和社会公共卫生问题。ALD 病死率在法国是 14.3/10 万，美国是 7.9/10 万。在美国死亡原因中慢性肝病排列第 10 位，而每年因肝硬化病死的 26 000 人中，几乎 50% 与乙醇滥用有关。近年来，酒精性肝损伤在我国的发病率也逐年增加，在一些地区已成为第二大肝病。酒精性肝病患者中病死率为 12.5%，病死平均年龄为（51.9 ± 12.3）岁，平均饮酒时间（29.7 ± 12.7）年，30 岁以前开始饮酒的酒精性肝病患者病死率（18.0%）高于 30 岁以后开始饮酒的病死率（8.2%），其流行的一般规律如下。

（1）酒精性肝病患者开始饮酒时年龄越小，病死率越高。

（2）肥胖者中 ALD 的发病率高且严重。

（3）不同的乙醇饮品对肝脏造成损害具有差异性。

（4）空腹饮酒较进餐后饮酒更易造成肝损害。

（5）女性对乙醇介导的肝毒性比男性更敏感。

（6）不同种族和民族之间有一定的群体差异，中国以酒精性肝炎为主，西方以酒精性脂肪肝为主。

（7）酒精性肝损害与营养不良的程度相关。

（二）临床表现

1. 酒精性脂肪肝时肝损害的临床表现

乙醇摄入过多，数日内即可引起肝细胞脂肪变性，临床上多数患者无症状，少数患者可有右上腹部不适、黄疸、腹水、双下肢水肿及维生素缺乏的表现（如口腔炎、周围神经炎等），可触及柔软肿大的肝。酒精性脂肪肝临床上与轻度酒精性肝炎不好区分，当怀疑有酒精性肝肪肝时，可做肝胆脾 B 超及相应的医学检查来鉴别。

2. 酒精性肝炎时肝损害的临床表现

酒精性肝炎的临床表现多样，症状多，有乏力、食欲缺乏、恶心呕吐和体重下降等，也可有严重症状，如肝性脑病、肾衰竭和上消化道大出血等，常见发热和上腹部不适、黄疸，有时出现白细胞明显增多，易误诊为急性胆道系感染。

3. 酒精性肝硬化时肝损伤的临床表现

临床表现根据肝功能代偿期和失代偿期而有所不同。代偿性肝硬化患者可无症状或主诉轻微症状，如乏力、恶心等；失代偿性肝硬化患者可出现与各种并发症相应的明显症状，如门静脉高压、胃底食管静脉曲张破裂出血、脾大、黄疸、腹水、意识障碍、双下肢水肿等。

（三）相关检查

1. 实验室检查

（1）血常规检查示贫血，肝硬化时常有白细胞及血小板减少。

（2）天冬氨酸转氨酶（AST）及丙氨酸转氨酶（ALT），在酒精性肝炎及活动性酒精性肝硬化时增高，但 AST 增高明显，ALT 增高不明显，AST/ALT > 2 时，对前述两种疾病有诊断意义。

（3）γ - 谷氨酰转移酶（GGT），分布在肝细胞浆和毛细胆管内皮中。酒精损伤肝细胞微粒体时升高较灵敏。

（4）氨基酸谱中 α - 氨基丁酸和亮氨酸成比例的增高。

（5）靛氰绿滞留试验异常为早期酒精性肝病指标。

（6）血清内特异性、酒精性透明小体、抗原抗体阳性，重症时抗原抗体均阳性；恢复期抗原阴性，抗体仍短时间阳性。若抗原抗体阳性表明病情进展。血清 IgA 升高，并有低锌血症、高锌尿症。故肝病时肾锌清除率有助于病因诊断。

（7）血三酰甘油及胆固醇增高有助于脂肪肝的诊断。白蛋白降低、球蛋白增高、凝血酶原时间延长有助于肝硬化诊断。

2. 影像学检查

（1）B 超检查：①脂肪肝，显示肝体积增大，实质出现均匀一致的细小回声，并有细小光点密集，声束衰减增强的"明亮肝"；②酒精性肝硬化中见脾大，肝实质回声增强，尾叶相对增大，脾静脉及门静脉直径明显超过正常（前者正常 1.0 cm，后者为 1.5 cm）。

（2）CT 检查：①脂肪肝，其特点为全肝、肝叶或局部密度低于脾的改变，增强扫描时正常肝区及脾明显强化，与脂肪肝区的低密度对比更明显；②肝硬化，其特点为肝裂增宽，肝叶各叶比例失调，尾叶相对增大，肝有变形，脾增大，> 5 个肋单元。

（3）肝活组织检查可确定有无脂肪肝、酒精性肝炎、肝硬化，并可通过组织学检查与其他病毒性肝炎相鉴别。①脂肪肝：肝病变的主体约 1/3 以上肝小叶（全部肝细胞 1/3 以上）脂肪化可确诊。②酒精性肝炎：其组织特点有酒精性透明小体（Mallory 小体），伴有中性粒细胞浸润的细胞坏死，肝细胞的气球样变。③酒精性肝硬化：典型的肝硬化呈小结节性。结节内不含有汇管区和中央静脉，结节的大小相似，并被纤维隔所包围，结节直径常 < 3 mm，一般不超过 1 cm。随着病理的演变可形成大结节或坏死后性肝硬化。

（四）治疗

1. 治疗原则

（1）减轻酒精性肝病的严重度。

（2）阻止或逆转肝纤维化。

（3）改善已存在的继发性营养不良。

（4）对酒精性肝硬化进行治疗。

2. 治疗方法

（1）戒酒，非纤维化的肝损害就可恢复，而且酒精性肝炎，纤维化及肝硬化患者的存活率明显提高。

（2）皮质激素对轻中型病例无明显效果，仅有严重病例才能从激素受益。激素能减轻肝内急、慢性炎症，但对早期或已确定的纤维化无肯定效果。因此，酒精性肝病时激素可能仅适用于少数不伴有肝硬化的重型病例。

（3）秋水仙碱、丙硫氧嘧啶、胰高血糖素、抗氧化药、多不饱和卵磷脂/磷脂酰胆碱、降脂药、抗内毒素药、肝移植和中医中药等疗法有一定效果，但并非对每一病例均有效，或者仅对某一方面有效，如改善肝功能、降低病死率、减少肝硬化发生等。

二、健康管理护理

（一）适量饮酒

ALD 发病率和病死率与摄入乙醇相关。建议每日饮酒量不超过 15 g 乙醇，过量可导致酒精性肝损害。适量饮酒有益健康，关键要把握好饮酒量。过量饮酒指男性饮酒量每日超过 40 g 乙醇，女性超过 20 g 乙醇。乙醇对肝细胞有较强的毒性，95% 的乙醇直接影响蛋白、脂肪的代谢功能，从而降低肝脏的解毒能力，导致酒精性脂肪肝。一旦出现酒精肝，无论属于哪一期，在疾病的治疗过程中及疾病康复后，必须绝对禁止饮酒。

（二）合理饮食

应以多食素食、谷类为主，粗细搭配，以清淡、富营养、易消化为原则，多餐，禁忌生冷、甜腻、辛热及生痰助湿之品。多吃蔬菜、水果，常吃奶类、豆类，清淡少盐膳食，并注意补充含维生素 B、维生素 C、维生素 K 及叶酸类较多的食物，如新鲜的水果、蔬菜。可以服多烯磷脂酰胆碱类药物，通过抗氧化作用减轻乙醇对肝脏的损伤；也可以服用甘草酸制药、水飞蓟宾类、还原型谷胱甘肽等药物改善肝功能。

（三）保持良好的心理状态

对于酒精肝或者正常人群而言，要保持良好的心理状态，以免因心理压力和精神因素导致病情的加重，影响疾病康复过程和治疗效果。

（四）劳逸结合

健康者要注意锻炼身体，平衡体内的脂肪，及时进行合理的代谢。酒精性肝病患者要注意休息，做到起居有节，劳逸适量。在康复过程中应根据病情的缓急轻重及体质强弱不同，选择适当的锻炼方法。

（五）早发现、早治疗

早期发现和治疗乙醇中毒患者，可预防酒精性肝病的发生。应定期到医院做肝功能及体格的检查，尤其是对于长期饮酒和素有肝脏疾病或者其他消化系统疾病的人而言，更应如此。

（六）五味子的作用

五味子可以辅助治疗化学性肝损伤。可以用于治疗酒精肝、乙醇中毒、脂肪肝，以及经常饮酒和肝病患者的预防和保养。

（陈冬雅）

健康风险评估报告

一、健康信息汇总

（一）主要健康问题

体检异常：偶发室性期前收缩，左室高电压，心肌缺血。血清葡萄糖测定偏高，总胆固醇偏高，低密度脂蛋白胆固醇偏高，双侧颈动脉内中膜增厚伴左侧斑块形成，STENOSIS < 50%。肌酸激酶、载脂蛋白 B、糖化血红蛋白、神经元特异性烯醇化酶（NSE）、铁蛋白均偏高，符合心尖型肥厚性心肌病超声改变。左心房增大，二尖瓣轻度反流。

颈椎退行性变，考虑颈 5/6 椎间盘病变；考虑颈 5 椎体不稳；考虑右肺下叶背段炎性小结节。左肺上叶下舌段少许纤维灶，较前相仿。冠状动脉硬化。左第 11 后肋斑片状高密度影，同前，考虑骨岛。尿酸偏高、维生素 C 偏高、比重偏高、乙肝病毒表面抗体偏高、双侧睾丸鞘膜积液、乳酸脱氢酶偏高、肝内高回声病变，考虑良性病变，未排除肝血管瘤可能，建议定期复查。

胆囊息肉，体重指数 26.50 kg/m^2，超重，双眼屈光不正（矫正视力），淋巴细胞绝对值偏低。

家族史：父亲肝癌，外祖父母糖尿病。

（二）生活方式情况

膳食结构基本合理。运动锻炼一般。偶尔吸烟，有被动吸烟。偶尔饮酒。高血压、糖尿病、肥胖症。有较明显精神压力。睡眠不足。

（三）慢性疾病风险评估

高风险：高血压、糖尿病、肥胖症。

中风险：冠心病、脑卒中。

（四）重要指标情况（表9-9）

表9-9　重要指标情况

项目	结果	正常参考	单位
收缩压	136	90 ~ 139	mmHg
游离四碘甲状腺原氨酸（FT_4）	9.39	7.64 ~ 16.03	pmol/L
三酰甘油（TG）	1.09	0.34 ~ 1.70	mmol/L
总胆固醇（CH）	6.99	3.10 ~ 5.17	mmol/L
高密度脂蛋白胆固醇（HDL-C）	1.77	1.00 ~ 2.00	mmol/L
低密度脂蛋白胆固醇（LDL-C）	4.65	2.08 ~ 3.12	mmol/L
尿酸（UA）	540	208 ~ 428	μmol/L

（五）整体健康状况

评分等级：< 200 很差，200 ~ 400 差，400 ~ 600 较差，600 ~ 800 一般，800 ~ 1 000 较好。得分：377 分。主要危险因素见表9-10。

表9-10　主要危险因素

类型	危险因素	建议
家族史	父亲：肝癌 外祖父母：糖尿病	注意防患相关疾病
吸烟情况	吸烟量较大 有被动吸烟	控制在每日吸烟 5 支以内，逐步戒烟 远离吸烟环境，减少二手烟危害
心理及睡眠	精神压力较大 睡眠不充足	自我疏导压力或找心理医生咨询 不熬夜，早睡早起，保障睡眠时间和质量
饮食	新鲜蔬菜摄入不足 经常吃夜宵	适量增加新鲜蔬菜摄入量 尽量不吃夜宵
运动	每日静坐时间过长	应减少静坐时间，避免颈、腰椎劳损
饮酒情况	饮酒量较大	控制饮酒量或少饮低度葡萄酒

（六）健康项目对比（表9-11）

表9-11　健康项目对比

2022-05-06	2023-10-04
低密度脂蛋白胆固醇（LDL-C）偏高	尿比重（SG）偏高

续表

2022-05-06	2023-10-04
左房增大；左室壁肥厚（以后壁及心尖部明显），请结合临床；二尖瓣轻度反流	颈椎退行性变，考虑颈 5/6 椎间盘病变；考虑颈 5 椎体不稳
左肺上叶下舌段少许纤维灶，较前相仿。左第 11 后肋斑片状高密度影，考虑骨岛	考虑右肺下叶背段炎性小结节。左肺上叶下舌段少许纤维灶，较前相仿。冠状动脉硬化。左第 11 后肋斑片状高密度影，同前，考虑骨岛
肝内高回声病变，考虑良性病变，未排除肝血管瘤可能，建议定期复查；脂肪肝；胆囊息肉	符合心尖型肥厚性心肌病超声改变；左心房增大；二尖瓣轻度反流
总胆固醇（CH）偏高	偶发室性期前收缩，左室高电压，心肌缺血
载脂蛋白 B（apoB）偏高	总胆固醇（CH）偏高
载脂蛋白 A（apoA）偏高	载脂蛋白 B（apoB）偏高
乙肝病毒表面抗体（HBsAb）偏高	乙肝病毒表面抗体（HBsAb）偏高
血清葡萄糖水平偏高	血清葡萄糖水平偏高
体重指数 25.90 kg/m^2，超重	维生素 C 偏高
糖化血红蛋白（色谱法）偏高	铁蛋白偏高
双侧睾丸鞘膜积液	体重指数 26.50 kg/m^2，超重
尿微量白蛋白测定偏高	糖化血红蛋白（色谱法）偏高
尿酸（UA）偏高	双眼屈光不正（矫正视力）
慢性咽喉炎	双侧颈动脉内中膜增厚伴左侧斑块形成，STENOSIS < 50%
淋巴细胞百分比（LYMPH%）偏低	双侧睾丸鞘膜积液
颈椎退行性变，考虑颈 5/6 椎间盘病变	神经元特异性烯醇化酶（NSE）偏高
	乳酸脱氢酶（LDH）偏高
	尿酸（UA）偏高
	淋巴细胞绝对值偏低
	肌酸激酶（CK）偏高
	肝内高回声病变，考虑良性病变，未排除恶性病变除肝血管瘤可能，建议定期复查胆囊息肉
	低密度脂蛋白胆固醇（LDL-C）偏高

（七）重要指标趋势

1. 体重指数（图 9-1）

（1）解释：又称"体质指数"，英文为 body mass index（BMI），是目前国际上常用的衡量人体胖瘦程度以及是否健康的一个标准。大多数个体的体重指数与身体脂肪的百分含量有明显的相关性。具体计算方法是体重（kg）除以身高（m）的平方。

（2）判断：$BMI < 18.5 \ kg/m^2$ 为偏瘦，$BMI 18.5 \sim 24 \ kg/m^2$ 为正常，$BMI 24 \sim 28 \ kg/m^2$ 为超重，$BMI \geqslant 28 \ kg/m^2$ 为肥胖。

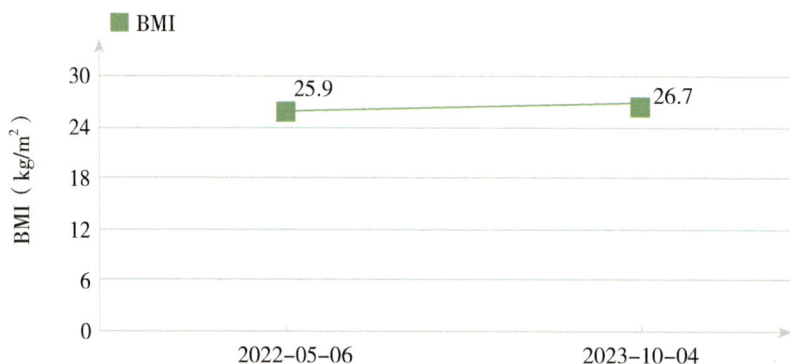

图 9-1　体重指数

2. 血压（图 9-2）

（1）解释：指血管内的血液对于单位面积血管壁的侧压力，通常指动脉血压，血压水平与心血管病发病率呈连续正相关。

（2）判断：收缩压低于 120 mmHg 和舒张压低于 80 mmHg 为正常，收缩压为 120 ~ 140 mmHg 和（或）舒张压为 80 ~ 90 mmHg 为正常高值，收缩压 ≥ 140 mmHg 和（或）舒张压 ≥ 90 mmHg 为高血压，收缩压 ≥ 140 mmHg 和舒张压 < 90 mmHg 为单纯收缩期高血压。

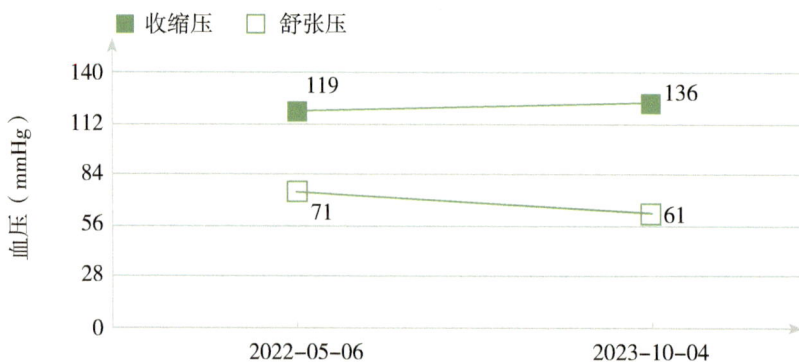

图 9-2　血压

3. 空腹血糖（图 9-3）

（1）解释：空腹血糖是指至少 8 h 没有进食热量的情况下，所检测的静脉血浆葡萄糖值。

（2）判断：一般国际标准是 < 6.1 mmol/L 为正常血糖（NGR），6.1 ~ 7.0 mmol/L 为空腹血糖受损（IFG），≥ 7.0 mmol/L 为糖尿病（DM）。诊断糖尿病还需结合糖尿病症状（高血糖所导致的多饮、多食、多尿、体重下降、皮肤瘙痒、视物模糊等急性代谢紊乱表现），若无糖尿病症状，需改日重复检查。

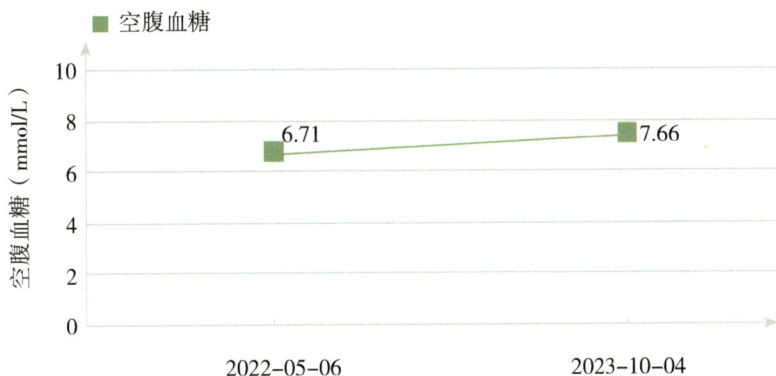

图 9-3 空腹血糖

4. 血脂（图 9-4）

（1）解释：血浆中的胆固醇、三酰甘油和类脂的总称，血脂异常是缺血性心血管病发病的独立危险因素。

（2）判断：正常范围为 TC 2.84 ~ 5.68 mmol/L；TG 0.56 ~ 1.70 mmol/L；HDL-C 1.17 ~ 1.76 mmol/L（偏低不利于健康）；LDL-C 2.10 ~ 3.10 mmol/L。

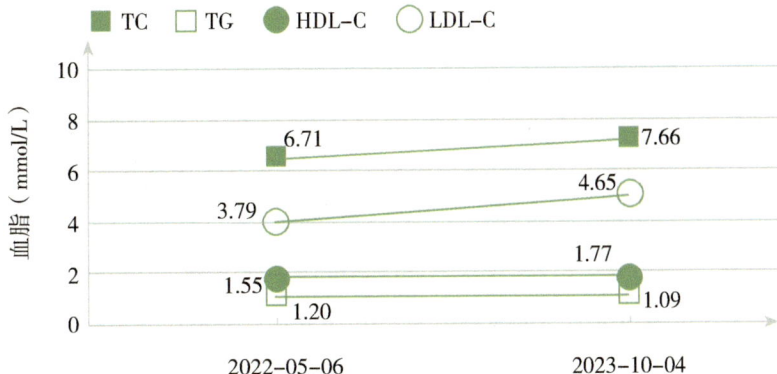

图 9-4 血脂

二、疾病风险评估

（一）高血压风险评估

高血压是一种常见多发病，也是心脑血管疾病最重要的危险因素。在我国，高血压患病率一直呈上升趋势。《中国心血管健康与疾病报告 2023》显示，成人患病率已达31.6%，患病人数约为 2.45 亿。因高血压所致的心脑血管事件病死率居所有疾病病死率之首。

1. 高血压主要评估参数与评估结果（表 9-12，图 9-5）

表 9-12　高血压主要评估参数与评估结果

项目	结果	正常参考	单位
高血压家族史	无	无	
体重指数	26.7	18.5 ~ 24	kg/m^2
收缩压	136	90 ~ 139	mmHg
舒张压	61	60 ~ 89	mmHg
饮食喜好咸	否	否	
每次运动锻炼时间	1 ~ 2	0.5 ~ 1	h
吸烟状态	偶尔	从不	
饮酒状态	偶尔	从不	
感到精神压力	较明显	几乎没有	

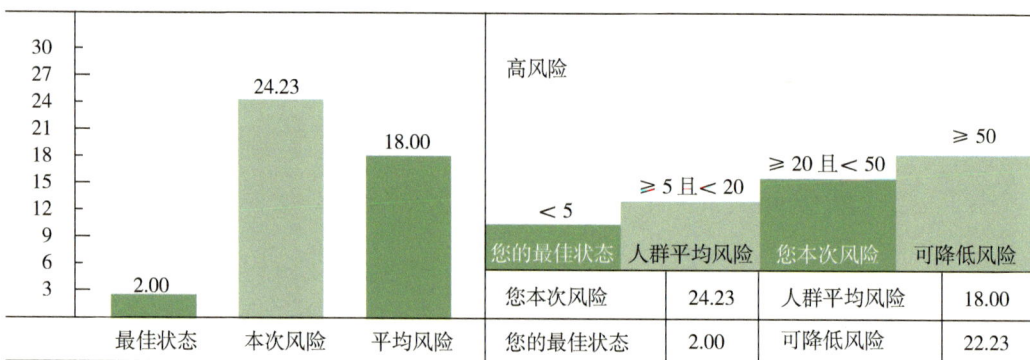

高风险			
	< 5	≥ 5 且 < 20	≥ 20 且 < 50	≥ 50
您的最佳状态	人群平均风险	您本次风险	可降低风险
您本次风险	24.23	人群平均风险	18.00
您的最佳状态	2.00	可降低风险	22.23

说明：您在未来 5 ~ 10 年高血压的患病风险为 24.23%，请立即行动起来，改正不良习惯

图 9-5　高血压主要评估参数的风险评估结果

2. 高血压的预防

（1）持续的运动对肌肉锻炼、心肺功能皆有好处，可适当延长每次锻炼的时间，以达

到最佳的效果。

（2）众所周知，吸烟易导致人体肺部疾病、心血管疾病，对家人健康也是一种威胁。

（3）限酒有益健康，可有效预防酒精性脂肪肝，降低高血压、脑卒中等疾病的危险。

（4）平日里要懂得自我减压，压力过大易损害人体记忆力，导致抑郁等。

（5）选择摄入不含胆固醇的食物，如硬壳果类、蔬菜类，增加水果摄入。

（6）低密度脂蛋白与冠状动脉心脏病有着紧密的联系，可通过均衡饮食、戒烟限酒，控制血脂水平。

（7）血尿酸可反映肾功能，限制高嘌呤食物、蛋白类食物摄入量，可调节血尿酸水平。

（8）吸入二手烟易导致人体罹患鼻咽癌、食管癌，且烟残留物易形成致癌物，应注意远离吸烟环境。

3. 温馨提示

本评估根据您当前的生活习惯和体检数据，分析您在未来 5 ~ 10 年内患病风险，希望您通过控制危险因素，有效控制和降低患病风险。如果您怀疑评估报告和您的实际情况不符，请核实您所提供的信息，若信息有误或不完整时将会影响评估的准确度。本结论属于趋势性分析，不作为诊断或治疗依据。

（二）糖尿病风险评估

糖尿病是人体内糖代谢紊乱导致的一种慢性全身性疾病。可引起全身大血管、微血管、外周神经病变，从而造成重要脏器损害。《中国成人糖尿病前期干预的专家共识（2023版）》数据显示，中国糖尿病前期患病率约为 15.5%（1.48 亿）。

1. 糖尿病主要评估参数与评估结果（表 9-13，图 9-6）

表 9-13　糖尿病主要评估参数与评估结果

项目	结果	正常参考	单位
糖尿病家族史	有	无	
高血压	无	无	
体重指数	26.7	18.5 ~ 24	kg/m^2
血清葡萄糖测定	7.66	3.9 ~ 6.1	mmol/L
吸烟状态	偶尔	从不	
饮酒状态	偶尔	从不	
每周运动锻炼情况	3 ~ 5	3 ~ 5	次 / 周
每次运动锻炼时间	1 ~ 2	0.5 ~ 1	h

注　您的血糖不在正常范围内，可能是临时反应，也可能是已患糖尿病，请近期复查并到专科就诊。

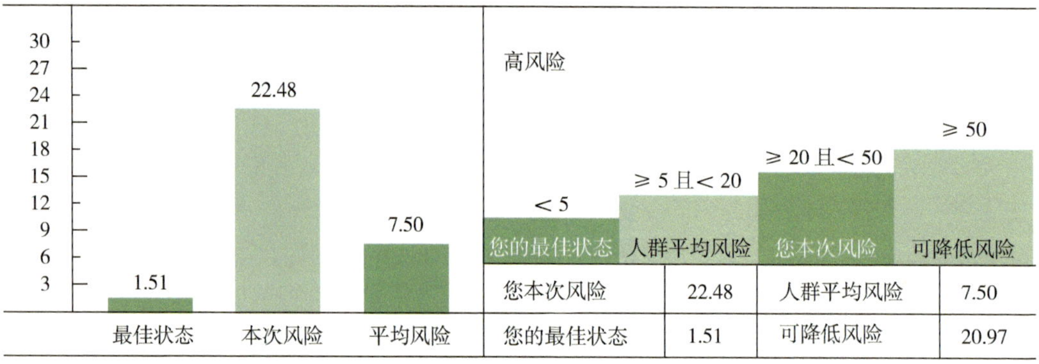

您本次风险	22.48	人群平均风险	7.50
您的最佳状态	1.51	可降低风险	20.97

说明：您在未来 5 ~ 10 年糖尿病的患病风险为 22.48%，请立即行动起来，改正不良习惯

图 9-6　糖尿病主要评估参数的风险评估结果

2. 糖尿病的预防

（1）增加运动，合理膳食，保持心情舒畅可以有效防治糖尿病。

（2）可通过改善饮食结构、加强运动等方法控制血糖，平时应关注血糖的变化。

（3）吸烟易导致人体罹患肺部疾病、心血管疾病，对家人健康也是一种威胁。

（4）限酒有益健康，可有效预防酒精性脂肪肝，降低高血压、脑卒中等疾病的危险。

（5）持续的运动对肌肉锻炼、心肺功能皆有好处，可适当延长每次锻炼的时间，以达到最佳的效果。

（6）低密度脂蛋白与冠状动脉心脏病有着紧密的联系，可通过均衡饮食、戒烟限酒，控制血脂水平。

（7）吸入二手烟易导致人体罹患鼻咽癌、食道癌，且烟残留物易形成致癌物，应注意远离吸烟环境。

（8）选择摄入不含胆固醇的食物，如硬壳果类、蔬菜类，增加水果摄入，有助于控制血脂水平。

3. 温馨提示

本评估根据您当前的生活习惯和体检数据，分析您在未来 5 ~ 10 年内患病风险，希望您通过控制危险因素，有效控制和降低患病风险。如果您怀疑评估报告和您的实际情况不符，请核实您所提供的信息，若信息有误或不完整时将会影响评估的准确度。本结论属于趋势性分析，不作为诊断或治疗依据。

（三）冠心病风险评估

冠心病是一种由冠状动脉器质性狭窄或阻塞引起的心肌缺血缺氧或心肌坏死的心脏病，又称缺血性心脏病。相关报告指出，我国心血管病现患人数为 2.9 亿，每 10 s 就有 1 人死于心血管病。

1．冠心病主要评估参数与评估结果（表 9-14，图 9-7）

表 9-14　冠心病主要评估参数与评估结果

需注意	项目	结果	正常参考	单位
	冠心病家族史	无	无	
	高血压病	无	无	
	糖尿病	无	无	
	体重指数	26.7	18.5 ~ 24	kg/m²
	收缩压	136	90 ~ 139	mmHg
!	总胆固醇（CH）	6.99	3.1 ~ 5.17	mmol/L
!	吸烟状态	偶尔	从不	
!	饮酒状态	偶尔	从不	
!	每次运动锻炼时间	1 ~ 2	0.5 ~ 1	h

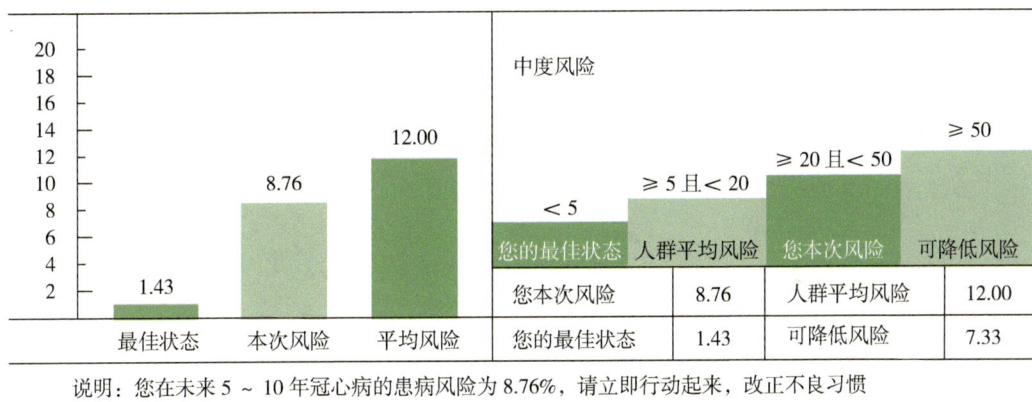

说明：您在未来 5 ~ 10 年冠心病的患病风险为 8.76%，请立即行动起来，改正不良习惯

图 9-7　冠心病主要评估参数的风险评估结果

2．冠心病的预防

（1）选择摄入不含胆固醇的食物，如硬壳果类、蔬菜类，增加水果摄入，有助于控制血脂水平。

（2）吸烟易导致人体罹患肺部疾病、心血管疾病，对家人健康也是一种威胁。

（3）限酒有益健康，可有效预防酒精性脂肪肝，降低高血压、脑卒中等疾病的危险。

（4）持续的运动对肌肉锻炼、心肺功能皆有好处，可适当延长每次锻炼的时间，以达到最佳的效果。

（5）低密度脂蛋白与冠状动脉心脏病有着紧密的联系，可通过均衡饮食、戒烟限酒，控制血脂水平。

（6）新鲜蔬菜富含维生素、矿物质，也是平衡膳食的重要组成部分，应保证每日的蔬菜摄入量。

（7）水果是膳食中维生素 A 和 C 的主要来源，适量新鲜水果的摄入有利于维持酸碱平衡、电解质平衡。

（8）吸入二手烟易导致人体罹患鼻咽癌、食管癌，且烟残留物易形成致癌物，应注意远离吸烟环境。

3. 温馨提示

本评估根据您当前的生活习惯和体检数据，分析您在未来 5 ~ 10 年内患病风险，希望您通过控制危险因素，有效控制和降低患病风险。如果您怀疑评估报告和您的实际情况不符，请核实您所提供的信息，若信息有误或不完整时将会影响评估的准确度。本结论属于趋势性分析，不作为诊断或治疗依据。

（四）肥胖风险评估

肥胖指因各种原因引起的人体脂肪堆积过多，显著超过平均水平。体重超过标准体重 20% 为肥胖，超过 10% 为超重。世界卫生组织数据显示，每年至少有 280 万成年人因超重和肥胖诱发的疾病死亡。

1. 肥胖主要评估参数与评估结果（表 9-15，图 9-8）

表 9-15 肥胖主要评估参数与评估结果

需注意	项目	结果	正常参考	单位
	肥胖症家族史	无	无	
	体重指数	26.7	18.5 ~ 24	kg/m^2
	总胆固醇（CH）	6.99	3.1 ~ 5.17	mmol/L
	三酰甘油（TG）	1.09	0.34 ~ 1.7	mmol/L
	米面类每日食量	< 1	2 ~ 4	碗
！	肉类每日食量	50 ~ 100	50 ~ 100	g
！	每次运动锻炼时间	1 ~ 2	0.5 ~ 1	h
！	睡眠充足程度	不足	充足	
！	饮食喜好咸	否	否	

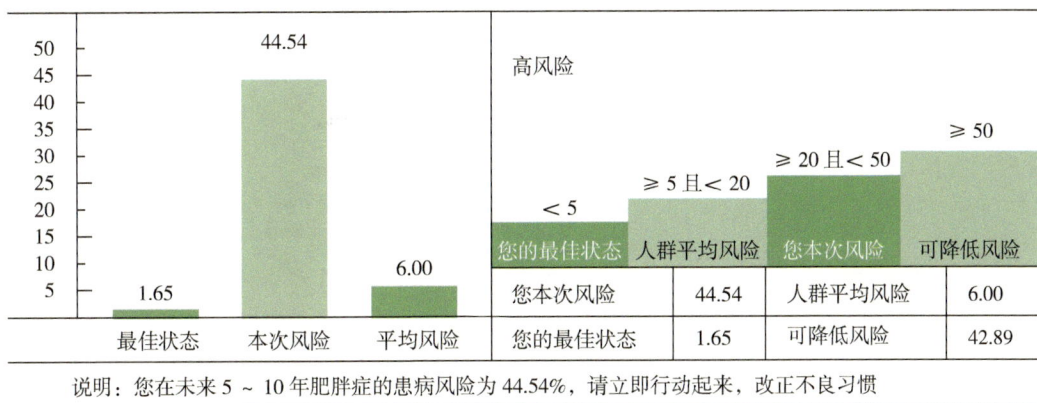

说明：您在未来 5 ～ 10 年肥胖症的患病风险为 44.54%，请立即行动起来，改正不良习惯

图 9-8　肥胖主要评估参数的风险评估结果

2．肥胖的预防

（1）选择摄入不含胆固醇的食物，如硬壳果类、蔬菜类，增加水果摄入，有助于控制血脂水平。

（2）持续的运动对肌肉锻炼、心肺功能皆有好处，可适当延长每次锻炼的时间，以达到最佳的效果。

（3）睡眠时间和质量都应得到保障，否则会带来心身伤害，导致免疫功能失调，思考力下降。

（4）经常吃夜宵易诱发失眠，引发胃癌，应养成良好的饮食与睡眠习惯。

（5）控制脂肪和甜食的摄入，经常运动可有效预防肥胖。

（6）肥胖与多种慢性病的发生有关，可通过优化饮食、运动结构、调节情志等控制自身的体重。

（7）三酰甘油来自食物中脂肪的分解，应减少脂肪酸和胆固醇的摄入，限制饮酒，控制血脂水平。

（8）膳食平衡讲究食物摄入的多样化，可适当减少米面类食物摄入，以增加水果、蔬菜的摄入。

3．温馨提示

本评估根据您当前的生活习惯和体检数据，分析您在未来 5 ～ 10 年内患病风险，希望您通过控制危险因素，有效控制和降低患病风险。如果您怀疑评估报告和您的实际情况不符，请核实您所提供的信息，若信息有误或不完整时将会影响评估的准确度。本结论属于趋势性分析，不作为诊断或治疗依据。

（五）脑卒中风险评估

脑卒中又称中风，是因脑部血管阻塞或破裂出血致脑血供障碍而迅速发展的脑功能损失。研究显示，我国的脑卒中正处于年轻化趋势。目前我国每年新发脑卒中的人数超过200万，发病率位居世界第一。

1. 脑卒中主要评估参数与评估结果（表9-16，图9-9）

表9-16　脑卒中主要评估参数与评估结果

项目	结果	正常参考	单位
脑卒中家族史	无	无	
脑卒中相关疾病	无	无	
高血压	无	无	
糖尿病	无	无	
体重指数	26.7	18.5 ~ 24	kg/m²
收缩压	136	90 ~ 139	mmHg
总胆固醇（CH）	6.99	3.1 ~ 5.17	mmol/L
饮酒状态	偶尔	从不	
每次运动锻炼时间	1 ~ 2	0.5 ~ 1	h

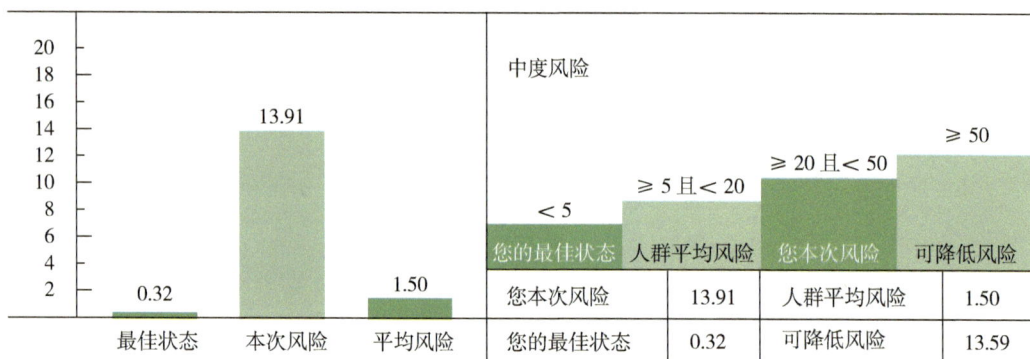

说明：您在未来5 ~ 10年脑卒中的患病风险为13.91%，有一定风险，请改正不良的生活习惯

图9-9　脑卒中主要评估参数的风险评估结果

2. 脑卒中的预防

（1）选择摄入不含胆固醇的食物，如硬壳果类、蔬菜类，增加水果摄入，有助于控制血脂水平。

（2）限酒有益健康，可有效预防酒精性脂肪肝，降低高血压、脑卒中等疾病的危险。

（3）持续的运动对肌肉锻炼、心肺功能皆有好处，可适当延长每次锻炼的时间，以达到最佳的效果。

（4）血脂异常可并发高血压、脑卒中等疾病，应积极防治，降低相关疾病的并发风险。

（5）低密度脂蛋白与冠状动脉心脏病有着紧密的联系，可通过均衡饮食、戒烟限酒，控制血脂水平。

（6）吸烟易导致人体罹患肺部疾病、心血管疾病，对家人健康也是一种威胁。

（7）平日里要进行自我减压，压力过大易损害人体记忆力，导致抑郁等。

（8）睡眠时间和质量都应得到保障，否则会带来心身伤害，导致免疫功能失调，思考力下降。

3．温馨提示

本评估根据您当前的生活习惯和体检数据，分析您在未来 5 ~ 10 年内患病风险，希望您通过控制危险因素，有效控制和降低患病风险。如果您怀疑评估报告和您的实际情况不符，请核实您所提供的信息，若信息有误或不完整时将会影响评估的准确度。本结论属于趋势性分析，不作为诊断或治疗依据。

（六）动脉年龄评估

1．评估介绍

血管内膜是动脉健康的维护者，它不仅能保证血液通畅、不凝结，还能保持血管的弹性。随着时间的推移，"三高"（血糖高、血脂高、血压高）、吸烟积累的毒性物质，会慢慢伤害血管内膜；而脂肪物质慢慢沉积在血管壁，不仅形成血栓、诱发心脏病，本来很柔软的动脉血管也会随之变硬，导致血压升高，并且加重心脏负担。

400 年前，近代临床医学之父、英国著名内科医师奚丁汉说过一句话："一个人的动脉有多老，他就有多老。"希望您清楚自己的动脉年龄后，能够积极改变不良生活方式，有效预防或缓解心脑血管疾病。

2．动脉年龄主要评估参数与评估结果（表 9-17，图 9-10）

表 9-17 动脉年龄主要评估参数与评估结果

评估参数	结果	评估参数	结果
年龄（岁）	47	收缩压（mmHg）	136
总胆固醇（mmol/L）	6.99	高密度脂肪蛋白固醇（mmol/L）	1.77
是否吸烟	是	有无糖尿病	无

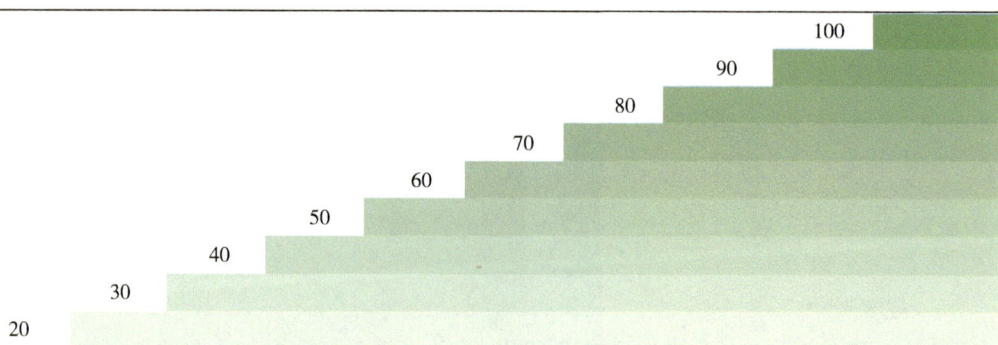

图 9-10　动脉年龄主要评估参数的风险评估结果

3．解释及建议

现状分析：动脉壁较脆弱。容易引起血管壁硬化、狭窄甚至可能堵塞，并导致相关危险疾病。

4．指导意见

限制食盐每日摄入量，多食用水果、蔬菜以及全谷食品和豆类食品，不饮酒、不吸烟且尽可能避免被动吸烟，严格控制脂肪摄入，尽量减少甚至停止反式脂肪酸的摄入，多数膳食脂肪应为多不饱和脂肪酸（占总热量的 10%）或单不饱和脂肪酸（占总热量的 10% ~ 15%）。执行有计划、有指导的锻炼计划。

5．温馨提示

如果收缩压来自高血压治疗期间，则相应的动脉年龄应增加 4 ~ 8 岁。本评估及结论属于趋势性分析，不作为诊断或治疗的依据。

三、日常保健建议

（一）生活方式分析

医学研究证实，许多个人行为和生活因素会预示并影响着健康趋势和寿命。对您目前的生活方式信息进行汇总分析后，生成了如下报告，为您展示了目前的生活方式因素是如何潜在地影响您的健康。希望您通过阅读此报告，发现不健康习惯，开始采取行动，控制健康风险。

生活方式评分主要是依据健康的四大基石，即合理膳食、适量运动、戒烟限酒、心理平衡。评分分为 5 个等级：< 20 一星，20 ~ 39 二星，40 ~ 69 三星，70 ~ 89 四星，90 ~ 100 五星。

您本次的生活方式评分：51.5 分，评分结果不理想，请注意改善不良生活方式。

1．主要分析建议

（1）饮食：您的膳食结构基本合理。您懂得膳食结构与健康有着密切关系，膳食结构不合理是糖尿病、高血压、高脂血症等慢性病高发的主要危险因素。请参考后面的饮食促进方案进行调整，让自己吃得合理，吃出健康来。

（2）运动：您的运动锻炼一般。您需要增加一些运动量，运动能够预防很多慢性疾病，包括冠心病、高血压、2 型糖尿病、骨质疏松、精神抑郁和焦虑等。规律的运动锻炼还能提高各年龄段人们的生活质量。

（3）吸烟：您偶尔吸烟，有被动吸烟。吸烟是慢性病控制中最确切的易于控制的危险因素。已证明肺癌、心血管疾病、呼吸道疾病及其他多种疾病与吸烟有关。请提醒周围吸烟的人戒烟，不在公共场所吸烟或远离他们。

（4）饮酒：您偶尔饮酒。中国营养学会推荐适度饮酒的参考量为：含乙醇 15 ~ 25 g/d。请您严格控制饮酒量，并且只选用天然的红葡萄酒。当然最好还是不要饮酒。

（5）精神压力：您有较明显的精神压力。长期处于情绪紧张和各种不良的精神状态（焦虑、恐惧、愤怒、抑郁、精神压力等）的人，易患高血压、消化性溃疡和一些精神性疾病。所以，控制和降低精神压力，有益于保护您的健康和降低疾病危险性。

（6）睡眠：您的睡眠不足。生活起居要有规律，不熬夜；消除不利于睡眠的因素；做有利于睡眠的活动。熬夜或无节制的夜生活会打乱人体正常的生物钟，降低免疫力水平，要尽量避免。

2. 饮食保健建议

《中国居民膳食指南》推荐：食物多样，谷类为主；吃动平衡，健康体重；多吃蔬菜、奶类、大豆；适量吃鱼、禽、蛋、瘦肉；少盐少油，控糖限酒；杜绝浪费，兴新食尚。

营养摄入参考：平均每天推荐摄入总热量 2 105 kcal，能量水平为中等能量。

食物分类建议见表 9–18。

表 9–18 食物分类建议

类型	目前每日摄入量	推荐每日摄入量	建议
谷类	< 100 g	250 g	继续保持
肉类	50 ~ 100 g	75 g	继续保持
鱼虾	50 ~ 100 g	50 g	适量减少
蛋类	0.5 ~ 1 个	0.25 个	适量减少
奶类	< 200 mL	200 mL	继续保持
豆类	不吃	30 g	继续保持
蔬菜	< 100 g	400 g	适量增加
水果	50 ~ 200 g	200 g	继续保持
饮水	1 800 ~ 2 400 mL	1 600 mL	适量减少

不良饮食习惯：新鲜蔬菜摄入不足，经常吃夜宵。

3. 饮食注意事项

（1）宜食用豆类、谷类、牛奶、蛋类，多饮水，或选用水分较多的水果或食品等。

（2）尽量不吃或少吃夜宵。尽可能吃一些易消化、比较有营养的食物，少量即可，不宜进食太多。

（3）葱中所含大蒜素，具有明显的抵御细菌、病毒的作用，尤其对痢疾杆菌和皮肤真菌抑制作用更强。

（4）长期吃泡饭会使胃肠功能紊乱，胃肠消化不良等疾病就会乘虚而入，严重影响身体健康。

（5）大葱富含维生素 C，可舒张小血管，促进血液循环，防止血压升高所致的头晕，预防阿尔茨海默病。

（6）忌生吃鸡蛋，蛋白需要高温加热破坏，否则会影响生物素的吸收，使身体出现食欲不振等症状。

（二）膳食方案

推荐食谱见表 9-19。

表 9-19 推荐食谱

餐次	食物	能量（kcal）
第 1 日	能量 1 732.3 kcal，碳水化合物 310.7 g，脂肪 31.4 g，蛋白质 69.2 g	
早餐	花卷 100.0 g，牛乳 180.0 g	311.20
中餐	白粳米饭［粳米（标一）100.0 g］，烫空心菜 82.2 g，大蒜 5.5 g，辣椒 5.5 g，酱油膏 5.5 g，白砂糖 1.4 g，金丝虾丸［海虾 95.8 g，香蕉 12.0 g，花生油 12.0 g，味精 1.2 g，胡椒粉 1.2 g，小麦面粉（标准粉）47.9 g］	702.92
晚餐	香菇荞麦粥（香菇干）40.9 g，荞麦 40.9 g，粳米（标一）68.2 g，木耳豆腐丁［豆腐（北豆腐）63.5 g，木耳（干）3.2 g，胡麻油 0.8 g，辣椒粉 0.3 g，醋 0.8 g，味精 0.3 g，酱油 0.8 g，白砂糖 0.8 g，芝麻油 1.6 g，黄瓜 7.9 g］，粉葛煲鲮鱼（葛根 60.0 g，鲮鱼 60.0 g）	718.21
第 2 日	能量 1 867.4 kcal，碳水化合物 289.8 g，脂肪 53.5 g，蛋白质 65.6 g	
早餐	莲子淮山炖薏米［薏米 46.2 g，山药 46.2 g，冰糖 11.5 g，莲子（干）46.2 g］，包子（猪肉馅）90.0 g	600.30
中餐	赤小豆玉米饭（赤小豆 33.3 g，稻米 66.7 g），番茄鱼肉末（番茄 20.0 g，鲤鱼 40.0 g，黄瓜 20.0 g），荤素扣肉［豆腐（北豆腐）43.0 g，花生油 12.9 g，酱油 0.5 g，姜 0.7 g，猪肉（肥瘦）43.0 g］	703.88

续表

餐次	食物	能量（kcal）
晚餐	白粳米饭［粳米（标一）100.0 g］，降压芹菇汤［芹菜 24.6 g，香菇 24.6 g，银耳（干）9.8 g，味精 1.0 g］，金丝虾丸［海虾 50.7 g，香蕉 6.3 g，花生油 6.3 g，味精 0.6 g，胡椒粉 0.6 g，小麦面粉（标准粉）25.4g］，蒜酱笋片（莴笋 52.6 g，大蒜 1.1 g，酱油 1.1 g，味精 0.3 g）	563.20
第 3 日	能量 1 650.3 kcal，碳水化合物 288.6 g，脂肪 21.0 g，蛋白质 83.8 g	
早餐	薏米莲子粥［粳米（标一）36.7 g，莲子（干）12.2 g，冰糖 24.4 g，薏米 36.7g］、玉米窝头（黄豆粉 60.0 g）	657.88
中餐	赤小豆玉米饭（赤小豆 33.3 g，稻米 66.7 g），番茄拌白菜心（大白菜 90.7 g，番茄酱 15.1 g，白砂糖 1.5 g，醋 0.8 g，芝麻油 1.5 g，味精 0.5 g），鲫鱼煲（鲫鱼 95.6 g，油菜 15.9 g，白醋 8.5 g，白砂糖 5.0 g，香菜 2.0 g，玉米淀粉 1.0 g，花生油 2.0 g）	479.33
晚餐	白粳米饭［粳米（标一）100.0 g］，冬笋牛肉煲［牛肉（后腿）91.4 g，冬笋 27.4 g，洋葱 18.3 g，姜 18.3 g，青蒜 4.6 g］，芹菜金菇竹笋汤［金针菇 72.9 g，竹笋 48.6 g，胡萝卜（红）24.3 g，芹菜 24.3 g］，苦瓜炒肉丝［苦瓜 42.9 g，猪肉（瘦）7.1 g］	513.13

（三）运动保健建议

生命在于运动，运动贵在坚持。适当地运动可以控制体重，提高免疫力，还能有效缓解抑郁和压力。以下根据本次体检及健康调查，对您的运动状况进行分析并制订了运动保健方案（图 9-11）。

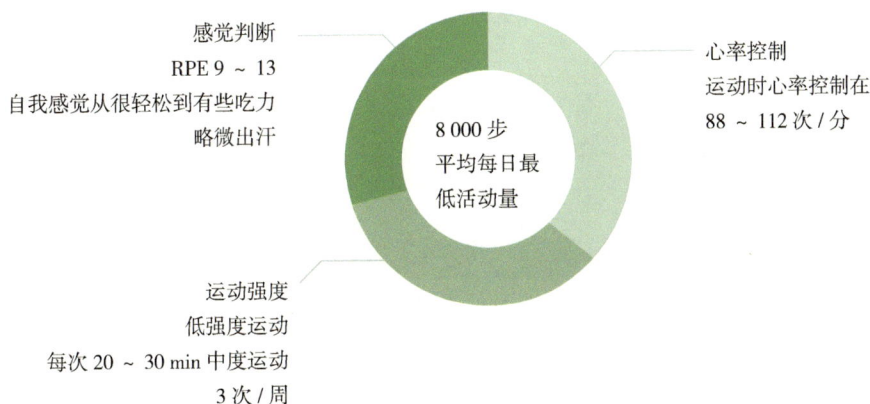

感觉判断
RPE 9 ～ 13
自我感觉从很轻松到有些吃力
略微出汗

心率控制
运动时心率控制在
88 ～ 112 次/分

8 000 步
平均每日最
低活动量

运动强度
低强度运动
每次 20 ～ 30 min 中度运动
3 次/周

图 9-11 运动保健方案

整体运动分析与运动方案见表 9-20、表 9-21。

表 9-20　整体运动分析

项目	分析
体重分析	体重指数为 $26.7\ kg/m^2$，属于超重；目标体重范围：$52.5 \sim 68.1\ kg$；控制能量摄入并增加身体活动量，逐步控制到健康体重
相关异常	运动中谨记相关注意事项，做到安全健康运动
运动现状	经常（$3 \sim 5$ 次 / 周），每次 $1 \sim 2\ h$，轻度运动；继续保持运动，运动中采取预防措施防止受伤，并养成规律运动习惯

表 9-21　运动方案

运动分类	频率及时间	运动强度	说明
有氧运动	每次 $20 \sim 30\ min$，3 次 / 周	靶心率：$88 \sim 112$ 次 / 分；RPE $9 \sim 13$	运动锻炼遵循循序渐进原则，运动时间逐渐延长，运动频率逐渐增加；运动后，不能立即停止运动，逐渐降低心率，防止体位性低血压
力量锻炼	每次 $3 \sim 5$ 组，$2 \sim 3$ 次 / 周	$8 \sim 12\ RM$	在每次动作的全关节活动范围内，都应保持正确呼吸方式，切忌在力量练习中憋气。并根据 RPE 进行自主强度监测，必要时进行心率监测，心率控制在靶心率范围内
柔韧性锻炼	每次 $10 \sim 15\ min$，每次运动前后进行	全身发热，微微出汗即可	运动前准备活动，运动后整理活动，强度不宜过大

| 热身运动 $10 \sim 15\ min$ | ➡ | 有氧运动 $20 \sim 30\ min$ | ➡ | 力量锻炼 每次 $3 \sim 5$ 组 | ➡ | 运动后拉伸 $10 \sim 15\ min$ |

自觉疲劳分级（RPE）表：一般运动强度应保持在 $12 \sim 16$，运动中应根据瑞典心理学家 Borg 提出的 RPE 表来进行调节。

计分乘以 10 约等于当时的心率（如 13 级的心率约等于 130 次 / 分）。运动心率的读取可在运动后即刻读 $10\ s$ 脉搏数再乘以 6。

推荐运动项目见图 9-12。

非常轻	很轻	有点累	稍累	累	很累	非常累
6	8	10	12	14	16	18　　20

运动项目	运动分类	1 h 消耗能量（kcal）	运动强度
收拾餐桌（走动）	有氧运动	198.98	低强度
熨烫衣物	有氧运动	183.06	低强度
飞镖	有氧运动	198.98	低强度
仰卧起坐	力量运动	358.16	中度强度

运动项目	运动分类	1 h 消耗能量（kcal）	运动强度
深蹲	力量运动	477.54	中度强度
压腿	柔韧性锻炼	198.98	低强度
俯腰	柔韧性锻炼	198.98	低强度

图 9-12 推荐运动项目

注 根据个人喜好、合适的运动强度和自觉疲劳分级，选择合适的运动项目，特殊人群需更加关注注意事项，运动前必须做好准备活动，适量运动，劳逸结合。

运动注意事项如下。

（1）饭后运动应间隔 1 h 以上，适当补充水分和碳水化合物。

（2）运动前后，都应做适当拉伸活动，放松肌肉，以免造成肌肉损伤和酸痛。

（3）不用力和屏气；不宜做运动速度快、强度大、可造成精神紧张的项目。

（4）运动量必须严格控制，切忌盲目，如出现心悸、头晕、乏力应立即减量，但最好不要骤停。

（5）在运动中要注意自觉症状，如有胸闷或眼前发黑等感觉出现，应立即休息或减少运动量。

（6）可携带糖果，若有低血糖反应，可进食少量糖块；若有心绞痛症状，则应立即就医。

（7）运动后不宜立即吸烟和（或）饮酒。

（8）运动中若有头晕、胸闷、恶心、心悸等不适感，立即停止并对症处理。

（9）运动后，不宜立即蹲坐休息，不在大汗淋漓时洗冷、热水浴，沐浴一般应在运动后半小时以上为宜。

（10）颈椎病急性期不宜选择运动，静卧休息是主要的。

四、其他分析建议

就医检查建议（表 9-22）：本次体检发现的问题应该及时到正规医疗机构就诊，寻求医学专家的处理意见。疾病只有早期发现、早期治疗，才能防止它的发展、恶化，从而有可能避免产生不良的后果。一般 30 岁之前应该每 2 年体检 1 次，30 岁之后推荐每年体检 1 次。

体检基本项目是基础（表 9-23），是开展健康体检服务的基本检测项目，也是形成健康体检报告及个人健康管理档案的必须项目；专项检查（表 9-24）是个体化深度体检项目，是主要针对不同年龄、性别及慢性病风险个体进行的专业化筛查项目。

表 9-22 就医检查建议

重要性	异常问题	建议时间	推荐科室
★★★★★	偶发室性期前收缩，左室高电压，心肌缺血	即刻就医	心血管内科
★★★★	血清葡萄糖测定偏高	近期就医	内分泌科
★★★★	总胆固醇（CH）偏高	择期就医	心血管内科
★★★★	低密度脂蛋白胆固醇（LDL-C）偏高	择期就医	心血管内科
★★★★	双侧颈动脉内中膜增厚伴左侧斑块形成，STENOSIS ＜ 50%	择期就医	心血管内科
★★★	肌酸激酶（CK）偏高	定期检查	普通内科
★★★	载脂蛋白 B（apoB）偏高	定期检查	心血管内科
★★★	糖化血红蛋白（色谱法）偏高	定期检查	内分泌科
★★★	神经元特异性烯醇化酶（NSE）偏高	定期检查	内科
★★★	铁蛋白偏高	定期检查	血液内科
★★★	符合心尖型肥厚性心肌病超声改变 左心房增大，二尖瓣轻度反流	近期就医	心血管内科
★★★	①颈椎退行性变，考虑颈 5/6 椎间盘病变；②考虑颈 5 椎体不稳	择期就医	脊柱外科
★★★	考虑右肺下叶背段炎性小结节。左肺上叶下舌段少许纤维灶，较前相仿。冠状动脉硬化。左第 11 后肋斑片状高密度影，同前，考虑骨岛	择期就医	呼吸内科
★★★	尿酸（UA）偏高	择期就医	风湿免疫科
★★★	维生素 C 偏高	自行观察	内分泌科
★★★	尿比重（SG）偏高	自行观察	肾内科
★★★	乙肝病毒表面抗体（HBsAb）偏高	自行观察	社区医院
★★★	双侧睾丸鞘膜积液	自行观察	泌尿外科
★★★	乳酸脱氢酶（LDH）偏高	自行观察	普通内科
★★★	肝内高回声病变，考虑良性病变，未排除肝血管瘤可能，建议定期复查胆囊息肉	定期检查	肝胆胰外科
★★	体重指数：26.50 kg/m^2，超重	自行观察	普通内科
★★	双眼屈光不正（矫正视力）	自行观察	眼科
★	淋巴细胞绝对值偏低	定期检查	血液内科

表9-23　体检基本项目

健康自测问卷	一般检查（身高、体重、腰围、臀围、血压、脉搏）	内科
外科	眼科	耳鼻咽喉科
口腔科	血常规	尿常规
便常规＋潜血	肝功能	肾功能
血脂	血糖	心电图检
DR 胸片	腹部超声（肝胆脾胰肾）	

表9-24　专项检查

肺功能	骨密度检测	血液流变学
前列腺彩超	心脏彩超	颈动脉彩超
甲状腺彩超	甲状腺激素	幽门螺杆菌（呼气法）
颈椎片	腰椎片	经颅彩色多普勒超声
动脉硬化检测	心脑血管功能检测	心理测试

（陈冬雅）

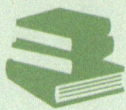

第十章 安宁疗护与癌症晚期护理

第一节 安宁疗护的伦理与法律

对临终患者实施安宁疗护，经常会涉及如何满足患者的基本需求、尊重患者的权利和尊严、患者家属在相关医疗决定中的角色和作用等伦理道德与法律问题。护理人员除需具备专业知识与技能外，还必须增强法律伦理意识，遵循护理伦理规范，尊重患者对生命的最大自主权，肯定患者的生命价值，确保患者的生命质量，这是实践护理伦理法律的最终目标。

一、伦理原则与规则

伦理原则是《护理人员伦理准则》的理论支柱，为护理人员解决安宁疗护中的伦理问题提供策略和方法，对护理行为和技术活动起规范指导作用。

（一）伦理原则

1. 尊重原则

尊重临终患者是医护人员无条件的伦理道德义务，是建立良好医患关系的必要条件。主要包括尊重临终患者的生命价值、人格尊严、知情同意权、自主权、个人隐私权、风俗习惯及文化背景等。尊重临终患者及其家属的权利，坚持"知情同意"的原则，各种医疗护理决定须有临终患者及其家属参与。当临终患者及其家属对治疗和护理的意见不一致时，应坚持临终患者权利第一的原则。患者有权要求治疗，也有权拒绝治疗。患者在意识清醒、能够自己行使权利时，医护人员要尊重患者的选择。患者意识障碍，不能正确行使自己的权利时，可以按照患者的预嘱执行。

2. 关爱原则

关爱最能体现护理的本质和专业的核心价值，将关爱化为实际行动，是施益行善的具体体现。临终患者往往极度痛苦，期盼救助。关爱是临终患者的一种心理期待，因此，对临终患者的关怀应是全方位、多角度，除了用必要的药物来缓解或解除其痛苦外，还要从生活上关怀、生理上关照、心理上疏导，用爱心去抚平患者的痛苦。在对待临终者家属的关怀中，医护人员应当给予同情、方便和帮助，给予必要的安抚和鼓励，指导家属参与护理。通过参与护理，不仅让患者得到家属的情感关怀，而且使家属了解患者的心情，对患者的病情变化有充分的心理准备，在亲人离世前充分尽到道德义务，心理得到慰藉。

3. 不伤害原则

不伤害原则是把有利于患者健康的利益放在第一位。在临床实践中，要求尽可能为患者提供最佳救护措施。一是应遵行最优化原则。二是相对安全，不良反应最小。三是患者痛苦最少，不受伤害。四是经济耗费最低。避免伤害的义务比为患者施益的义务更为严谨。不伤害原则并不是一个绝对的原则，而是一个相对的原则。为患者提供医疗照护时，应做伤害和利益的评估，避免任何不适当及使患者受伤害的风险。若医护人员有态度问题、临床能力不足或有任何不法行为，就是违反不伤害原则；各种医疗措施不免会有风险，造成对患者的伤害，但在知情同意下，风险和伤害在合理范围内仍是合法与合乎道德的，这符合复式影响原则或称双重后果原则。此外，若医护人员不顾及患者所拥有的医疗自主权，为达成行善原则而干预甚至违背患者的意愿，执行其认为对患者有益的医疗措施，会引发道德问题，以及行善与自主原则之间的冲突，称为"医疗父权主义"。

4. 公平原则

患者虽千差万别，但在人格尊严上应是平等的。人人享有平等的生命健康权和医疗保健权，公平合理的享受医疗资源，护理人员所给予每一位患者的护理服务都应该体现公平、正义的关怀，即一视同仁地对待每一位患者。坚持社会卫生资源公平、公正分配的原则，在努力满足临终患者舒适的基本需求前提下，注意节约卫生资源，不应把安宁疗护服务作为营利的手段。在面对经济利益的诱惑，权力、权威的压力，可能导致违背患者利益行为时，护理人员要以勇气、胆识和知识，拒绝各式各样的贿赂，坚持以公平、正义的原则协调和解决这些冲突，无论何时，对每位患者都应该提供同样标准的护理照顾，最大限度地保护患者的健康权益。

（二）伦理规则

伦理规则是从伦理原则引申而来的四大规则，强调医护人员与患者之间的关系，并作为医护人员的道德规范。

1. 诚实规则

诚实规则指医护人员有说实话及避免说谎或被欺骗的义务。诚实守信，用道德诚信保证在任何情况下没有虚假护理行为，这是基于对患者的尊重。背离诚实的行为会伤害护患信任关系，如临床上对临终患者使用安慰剂就是违反了诚实规则。

2. 隐私规则

隐私规则指在私人生活的范围内拥有个人自由。维护患者隐私是尊重患者的表现。伦理规则中最强调维护患者信息隐私及身体隐私。由于治疗护理需要，患者常将不愿向家属透露的隐私告知医护人员，医护人员应对患者个人隐私资料做好保密。但有些隐私事件并非绝对的隐私，如开放性肺结核等传染病，必须向当地的卫生行政部门报告，以保护社会大众的安全。

3. 守密规则

医护人员有为患者保守秘密及隐私的义务，不可经由电脑或是教学因素而疏忽此项责任。此外，保守秘密也是医护人员与患者治疗关系的信赖基础，切忌把患者信息当作谈话资料传播。

4. 忠诚规则

忠诚规则是从自主、公平、行善和功利原则延伸而来，英文"fidelity"可认为忠诚及守信的意思，即诚心诚意地遵守承诺及恪尽职守。医护人员对患者有忠诚的义务，如维护患者隐私及保守秘密就是履行忠诚义务的表现。恪尽职守诠释的是责任，是指医护人员对其医疗护理行为及其后果的担当，是一种对行为及其后果的问责。

二、立法实践

关于安宁疗护的立法问题，各国都进行了有益的探索。纵观安宁疗护的发展，一般都经历了萌芽期、发展期、完善期等几个阶段，其中法律保障的建立是进入快速发展期的标志，并为尊重临终患者权利、保障社会安定及推动安宁疗护发展奠定基础。

（一）临终患者权利

临终患者权利是指患者在生命末期应该享有的基本权利和必须保障的利益。依法履行告知义务，尊重患者的自主决定权是依法行医的核心内容之一。根据我国医疗法律相关规定，临终患者应享有以下权利。①患者在接受临终照护过程中有权知晓病情和姑息治疗及护理的整个过程。②享有的医疗权利包括：获得姑息治疗和护理服务的权利；有自主选择医疗服务方式的权利；有自愿出院的权利；有转入其他医疗机构治疗的权利；有拒绝任何药物、检查、处理或治疗的权利，并有知晓相应后果的权利。③有人格尊严、民族风俗习惯得到尊重的权利。④获得权益保护知识的权利。⑤获得安宁疗护和临终关怀教育的权利。⑥免除社会责任的权利。

（二）尊严死

生命的尊严是安宁疗护的哲学基础与核心价值观，尊严死的出现就是人类对生命价值理解的升华和对生命保护力度的加强。

1. 概念

尊严死源于英文"death with dignity"，又称自然死，指对已无恢复希望的临终患者不再实施毫无意义的医疗措施来延长其生命，而是使其具有"人性尊严"地迎接自然死亡。尊严死强调的并非"求死"，而是一种死亡方式的选择权，是一种新的死亡观。尊严死并不倡导临终患者积极治疗，承认临终患者拒绝维生医疗的权利，有助于患者按照自身意愿更有尊严地、更安宁地接受死亡。

2. 立法

从民法角度而言，尊严死是人格权利的行使，体现了人格平等、人格自由和人格尊严等重要人格利益。患者即使身患严重伤病，即使处于生命末期，也应享有独立的人格权利，有权按照自身的意志选择接受维生医疗延命或拒绝维生医疗以更有尊严地死亡，他人不得进行支配、干涉和控制。从宪法角度而言，尊严死是生命自主权的行使，可作为人权受到宪法保护。为此，个人如何去维系自己的生命，以何种方式来实现自己的生命价值，只要不违反国家的法律和社会公认的道德，国家和其他人都应当给予尊重，不得任意干涉或限制。因此，尊严死符合西医学伦理本质，具有法律的正当性。

尊严死是世界立法趋势，前提是生前预嘱设立，这是尊重患者对于生死问题的个人意愿，为患者制订决策、表达和传递这些意愿创建平台。1976 年，美国加州立法机关颁布第一部《自然死亡》或称为《生前预嘱》，生前预嘱便有了法律支持。随后，在美国 38 个州和哥伦比亚特区（截止到 2010 年）及加拿大、澳大利亚、新西兰、荷兰、新加坡等国家相继通过类似法律。这些法律规定了：①所有具有民事行为能力的成年人和心智成熟的成年人都可以签署生前预嘱；②已签署的生前预嘱具有法律效力；③签署者在任何时间都可以更改或取消之前签订的生前预嘱；④医护人员应遵守患者的生前预嘱。

1977 年，佛罗里达尊老协会创立了《五个愿望》的文件，该文件整合了生前预嘱及医疗委托书的优势，其内容包括：①当我自己不能做出决定时，我想委托谁来帮我决定；②在弥留之际或者意识丧失之时，我希望得到哪些治疗，不希望得到哪些治疗；③可以选择自己感到舒适的生活方式；④希望他人如何对待自己；⑤需要让家人知道哪些事情。《五个愿望》自创立以来备受欢迎，在美国各州已广泛使用。我国民间创立了"选择与尊严"网站，在大陆首次引入"生前预嘱"的概念，自 2013 年 6 月 10 日起，公民可以登录该网站，自愿填写"五个愿望"，并随时修改或撤销。

中国台湾 2000 年颁布了《安宁缓和医疗条例》，建立了生前预嘱制度，取得法律保障。中国香港于 2006 年 8 月发表《医疗上的代作决定及预设医疗指示》报告书，旨在推广生前预嘱。为了进一步推进安宁疗护的发展，满足人民群众的健康需求，国家卫生与计划生育委员会于 2017 年 2 月颁布了《安宁疗护中心基本标准（试行）》《安宁疗护中心管理规范（试行）》和《安宁疗护实践指南》，明确了安宁疗护中心的定位和功能；规定了安宁疗护中心的基本条件和要求，明确了在加强机构管理、质量管理、感染防控与安全管理及人员培训方面的管理规范；同时也明确了安宁疗护实践的理念、模式和主要内容；规定了诊疗护理要点、舒适照护要点，以及对患者及其家属的心理支持和人文关怀等服务要求。文件的出台标志着我国安宁疗护进入了新的发展阶段，为完善安宁疗护的相关法律法规奠定了基础。

（三）安乐死

1. 概念

安乐死运动始于 20 世纪初，是西方宣传无痛苦死亡的群众性运动，标志着"优死"意识在民众中逐渐得到接受。目前医学、法学、伦理学等领域对于安乐死的理解和定义尚未统一，大致可分为两类：广义的安乐死指无痛苦，幸福的死亡，安详的离世；狭义的定义为结束得了不治之症患者痛苦的经历而实施的致死术。现在对安乐死的含义更加具体化，是指当前医学技术条件下不可救治的患者，在危重濒死的状态时，由于精神和躯体的极端痛苦，在自己或家属的要求下，经过医生的鉴定和法律的认可，用人道的方法使患者在无痛苦的状态下度过死亡阶段而结束生命的全过程。

2. 分类

（1）安乐死通常按照执行方式分为主动安乐死和被动安乐死。主动安乐死又称积极安乐死，是指用药物或其他方法主动结束痛苦的生命，让其安然死亡。主动安乐死的实施方式主要有 3 种：患者决定并自行实施；患者决定，由他人（医生或家属）实施；由医生或代理人决定。被动安乐死又称消极安乐死，即对临终患者停止一切维持生命的治疗措施，让其自然地死去。

（2）安乐死按照患者的意愿方式分为自愿安乐死和非自愿安乐死。自愿安乐死是由患者自愿要求而实施的主动或被动安乐死。非自愿安乐死即在未经患者自愿要求安乐死或明确表示不接受安乐死的情况下，他人为患者实施安乐死，包括两种情况：①患者具备正确表达意愿的能力，未自愿要求安乐死或明确表示不接受安乐死，由他人决定并对其实施安乐死；②患者失去表达意愿的能力（如不可逆的昏迷患者等）或不具有正确表达意愿的能力（如重度精神病患者、儿童患者等），由他人决定对其实施安乐死。

3. 立法

目前，很少有安乐死立法的国家。2001 年 11 月 29 日荷兰议会通过了安乐死法令，并于 2002 年 4 月 1 日起正式生效，成为世界上第一个将安乐死合法化的国家。随后，比利时也将安乐死合法化，这些国家对实行安乐死都有非常严格的条件规定。德国、瑞士持宽松的态度，承认协助自杀，但对安乐死没有合法化。主动安乐死的法律于 1996 年在澳大利亚北岭地区生效，但 1 年后就废除了此项法案。在世界范围内关于安乐死的立法进展缓慢，有关立法的国家都是对被动安乐死的认可，对主动安乐死在法律上都遭到反对和禁止。

安乐死涉及人的生命，具有唯一性和不可逆性，如何确定安乐死的实施面临很多困难。安乐死是一个备受争议的话题，既有现代社会的正当性，又有对合法化引发的后果的担忧。在我国，对安乐死持谨慎态度，目前还没有立法，其原因有：与我国传统的生死观念及伦理道德相冲突；与医生治病救人职责相悖；在法学领域中存在着诸多争议，在我国的立法条件还很不成熟；可能引发一些社会问题，如引起任意安乐死，甚至为自杀、他杀提供机会，为不愿赡养老人的子女打开方便之门等。

（四）尊严死与安乐死的区别

尊严死和安乐死虽然都是临终患者为摆脱痛苦而选择的方式，但两者在伦理道德上的冲击不同，法律基础不同，存在较大差异。

1. 性质不同

尊严死强调患者具有拒绝治疗的权利，使死亡回归到自然状态；安乐死是人为缩短患者的生命。

2. 目的不同

尊严死的目的在于避免过度治疗给患者带来更多的痛苦，强调生命最后阶段患者的生存质量和死亡尊严；安乐死的目的在于通过结束生命来逃避疾病带来的痛苦。

3. 实施方法不同

安乐死是采用一定手段加速临终患者的死亡；尊严死是放弃无效治疗的自然死亡，而非提供致死的手段和方法加速患者死亡。

4. 死亡时间不同

安乐死的患者死亡时间为预先设定，比较明确；尊严死的死亡时间是患者的自然死亡时间，具有不明确性。

（朱　雁）

第二节　中医药与安宁疗护

中医传统文化源远流长、博大精深。中医药疗法内容丰富、手段多样，在安宁疗护中发挥出独特的优势与特色，具有很高的临床应用价值，可通过整合中医药资源，构建具有中医药特色的安宁疗护体系。

一、概述

中医学是自然科学的主体，与人文科学、社会学相融合，并吸收古代哲学与儒家、道家、佛教等诸家的思想及生死观，对人体生老病死有着独特的理解及阐述。中医学的理论和经验与中国古代哲学，如阴阳理论、精气学说、气化学说相融合，揭示了生命的内涵。中医学的生活观念首先是"贵生"，认为生命质量是最可贵的，注重生活、人与自然的和谐，这是一种"以人为本"的人文精神，完全符合安宁疗护的基本原则。

与传统的医疗模式相比，安宁疗护是重视生命质量、维护患者生命尊严及权利的全人照顾，因此对于终末期患者多进行非药物舒缓治疗，可使患者的身体舒适、情绪放松，也可以通过传统的医疗手段，如针灸、推拿来减轻患者的疼痛、水肿等症状，舒缓患者的心身。因此，在进行安宁疗护时，基于患者对中医药的认可与信赖，可将安宁疗护与中医药结合，使疗护方式更加具体化、人文化，使临终患者更容易接受安宁疗护。

二、中医理论在安宁疗护中的运用

1. 整体观

中医学认为，作为独立于人的精神意识之外的客观存在的"天"与作为具有精神意识主体的"人"有着统一的本原、属性、结构和规律。人体的各脏腑经络是有机联系的，通过这种联系可以将人体联系成一个统一的整体，这个整体以五脏为中心，通过经络将各脏腑、孔窍及皮毛、筋肉、骨骼等组织联系在一起。

2. 辨证论治

运用望、闻、问、切四诊合参的诊断方法，将收集到的患者信息即症状、体征及病史等有关情况进行分析、综合，辨明病理变化的性质和部位，判断为何种性质的"证候"，这个过程就是"辨证"。

3. 自然观

中医学以阴阳五行为指导，认为整个宇宙都是由形和气两种基本物质形态构成，每一具体的物体，都是形与气相互转化而成。阴阳、时间、空间、物质元素、离合运动等阴阳五行形气学说，表述了宇宙乃至人体物质运动的基本形式，亦是万物之间辩证统一关系之所在。

三、中医药在安宁疗护中的应用

对于终末期的患者，进行非药物的舒缓治疗是优选的措施。历代医家在中医学理论的指导下，在长期的临床实践中，总结出了多种有效的治疗方法，而这些方法和现代医学对症治疗相结合，相得益彰，它们可以被用来作为终末期患者有效的疗护措施。

1. 中医特色的疗护方法

中草药、食用药膳、刮痧法、敷贴和按压法、针灸疗法、推拿按摩疗法、松弛意念疗法及气功疗法等，都可以减轻终末期患者出现的如疼痛、恶心、呕吐、失眠、水肿、骨骼僵硬等不适症状，促进终末期患者的舒适度，改善患者临终阶段的生活质量及状态。

2. 中医情志疗法

在进行安宁疗护方面也突出了自身的特色，通过改善患者面对疾病时的情志变化来调节脏腑气机，通过对负性情绪的合理释放，使者在情志方面趋向平和，从而提高其心理自我防御机制，进而使患者更易面对死亡，更易接受安宁疗护。具有中医特色的成熟心理疗护方法包括劝说开导疗法、疏导宣泄疗法、移情易性疗法、顺情从欲疗法、激情刺激疗法、暗示疗法、自我调节疗法等，通过改善患者的情绪、行为来影响机体。终末期患者面对生命即将结束时会出现孤独、痛苦甚至绝望，通过中医情志疗护，可以帮助患者消除内心的冲突，安宁地走完人生的道路。

3. 五音（角、徵、宫、商、羽）疗法、五志（怒、喜、思、悲、恐）相胜疗法

两种都是基于中医理论来改善患者生命最后阶段的生命质量。魂伤者，魂舍于肝，肝属木，其志为怒，金克木，故选用悲切之金商音治疗，如《黄河大合唱》；神伤者，神舍于心，心属火，其志为喜，水克火，故选用恐惧之水羽音治疗，如《汉宫秋月》；意伤者，意舍于脾，脾属土，其志为思，木克土，故选用木角音治疗，如《蓝色多瑙河》；魄伤者，魄舍于肺，肺属金，其志为悲，火克金，故选用火徵音治疗，如《百鸟朝凤》；志伤者，志舍于肾，肾属水，其志为恐，土克水，故选用土宫音治疗，如《闲居吟》。

4. 健康教育

以中医特色的哲学、伦理理论为主，结合安宁疗护的相关知识，给予患者具有中医特色的健康宣教，帮助患者控制症状，抚慰心灵，积极面对人生，正视死亡，让患者完成心愿安然逝去，辅导家属顺利度过哀伤期，重新展开自己的人生。

中医药文化博大精深，将其运用到安宁疗护中，更加丰富了安宁疗护的内容，不仅可以帮助患者，还可以帮助家属正视临终阶段所面临的问题，使他们了解让患者更舒适、更有尊严、不带遗憾的、安详地走完人生是对患者生命最大的尊重。

四、补充替代医学疗法在安宁疗护中的应用

（一）补充替代医学的概念

补充替代医学（CAM）是指主流医学之外的一组医疗健康照顾体系、实践及其相关产业，是安全有效的医学实践。它包括替代医学系统、精神意念疗法、生物学基础疗法、机体调整疗法和能量疗法等几大类。补充替代医学疗法作为一种非主流干预疗法，目前已成为主流医学的重要补充体系。

补充替代医学疗法应用的人群多为不希望采取西医治疗或西医治疗效果不佳的患者。目前，应用范围越来越广泛，人数越来越多，除了应用在终末期患者的临终关怀上，还可以应用于腰背和颈部疾病、绝经和妊娠相关疾病、风湿病、胃肠疾病、精神与神经疾病等多种疾病治疗中。

（二）补充替代医学的实践

对于临终患者，通过自然疗法、身体和意念疗法及传统医学疗法等补充替代医学疗法实践，可改善患者心身的不适症状，提高患者的生活质量，同时也降低了医疗费用。

1. 自然疗法

指与人类生活有直接关系的物质与方法，如食物、空气、水、阳光、中草药、维生

素、体操、睡眠及休息等一系列来源于自然物质的使用，以及如希望、信仰等精神因素的使用，帮助患者保持和恢复健康。

（1）中草药应用：中国是世界上使用中草药最早、历史最悠久、发展最完善的国家。中草药在临终患者的症状控制及心身调节方面发挥了重要的作用。中草药的神奇作用也开始受到国外民众的青睐，成为西方主流医学之外的重要补充替代部分。

（2）五感疗法：是东方传统文化与现代西方文明的融合，集中体现了自然疗法的内涵与灵魂。五感疗法即通过人体视觉、嗅觉、触觉、听觉、味觉五大感官功能的感知来达到一种身、心、灵合一的疗法，对终末期患者出现的疼痛、焦虑、紧张等有很好的改善作用。如通过制作花草茶让患者在味觉上感受不一样的味道，不断地刺激味蕾，从而改善疲劳、焦虑的情绪。

（3）色彩疗法：色彩沟通着人的外表与内心，任何颜色对人的内心都会产生一定的影响。如白色光有安抚的作用，可以一定程度上减轻临终患者的疼痛；紫色光可以减轻疼痛及僵硬感；绿色光是一种向上的颜色，给人宁静的感觉，除了可以解除眼睛疲劳外还可以消除紧张；蓝色光因为蓝色有催眠的作用，可以明显减少患者烦躁易怒的情绪。

（4）芳香气味疗法：不同的气味会影响临终患者的情绪，利用天然植物芳香之气结合中药本身所具有的治愈能力，配合特殊的按摩方法，经由嗅觉器官和皮肤的吸收达神经系统，使心身获得舒解。对于临终患者而言，身体上都会伴有疼痛、恶心、呕吐、失眠、便秘、恐惧等症状，通过芳香气味疗法，可以减少某些类型肿瘤常规治疗的不良反应引起的身体不适症状，从而促进舒适。

（5）抚摸疗法：通过双手有规律的、有次序的、轻柔温和的抚摸患者的肌肤，可以减少临终患者的焦虑和恐惧，可由护理人员进行，特别鼓励家属进行操作，让患者感受到爱的滋润，达到安宁舒缓的状态。

2. 身体和意念疗法

注重大脑、意念、身体和行为的交互作用，将注意力集中在一起，通过专注的意念来影响身体功能，促进身体的放松和舒适。

（1）引导想象和沉思引导想象：是一种可以产生巨大作用的简单的心身干预手段，通过引导患者想象在一个平静而特殊的场合，如想象自己轻松地在安静的林中散步，累了可以坐在或者躺在柔软的草地上，听着鸟叫，闻着花香，消除多日的紧张，使心态平和，靠精神力量促进机体痊愈、维护健康。指导患者利用每种感觉，如嗅觉、触觉和味觉等，通过机体所有感觉进行内部交流的方式使全身放松，建立躯体与精神的联系。而沉思是人们集中注意力在做某一件事时的代谢改变，如集中精力背单词、短语或有意注意肌肉活动能降低血压、代谢和呼吸频率，可让患者思考某一个问题甚至一个词语，重复练习，可使其陷入沉思中。

（2）深呼吸训练：深呼吸训练，尤其是腹式呼吸讲求深度及效率，能帮助临终患者缓解紧张、放松情绪、舒缓压力、释放焦虑，改善肺和呼吸肌功能，提高气体交换效率。具体做法：患者取卧位或坐位，呼吸时腹部放松，经鼻缓慢深吸气，吸气时意念将空气吸入腹部；呼气时缩唇缓慢吹出，增加腹内压，促进横膈上抬，尽量将气呼出。

（3）催眠疗法：催眠疗法是心理治疗的一种，是心理医师运用言语或动作等诱导，对患者实施放松训练，使之逐渐进入似睡非睡的催眠状态。在催眠状态下，可以使患者神态安详，心绪宁静，全身放松，进一步接受心理医师良性的语言暗示和治疗。具体实施时要求环境安静，光线暗淡，患者全身放松，舒适平躺，集中注意力，不受外界干扰，专心听从心理医师的指导，使自己和心理医师的思维同步进行，完全处于不加思考的被动接受状态，随指令放松，尽情地展开丰富的想象，慢慢安静下来，在非常放松、轻松和舒适的情境中接受治疗。把抑郁、焦虑、紧张等负性意念及痛苦的经历清除掉，用满足、沉着、胜任、和谐等积极的"正性意念"调整自身的心理及生理活动，改善情绪，增强机体的免疫与修复功能。

3. 传统医学疗法

治疗方法来源于一些国家本土的理念、信仰和经验。如传统的中医特色疗法，通过针灸、推拿、按摩、耳穴、火罐、刮痧、熏洗、穴位埋线、艾灸、磁疗法等改善临终患者身体上出现的不适和痛苦症状，缓解心理上出现的问题和不良情绪，提高临终患者的生活质量及生命状态。

（朱　雁）

胰腺癌晚期疼痛的护理

胰腺癌是发生在胰腺部位的癌症。胰腺被胃、肾等器官包围着，非常隐蔽。当胰腺出现问题时，常见的检查方法很难发现。因此，一旦发现胰腺癌，基本就是晚期，从而错过最佳的治疗时机，导致胰腺癌的预后较差，患者成活率较低。目前调查显示，胰腺癌的 5 年相对生存率约为 13%，是公认的病死率最接近发病率的恶性肿瘤。胰腺癌患者多数会因食欲减退、消化不良、腹痛或者消瘦而首次就诊。胰腺癌的主要症状包括腹痛、食欲下降、恶心、消瘦等。

【案例介绍】

患者男，58 岁，发现胰腺恶性肿瘤 1 年余，腹痛 2 月余，于 2023-06-12 收入院。患者 2022 年 3 月确诊为低分化胰腺导管腺癌，2022 年 4 月至 2023 年 4 月行多程化疗。2023 年

4 月于 × × 肿瘤医院，行"胰腺肿瘤经皮穿刺冷冻消融术"。2023 年 5 ～ 6 月反复出现腹胀、腹痛、恶心、呕吐（胃内容物）、胸闷、气促等症状，予留置胃管减压，腹腔管、胸腔管引流处理。此次入院时腹部持续性胀痛，胸闷。NRS 评分 5 ～ 6 分，24 h 内爆发痛 3 ～ 4 次，最高分 7 分；皮肤、巩膜轻度黄染，贫血貌。此次入院主要予止痛、止吐护胃、胸腔积液引流、营养支持等治疗。

【护理】

（一）疼痛的护理

1. 遵医嘱规范使用镇痛药物治疗

入院后全面、动态、常规、量化对患者进行疼痛评估，予规范化疼痛治疗，向患者及其家属宣教疼痛自我评估、爆发痛时及时寻求帮助。经评估，患者腹部持续性胀痛，NRS 评分 5 ～ 6 分，24 h 内爆发痛 3 ～ 4 次，最高分 7 分，给予芬太尼止痛，并对患者及其家属做好多瑞吉使用的健康教育。治疗后腹痛评分 3 ～ 4 分，爆发痛每日 1 ～ 2 次。患者影像结果有肠梗阻病史，此次入院未见明显肠梗阻。患者使用镇痛药物后出现便秘的不良反应。

2. 便秘症状的护理

患者入院时腹胀明显，诉在家中采用通便措施 4 ～ 5 d 排便 1 次。指导患者有效口服乳果糖（乳果糖糖浆 15 mL + 水 200 mL）通便，大便干结时应用开塞露通便处理。教会家属按摩双侧涌泉穴，借涌泉穴及其肾经经络的作用，达到缓解腹痛、调节便秘的作用。患者卧床时间长，肠蠕动减少，指导患者家属顺时针按摩患者腹部，以促进肠蠕动恢复。患者 2023 年 6 月 16 ～ 18 日分别排黄色软便 1 次，量中，腹胀、腹痛较前缓解。

（二）营养不良的护理

1. 住院期间满足患者营养每日基本需要量

患者进食量下降至原来的 1/5，体重 1 个月内减轻 5 kg，BMI 16.6 kg/m^2（1.72 m，49 kg）。实验室检查结果示：血红蛋白 88 g/L，白蛋白 27.1 g/L。恶心、呕吐每日 1 ～ 2 次，进食后立即发生恶心、呕吐。遵医嘱予静脉高营养支持治疗，静脉补充人血白蛋白治疗，予调整电解质紊乱相关对症治疗，做好用药宣教。患者经肠外营养支持基本满足日需量。患者白蛋白指标升至 29.2 g/L。

2. 增加患者进食意愿

根据营养 5 阶梯疗法，肠内联合肠外营养治疗，对于胰腺癌术后胃肠功能差的患者既可补充充足的能量，确保早期肠内营养补充，又可增进患者肠道蠕动，使肠道上皮细胞的结构和功能不受到破坏而减轻肠黏膜的代谢反应。患者恶心、呕吐严重，不能经口进食时采用全胃肠外营养治疗，患者恶心、呕吐症状缓解时采用肠内联合肠外营养治疗，并经营养评估与测算为患者制订个体化饮食方案。推荐摄入的蛋白质量应为 1.0 ～ 1.3 g/（kg·d），能量摄入 30 ~ 35 kcal/（kg·d）。

患者标准体重：172-105=65（kg），目标热量：65×30=1 950（kcal）计算患者肠外营养处方热量约为 1 100 kcal，因此患者还需经口补充部分热量，推荐患者可采用早餐：白粥 200 mL+ 咸菜 50 g+ 鸡蛋 50 g（约 160 kcal）或黑米粥 200 mL、玉米糊 200 mL+ 鸡蛋 50 g（约 400 kcal）；中餐软饭 150 g、肉菜 200 g（约 370 kcal）；晚餐胡萝卜肉粥、小米粥 300 mL、肉菜 200 g（约 320 kcal），两餐之间配 2 勺营养奶粉约 30 g（470 kcal）。2023-07-29 患者再次测量体重仍为 49 kg，未继续下降，进食意愿增加。

（三）焦虑的护理

1. 与患者建立良好的护患关系

患者对此次住院留置胸腔引流管、胃肠减压管知识缺乏，认为留置管道严重影响自己的活动，对自身乏力无法得到有效锻炼的担忧，入院时患者不愿意沟通。运用积极关注、倾听、同理、帮助患者解决疼痛等实际问题与患者建立良好关系，给患者及其家属讲解疾病相关知识，对其有疑虑的地方予积极解答；指导患者循序渐进进行活动。经护理后患者愿意沟通，能在旁人协助下完成简单的活动；患者 Barthel 评分 60 分（入院时 Barthel 评分 45 分），活动量由卧床增加至站立床旁。

2. 减轻患者焦虑、改善患者睡眠状况

患者焦虑自评量表评分 55 分，为重度焦虑，匹兹堡睡眠指数评分 18 分，睡眠质量较差。教会患者应用正念呼吸缓解焦虑，应用身体扫描等方法帮助患者减轻知觉压力，从而减轻患者焦虑，促进睡眠。建立有效的家庭支持系统，患者家庭关系目前和谐，家庭支持，有利于增强患者治疗的信心。2023-07-30 患者焦虑自评量表评分 35 分，为中度焦虑；匹兹堡睡眠指数评分 15 分，较前改善。

【小结】

该案例是 1 例晚期胰腺癌患者伴疼痛的护理，通过此次个案护理，我总结了此案例的重点难点，重点为根据病因有效控制患者疼痛、恶心、呕吐等问题，从而满足患者营养摄入，缓解患者焦虑，促进患者康复。难点为患者胰腺癌术后伴疼痛，胃肠功能差，反复恶心、呕吐，出院后无胃肠外营养支持时，如何保证摄入足够的营养。通过本次个案护理，我深刻体会到疼痛全面评估的重要性，也体会到为患者制订个体化护理措施的重要性。在该个案的护理中，我深刻认识到循证护理在护理工作中的重要性和迫切性。

（朱　雁）

参考文献

［1］林晓燕. 儿科临床护理实践［M］. 天津：天津科学技术出版社，2019.

［2］方莉娜，赵越. 静脉治疗护理技术［M］. 上海：复旦大学出版社，2020.

［3］万霞. 现代专科护理及护理实践［M］. 开封：河南大学出版社，2020.

［4］胡雁，陆箴琦. 实用肿瘤护理［M］. 3版. 上海：上海科学技术出版社，2020.

［5］姚翠玲. 呼吸科护理技术与重症护理要点［M］. 昆明：云南科技出版社，2019.

［6］苏建萍. 静疗护士静脉治疗实践及护理［M］. 乌鲁木齐：新疆人民卫生出版社，
　　2019.

［7］周健雯. 临床护理进展概论［M］. 北京：科学技术文献出版社，2020.

［8］叶丹. 临床护理常用技术与规范［M］. 上海：上海交通大学出版社，2020.

［9］王丽慧. 实用骨科临床护理指导［M］. 汕头：汕头大学出版社，2019.

［10］周霞，杜金泽. 护理教学与临床实践［M］. 北京：中国纺织出版社，2021.

［11］任秀英. 临床疾病护理技术与护理精要［M］. 北京：中国纺织出版社，2022.

［12］杨庆菊. 现代临床护理思维［M］. 北京：科学技术文献出版社，2020.

［13］陈娜，陆连生. 内科疾病观察与护理技能［M］. 北京：中国医药科技出版社，
　　2019.

［14］叶心明，陈立富. 健康管理理论与实践［M］. 上海：华东理工大学出版社，2021.

［15］董碧蓉，莫莉. 老年缓和医学与安宁疗护临床技术精要［M］. 成都：四川大学出版
　　社，2021.

［16］邓梅. 实用临床疾病护理常规［M］. 北京：中国纺织出版社，2019.

［17］刘平. 实用影像护理手册［M］. 北京：科学技术文献出版社，2019.

［18］张祁，吴科敏. 普外科常见病临床诊疗方案与护理技术［M］. 北京：中国纺织出版
　　社，2021.

［19］李容杭. 临床疾病护理要点［M］. 北京：科学技术文献出版社，2019.

［20］袁琛. 临床专科综合护理要点［M］. 北京：科学技术文献出版社，2019.

［21］郭天晖. CT在大叶性肺炎患者中的鉴别诊断［J］. 人人健康，2023（14）：85.

［22］周晴，于双成，孙伟伟，等. 蚌埠市某社区中老年人群健康信息获取现状及其影响因
　　素［J］. 医学与社会，2020，33（6）：14-17.

[23] 宋士杰，赵宇翔，朱庆华. 健康信息获取渠道对健康素养培育的影响——基于城乡异质性视角 [J]. 图书与情报，2018（5）：36-43.

[24] 古婷婷. 胸部物理排痰法的临床应用及研究进展 [J]. 实用临床护理学电子杂志，2016，1（8）：182-183.

[25] 李娜. 应对方式对脑卒中患者自我概念的影响研究 [J]. 中国医药导报，2012，9（12）：142-143，146.

[26] 许媛. 首发脑卒中患者出院后1周与6个月自我概念的调查研究 [J]. 解放军预防医学杂志，2020，38（1）：33-35.

[27] 高云磊. 老年重症肺炎并发呼吸机相关性肺炎的集束化护理干预要点与实施价值研究 [J]. 世界最新医学信息文摘，2018，18（48）：234-237.

[28] 梁春梅. 重症肺炎合并呼吸衰竭患者的护理分析 [J]. 健康前沿，2019，28（1）：131.

[29] 李清云. 人性化护理对重症肺炎呼吸衰竭患者使用无创呼吸机的影响 [J]. 世界最新医学信息文摘（连续型电子期刊），2020，20（25），296-298.

[30] 戴玉洁. 预见性护理在老年重症肺炎患者中的应用效果及并发症情况分析 [J]. 医学食疗与健康，2020，18（1）：113-114.

[31] 肖加斌，肖阳春，刘媛. 芪归颗粒联合常规西医治疗重症肺炎合并呼吸衰竭的疗效观察 [J]. 世界中西医结合杂志，2022，17（7）：1368-1371，1375.

[32] 盛东芹，王凯悦，焦兴爱. 针对性个案护理结合细节护理在首次使用无创呼吸机患者中的应用 [J]. 齐鲁护理杂志，2021，27（7）：21-23.

[33] 陆晓萍. ICU护理风险管理对重症肺炎呼吸机辅助治疗患者预后及并发症的影响 [J]. 实用临床护理学电子杂志，2020，5（17）：156.

[34] MANNINO DM，BUIST AS. Global bunlen of COPD：risk factors prevalence， and future trends [J]. Lancet，2007，370（9589）：765-773.

[35] 聂宝平. 慢阻肺患者的无创呼吸机的治疗与护理体会 [J]. 中国实用医药，2016，11（29）：235-236.

[36] 陈亚红. 2017年GOLD慢性阻塞性肺疾病诊断、治疗和预防的全球策略解读 [J]. 中国医学前沿杂志（电子版），2017，9（1）：37-47.

[37] 肖素莲. 舒适护理在老年慢阻肺合并呼吸衰竭患者中的应用体会 [J]. 现代医学与健康研究，2019，3（22）：125-127.

[38] 叶任高，陆再英，钟南山. 内科学 [M]. 7版. 北京：人民卫生出版社，2007：62.

[39] 乔红艳. 无创呼吸机治疗慢性阻塞性肺疾病合并重症呼吸衰竭的护理 [J]. 护士进修杂志，2014（10）：947-948.

[40] 苏宏，梁晓海，刘慧，等. BiPAP无创呼吸机联合尼可刹米治疗AECOPD合并H型呼吸衰竭、重度高碳酸血症的临床研究 [J]. 中国医药导报，2015，12（23）：121-124.

［41］代海云. BIPAP 无创呼吸机治疗慢性阻塞性肺疾病合并Ⅱ型呼吸衰竭疗效探讨［J］. 临床医药文献电子杂志, 2015, 2 (29)：5977.

［42］杜秀玲, 张淑英. BiPAP 无创呼吸机治疗慢性阻塞性肺疾病急性加重期合并Ⅱ型呼吸衰竭的临床观察［J］. 中国医药指南, 2015, 13 (3)：178.

［43］钱利华. BIPAP 无创呼吸机治疗慢性阻塞性肺疾病合并Ⅱ型呼吸衰竭疗效观察［J］. 临床肺科杂志, 2013, 18 (12)：2243-2244.

［44］黄炎辉, 蔡莉莉, 冯琴梅. 协同护理模式对慢阻肺患者自我护理能力及预后的影响［J］. 中国医药指南, 2014, 12 (4)：229-230.

［45］胡李洋, 周昕, 彭青, 等. 复杂性癌痛患者伤口分析1例观察与处理［J］. 上海护理, 2013, 13 (6)：86.

［46］琰霞. 肺癌病人的护理［J］. 肿瘤科护理, 2012, 4 (1)：214.

［47］夏秀梅, 周伟, 鲁斌, 等. 康复新液联合美沙拉嗪治疗轻度溃疡性结肠炎的效果及其对患者血小板计数及血清肿瘤坏死因子 – α、γ 干扰素水平的影响［J］. 中国医学前沿杂志 (电子版), 2020, 12 (3)：120-123.

［48］蔺晓源, 王瑾茜, 胡国恒. 王行宽教授基于"虚、郁、热"治疗复发性口腔溃疡的临证思路［J］. 湖南中医药大学学报, 2019, 39 (6)：721-724.

［49］刘晓慧, 赵凤春, 黄伟. ICU 患者肛周湿疹的护理［J］. 中华现代临床护理学杂志, 2006, 15 (1)：250.

［50］张东成. 新编肿瘤预防与治疗实用全书 (第2卷)［M］. 北京：科学技术文献出版社, 2002.

［51］霍如雪, 余菊. 1例盐酸多柔比星脂质体 (里葆多) 致过敏性休克的观察与护理［J］. 大家健康 (中旬版), 2015 (5)：213-214.

［52］丁金霞. 护理路径对乳腺癌术后首次化疗患者的效果评价［J］. 安徽医药, 2013, 17 (10)：1812-1814.

［53］赵文君, 朱艳雯. 多柔比星脂质体治疗乳腺癌合并颈内静脉血栓的护理［J］. 实用临床护理学电子杂志, 2019, 4 (23)：140-141.

［54］梁宁. 盐酸多柔比星脂质体致乳腺癌术后化疗患者手足综合征的观察和护理［J］. 东方药膳, 2020 (6)：164.

［55］李月, 张丽娟. 乳腺癌术后盐酸多柔比星脂质体 (里葆多) 化疗致手足综合征不同分期的护理［J］. 当代护士 (下旬刊), 2018, 25 (4)：92-94.

［56］邓博, 贾立群. 阿霉素脂质体导致的手足综合征研究进展［J］. 中日友好医院学报, 2015, 29 (5)：308, 310.

［57］SIBAUD V, DALENC F, CHEVREAU C, et al. HFS-14, a 8 pecific quality of life scale developed for patients suffering from hand-foot syndrome［J］. Oncologist, 2011, 16 (10)：1469-1478.

［58］吴启权，吴剑秋，汤唯艳，等．多柔比星脂质体对 DLBCL 化疗致手足综合征的危险
因素分析及防治措施［J］．药学与临床研究，2017，22（3）：217-220．

［59］马传栋，步晓秋，王忠锐．含脂质体阿霉素方案在乳腺癌术后辅助化疗中的安全性评
价［J］．临床肿瘤学杂志，2017，22（7）：642-645．

［60］马小珍，甄洁洁，胡仪燕．联合应用皮维碘软膏与痊愈妥治疗Ⅲ期压疮的临床护理效
果观察［J］．实用临床护理学电子杂志，2020，5（26）：20，24．

［61］叶顺芳．聚维酮碘软膏联合重组人表皮生长因子治疗老年病人压疮的疗效观察［J］．
全科护理，2011，9（16）：2．

［62］贾美妮．针对性护理干预对乳腺癌根治术后化疗患者不良反应与生活质量的影响
［J］．中国药物与临床，2021，21（16）：2900-2902．

［63］于小翠．针对性护理干预对化疗后口腔溃疡的临床应用效果分析［J］．全科口腔医
学电子杂志，2017，4（15）：46，48．

［64］栗敏，王临英．乳腺癌化疗继发口腔溃疡的护理体会［J］．特别健康，2017，
（23）：140-141．

［65］陈翠芳．基于循证理论的口腔护理干预对化疗口腔溃疡患者护理满意度的影响［J］．
实用临床护理学电子杂志，2018，3（27）：73，75．

［66］刘婧，王云军．基于循证理论的口腔护理干预对化疗口腔溃疡患者护理满意度的影响
［J］．中国医药导报，2017，14（23）：168-170．

［67］赵琳琳，梁彦，李雯秀．循证理论的口腔护理干预对口腔溃疡患者护理满意度的影响
探究［J］．中国实用医药，2018，13（31）：185-186．

［68］何丽．不同口腔护理用于化疗后口腔溃疡患者中临床有效性［J］．全科口腔医学电
子杂志，2018，5（14）：68，70．

［69］崔秀艳．化疗后口腔溃疡患者的口腔护理方式分析［J］．全科口腔医学杂志，
2019，6（11）：36，38．

［70］杨兴淑．缝隙护理防止股骨髁上牵引术后关节僵硬临床观察［J］．实用中医药杂志，
2023，39（5）：1038-1039．

［71］邓玲．品管圈在提高下肢骨牵引患者有效牵引率中的应用［J］．临床医药文献电子
杂志，2019，6（90）：98-99．

［72］王磊，杜宇，白雪松，等．下肢骨牵引的临床应用与进展［J］．内蒙古医科大学学
报，2022，44（3）：325-329．

［73］许亚英，李福安，柯凤娇，等．密闭式骨钉消毒对糖尿病患者牵引效果分析［J］．
中国医疗器械信息，2023，29（6）：136-138．

［74］潘胜红，殷雅竹，罗虹，等．精细护理在下肢骨折骨牵引患者中效果观察及对并发症
的影响分析［J］．基层医学论坛，2022，26（11）：103-105．

［75］潘林香，吴进，李白玲．疼痛分级护理策略在骨盆骨折患者中的效果观察［J］．护

理实践与研究, 2022, 19 (8): 1198–1201.

[76] 黄晓曼, 罗丽琴. 骨盆骨折患者术后切口感染危险因素分析 [J]. 护理实践与研究, 2021, 18 (19): 2872–2875.

[77] 英秀梅. 个体化营养护理在骨盆骨折患者中的作用 [J]. 中外医疗, 2020, 39 (27): 120–122.

[78] 杜保印, 刘丽. 骨科损伤控制运用于不稳定骨盆骨折合并四肢多发骨折治疗价值评价 [J]. 临床医药文献电子杂志, 2017, 4 (18): 3447, 3450.

[79] 马晨溪, 于鹏. 脊柱术后患者腹胀的原因分析及护理对策 [J]. 实用临床护理学电子杂志, 2018, 3 (45): 87, 89.

[80] 曹雪琴, 雷黎, 陈小丽. 中医特色护理干预应用于下肢骨折术后腹胀的临床研究 [J]. 中国当代医药, 2022, 29 (30): 173–176.

[81] 张鹏, 李娜, 郑继会, 等. 厚朴排气合剂联合穴位按摩治疗脊柱术后腹胀的疗效观察 [J]. 世界中西医结合杂志, 2022, 17 (7): 1364–1367.

[82] 姜亚平, 刘宝贵, 庞洋, 等. 新斯的明足三里穴位注射治疗重症卧床腹胀患者的临床效果 [J]. 临床医学研究与实践, 2021, 6 (36): 61–63.

[83] 邵英. 加速康复外科护理干预在腰椎术后患者中的应用 [J]. 河南医学高等专科学校学报, 2021, 33 (6): 726–729.

[84] 时琳, 阎虹, 陈小璐, 等. 疼痛护理干预对脊柱肿瘤患者术后疼痛和应激反应的影响 [J]. 中国肿瘤临床与康复, 2022, 29 (9): 1106–1109.

[85] 温宝玉, 方琼, 赵彦姿, 等. 骨科手术患者采用全方位护理对降低下肢深静脉血栓发生率的影响 [J]. 基层医学论坛, 2023, 27 (12): 55–57.

[86] 刘继华, 王凤霞. ERAS 理念联合渐进性腰背肌功能锻炼在腰椎管狭窄症患者护理中的应用 [J]. 临床医学工程, 2022, 29 (6): 863–864.

[87] 郑博隆, 张志成, 高杰, 等. 急性成人胸腰段脊柱脊髓损伤后路手术加速康复外科实施流程专家共识 [J]. 中华骨与关节外科杂志, 2019, 12 (12): 939–949.

[88] 赵建利, 余伟民, 王俊, 等. 胸腰椎骨折手术患者术后肺部感染率情况及多因素 Logistic 回归分析 [J]. 颈腰痛杂志, 2019, 40 (3): 311–314.

[89] 陈凤菊, 易银香, 马艳琳, 等. 一体化护理干预在长期卧床老年患者压力性损伤预防中的应用效果 [J]. 中西医结合护理 (中英文), 2023, 9 (1): 25–28.

[90] 王生伟, 郭永录, 毛义义, 等. 胸部 X 线联合 CT 检查对肺部感染早期筛查诊断的作用分析 [J]. 现代医用影像学, 2023, 32 (4): 680–683.

[91] 刘瑾. 预防性护理干预对 ICU 脑出血患者肺部感染及预后的改善评价 [J]. 智慧健康, 2023, 9 (8): 215–218, 223.

[92] 赵艳丽, 张丹妹. 氧气雾化吸入疗法在骨科应用的护理体会 [J]. 现代中西医结合杂志, 2014, 23 (19): 2154–2156.

［93］曲利. 手术前后呼吸功能锻炼对胸外科患者肺功能康复的影响［J］. 心理月刊,
2019, 14（14）: 112.

［94］杨一朗, 蔡婉霞. 呼吸功能训练及有效咳嗽咳痰对腹部手术患者排痰的影响［J］.
中外医疗, 2021, 40（1）: 134-136.

［95］朱福棠. 实用儿科学［M］. 8版. 北京: 人民卫生出版社, 2015.

［96］中华人民共和国国家卫生健康委员会. 儿童肺炎支原体肺炎诊疗指南（2023年版）
［J］. 中国合理用药探索, 2023, 2（3）: 16-24.

［97］苏然, 刘佳慧. 多西环素联合甲泼尼龙对难治性支原体肺炎患儿症状改善和肺功能的
影响［J］. 当代临床医刊, 2023, 36（6）: 26-28.

［98］龚琦玮, 单建霞. 综合护理干预对支原体肺炎合并心肌损害患儿病情康复的影响
［J］. 福建医药杂志, 2023, 45（2）: 142-144.

［99］朱艳. 某院就诊儿童急性肠系膜淋巴结炎发病特点以及与急性阑尾炎鉴别诊断分析
［J］. 系统医学, 2021, 6（23）: 125-128.

［100］王铖芸. 94例小儿急性肠系膜淋巴结炎的临床回顾分析［J］. 中国处方药, 2019,
17（1）: 142-143.

［101］赖浩, 王富英, 黄柳兰, 等. 小儿急性肠系膜淋巴结炎44例病原学检测分析［J］.
广东医学, 2017, 38（z1）: 179-180.

［102］李萍, 赵海鑫, 郭安爽. 小儿急性肠系膜淋巴结炎腹痛中西医结合治疗的护理
［J］. 天津护理, 2017, 25（2）: 145-146.

［103］刘芷敏, 任冬元. 高频超声对急性肠系膜淋巴结炎的诊断探讨［J］. 中国当代儿科
杂志, 2002, 4（3）: 217-218.

［104］赵亚娟, 王玉水, 刘艳, 等. 不同年龄段儿童急性肠系膜淋巴结炎的临床特点分析
［J］. 中国处方药, 2018, 16（12）: 158-159.

［105］牛爱玲, 高军荣. 儿科急性肠系膜淋巴结炎的临床治疗方法及效果分析［J］. 现代
养生（下半月版）, 2018（8）: 125-126.

［106］石得荣, 李凤梅, 李燕, 等. 小儿急性肠系膜淋巴结炎采用高频超声诊断及应用头
孢他啶治疗的价值研究［J］. 生命科学仪器, 2022, 20（z1）: 249.

［107］姚美美, 隆红艳. 小儿急性肠系膜淋巴结炎的中医研究进展［J］. 中医临床研究,
2023, 15（12）: 110-114.

［108］邱露虹, 刘颖娴, 徐希奇. 不容忽视的心肌炎——来自《2021年ESC急慢性心力衰
竭诊断与治疗指南》的启示［J］. 协和医学杂志, 2022, 13（4）: 530-534.

［109］温建华, 谌厚才, 温娟, 等. 大剂量免疫球蛋白联合磷酸肌酸钠治疗小儿急性重症
病毒性心肌炎的临床分析［J］. 基层医学论坛, 2020, 24（8）: 1041-1043.

［110］张士杰. 黄芪注射液联合磷酸肌酸钠治疗病毒性心肌炎的临床效果观察［J］. 天津
药学, 2018, 30（3）: 34-36.

[111] 李诗雨, 丁艳. 静脉注射免疫球蛋白无反应型川崎病患儿血清白细胞介素 –17A 的表达及临床意义 [J]. 中国当代儿科杂志, 2023, 25 (3): 244–249.

[112] 王淑敏, 李雪军, 张奕星, 等. 肺炎支原体感染与小儿皮肤黏膜淋巴结综合征发生冠状动脉损伤相关性的 Meta 分析 [J]. 中国全科医学, 2023, 26 (20): 2532–2539.

[113] 王海, 肖华, 陈兴壮. 血浆 miR–223–3 p, PCT, IL–6 和 CRP 水平联合检测对脓毒症实验诊断及预后的价值研究 [J]. 现代检验医学杂志, 2021, 36 (5): 51–54, 61.

[114] 龚春梅. 急性重症病毒性心肌炎并发急性肾衰竭患者应用急救护理的价值分析 [J]. 中国全科医学, 2019 (s2): 232–234.

[115] 唐瑜, 刘杰, 丁鹏, 等. 动态心电图联合 BNP、CK–MB 在急性上呼吸道感染并发病毒性心肌炎诊断中的应用价值 [J]. 中国循证心血管医学杂志, 2020, 12 (11): 1374–1377, 1382.

[116] 符惠丽, 潘丽华, 黎钟妹, 等. iNOS 基因多态性与病毒性心肌炎易感性及其病情的关系 [J]. 中华医院感染学杂志, 2021, 31 (18): 2773–2777.

[117] 曲艺, 张迪, 刘亚欣. 微小 RNA 对病毒性心肌炎调控机制的研究进展 [J]. 中国心血管杂志, 2021, 26 (3): 303–305.

[118] 田杰. 病毒性心肌炎的诊断与治疗 [J]. 实用儿科临床杂志, 2005, 20 (3): 285–288.

[119] 乙苏北, 杨亚婷, 曾敏, 等. 乳腺癌患者体内埋置输液港后导管与注射座脱落 2 例报告 [J]. 军事医学, 2013, 37 (9): 封 3.

[120] 肖书萍. 植入式静脉输液港导管脱落移位的介入处理与护理 [C] // 第十二届中国介入放射学学术大会论文集, 2015: 525.

[121] 黄安鲜, 王丁楠, 代美, 等. 介入治疗输液港导管脱落右心室一例护理体会 [J]. 健康必读, 2020 (31): 15.

[122] 王苗苗, 靳艳, 陈英, 等. 乳腺癌化疗病人应用植入式输液港的并发症及护理对策 [J]. 全科护理, 2018, 16 (20): 2517–2518.

[123] 阮春红. 1 例输液港导管断管脱落至右心房病人的护理 [J]. 全科护理, 2018, 16 (27): 3451–3452.

[124] 陈小芳, 朱莺. 喜疗妥和水胶体敷料透明贴预防外周静脉化疗致静脉炎的效果比较 [J]. 齐齐哈尔医学院学报, 2015, 36 (31): 4827–4828.

[125] 赵金凤. 植入式静脉输液港植入后皮下淤血的预防护理 [J]. 护理实践与研究, 2013, 18 (10): 16 – 17.

[126] 黄忠利, 陈蕾, 张建强, 等. 药物性静脉炎的预防和治疗的护理进展 [J]. 中国医药导报, 2018, 15 (11): 32–35.

［127］李志芳，王晓莉. 康惠儿透明贴联合喜疗妥芦荟防治柔红霉素所致静脉炎［J］. 临床护理杂志，2011，10（3）：78-80.

［128］姚瑶. 胰腺癌的诊断和预防［J］. 健康生活，2023（8）：36-37.

［129］李树霞. 规范化疼痛护理联合心理疏导在胰腺癌患者治疗期间的效果［J］. 中国标准化，2023（14）：287-289.

［130］毛蓉娟，刘太国，李军文，等. 乳果糖口服液联合便秘灸治疗中重度癌痛患者口服阿片类止痛药物后便秘的临床观察［J］. 河北中医，2017，39（4）：558-561.

［131］中国抗癌协会肿瘤营养专业委员会，中华医学会肠外肠内营养学分会. 胰腺癌患者的营养治疗专家共识［J］. 肿瘤代谢与营养电子杂志，2022，9（1）：35-38.

［132］TRAN B X，VU G T，HA G H，et al. Global evolution of research in artificaal intelligence in health and medicine：a bibiometric study［J］. J Clin Med，2019，8（3）：360.

［133］吴小林，贺丹，龚红霞，等. 叙事医学认知培训对医护人员叙事医学认知度和门诊患者就医体验的影响［J］. 广西医学，2022，44（14）：1685-1689.

［134］王坤，陈长英，艾建赛，等. 正念减压疗法对乳腺癌患者化疗期间疲乏及睡眠质量的影响［J］. 中华护理杂志，2017，52（5）：518-523.